健康状况与风险评估

郑国华　钱芝网　主编

科学技术文献出版社
SCIENTIFIC AND TECHNICAL DOCUMENTATION PRESS

·北京·

图书在版编目（CIP）数据

健康状况与风险评估 / 郑国华，钱芝网主编. —北京：科学技术文献出版社，2022.3（2025.1 重印）
ISBN 978-7-5189-8725-2

Ⅰ. ①健… Ⅱ. ①郑… ②钱… Ⅲ. ①健康—评估 Ⅳ. ① R471

中国版本图书馆 CIP 数据核字（2021）第 254637 号

健康状况与风险评估

策划编辑：张 丹 责任编辑：崔灵菲 宋红梅 责任校对：王瑞瑞 责任出版：张志平

出 版 者	科学技术文献出版社
地 址	北京市复兴路15号 邮编 100038
编 务 部	(010) 58882938，58882087（传真）
发 行 部	(010) 58882868，58882870（传真）
邮 购 部	(010) 58882873
官 方 网 址	www.stdp.com.cn
发 行 者	科学技术文献出版社发行 全国各地新华书店经销
印 刷 者	北京虎彩文化传播有限公司
版 次	2022 年 3 月第 1 版 2025 年 1 月第 6 次印刷
开 本	889×1194 1/16
字 数	730千
印 张	25.25
书 号	ISBN 978-7-5189-8725-2
定 价	68.00元

编委会

主　编

郑国华　钱芝网

副主编

王婷婷

编　者（以姓氏笔画为序）

王婷婷　白　洁　郑国华　赵　芳

钱芝网　郭慧宁　彭向东

（以上编者单位均为上海健康医学院）

前　言

健康管理是在现代医学模式指导下，应用现代医学和管理学、信息学知识，对个体或群体的健康状况及影响健康的风险因素进行监测、分析与评估，并进行健康促进与干预的连续服务过程。其宗旨是调动个人、集体和社会的积极性，有效地利用有限资源来达到最大的健康效果。作为健康管理过程中关键的技术部分，健康状况与风险评估是通过收集、测量及随访个体健康相关指标及其影响因素的各种信息，评估其完成日常生活活动的能力与健康水平，并利用预测模型确定某一个体目前的健康状况及其发展趋势，了解其未来发生某种特定疾病或因为某种特定疾病导致死亡的可能性，即对个体的健康状况及其未来患病或死亡危险性进行量化评估，为下一步健康干预提供依据。因此，健康状况与风险评估是健康管理的核心环节，其结果可为人们提供健康干预的行动指南，使人们有针对性地实行生活方式管理，开展健康促进、降低健康风险而全面维持身心健康。在个体评估的基础上，还可以进行群体评估，用于了解某特定人群的健康水平及危险因素在人群中的分布和严重程度，为制定人群健康管理措施和对策提供依据。健康状况与风险评估结果也可作为有效的健康教育工具，通过向人们介绍不同疾病与其致病因素的关系，使人们了解开展健康管理，从生活方式与健康认知上改变致病因素，从而降低致病因素危害度的重要性。

本书内容包括健康状况评估和健康风险评估两个部分。健康状况评估主要介绍个体生理健康、重要系统或器官的功能健康、精神与心理健康和社会适应状态各维度健康水平的测量或评估方法，以及亚健康状态、中医体质、生活质量等整体健康状态的评估方法，还介绍了常规体检项目、体检指标的结果解读等实用技能。健康风险评估则重点介绍健康危险因素的识别、评估与管理，疾病风险评估原理与方法，以及常见慢性病风险评估模型的应用、老年人群常见健康问题的风险评估等内容。从健康管理的核心技能——健康状态与疾病风险评估着手，既包括健康状态与风险评估的基本理论，使健康管理学的理论体系得到较好的体现，又与实践技能紧密结合，强调基本理论的实际应用，突显了健康管理学的特色，增强了可操作性。本书是上海健康医学院健康智库研究项目——中国城市健康生活指数研究的研究成果之一，既可作为健康生活研究者的参考书，也可作为健康管理专业本科学生和健康管理从业人员学习、提升的资料。

本书在编写过程中，通过编写会、初稿互审、主编和副主编统稿、审稿等环节严格控制编写质量。编写过程中参阅了大量论著、教材和文献，有关专家还进行了相应指导，在此一并表示感谢。希望本书的出版能够对健康管理学科和专业的发展起到一定的促进作用。由于健康管理学科发展迅速，内容涉及面广，编者水平及时间有限，书中难免有纰漏与错误，恳请同行专家及广大读者批评指正，以便日后修订提高。

编者

2021 年 10 月

目　录

第一章

绪 论

健康状况与风险评估（health status and risk appraisal，HSRA）是通过收集、测量及随访个体健康相关指标及其影响因素的各种信息，评估其完成日常生活活动的能力与健康水平，并利用预测模型来确定某一个体目前的健康状况及发展趋势，了解其未来发生某种特定疾病或因为某种特定疾病导致死亡的可能性，即对个体的健康状况及其未来患病或死亡危险性的量化评估。健康状况与风险评估的目的在于估计个体在特定时间内的健康水平和疾病/死亡发生的可能性，而不在于做出明确的诊断，通过所收集的大量的个体健康信息，分析建立生活方式、环境、遗传和医疗卫生服务等危险因素与健康状况之间的量化关系，对个体健康状况及未来患病或死亡危险性进行量化评估。健康状况与风险评估包括健康状况评估和健康风险评估两个部分，是健康管理过程中关键的专业技术部分和健康管理服务中重要的一环，也是健康管理的核心。健康状况评估主要用于测量或评估个体生理健康、功能健康、心理健康和社会适应状态各维度的健康水平；健康风险评估则重点在于测量或评估个体健康问题及其发病或死亡的风险。其评价结果可为个体提供保持和改善健康的方法，包括帮助降低个体患慢性病的危险性，维持与个体年龄一致的良好状态，有利于对个体的慢性病进行控制和管理。而且在个体评估的基础上，还可以进行群体评价，用于了解某特定人群的健康水平及危险因素在人群当中的分布和严重程度，为确定疾病防治工作的重点、制定防治措施和对策提供依据。因此，全面了解和掌握健康状况与风险评估的相关知识、掌握基本的评价方法是开展健康管理活动必备的知识基础和核心技能。

第一节 健康状况评估的概念、内容及意义

一、健康状况评估的概念

健康与疾病是人的一生中生命活动的表现，是矛盾的两个侧面。健康、疾病是一种主观对客观的判断。健康和疾病与生物因素有关，也受外界环境因素和社会因素影响。人们对健康与疾病的认识有一个过程，受到医学发展水平的限制，过去受唯心医学模式的影响，认为不生病就是健康，其实这是一种消极的健康观。随着医学科学的发展，发现致病的细菌后，人们认为保持病因、环境和宿主三者之间的平衡，就能防治疾病，保持健康，这就是生物医学模式的健康观。生物医学模式的健康观虽比唯心医学模式的健康观有很大进步，但也不够完善。到了现代，科学的发展认识到不仅生物因素能致病，而且心理因素、社会因素也能致病；同时也认识到健康不仅是无病，更是应包括积极促进健康水平。基于这种生物－心理－社会医学模式，1948年世界卫生组织（WHO）提出，健康是一种身体上、心理上和社会适应的一个完好状态，而不仅仅是没有疾病和虚弱。这一概念的提出，标志着健康成为一个多维度的概念。健康状况评估就是根据生物－心理－社会医学模式，将现代健康概念及与健康有关的事物或现象进行量化的过程，即依据一定的规则，根据被测对象的健康信息，用数字或某些指标来反映健康概念及与

健康有关的事物或现象，并从身体功能和结构、活动能力和社会参与能力3个水平上评价个体的状态。随着医学科学技术的发展和进步，健康状况评估已从对死亡和疾病的负向评估逐步扩大到以健康为中心的正向评估；从对生物学因素的评估扩大到对心理、行为因素和生活因素的综合评估。

二、健康状况评估的主要内容

世界卫生组织基于生物－心理－社会医学模式理论框架对健康状况的结果进行分类，认为人体健康状况是个体身体功能和结构、活动及参与能力的综合体现，而且受个体所处的背景因素影响。

（1）身体功能和结构（body function and structure）。身体功能指身体各系统的生理或心理功能。身体结构指身体的解剖部位，如器官、肢体及其组成部分。身体功能和结构是两个不同但又平行的部分，它们各自的特征不能相互取代。

（2）活动（activity）。活动指由个体执行一项任务或行动。活动受限指个体在完成活动时可能遇到的困难，这里指的是个体整体水平的功能障碍，如学习和应用知识的能力、完成一般任务和要求的能力、交流的能力、个体的活动能力、生活自理能力等。

（3）参与（participation）。参与指个体参与他人相关的社会活动（家庭生活、人际交往和联系、接受教育和工作就业等主要生活领域，参与社会、社区和公民生活的能力等）。参与限制指个体的社会功能障碍。活动与参与的区别在于：活动指可由单独的个人执行之工作或任务；参与指存在有两人以上的生活情境之参与。

（4）背景因素（contextual factors）。背景因素包括环境因素（environment factors）和个人因素（personal factors）两个方面。前者指与人们日常生活和居住相关之自然、社会和态度的环境。有障碍或缺乏有利因素的环境将限制个体的活动表现；有促进作用的环境则可以提高其活动表现。个人因素包括性别、种族、年龄、健康情况、生活方式、习惯、教养、应对方式、社会背景、教育、职业、过去和现在的经验、总的行为方式、个体的心理优势和其他特征等。

而人类个体在特定领域的功能状况是健康状况和背景因素（contextual factors）交互作用和复杂联系的结果（图1-1）。这种交互作用是独特的，不是一一对应的关系，但干预可导致一个或多个方面的改变。

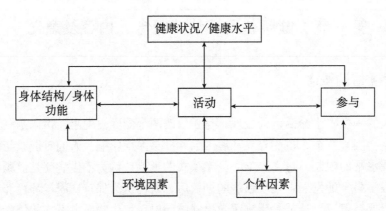

图1-1 健康状况概念模型

因而，从个体角度来说，健康状况评估的主要内容包括以下方面。

（1）躯体维度（physical dimension）。躯体健康指人体结构的完整和生理功能正常，是个体能够维持健康的生活质量，保证在躯体无疲劳和无压力情况下完成日常活动和工作的能力。躯体健康反映身体的整个状态，包括人体结构与功能状态。人体躯体是由八大系统组成的生命体，这些系统发挥各自不同的功能。例如，运动系统是由骨骼、关节搭建起来的架构，支撑起身体，骨骼之间有关节，关节周围有肌肉，作为运动的动力。心血管和呼吸系统把能量和氧供应给全身，而遍布全身的神经网络掌控各部位协调工作。人从出生到死亡，各大系统经历着从生长到老化的自然过程的各种状态，其结构变化决定着功能的变化。例如，人的骨骼在婴儿期比较软，弹性好，到老年时会变得较脆，弹性很弱。人体生命过程中，由于生活行为方式和习惯不同，各部位的负荷不同，造成的劳损或损伤程度也不同，使得每个人甚至同一个人的不同部位结构和功能状态各不相同。例如，同样是 50 岁，有的人腰部完好，有的人则椎间盘突出。每个系统或部位的结构都有自己特定的功能，结构是实体，功能是状态，结构为功能而存在，功能以结构为基础。一旦结构出现异常或病变，功能也会随之出现变异。结构与功能也是一对对立统一的矛盾，两者互相依存，相辅相成。结构对功能起决定性作用，功能又反过来对结构产生影响。如身体某处出现结构异常，就会代偿性地进行功能性弥补，其形态和活动也会发生改变。结构决定功能的这种联系或规律，给我们早期发现疾病提供依据。躯体健康是其他维度健康的基础，因而是健康状况评估的重点。

（2）智力维度（intellectual dimension）。智力指人认识、理解客观事物并运用知识、经验等解决问题的能力，包括记忆、观察、想象、思考、判断等。这个能力包括理解、计划、解决问题，抽象思维，表达意念及语言和学习的能力。智力健康指长期的学生和生活中大脑始终保持活跃状态，反映创造性和决策的洞察力。对新知识的渴望、提高技能、追求挑战、终身学习，有助于提高智力健康。

（3）情绪维度（emotional dimension）。情绪是人对客观事物是否符合自己的需要而产生的态度体验，是客观事物同主观需要关系的反映，有喜、怒、哀、惧等不同表现形式。情绪健康指接受和应对自身和其他人情绪的能力。情绪几乎时刻影响着健康的全部方面，良好的情绪对人的身心健康有着积极的意义，不良情绪，如无助感、抑郁、焦虑等，则严重影响健康。积极认识并与他人分享恐惧、悲伤、压力、喜悦、爱、期望等情绪，有助于保持情绪健康。

（4）社会维度（social dimension）。社会健康也称为社会适应性，是指个体与他人及社会环境相互作用并具有良好的人际关系和实现社会角色的能力。社会健康能建立并维持令人满意的社会关系。被社会认可与情绪健康有关。具有良好的沟通技巧、尊重自己和他人，建立并保持与家人、朋友和同事的良好关系有助于社会健康。

（5）精神维度（spiritual dimension）。精神维度是心理健康的重要维度。精神健康指一个人在认识、情绪、意志、行为和个性心理等诸方面都处于良好的状态，是实现生活平静、和谐的能力。在这种状态中，每个人能够认识到自己的潜力，能够应付正常的生活压力，能够有成效地从事工作，并能够对其社区做出贡献。精神健康涉及价值观和信仰，诠释了生活的目的和意义。不同个体对精神健康的理解不同，精神健康通常指个体价值观和行为的统一，保持自身和与他人的一种和谐状态，平衡自身内在需要。

除此之外，还包括职业维度（occupational dimension）和环境维度（environmental dimension）。前者指在工作中实现个体价值，并保持生活平衡的能力；后者指认识到保护空气、水、土壤等环境是人类责任的能力。职业健康反映了个体工作和休闲时间的平衡、处理工作压力、与同事关系的状态。期望在所在事业中做出贡献，推动所在组织、社会发展有助于职业健康，而保护家园、社区、地球环境，实现人与环境的和谐发展，降低环境对健康的负面影响是环境健康的核心。

三、健康状况评估指标及工具

在健康概念发生变化的同时，人们对于健康的测量与评估也在不断发生变化。从最初的仅仅测量死亡，到流行病学（逐步开展了调查疾病在不同地区、时间和人群的分布），到逐渐发展形成了如健康寿命年、伤残损失寿命年等一系列综合指标，再到目前形成了既可以使用单一指标测量健康的某一个方面，也可以使用综合指标从多角度全面地测量健康。这不仅能够反映生命的长度，也能够测量生命的质量，还能够反映生命横向的宽度和生命存在的意义。目前，从健康的概念出发，常用于判断是否健康和分析评价其健康水平的指标包括以下方面。

（1）生理健康状况指标：①形态和功能测量指标；②营养状况指标；③日常生活能力指标；④行为发展指标等。

（2）心理健康状况指标：①人格；②智力；③情绪与情感；④精神等。

（3）社会特征指标：①行为模式；②生活方式；③人际关系；④个人地位；⑤个人经历等。

各类指标的测量与评价涉及的工具有：统计工具（用于数据的收集和记录，如用于人口研究与调查等）、研究工具（测量与功能、残疾和健康有关的结局、生活质量或环境因素等）、临床工具（用于为特定状况选择治疗方法、进行职业评定、健康需求评定、康复及其结果评估等）、社会政策工具（用于社会保障计划、政策的制定与实施及评估等）。

四、健康状况评估与健康评估的区别

健康状况评估是从健康的角度，通过调查、检测等手段收集个体健康信息，经过综合分析评估个体在特定时间里躯体、心理及社会功能方面的健康状态及影响健康的因素，为制定个体化的健康管理策略提供依据，是一种以健康为中心的正向评估。而健康评估则是从临床护理的角度，通过收集和分析护理对象的健康资料，确定其健康问题和护理需要，进而做出护理诊断的过程。健康评估可为护理干预提供依据。两者的区别主要表现在以下方面。

（1）角度不同。前者从健康的角度进行评估；后面从临床即疾病的角度进行评估。

（2）对象不同。前者的评估对象主要是健康或亚健康人群；后者的评估对象主要是临床患者。

（3）评估重点不同。前者更强调功能状态；后者更着重指标的异常。

（4）评估内容不同。前者以微观指标、中观指标（系统及器官功能）和宏观指标（行为生活方式、精神与心理、社会功能、亚健康、体质等）相结合，更重视宏观指标和整体健康状态；后者以体格检查、实验室检查、影像学检查、心理与社会评估为主。

（5）目的不同。前者是为了制定个体化的健康管理方案；后者是为了进行护理诊断。

五、健康状况评估的意义

（一）发现危险因素，实现一级预防

疾病的发生通常是多个危险因素共同作用的结果。多种危险因素长期影响，多病因、多致病基因、多阶段长期潜伏，加之许多社会环境、心理因素的影响，导致健康水平下降和疾病的发生。因此，通过健康状况的评估可帮助管理人员发现个体潜在的健康危险因素，及时制定、调整健康管理方案，规避健康风险，达到一级预防。

（二）评估健康问题，实现二级预防

通过个体的健康状况评估，可发现存在的或潜在的身体结构或功能的变化，早期发现可能存在的健康问题，实现二级预防。

（三）提供个性化管理方案，实现三级预防

对于已经存在的慢性病，可通过客观、动态评价个体的失能程度，制定个性化的运动、康复等健康管理服务方案，改善症状、减少疾病的不良反应，防止复发转移，预防并发症和伤残，实现三级预防。

第二节 健康风险评估的原理与基本流程

一、健康风险评估的定义

健康风险评估（health risk appraisal，HRA）是通过所收集的大量的个体健康信息，分析建立生活方式、环境、遗传和医疗卫生服务等危险因素与健康状况之间的量化关系，预测个体在一定时间内发生某种特定疾病（生理疾患或心理疾患）或因为某种特定疾病导致死亡的可能性，及对个体健康状况及未来患病或死亡危险性的量化评估。健康风险评估是健康管理过程中关键的专业技术部分，是健康管理的核心，并且只有通过健康管理才能实现，是慢性病预防的第一步，也称为危险预测模型。健康风险评估也是一种方法或工具，用于描述和评估某一个体未来发生某种特定疾病或因为某种特定疾病导致死亡的可能性。这种分析过程目的在于估计特定时间发生的可能性，而不在于做出明确的诊断，只是对个体未来患病/死亡危险性的量化评估。

二、健康风险评估的种类与方法

因评估的对象、范围、目的不同，健康风险评估有多种分类和方法。

按应用领域区分，健康风险评估可分为：①临床评估，包括体检、门诊、入院、治疗评估等；②健康与疾病风险评估，包括健康、亚健康、非健康（疾病）等健康状况的评估等；③健康过程及结果评估，包括患病危险性评估、疾病并发症评估及预后评估等；④生活方式及健康行为评估，包括膳食、运动等的模式评估；⑤公共卫生与人群健康评估，从人群的角度进行环境、食品安全、职业卫生等方面的健康评估。

从个体功能评估的角度，常见的健康风险评估主要有：①一般健康风险评估；②疾病风险评估；③生命质量评估；④生活方式/行为评估等。一般健康风险评估指通过问卷、危险度计算和评估报告3个基本模块进行的健康风险评估。有别于一般的健康风险评估，疾病风险评估指的是对特定疾病患病风险的评估（disease specific health assessment）。其主要目的包括：①筛查出患有特定疾病的个体，引入需求管理或疾病管理。②测量医生和患者良好临床实践的依从性和有效性。③测量特定干预措施所达到的健康结果。④测量医生和患者的满意度。另外，疾病风险评估还具有以下特点：①注重评估客观临床指标（如生化试验）对未来特定疾病发生危险性。②流行病研究成果是其评估的主要依据和科学基础。③评估模型运用严谨的统计学方法和手段。④适用于医院或体检中心、健康/人寿保险中的核保与精算。疾病风险评估作为健康风险评估的一个主要类型，与健康管理措施有着密切的联系。某种程度上说，疾病风险评估起着疾病管理分流器的作用，通过疾病风险评估可对人群进行分类，对处于不同类型和等级的个人或人群实施不同的健康管理策略，实现有效的全人群健康管理。

三、健康风险评估的基本流程

（一）收集健康信息

个体健康信息一般包括以下5类：①行为生活方式：吸烟、饮酒、体育锻炼、体力活动等。②环境因素：经济收入、居住条件、家庭关系、生产环境、工作环境、心理刺激和工作紧张程度等。③生物遗传因素：性别、年龄、种族、身高、体重、疾病遗传史等。④医疗卫生服务：是否定期进行健康检查、

X线检查、直肠镜检查、乳房检查、宫颈涂片检查等。⑤疾病史：详细了解个人的患病史、症状、体征及相应的检查结果。

个体健康信息可通过调查、检测等手段收集，是健康风险评估的第一步。正确的评估信息来源于周密的调查和健康监测、问卷调查、体格检查、实验室检查和影像检测等。通过个体健康信息的收集，找出影响健康的危险因素。在收集健康信息时应注意其真实性、系统性和完整性，防止主观臆断和片面性的倾向。

（二）风险计算

危险因素与健康风险之间的数量关系是通过将危险因素转换成危险分数这个关键环节来实现的。将个体具有危险因素的水平转换成相应的危险分数，是健康风险评估的关键步骤。危险分数是根据人群的流行病学调查资料，如各危险因素的相对危险度（RR）和各危险因素在人群中的发生率（P），经过一定的数理统计模型，如logistic回归模型、综合危险分数模型等计算得到。如果缺乏人群的流行病学调查资料或危险因素在人群中的发生率资料，可采用经验评估的方法，即邀请有关专家，参照目前病因学与流行病学的研究成果，对危险因素与某健康风险之间的联系程度，提出将不同水平健康风险存在危险因素转换成各个危险分数的指标。风险计算一般要利用信息技术软件来完成。

（三）综合分析评估

基于系统软件的风险计算虽然便捷方便，但难免千篇一律，而且对每个个体的情况分析与掌握并不全面，还需要健康管理者根据个体的基本情况并结合实际经验做出进一步更合理的个性化分析与判断。健康管理者在对各种健康资料进行分析、评价和整理后，结合掌握的健康管理知识和经验将可能性较大的健康问题和健康危害因素排列出来，逐一进行鉴别，形成判断。由于受到信息获取不充分、健康状况变化复杂和健康管理者认识水平局限等影响，健康管理者可能只发现了某些自认为特异的征象，导致评估思维方法片面、主观，因此健康评估做出的对疾病的初步判断只能为确立诊断和修正诊断提供建议。健康管理者在进行推理和判断的过程中要特别注意现象与本质、局部与整体、主要矛盾与次要矛盾、共性与个性、典型与不典型等几个问题，并注意结合既往评估结果进行动态分析。

（四）出具评估报告

评估报告是健康管理提供者与服务对象进行信息沟通的有效手段，有助于服务对象更好地理解健康风险的概念和意义，并接受后续的干预服务。评估报告一般包括健康风险评估的结果和分析，以及有针对性的健康教育信息，甚至包括饮食、运动等干预方案等。另外，根据个体的健康风险评估结果，也可给出群体的健康风险评估报告，提出群体健康干预方法与措施建议等。

健康风险评估的基本流程如图1-2所示。

四、健康风险评估与临床诊断的关系

临床诊断即确诊个体所患疾病的过程和采取的手段，即根据实际情况，调查了解影响个体健康的环境因素，对个体进行全面检查，采用先进的仪器设备和实验室检查，找出发病原因、疾病的性质、个体的功能障碍情况等，以及判定患者的愈后和确定防治的方法；而健康风险评估是对个人的健康状况及未来患病或死亡危险性的量化评估。两者的区别主要在于以下方面。

（1）出发点不同。临床诊断立足于个体身体的异常症状，查找病因，以便确诊所患疾病；而健康风险评估立足于个体或群体健康危险因素的收集，以便进行风险评估。

（2）手段不同。临床诊断主要通过临床医生的观察和相关仪器设备及实验室检查；而健康风险评

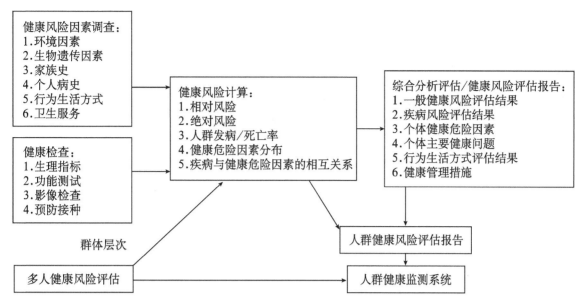

图1-2 健康风险评估的基本流程

估资料的收集也需要实验室检查，但更多的是通过问卷调查收集相关信息。

（3）目的不同。临床诊断的最终目的是为了对症治疗；而健康风险评估的最终目的是根据评估结果进行健康干预。

（4）对象不同。临床诊断的对象往往是一种或几种疾病；而健康风险评估针对的是引起疾病的全部危险因素。

两者也存在一定的联系。一方面，临床诊断的体检资料及实验室检查数据可以作为健康风险评估的重要信息；另一方面，健康风险评估的结果可以为临床疾病的诊断提供参考依据。

第三节 健康状况与风险评估的目的、用途与应用领域

一、健康状况与风险评估的目的

简单来说，通过健康状况评估和健康风险评估，可将个体的健康数据转变为健康信息，了解个体的健康水平，同时识别健康危险因素、预测发病风险，为制定个性化的健康管理方案提供依据。具体来讲，健康状况与风险评估的主要目的包括：①帮助个体综合认识健康危险因素。②鼓励和帮助人们修正不健康的行为。③制定个性化的健康干预措施。④评价干预措施的有效性。⑤健康管理人群分类。

二、健康风险评估结果的应用

（一）识别健康问题及健康风险因素

健康风险评估应用于识别健康问题及健康风险问题，提高干预的有效性。由于健康风险因素对健康的影响有一定的过程，通过收集健康风险因素的资料，定性和定量地分析评估健康风险因素与健康、患病、死亡之间的关系，通过个体目前所处的危险因素计算其预期患病或死亡率，与平均患病或死亡率进行比较，预测个体暴露在这种危险因素情况下，未来若干年患病或死亡的概率。针对这些健康风险因

素，制订个性化的健康管理计划，并在健康管理师的指导下，采取积极的、行之有效的干预措施，促使个体或群体努力改变或减少这些危险因素，则可预防由这些危险因素所致的健康问题。

（二）实施个性化的健康教育与健康促进

健康风险评估是健康教育和健康促进的重要工具和手段，通过健康风险评估可以较为明确地了解评估对象暴露于哪些健康风险因素，尤其是存在哪些不良的生活行为方式等，并反馈给评估对象，针对这些风险因素制定个性化的健康教育和健康促进计划，努力使评估对象自觉采纳健康生活方式的建议，以降低或消除影响健康的风险因素。健康风险因素的评估结果也可用于评价健康教育的效果。

（三）降低慢性病的死亡风险和医疗费用

流行病学资料显示，生活方式和一些生物测量指标（如血压、血脂、血糖）异常与健康状况存在明显负相关。久坐、吸烟、过度饮酒、药物滥用、营养不良、肥胖、不良饮食习惯、体重过高或过低、高胆固醇、高应激状态、高血压、高血脂、抑郁等健康危险因素会影响健康并最终引起伤残和死亡；而降低这些危险因素，相应的发病率及死亡率会明显降低。同时，健康危险因素与医疗费用存在密切关系，不良生活方式和健康危险因素会增加经济负担，有危险因素的个体即使在短时间内其医疗费用也高于无危险因素者。目前，一些健康保险公司正在利用健康风险评估进行疾病管理，并将健康风险评估及健康教育作为一级、二级预防的重要内容以控制不断上涨的医疗费用。

（四）维护职业人群健康和降低伤残率

健康危险因素与企业生产率、缺勤率有密切关系，健康危险因素增加，生产率下降，缺勤率增加。工作效率指数与健康危险因素的种类和数量有关，健康危险因素数目增加，员工的工作效率下降。研究表明，可以通过工作场所的健康促进活动有效改善个体的行为生活方式，如为员工提供健康促进项目活动，使其采取健康的行为方式降低危险因素；通过建立健康的企业文化支持个体的健康行为。一些危险因素与伤残的发生有密切关系，认识这些危险因素并加以控制能降低伤残率，伤残不仅显著影响员工的生命质量及企业生产率，而且会带来大量的医疗费用。

（五）评价卫生服务的需要与利用

卫生服务是卫生系统借助一定的卫生资源，向居民提供的医疗、预防、保健、康复等各种活动，是对个体和群体进行的有益健康的医学行为的全方位人性化管理和看护。我国人口众多，卫生资源的配置与居民的卫生服务需求有一定差距，且卫生服务需求受服务价格、个体经济收入、健康知识储备和卫生普惠政策等多种因素制约。研究表明，有健康危险因素者其门诊次数、住院次数及访问医疗机构的频率均高于无危险因素者。通过健康风险因素评估，可以根据不同个体和群体的需求合理配置卫生资源，使居民在早期合理利用卫生服务，提高卫生服务的需求，而不是到了疾病晚期甚至不可治愈的阶段才利用卫生资源。

（六）实施人群的健康管理

利用健康危险因素评估可以了解群体危险因素的种类及数量，以便对人群进行分类管理，以提高干预的针对性和有效性，同时也降低干预实施的成本。根据健康风险的程度分为低风险组与高风险组，对低风险组的个体和群体采取集中的健康教育及健康促进活动，实施生活方式管理和需求管理，对高风险组的个体和群体采取有针对性的干预，实施疾病专案管理。根据健康需求分为近期有需求和无需求，有需求的又可根据不同的需求内容分组，对近期有需求的个体和群体应及时开展健康风险评估，提供相关健康服务，减少使用原以为必需的、昂贵的、临床上不一定有必要的医疗保健服务，也可以通过电话、互联网等远程管理方式来指导个体和群体正确地利用各种医疗保健服务满足自己的健康需求。此外，还可以根据不同的年龄、性别、干预风险因素、疾病种类、干预措施等开展人群分类管理。

（七）评价健康管理的效果

健康管理的效果评价包括风险因素的控制、患病危险性的变化、成本效果评价和满意度评价4个方面。

（1）风险因素的控制。通过观察风险因素干预前后的变化和差异，评价风险因素控制程度、发展趋势和人群中风险因素控制的比例等。

（2）患病危险性的变化。在健康管理的时间范围内，评估服务对象针对特定疾病的患病风险的变化方向和幅度，总结干预的有效性。

（3）成本效果评价。运用经济学的手段和方法，评价干预措施的成本和达到某种效果之间的比例，了解个体或群体在经济上的回报。

（4）满意度评价。收集服务对象和健康管理师的反馈意见，了解健康风险评估和健康管理服务及整体效果的满意度。

三、健康状况与风险评估的应用领域

（1）医院、体检中心、社区卫生服务中心等医疗卫生服务机构。

（2）企业。可通过健康风险评估，引入适合自身的健康管理项目，降低员工的健康风险，节约企业医药费，收获员工健康。

（3）健康保险行业。可通过健康风险评估，实施专业化的健康风险控制，可降低保险公司的赔付率，确定更合理的保险费率。

第四节　健康状况与风险评估在健康管理中的作用

随着社会经济的发展，与生活方式密切相关的慢性疾病，包括多种恶性肿瘤、心脑血管疾病、糖尿病、神经精神疾病等，已经成为人群中的常见病及致死和致残的主要原因。据《中国慢性病报告》报告，我国人群慢性病患病及死亡人数持续上升，目前全国有明确诊断的慢性病病例数至少2.6亿例，并且平均每年新增近1000万例，有近6亿人处于亚健康状态，给国家和家庭带来沉重经济及社会负担。因此，我国人口与健康科技发展战略确定了"战略前移，重心下移"的方针。战略前移，指的是从疾病发生的"上游"入手，对疾病发生的危险因素实行有效地控制与管理，从以患者为中心转向以健康、亚健康人群为中心。重心下移指将卫生防病工作的重点放在社区、农村和家庭，为开展健康管理服务指明了方向。

所谓健康管理，即是对个体或群体的健康进行全面监测、分析、评估，提供健康咨询和指导，以及对健康危险因素进行干预的全过程。健康管理的宗旨是调动个体和群体及整个社会的积极性，有效地利用有限资源来达到最大的健康效果。健康管理的具体做法就是为个体和群体（包括政府）提供有针对性的科学健康信息并创造条件采取行动来改善健康，是一种前瞻性的卫生服务模式，以较少的投入获得较大的健康效果，是从上游控制慢性病发病率的最有效办法和举措。对个体而言，健康管理主要包括以下3个环节。

（1）收集个体健康信息，包括个体健康状况和家族病史、饮食习惯和生活方式、体检指标等。

（2）进行健康及疾病风险评估，即根据所收集的个体健康信息，对个体的健康状况及未来患病或死亡的危险性用数字模型进行量化评估。其主要目的是帮助个体综合认识健康风险，鼓励和帮助人们纠正不健康的行为和习惯，制定个性化的健康干预措施并对其效果进行评估。

（3）在风险评估基础上，采取相应干预措施，预防或减少未来疾病的发生。其中，健康风险评估被普遍认为是进行健康管理的基础和核心环节。健康风险评估是研究致病危险因素与慢性疾病发病率及死亡率之间数量依存关系及规律的技术。通过健康风险评估，可以确定各种危险因素对某一疾病发生所起的作用强度，识别高风险人群，明确疾病预防的重点，有利于帮助个体认识健康危险因素，强化个人的健康促进行为，制定个性化的健康干预措施，并评价这些措施的效果。健康风险评估将从源头调查这些疾病发生和发展的风险因素，并对这些疾病的发生风险进行评估，更早地发现潜在的健康风险。所以健康风险评估是健康管理的一个重要的环节。

健康管理的实施，是要面向全方位的人群，从健康人群直到疾病患者。而其中，健康或低风险和具有健康风险的人群，是健康管理的最重要的服务对象。对于这些相对"健康"的人群来说，了解自己的健康需求，是其自愿参与和投入主动健康管理的前提。而健康管理人员的主要职责就是要引导这些健康个体积极预防疾病，同时促进慢病患者的三级预防与康复，提高生活质量（图1-3）。

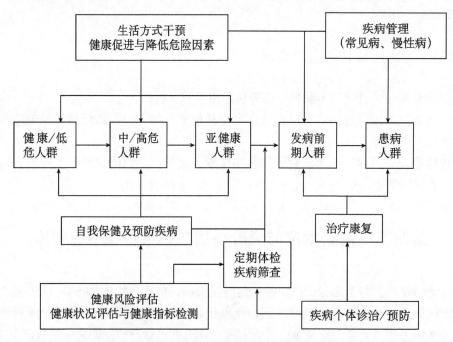

图1-3　基于个体健康状况与风险评估的健康管理过程

如图1-3所示，在健康管理的主要工作中，健康风险评估，特别是结合健康状况评估和健康指标筛查（如身高、体重、血压、胆固醇、血糖的评测）相结合的健康风险评估，是开展健康管理的基础，也是建立个人健康档案的主要内容。健康风险评估是人们自愿开展健康管理，更好地、科学了解自己健康需求的工具。通过健康风险评估，人们可以科学地进行自我保健与疾病预防；可以有的放矢地参加定期体检与疾病的筛查；可以及时开展传染病与常见病的康复。另外，健康风险评估也是有效的健康教育工具，通过向人们介绍不同疾病与其致病因素的关系，使人们了解开展健康管理，从生活方式与健康认知上改变致病因素从而降低致病因素的危害度。

健康风险评估可以为人们提供健康管理行动指南，使人们有针对性地实行生活方式干预，开展健康促进、降低健康风险因素或全面维持身心健康。对于常见病、慢性病患者，健康风险评估也可起到不可取代的作用：尽管在治病时，医生会全面负责医疗的诊治及次级预防疾病的急性复发及其他疾病的并发，健康风险评估可以为患者提供合理化建议，使得患者在遵循医嘱的基础上，积极配合医生诊治；注意落实非医疗干预、严格控制生活方式，在全面疾病管理中，积极配合，起到非常关键的辅助作用。因此，从事健康管理工作，与医生的职责不尽相同，所需的技能、知识范畴、职业训练也不尽相同。

（郑国华）

参考文献

［1］严慈庆.健康管理与健康风险评估［J］.健康研究，2018，38（1）：1-8.
［2］王陇德.健康管理师国家职业资格：三级［M］.2版.北京：人民卫生出版社，2019.

第二章
人体形态的测量与评估

第一节 概述

一、定义和发展

（一）定义

人体形态（human shape）指身体的最直观的外部表现，包括器官系统的外形结构、体格、体型及姿势。人体形态评定是定量测量人体外部特征的主要方法。在健康管理和康复医学中，它是了解生长发育异常及伤病所致的身体形态方面的变化，确定由于形态变化导致的功能障碍及其程度的重要方法，为健康管理计划的制定和评判康复治疗效果提供依据。

（二）发展

人体形态评定是人体测量学的一部分，人体测量的应用也是随时代的变化而不断变化的。起初通过对不同进化阶段的古人类化石进行测量与观察，从而找出人类进化的规律；后来对不同种族、不同人群进行人体测量和分析比较，找出类的差异及变异规律。在儿少卫生学领域引入了人类学的方法，开展生长发育方面的研究，揭示人体生长发育的规律；在体育科学中，应用人体测量方法挑选运动员、指导训练；在法医学中，通过人体测量进行个体识别，应用骸骨测量进行容貌复原；在心理学方面，根据体型分类，了解测量对象的气质特征；在健康管理领域，借助人体测量学方法研究某些疾病的危险倾向，测定人体组成成分和评价健康等。德国人类学家马丁的《人类学教科书》详细阐述了人体的测量方法，在统一人体测量标准方面起了很大的作用，对人体测量学做出了卓著的贡献。我国也于1985年发布了人体测量的国家标准，席焕久和陈昭等主编的《人体测量方法》（第2版）是目前国内介绍人体测量方法比较全面的参考书。

二、人体形态评定的内容

人体形态评定主要是从身体姿势、体格、体型及身体成分等方面进行测量和评价。

（一）身体姿势评定

身体姿势评定（posture assessment/evaluation）通常用直立姿势作为评定的基本姿势。直立姿势测量法要求受试者两足跟靠拢，两臂自然下垂，挺胸收腹两眼平视前方，使头部保持眼眶下缘与耳屏点成水平的"耳眼平面"姿势。耳眼平面是国际上通用的标准平面，已被各国人体测量工作者广为采用。采用这种方法测量的优点是，所需测量器械相对比较简单轻便，测量所需的时间也较短，适宜大面积或流动性测量工作。但是，在直立状态下进行测量，受试者的稳定性较差，也难以根据测量的要求对姿势做精确的矫正。

（二）体格评定

在一般的人体形态评定中，体格测量指对人体整体及各部位的长度、宽度、围度、重量所进行的测量。它研究人体外部形态结构、生长发育和营养状况及体质发展水平，对运动员的选材也是必不可少的方法。体格评定（physical assessment/evaluation）的内容常用身高、体重、胸围、肢体长度和围度等指标来表示。

1. 体表标志的确认

在进行体格评定时，将体表的凸起和凹陷作为标志点。标志点是人体形态评定中的客观参照标志。参照标志应具有相对固定和易于触及的特点，常用的标志点往往选择在骨缝、骨的起止点、会合点或者皮肤体表的特征处和肌性标志。人体形态评定常用标志点如图 2 - 1 所示。

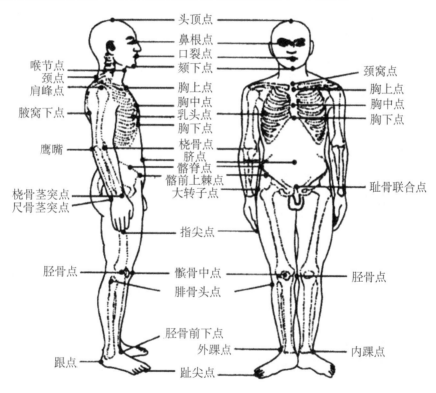

图 2 - 1　人体形态学评定常用标志点

（1）头及躯干常用标志点

①头顶点。位于头顶的最高点。

②颈点。第 7 颈椎棘突后端的中心点。

③胸中点。左右第四胸肋关节连线与胸骨中心线相交的一点。

④肩胛骨下角点。肩胛骨下角最下缘点，测量胸围时，作为背面的固定点。

⑤脐点。脐的中心点，测量腹围时以此点作为基准点。

⑥腰点。第五腰椎棘突后端的中心点。

（2）上肢常用标志点

①肩峰点。肩胛冈最外侧的中心点。

②肱骨内上髁、外上髁。肱骨远端两侧突起。

③鹰嘴。尺骨上端膨大突起，屈肘时形成明显隆起。

④桡骨茎突。桡骨远端手腕外侧最尖端点。

⑤尺骨茎突。尺骨远端手腕内侧最尖端点。

⑥桡尺茎突中间点。桡骨茎突与尺骨茎突连线中点。

⑦指尖点。手指指尖顶端点。

（3）下肢常用标志点

①髂嵴点。髂骨最高突点。

②髂前上棘点。髂嵴前端圆形突起。

③大转子点。髂嵴下一掌宽浅凹中。活动下肢可摸到其在皮下转动。

④股骨内上髁。股骨远端内侧明显突起。

⑤股骨外上髁。股骨远端外侧明显突起。

⑥膝关节外侧关节间隙。股骨外上下缘膝关节线。

⑦内踝点。胫骨远端内侧隆突。

⑧外踝点。腓骨远端外侧隆突。

⑨趾尖点。足趾尖的顶点。

2. 体格测量的指标

（1）人体质量

①体重。体重是描述人体横向发育的指标，是反映人体骨骼、肌肉、皮下脂肪和内脏器官综合发育状况的物理学质量指标。体重主要受饮食和运动时排汗量的影响，会有所变动，一般在上午 10 时左右测量比较适宜。

②瘦体重。瘦体重指除去脂肪以外的体重，有时被称为去脂体重，包括肌肉、骨骼、内脏、血液及皮肤等重量。其值可用体重减去脂肪重量来表示。

③体脂重。身体脂肪重量。

④评价标准。a. 儿童体重发育水平分为 5 个等级：体重 < −2 SD 为下等；体重 ≥ −2 SD 且 < −1 SD 为中下等；体重 ≥ −1 SD 且 < 1 SD 为中等；体重 ≥ 1 SD 且 < 2 SD 为中上等；体重 ≥ 2 SD 为上等。7 ～ 18 岁身高发育等级划分标准参见附表 2 − 1 和附表 2 − 2。

b. 标准体重法，世界卫生组织计算方法为：

男性：（身高 − 80）× 70% = 标准体重；女性：（身高 − 70）× 60% = 标准体重。其中，身高计量单位为 cm。

不同年龄算法，适用于 7 ～ 16 岁，标准体重 = 年龄 × 2 + 8。其中，体重计量单位为 kg。

标准体重正负 10% 为正常体重，标准体重正负 10% ～ 20% 为体重过重或过轻，标准体重正负 20% 以上为肥胖或体重不足。

超重计算公式：肥胖度 = [（实际体重 − 理想体重）/（理想体重）] × 100%。

轻度肥胖：超过标准体重 20% ～ 30%；中度肥胖：超过标准体重 30% ～ 50%；重度肥胖：超过标准体重 50% 以上。

（2）长度指标

①身高。身高是在人体生长发育过程中一个反映人体骨骼发育状况、身体纵向发育水平的重要指标。身高指人体直立时头顶点至足底的垂直距离。

人的身高同样受年龄、性别、种族、地区、生活条件、体育锻炼及疾病等因素的影响。在人的一生中，身高也是变化最大的指标之一。在青少年生长发育时期，身高随年龄的增长而逐年递增。就个体而言，在同一天中，一个人的身高也存在着规律性的变化，早晨起床时最高，傍晚时最低，一般可相差 2 cm 左右。

儿童身高和体重的测量可以反映其骨骼发育和营养状况，发现某些制约身高、体重因素的影响，故一般对儿童生长发育状况进行评定。

身高发育水平分为 5 个等级：身高 < -2 SD 为下等；身高 ≥ -2 SD 且 < -1 SD 为中下等；身高 ≥ -1 SD 且 <1 SD 为中等；身高 ≥1 SD 且 <2 SD 为中上等；身高 ≥2 SD 为上等。7~18 岁身高发育等级划分标准参见附表 2-3 和附表 2-4。

②坐高。坐高指坐位姿势时，头顶点至坐板平面之间的垂直距离。坐高反映了躯干的长度，一般常用坐高指数评价人体体型及营养状况。坐高指数亚洲人较欧洲人大；女子比男子大；儿童较成人大。

马氏躯干腿长指数 = [（身高 - 坐高）/坐高] ×100。该指数是探讨腿身比最可靠和最具有参照价值的量化指标，为研究腿身比奠定了基础。其评价标准如表 2-1 所示。

表 2-1 马氏躯干腿长指数评价标准

型别	马氏躯干腿长指数	
	男	女
短躯干型	$X > 96.08$	$X > 92.31$
中躯干型	$88.68 \leqslant X \leqslant 96.08$	$85.19 \leqslant X \leqslant 92.31$
长躯干型	$X < 88.68$	$X < 85.19$

③指距。或称肩臂长，指距是指两上肢向左右做水平伸展时两侧中指尖点间的最大直线距离。正常人一般比身长（高）稍短。如果指距大于身长（高）1 cm，对诊断长骨的异常生长有参考价值，如蜘蛛样指（趾）。

④上肢长。手臂自然下垂时肩峰点至中指尖点之间的直线距离。

⑤上臂长。手臂自然下垂时肩峰点至桡骨点之间的直线距离。

⑥前臂长。手臂自然下垂时桡骨点至桡骨茎突点之间的直线距离。

⑦手长。桡骨茎突点与尺骨茎突点在掌侧面连线中点（此点相当于腕关节远端腕横纹中点）至中指指尖点之间的直线距离。

⑧下肢长。股骨大转子点至地面的垂直距离，在体育测量中习惯称为下肢长 B（学名大转子高）。

⑨小腿长。大小腿屈曲 90°时胫骨点至内踝点之间的垂直距离。

⑩小腿长 + 足高。将足自然放于凳面上，大小腿屈曲 90°时胫骨点至凳面之间的垂直距离。

以上①~⑩项长度指标的测量仪器均可以使用直脚规或带游标的直钢尺。将直脚规或带游标的直钢尺固定端轻靠在测量的一点，然后移动活动尺至另一测量点，测量两点间的距离。

⑪足长。足后跟点至趾尖点间的直线距离。

⑫相关指数。上下肢长度指数Ⅰ =（上肢全长/下肢全长）×100。上下肢长度指数Ⅱ =（全臂长/全腿长）×100。

评价标准参见附表 2-5 和附表 2-6。

（3）宽度和厚度指标

①颈宽。通过喉肌的颈部两侧之间的最大水平直线距离。

②肩宽。左右肩峰点之间的直线距离。

③胸宽。通过胸中点胸部两侧肋骨间最向外突出点之间的水平直线距离。

④骨盆宽。左右髂嵴点之间的直线距离。

（4）围度指标

①头围。经眉间点、头后点绕行一周的围长。头围的增长和脑及颅骨的生长有密切关系。出生时头围相对大，平均33～34 cm。第1年前3个月头围增长的速度最快，约等于后9个月的增长值（6 cm），出生后第2年头围增长减慢，1年约增长2 cm，2岁时头围约48 cm；2～15岁头围就增加6～7 cm。头围测量，特别是连续追踪测量，在2岁内是最有价值的。

②颈围。经喉结节点水平绕行一周的围长。颈围的宽度一般在10～14 cm，过宽则欠舒适。

③胸围。平静呼吸时，测试者面对受试者，双手将带尺上缘平齐背部肩胛骨下角下缘，带尺平贴背部，向两侧经腋窝水平绕至胸前，男性及未发育女性带尺下缘置于乳头上缘，已发育女性带尺通过胸中点处水平绕行一周。

评价标准参见附表2－7。

④臀围。一般取立位，双上肢自然下垂。取臀部最丰满的部位（约在股骨大转子和髂前上棘连线中间）测量。

⑤最小腰围。肋骨与髂嵴之间腰部最细处水平绕行一周的围长。

成人腰围的评价标准如表2－2所示。基于BMI及腰围的疾病风险分层如表2－3所示。

表2－2　成人腰围的评价标准

风险类别	腰围	
	男性	女性
非常低	<70	<80
低	70～89	80～99
高	90～109	100～120
非常高	>110	>120

表2－3　基于BMI及腰围的疾病风险分层（中国成人参考标准）

分类	BMI 指数	并发症风险		
		腰围 <85 cm（男性）腰围 <80 cm（女性）	腰围 85～95 cm（男性）腰围 80～90 cm（女性）	腰围 ≥95 cm（男性）腰围 ≥90 cm（女性）
体重过低	<18.5	—	—	—
体重正常	18.5～23.9	—	增加	高
超重	24.0～27.9	增加	高	极高
肥胖	≥28	高	极高	极高

⑥腰臀比。测量的腰围除以臀围的比值，合理的腰臀比应该为：男性0.85～0.90；女性0.75～0.80。

⑦上臂围。分为两种：a. 上臂紧张围。屈肘握拳，肱二头肌用力做最大收缩时，带尺沿最隆起部位绕行一周的围长。b. 上臂放松围。上臂紧张围测量后，手臂自然下垂，肌肉放松时在测量上臂紧张围原部位水平绕行一周的围长。

⑧大腿围。臀纹线最低点水平绕行一周的围长。

⑨小腿围。腓肠肌最粗处水平绕行一周的围长。

评价标准参见附表 2－8 和附表 2－9。

（三）体型评定

体型（somatotype）指人体在某个阶段由于受遗传、营养、环境及疾病等因素影响而形成的身体外形特征。通过对体型的研究，可探讨体型与某些疾病的关系，了解不同体型人的性格和行为特点。体型评定多采用定性的评定方法对人体体型进行分类，目前有几十种有关体型分类的方法。

（1）谢尔顿体型分类法。美国临床心理学家谢尔顿按照个体在胚胎发育中的 3 个胚层，将人的体型分为以下 3 种类型。

①内胚型（肥胖型）。这种类型的人体体型特点是身体圆胖，头大颈短而粗，胸厚而宽，腹部隆起，腰部粗壮，四肢短粗。

②中胚型（健壮型）。这种类型的人体体型特点是身体魁伟高大，肌肉结实粗壮，肩宽胸厚，腰腹较小，身体有一定线条。

③外胚型（瘦小型）。这种类型的人体体型特点是瘦小，软弱无力，肌肉不发达，四肢细小。

同时，谢尔顿研究认为人格与体型有关。根据体型分类结果，可以了解被测量者的性格和行为特点，如表 2－4 所示。

表 2－4　体型分类和人格关系

体型	气质类型	行为倾向
内胚型	内脏紧张型	动作缓慢，善交际，感情丰富，情绪舒畅，随和，有耐心
中胚型	身体紧张型	动作粗放，精力旺盛，喜好运动，自信，富有进取心和冒险性
外胚型	头脑紧张型	动作生硬，善于思考，不爱交际，情绪表现抑制，谨慎，神经过敏

（2）国内临床体型分类法。国内学者基于谢尔顿体型分类法将成年人的体型分为以下 3 种。

①瘦长型（无力型）。体高肌瘦，肌肉少，颈、躯干、四肢细长，胸廓扁平，肩窄下垂，上腹角（两侧肋骨之间形成的夹角）<90°。瘦长型的人容易得内脏下垂的疾病。

②矮胖型（超力型）。与瘦长型相反，体格粗壮，颈、四肢粗短，肌肉发达，肩平，胸廓宽阔，上腹角 >90°。矮胖型人容易患高血压、高脂血症。

③均匀型（正力型）。身体各部分结构匀称适中，上腹角 90°左右。一般正常人多为此体型。

此外，常用的体型评定方法还有柯里顿评分标准、体型评价表、三角形体型评价法等。相比较而言，谢尔顿体型分类法和国内临床体型分类法简单易行，便于操作。通过对比判断，可以较清楚地判断出人体所属的类型。

（四）身体成分评定

1. 概述

身体成分（body composition）指皮肤、脂肪、肌肉、骨骼及内脏器官等身体的组成成分。因此，身体成分是反映人体内部结构比例特征的指标。人的身体是由水、蛋白质、脂肪、无机物 4 种成分构成的，其正常比例是水占 55%，蛋白质占 20%，脂肪占 20%，无机物占 5%。人体成分的均衡是维持健康状态的最基本条件。

身体成分评定主要是对人体脂肪成分进行测量与评定，包括体脂和皮脂测定。身体成分测评一般分为全身测量法与局部测量法。全身测量法可采用电阻抗法、钾含量法、水分量、DXA 法、密度水分并用法、脂肪溶解气体法、水下称重法、红外线法、人体测量估计法等；局部测量法可采用皮脂厚度法、超音波法、CT 法、MRI 法。常用的概念有以下几种。

(1) 身体成分指身体的脂肪、瘦体重等成分的组合比例。

(2) 瘦体重指除去脂肪以外的体重，有时被称为去脂体重，包括肌肉、骨骼、内脏、血液及皮肤等重量。其值可用体重减去脂肪重量来表示。

(3) 体脂率指身体脂肪重量占总体重的百分比。其值常作为肥胖的评价指标。

(4) 总体重 = 瘦体重 + 脂肪重量（通过身体成分测量来计算）。

2. 身体成分测评的意义

身体各组成成分的数量及其分布，不但影响体质的强弱，其异常的数量增长和分布会对人体的健康产生不利的影响。因此用它可以监测营养状况、体液平衡状况和评价生育等。身体成分在临床和基础研究中具有重要价值，越来越受到人们的重视。身体成分测评在减肥、健美、运动员体重控制、慢病防治等方面都有十分重要的意义。

3. 身体成分的测评方法

（1）身体密度法

①水下称重法。水下称重法被认为是最准确推定身体脂肪率的黄金法则，即以水中的体重求人体的体积，并用水中体重和空气中体重的比来求出身体密度，再通过身体密度来了解体内脂肪的比例。这种方法需要在实验室条件下进行，实行难度高，不适宜临床常规使用（图 2 – 2）。身体密度（body density，D_b）是体重与身体体积之比。身体密度的计算方式为：$D_b = \dfrac{空气中体重}{\dfrac{（空气中体重 - 水下体重）}{水密度} - 肺余气量}$。

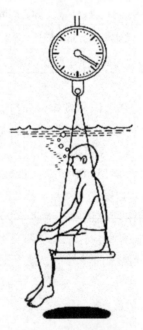

图 2 – 2　水下称重法

②空气置换法。受试者进入容器，根据容器内空气量的变化测量身体成分的一种新方法。其原理同水下称重法。受试者进入空气置换仓内几秒，感受器计算压力，测出人体排出的空气量，精确地分析身体成分，确定脂肪及瘦体重的基准值，包括密度、体脂量、体脂率、瘦体重等。

③根据身体密度推算体脂率的经验公式。

Siri 公式（1956 年）：体脂率 = $(4.95/D_b - 4.50) \times 100\%$。

Brozek 等公式（1963 年）：体脂率 = $(4.570/D_b - 4.142) \times 100\%$。

体脂重(kg) = 体重(kg) × 体脂率。

瘦体重（kg）＝体重（kg）－体脂重（kg）。

每一种方法在测量体脂重和瘦体重时均会呈现出微小的差别。

（2）稀释法

这种方法的前提是脂肪不含水，瘦体重含水量较恒定，因而测定身体中的总水量，即可估算出瘦体重和体脂量。通常将能均匀扩散到体液中的某种化学物质（如安替比林、尿素、乙醇等）注入人体内，通过这种物质在短时间内被稀释的程度来推算人体总体液量，再计算出瘦体重和体脂量。一般认为成年人的瘦体重含水量为72%。

Osserman 等对81人进行全身水分量测定，发现瘦体重含水量为71.8%±2.9%，且瘦体重含水量的个体差异较小，提出可根据水分量来推算瘦体重。目前常用的计算方法是：瘦体重＝总体液量/0.72。

（3）生物电阻抗法

临床上也常用生物抗阻分析仪来测定人体体脂的含量。其基本原理是：生物组织对外加电流场具有不同的导电作用，当在人体表面加一固定频率的低电频电流时，含水70%以上的肌肉组织是良好的导电体，而含水较少的脂肪组织近似为绝缘体，通过测出抗阻值可计算出身体成分。

该法有使用方便快速、简捷、成本低廉、无创和安全等特点，较适用于各类人群的健康/体适能测试，有广阔的应用前景。目前在医疗康复机构、健身俱乐部、营养研究机构、一般家庭中使用较为普遍。随着生物电阻抗技术的不断发展，已有站立式、手捏式、手脚并用式测量仪。一般来说，生物电阻抗法的准确性和皮褶测量法相当，同时遵循严格的测试要求（如保证正常的水合状态）、输入到分析器的公式是正确的，则测试人群的测量结果应该是准确的。需要指出的是，尽管生物电阻抗法可测出肥胖个体较为准确的体脂率，但与正常体重者比，无法区分身体水分分布。

（4）皮脂厚度的测量

皮脂厚度法简单易行，仪器轻便便于携带，适用于群体测量。它是用皮脂厚度计测身体某部位的皮脂厚度，再计算体密度、体脂率、体脂重和瘦体重的方法。测量的部位通常选择肱三头肌肌腹、右肩胛下角下方5 cm处、右腹部脐旁3 cm处等。测量时用拇指和示指捏起受试者的皮肤和皮下脂肪，然后用卡尺或皮脂厚度计来测量。此方法的测量原理是皮下脂肪与身体总脂肪量成一定比例，假设皮下脂肪占身体脂肪总量的1/3。当然，皮下脂肪与身体总脂肪量的确切比例受性别、年龄和种族的影响。用回归方程将皮脂厚度之和转化成体脂率时要考虑这些变量以获得最准确的结果。

常见部位皮脂厚度参考值如表2-5所示。

表2-5　常见部位皮脂厚度参考值

单位：mm

部位	男性	女性
肱三头肌肌腹	10.4	17.5
右肩胛下角下方5 cm处	12.4~14	12.4~14
右腹部脐旁3 cm处	5~15	12~20

我国男性成人的肱三头肌皮脂厚度大于10.4 mm，女性大于17.5 mm属于肥胖。肩胛部皮脂厚度超过14 mm属于肥胖。腹部皮脂厚度男性大于15 mm为肥胖，小于5 mm为消瘦；女性大于20 mm为肥胖，小于12 mm为消瘦。

（5）计算机断层扫描技术和磁共振成像

计算机断层扫描技术（computed tomography，CT）和磁共振成像（magnetic resonance imaging，MRI）被认为是对骨骼肌和脂肪进行定量测量和分布测量的最准确方法。CT的基本原理是利用X线穿过人体对一定厚度的层面进行扫描，由对侧探测器接收透过层面后的 X 线按其强度比例转换为可供记录的电信号，最后再经过数字/模拟转换器，把数字或矩阵转换成矩阵排列的图像就形成了 CT 图像。利用 CT 测量脂肪面积是迄今为止最准确的评价脂肪区域性分布的方法之一。

MRI 是 20 世纪 80 年代发展起来的一种全新的影像检查技术，因为它完全不同于传统的 X 线和 CT，对人体无放射性操作。它是利用人体中的 H 质子在强磁场内受到射频脉冲的激发，产生核磁共振现象，经过空间编码技术，把以电磁形式放出的核磁共振信号接收转换，通过计算机最后形成图像。而身体的脂肪组织有较高的质子密度，它具有非常短的 T_1 值，其信号强度大，故在常规自旋回波脉冲序列（SE）成像中 T_1 加权像呈高信号，T_2 加权像呈低信号。因此，易观察脂肪的含量、分布及变化。

局部肌肉和脂肪的分布和含量，可以通过 CT 和 MRI 可靠地成像出来。MRI 和 CT 技术可用于验证其他方法，如生物电阻抗法。

（6）超声波法

超声波是频率高于千赫兹的声波。由于超声波的频率超过人耳的听觉范围，因而人耳不能感觉超声。超声波诊断仪将人体某部位各层组织回声通过探头回收到仪器内，并将声能转换成电能显示在荧光屏上就成为声像图，能间接反映人体某部位各层组织的结构。B 超测定的优越性在于无创、价廉、简便、直观、精确、可靠。应用高频 B 超可测定体脂厚度和面积。

（7）近红外线法

近红外线波长发光的同时，用光学检测器测出人体脂肪有多少光能被吸收，然后根据身高、体重算出体脂率。由于该方法能测定所有体脂（包括皮下脂肪与内脏脂肪）含量，因此反映的是完整机体的体脂率，但是近红外线技术测量身体成分的可信度和准确性需要进一步的研究证实。

第二节　身体姿势评定

身体姿势指身体各部在空间的相对位置，它反映人体骨骼、肌肉、内脏器官、神经系统等各组织间的力学关系。人体姿势有赖于自体的肌肉、韧带、骨骼、关节、筋膜等组织的支持和良好的姿势习惯及正常的平衡功能。正确的身体姿势应具备如下条件：具有能使机体处于稳定状态的力学条件；肌肉为维持正常姿势所承受的负荷不大；不妨碍内脏器官功能；表现出人体的美感和良好的精神面貌。

姿势评定是对患者的静态观察，通过对被检查者的姿势观察与分析可以对被检查者的健康状况做出相应的判断。

一、正常姿势

正常人脊柱有 4 个弯曲部位，称为生理性弯曲，即稍向前的颈曲、稍向后的胸曲、较明显向前的腰曲和较大幅度向后的骶曲。人体弯曲不仅可以减轻震荡，保护脑、胸和腹腔脏器，还可维持人体重心平衡。

（一）人体重心线的位置

重心线是一种代表重力方向的线，是一条假想中的线，它随着体位和负重的变化而变化。身体无额外负重时，正常人站立侧位重心线的位置如图 2-3 所示。正常重力是通过全身的韧带张力和肌肉主动等长收缩活动产生的力矩得以均衡的，并使压力均衡适宜地分布在负重面上。图 2-3 示意了各关节与重心线在矢状面上的关系。过度的拉力施加于韧带和肌肉及异常的负重面都将影响重力线的位置，改变人体的姿势。不过，在正常人群中正确的姿势有轻度偏差，站立姿势通常有大约 4 cm 的前后倾斜。

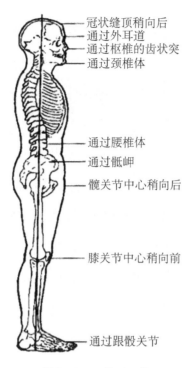

冠状缝顶稍向后
通过外耳道
通过枢椎的齿状突
通过颈椎体

通过腰椎体
通过骶岬
髋关节中心稍向后

膝关节中心稍向前

通过跟骰关节

图2-3 正常重心线

（二）姿势的类型和特点

人体正常姿势包括静态姿势和动态姿势。静态姿势表现为站位、坐位、跪位和卧位等相对静止的姿态；动态姿势指活动中的各种姿势，如行走姿势、运动姿势、劳动姿势和舞蹈姿势等。

姿势的表现受到性别、年龄、身体状况、文化背景及性格等因素的影响，同时也受到各种病理因素的影响。理想的姿势应满足以下几点：很好的分散重力压力进而平衡肌肉功能；允许关节在中央范围运动，减少对韧带和关节面的压力；有效地进行个人的日常生活；满足个体逃避受伤的能力。

二、姿势评定的方法及内容

（一）目测法

被评定对象采取自然站立位，检查者分别从不同的方向观察被评定对象，如图2-4所示。

人体处于直立位的标准姿势时，从各个不同方向进行观察，要符合以下条件。

（1）前面观。从前面看，双眼应平视前方，两侧耳屏上缘和眶下缘中点应处同一水平面上，左、右髂前上棘应处同一水平面上。

（2）后面观。从后面看，头后枕部、脊柱和两足跟夹缝线都应处于一条垂直线上；与脊柱相邻的两肩和两侧髂嵴，对称地处于垂直脊柱的水平线上。

（3）侧面观。从侧向看，耳屏、肩峰、股骨大转子、膝、踝应五点一线，位于一条垂直线上。同时可见脊柱的4个正常生理弯曲，即向前凸的颈曲、向后凸的胸曲、向前凸的腰曲和向后凸的骶曲。颈曲和腰曲最大，胸曲次之，骶曲最小。

（二）铅套线测量法

受试者站立位，用一个铅垂线从枕骨隆突的中点下垂，正常情况下铅垂线过臀中沟，如果铅垂线不

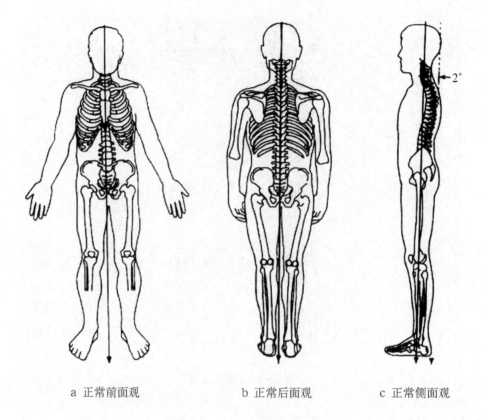

a 正常前面观   b 正常后面观   c 正常侧面观

图2-4 各方位目测示意
（引自王玉龙的《康复功能评定学》）

经过臀中沟，则表示有脊柱侧凸；如果姿势有异常但铅垂线经过臀中沟，则表示脊柱侧凸的代偿完全；如果目测法发现姿势异常，可以通过铅垂线测量法了解有无脊柱侧凸。

（三）放射学评定

对怀疑有脊柱侧凸的患者，应建议做放射学 X 线检查（怀孕妇女除外）。拍摄直立位从第 1 胸椎到第 1 骶椎的正、侧位片，在 X 线片上通过相应标志点测量脊柱侧凸的角度。

（四）注意事项

（1）测试者必须熟悉正常脊柱的生理性弯曲和人体的标准姿势。

（2）向受试者说明测量目的和方法，以取得配合。为了评定的可靠性，被评定对象需脱去鞋袜，并尽量暴露测量点。因此，评定必须在征得受试者同意后进行。

（3）使用的工具必须精确、可靠。

（4）应严格按照规定的方法进行操作；两侧相同部位应进行对比以保证结果的准确。重复测量时，测量点位置不应有所改变。

（5）评定女性时必须有女医护人员在场或女家属陪同。

（6）评定时，评定室应保持安静、光线明亮、保暖和空气新鲜。

（7）认真、详细地做好测量记录。

三、常见的异常姿势及其评定

影响姿势的因素通常有过度使用、神经问题、疼痛、缺乏认识、女性弱点和不平衡等。对异常姿势的评定主要是通过对受试者前面、后面和侧面 3 个方向的观察来判断是否有姿势异常。下列为常见的异常姿势。

（一）前面观

（1）头下颌骨不对称。可以是发育性的，也可以由外伤引起。

（2）锁骨和其他关节不对称。一种是可能因两侧锁骨骨质本身生长不均衡造成长短不一。另一种是后天不良习惯形成的，如经常向一侧偏头导致的胸锁乳突肌牵拉所致两侧不均衡，或由外伤所致。

（3）髋外旋、髋内旋。髋内旋时髌骨转向腿内侧，髋外旋时髌骨转向腿外侧。

（4）膝外翻。可以是单侧或双侧，其特点是：膝关节的中心在大腿和小腿中线的内侧，两腿呈"X"形。膝关节外侧的肌肉及其他软组织紧张，膝关节内侧的组织被拉长（图 2-5c）。

（5）膝内翻。可以是单侧或双侧，其特点是：膝关节的中心在大腿和小腿中线的外侧，两腿呈"O"形。在肌肉方面，髋内旋紧张，膝关节过伸，髋外侧旋转肌、胫后肌、腘绳肌被拉长（图 2-5b）。

（6）胫骨外旋。髌骨向前，足趾向外，髂胫束紧张。胫骨外旋常与股骨后倾、后交叉韧带撕裂、胫骨结构畸形（骨折或发育问题）等因素有关。

（7）胫骨内旋。髌骨向前，足趾向内，内侧腘绳肌和股薄肌紧张。胫骨外旋常与股骨前倾、前交叉韧带撕裂、胫骨结构畸形（骨折或发育问题）、足内翻和足外翻等因素有关。

（8）拇外翻。第 1 足趾的跖趾关节向外侧偏斜。这种情况一般是由于跖骨头内侧过度生长、跖趾关节脱位、蹈趾滑膜囊肿引起。

（9）爪形趾。表现为跖趾关节过伸，与近侧趾间关节屈曲、趾长伸肌紧张、缩短有关。

（二）后面观

（1）头部倾斜。与同侧椎体受压有关，一侧颈部屈肌紧张，对侧颈部屈肌被牵拉，头部在冠状面上向一侧倾斜。有时和长期优势侧上肢的运动有关。例如，有些专业的乒乓球运动员有功能性的头部倾斜现象。

（2）肩下垂。在肩下垂情况下，两肩在冠状面上不在同一水平，一侧的肩关节下垂，另一侧的肩关节可以抬高和内收，菱形肌和背阔肌紧张。

（3）肩内旋、外旋。肩内旋与肩关节屈曲、外旋受限有关，常见于长期使用腋杖的截瘫和小儿麻痹症患者，肩外旋少见。

（4）脊柱侧弯。脊柱侧弯时，脊椎的棘突在冠状面上向外偏离重心线，为了保持身体的平衡，可引起肩和骨盆的倾斜。通常还伴有脊柱的旋转和矢状面上后突或前突的增加或减少，同时还有肋骨左右高低不平等，骨盆的旋转倾斜畸形及椎旁的韧带和肌肉异常，它是一种症状或 X 线体征。一般借助 X 线片就可以区别侧凸的原因、分类及弯度、部位、旋转、骨龄、代偿度等。功能性胸腰段侧弯可能与长期不对称姿势、优势手、下肢不等长有关，在肌肉方面可见凹侧组织紧张，凸侧组织薄弱、被牵拉。

（5）骨盆向侧方倾斜。骨盆侧方倾斜时，骨盆在冠状面偏向一侧。如骨盆向右侧方倾斜时，伴有左侧髋关节内收和右侧髋关节外展。在肌肉方面右侧腰方肌紧张，髋关节外展时，对侧髋内收肌紧，对侧髋外展肌力减弱（图 2-5a）。

（6）骨盆旋转。重心线落在臀裂的一侧，可见内旋肌和屈髋肌软弱，这种情况常发生于偏瘫的患者。

（7）足弓异常。足弓是由跗骨与跖骨借韧带、关节及辅助结构按一定的空间布阵排列形成的抛物拱结构。足弓结构的损伤可破坏足弓稳定性，引起足弓异常，主要是扁平足和高弓足等，进而导致疼痛、压痛、步态异常、行走受限等。

扁平足又称平足症，是先天性或姿势性的足弓低平或消失，表现为患足外翻，站立、行走时足弓塌陷，容易出现疲乏或疼痛。扁平足者足弓缓冲作用差，行走动作比较僵硬，不适宜跑步运动。高弓足又称空凹足，可见内侧纵弓异常高，跟骨后旋，胫前、后肌短缩，腓长短肌和外侧韧带拉长。此类患者步行稳定性差，不适宜跑跳运动。常用的检测方法有足印法，包括画线法、Staheli 指数、Chippaux-Smirax 指数等。

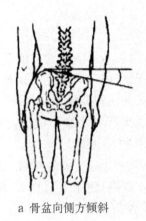
a 骨盆向侧方倾斜

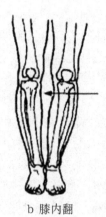
b 膝内翻

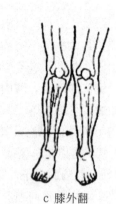
c 膝外翻

图 2-5　异常姿势
（引自王玉龙的《康复功能评定学》）

（三）侧面观

从侧面观察，正常颈椎和腰椎的生理弯曲弧度介于 3～5 cm。

（1）头向前倾斜。下颈段和上胸屈曲增加，上颈段伸展增加，颈椎的体位于中心线的前面，颈部的屈肌放松，伸肌紧张，常见于颈部长期前屈姿势的职业，如计算机工作人员、银行工作人员等。

（2）胸脊柱后凸。又称驼背，是胸椎体向后凸增加的表现，重心位于椎体的前方，颈曲深度超过 5 cm 以上。这种情况常见于脊柱结核病、长期前倾疲劳、脊柱的退行性变化、长期过度的屈肌训练等。

（3）平背。亦称直背，是由脊柱胸段和腰段的生理弯曲弧度变小而造成。其特征是胸曲和腰曲小于 2～3 cm，从而使背部相应呈扁平状，常伴有骨盆后倾的表现。

（4）鞍背。鞍背是因脊柱腰段过度前凸而造成。其特征是腰段向前凸程度明显增大，常大于 5 cm，使腹部向前突出，为维持身体直立平衡，鞍背者与驼背者相反，头颈或上部躯干重心落于标准姿势的后方。产生这种情况通常与腰骶角增大、骨盆前倾和髋屈曲、椎体后部受压等因素有关。此外，还与妊娠、肥胖症、不良站立习惯有关。

（5）胸部畸形。正常胸廓呈圆锥形，上方略小，下方稍宽，横径与前后径之比为 4:3。

①扁平胸。胸部呈扁平状，前后径较小，横径明显大于前后径。

②圆柱胸。胸廓的前后径与横径的比例近似 1:1，呈圆柱形。

③鸡胸。胸骨处明显隆突，胸廓前后径大于横径。

④漏斗胸。胸前部呈凹陷状。

⑤不对称胸。左右胸廓歪斜，大小高低不一，明显呈不对称状。此情况在脊柱侧凸重度患者中常可见到。

（6）骨盆后倾。站立时，髂前上棘与耻骨联合连线所构成的平面在健康状态下应为垂直地面的角度。骨盆后倾指耻骨联合位于髂前上棘之前，髂前上棘位于重心线的后方。

（7）骨盆前倾。耻骨联合位于髂前上棘之后，髂前上棘位于重心线的前方。

（8）膝过伸。踝关节常呈跖屈位，膝关节位于重心线的后方，股四头肌、腓肠肌紧张。

（9）膝屈曲。伴踝关节背屈位、髋关节屈曲，膝关节位于重心线的前方，股四头肌被拉长。

四、异常姿势的影响

人体长时间的姿势异常，必然导致身体组织结构的变化，从而影响人体的正常功能，表现出一系列的临床改变。

（一）肌肉和韧带失平衡

（1）肌肉长时间被牵拉，将变得薄弱。

（2）肌肉长时间处于收缩（痉挛或挛缩）状态，使收缩的随意性和灵活性降低。

（3）韧带长期牵拉而变得薄弱和松弛，从而使支持和保护关节的功能降低。

（4）关节一侧的肌肉和韧带支持减弱，导致关节稳定度降低，甚至出现关节半脱位或脱位。

（二）关节负重增加和压力分布异常

关节长期的异常负重压力可以引起关节软骨的异常，导致关节过早的退行性变。例如，膝内翻引起内侧膝关节面异常受压，增加了下肢外侧韧带的牵拉。

（三）继发性功能障碍

直立姿势时躯体负重部位的异常可连锁地引起其他相关部位的改变。人体闭合运动链系统中任何环节的异常，将导致整个运动链各组成部分的相应代偿性改变。例如，增加腰部负荷，可以通过增加胸椎和颈椎的负荷来相应地代偿，同时也加速了胸椎和颈椎退行性变的速度；膝关节屈曲畸形，增加了股四头肌的负荷，同时增加了髌骨关节的压力。为了维持直立的姿势和重心，需要增加髋、踝关节的屈曲，这样就增加了腰部的负荷，可能会导致逐步出现腰部的退行性变。

（四）诱发疼痛

过度的压力和牵拉会引起疼痛反应，导致关节和周围组织的慢性无菌性炎症，称之为疼痛综合征，通常有以下两种情况。

（1）原发性姿势异常。在平时的生活和工作中，不正确姿势的维持可引起姿势性疼痛，如长时间过度弯腰工作、伸颈看计算机屏幕会引起腰部和颈部的疼痛，通过腰、颈部的适当活动可以减轻疼痛。

（2）继发性姿势异常。长时期不良姿势导致炎症、损伤和退行性病变后，继发性加重原有的姿势障碍和导致新的姿势障碍，并诱发或加重疼痛。

第三节　体格评定

体格评定是对人体的整体的量度和各部位的长度、围度及宽度等进行测量。身高、体重、胸围、肢体长度和围度等指标是体格评定的常用指标。由于年龄、性别和发育状况的不同，人体形态各有差异，并受遗传、疾病、外伤、障碍等因素的影响而不断发生变化。为了解因身体发育、伤病所致的身体形态方面的改变，客观地表现形态障碍对于功能状态的影响程度，医师必须对被检查者进行准确、客观的测量和记录，来协助功能状态的评定，为制定健康管理和康复治疗方案、观察康复效果及判断预后提供依据。

一、体表标志的确认和测量

体表标志的确认和测量详见本章第一节。

二、常用的体格评定指数

（一）体重指数

体重指数（body mass index，BMI）是以体重和身高的相对关系来判断营养状况和肥胖程度的指标。

（1）BMI 的计算公式为：BMI = 体重/身高^2。其中，体重的计量单位为 kg，身高的计量单位为 m。BMI 是与体内脂肪总量密切相关的指标，该指标考虑了体重和身高两个因素。BMI 简单、实用，可反映全身性超重和肥胖。在测量身体因超重而面临心脏病、高血压等风险时，比单纯的以体重来认定更具准确性。

世界卫生组织对 BMI 的健康建议如表 2-6 所示。

表 2-6　世界卫生组织对 BMI 的健康建议

分类	健康风险	BMI/（kg/m^2）	分类	健康风险	BMI/（kg/m^2）
体重不足	中至高度风险	<18.5	体重过重	危险增加	25.0~30
标准体重	正常至低风险	18.5~24.9	肥胖	严重危险	>30

（2）我国临床目前常用的成人肥胖诊断指标包括以下几个。

①BMI <21 kg/m^2 为消瘦。

②BMI 21~24 kg/m^2 为正常（男性：22~25 kg/m^2；女性：21~24 kg/m^2）。

③BMI >26 kg/m^2 为肥胖。

WHO 和中国的 BMI 评价标准如表 2-7 所示。

表 2-7　BMI 评价标准

单位：kg/m^2

类别	WHO 标准	中国标准
正常范围	18.5~24.9	18.5~23.9
消瘦	<18.5	<18.5
超重	25.0≤BMI<29.9	24.0≤BMI<28.0
肥胖	≥30	≥28

专家指出最理想的体重指数是 22 kg/m^2。由于存在误差，所以 BMI 只能作为评估个人体重和健康状况的多项标准之一。全美卫生研究所（NIH）推荐医生参照以下 3 项因素评估患者是否超重：BMI、腰围及与肥胖相关疾病的危险因素，如高血压、LDL（"恶性"）胆固醇过高、HDL（"良性"）胆固醇过低、高血糖和吸烟。中国肥胖问题工作组的一项汇总分析报告表明：体重指数增高，冠心病和脑卒中发病率也会随之上升，超重和肥胖是冠心病和脑卒中发病的独立危险因素。体重指数每增加 2 kg/m^2，冠心病、脑卒中、缺血性脑卒中的相对危险分别增加 15.4%、6.1% 和 18.8%。一旦体重指数达到或超过 24 kg/m^2 时，患高血压、糖尿病、冠心病和血脂异常等严重危害健康的疾病的概率会显著增加。

（二）宽度指数

（1）身高肩宽指数(stature-shoulder breadth index) = 肩宽/身高×100。

（2）身高骨盆宽指数(stature-crista iliaca index) = 骨盆宽/身高×100。

（3）肩宽骨盆宽指数(acromio-cristal index) = (骨盆宽/肩宽)×100。亚洲男性平均为68.48，亚洲女性平均为73.30；欧美男性平均为66.17，欧美女性平均为73.53。指数大，身体较宽，体格较强壮。

身高肩宽指数和身高骨盆宽指数分型参见附表2 – 10。

（三）环节围度指数

（1）胸围/身高×100。

（2）腰围/身高×100。

（3）上臂放松围/身高×100。

（4）上臂紧张围/身高×100。

（5）大腿围/身高×100。

（6）小腿围/身高×100。

指数大，相对较粗壮，反映人体各部位发育的程度。

（四）描述人体整体发育水平的指数

（1）克托莱指数。克托莱指数表示每1 cm身高的体重，作为一个相对体重或等长体重来反映人体的围度、宽度和厚度及人体组织的密度。该指数是评价人体形态发育水平和匀称度的重要复合指标。计算公式为：体重/身高×1000。其体重计量单位用kg，身高计量单位用cm。该指数随年龄增长而逐渐增大，女性19岁、男性21岁后趋于稳定。指数越大，相对体重越大。参考标准：13岁男性为260~280，女性为250~270；15岁男性为300~330，女性为300~320；17岁男性为340~360；女性为330~350。

（2）威尔维克指数。威尔维克指数不仅是一个营养指数，而且在反映人体体格、体质水平方面也是一个重要的指标。计算公式为：(体重 + 胸围)/身高×100。其中，体重计量单位为kg，胸围计量单位为cm，身高计量单位为cm。儿童评价标准参见附表2 – 11。

（3）劳雷尔指数。劳雷尔指数主要反映肌肉、骨骼、内脏器官及组织的发育状况，即人体每立方体积的重量。计算公式为：体重/身高^3×10^7。其中，体重计量单位为kg，身高计量单位为cm。我国20~25岁男女青年标准：男性为101.0~139.6（平均118.5）；女性为106.1~154.4（平均127.5）。

（五）人体比例

（1）身高中点：位于耻骨联合上缘。该点至支撑面的垂直距离为身高的1/2。小于1/2为腿短型；大于1/2为腿长型。

（2）指距与身高等长。指距/身高小于1为臂短型。指距/身高小于1为臂长型。

（王婷婷）

参考文献

[1] 王艳. 康复评定学 [M]. 2版. 北京：人民卫生出版社，2018.

[2] 王玉龙. 康复功能评定学 [M]. 3版. 北京：人民卫生出版社，2018.

[3] 席焕久，陈昭. 人体测量方法 [M]. 2版. 北京：科学出版社，2010.

第三章
体质的检测与评估

第一节　概述

一、体质的定义

　　体质即人体的质量，是人体在先天遗传和后天获得的基础上所表现出来的形态结构、生理功能、心理发展、身体素质、运动能力等方面综合的、相对稳定的特征。体质包括人体的身体形态、生理功能、环境适应和心理状态等内容的发展水平。决定人体质量优劣的因素有两个方面：①先天的遗传性，即人体生长发育变化的先决条件，如形态、相貌、肤色、性格、身体素质等受先天遗传的影响。②后天的获得性，即社会环境、物质条件、地区气候、体育锻炼、运动能力、营养状况、医疗卫生及保健等构成了人体发展变化的后天条件。从理论上讲，理想体质指人体应具有良好的质量，在遗传潜力充分表现的基础上，经过后天的努力，达到人体形态、功能、身体素质和运动能力、心理和社会适应能力的全面发展，并且处于相对良好的状态。由此可见，对生活在社会中的每个个体或群体来说，遗传、环境、营养及从事的劳动、工作、活动等有明显的差别，即它们都会对其体质产生不同的影响。现代体质学认为，体质代表着人的全部身心状态，它通过体格发育、生理功能、身体素质和运动能力，以及心理、情绪、行为、适应能力等方面来体现，并且受到遗传和各种环境因素的制约。有关体质的大量研究表明，体质与卫生、保健、锻炼、娱乐活动等密切相关。体质测量与研究的最终目的是增强体质，促进人们身心全面发展和全面健康。

二、体质的范畴

　　体质的范畴包括人体形态结构、生理功能、身体素质、运动能力、心理因素等方面，体质强弱就是由这些方面综合反映出来的。主要表现在以下5个方面。
　　(1) 身体的形态发育水平，主要包括体格、体型、体姿、身体成分、营养状况等。
　　(2) 身体的生理功能水平，主要包括机体的新陈代谢状况和各器官、系统的功能、效能等。
　　(3) 身体的素质和运动能力水平，主要包括速度、力量、耐力、灵敏、柔韧，以及走、跑、跳、投、攀爬等身体的基本活动能力。
　　(4) 心理的发育水平，主要包括智力、情感、行为、感知觉、个性、性格、意志等。
　　(5) 适应能力，主要包括对自然环境、社会环境、各种生活紧张事件的适应能力，对疾病和其他有碍健康的不良应激原的抵抗能力或抗病的能力。
　　总之，要评价一个人的体质水平，应根据以上方面全面、综合地进行评价。

三、理想体质的主要标志

体质是健康的基础，体质强弱决定了生活、工作的质量。衡量体质是否理想，可参照以下主要标志。

（1）身体健康，主要脏器无疾病。

（2）身体形态发育良好，体格健壮，体型匀称。

（3）呼吸系统、心血管系统和运动系统具有良好的生理功能。

（4）有较强的运动能力和劳动工作能力。

（5）心理发育健全，情绪乐观，意志坚强，有较强的抗干扰、抗刺激能力。

（6）对自然和社会环境有较强的适应能力。

第二节　体质评价方法

评价是以测量的原始数据为基础，以参照标准为依据，通过一定的评价方法来确定测量结果的价值。评价与测量是两个紧密相关、互为依存的概念。测量是评价的基础，是收集所需各种资料信息的过程；评价则是测量的结论，是将所收集到的各种资料信息进行价值判断的过程。

一、体质评价

体质评价是对照某些特定的评价标准对个体或群体的体质状况和水平进行判断的过程。体质测量的结果只能反映现实，通过定性或定量的评价后，才能对其现状的意义、价值和未来发展的趋势加以判断。

随着体质研究的不断深入和普及，在实践中根据需要制定、参照和使用有关体质评价的标准是异常丰富的，其常用的标准有：①适用不同对象（不同地区、性别、年龄）的评价标准；②评价个体和群体的不同标准；③评价现状的相对评价标准和判断形式的理想标准；④剖面式的静态评价标准和跟踪式的动态评价标准；⑤单一指标和多指标的综合评价标准。

总之，有关体质的评价标准种类较多，制定的方法各异，在制定和选择运用时，要根据使用或研究的目的、对象特征而合理地确定。切忌不分对象，在研究目的任务不明确的情况下乱用标准。为此，制定和选择运用体质评价标准时应注意以下几个问题。

1. **样本含量**

规范化的评价标准，一般是在较大规模抽样调查研究的基础上制定的。既然是抽样调查就会产生抽样误差。样本的数量越小，抽样误差就会越大，对总体的代表性也就越差。因此，在制定评价标准时，必须考虑要有足够的样本数量和合理的样本分布。

2. **年龄特点**

机体能力随着年龄而变化，尤其是在生长发育阶段，年龄的特点就更加明显。各个年龄组之间都存在着显著的差异。因此，必须充分考虑年龄特点，按年龄组分别制定不同的标准。

3. **地区和种族特点**

由于人体受遗传、地理环境、区域经济发展水平、文化物质生活水平及不同地区种族的影响，机体能力存在着显著的差异。因此，在制定使用评价标准时，必须结合本地区的实际情况和种族特点，制定出切实可行的体质评价标准。若随意套用或生搬硬套，都将使评价结果毫无意义。

4. 形态特征

人体的形态特征、生理特征与运动能力有着十分密切的关系。例如,肺活量与体重、胸围与身高、最大摄氧量与体重、引体向上与体重等。因此,在评价这些能力制定评价标准时,应尽量排除因体型差异对评价标准和评价结果产生的影响。用身体指数和分组指数制定的评价标准就是以排除某些体格、体型的影响为基本出发点。

5. 适用范围

(1)标准是为一定的总体而制定的,因而在使用评价标准时必须适用于所研究对象的总体。

(2)如果制定标准时的样本是从某一总体中随机抽取的,并以此作为该总体的标准,那么这个标准对于该总体中的任何一个个体也是适用的。

(3)随着时间的推移和时代的发展,人的机体能力也在不断地发展变化。任何一种标准制定以后,不能一成不变,而应定期予以修改,一般情况下,一种标准只适用5年左右,若超出这个期限则应考虑修改。

二、体质评价方法

评价方法是指在评价过程中所采用的确定价值高低的手段和途径。

(一)体质的单一评价

体质健康的单一评价方法在实践中较为常用,该方法的特点是简单易行,评价意义明确。单一评价首先是按照测量设计的要求对数据进行收集,为了确保数据资料的准确性和完整性,对收集到的大量测量数据必须进行整理,在测量中所获取的测量数据均为原始的数据资料,这种原始的数据资料一般都是无序的,这就要求我们通过归纳整理,使无序变为有序,并使之呈现出一种规律性。常用的测量数据整理方法有频数分布法、百分位数法、分组法、指数法等,本节重点介绍百分位数法在体质评价中的应用,并以此制定单一评价标准的百分位数法。百分位数法就是将所有变量值按从小到大的次序排列起来,把所有变量值的个数分为100等份,每一个分点的值就是一个百分位数。该方法既适用于正态分布资料,又适用于非正态分布资料,用符号 P 表示,如第10百分位数或第50百分位数可表示为 P_{10} 或 P_{50}。按此方法依次计算 $P_{20} \sim P_{100}$ 的百分位数,然后列出评价标准(表3-1)。

表3-1 百分位数评价标准

评价等级	差(P_{30}以下)	下($P_{30} \sim P_{60}$)	中($P_{60} \sim P_{80}$)	良($P_{80} \sim P_{90}$)	优(P_{90}以上)
跳远成绩/m	2.44以下	2.45~2.50	2.51~2.59	2.60~2.74	2.75以上

《国民体质测定标准》中单项指标采用5分制,分别为1分、2分、3分、4分和5分,评分越高状况越好(表3-2)。

表3-2 国民体质测定单项指标5级评分理论界值点

	1分	2分	3分	4分	5分
百分位数	P_3	P_{10}	P_{35}	P_{65}	P_{90}
理论界值点/%	7	25	30	25	10

（二）体质综合评价

体质综合评价是指对构成体质成分的各类指标进行定量描述，并对其价值做出全面的综合判断。在体质的综合评价中，最为关键的有 3 个方面：①所选择的体质指标必须是合理有效的；②各项指标的权重必须是合适的；③通过对大量样本的测试，建立起相应年龄、性别体质评价的数学模型，制定科学的评分体系。只有这 3 个方面都符合要求并科学合理，体质的综合评价结果才会真实而可信。

对体质水平进行综合评价是一项十分复杂的工作，它涉及体质的基本概念和基本要素、测试与评价指标的选择、各类指标的权重、评价标准的制定和评价方法等诸多问题，因此，对体质的全面综合评价问题，不论是在理论上，还是在实际运用中，都是需要进行深入研究的课题。

近年来，我国不少学者从多方面对这一问题进行了广泛而深入的探索研究，并取得了一些明显的成果。随着体育科学研究的不断发展，构成体质的各种成分和内在的规律性及其相互依存性、相互影响和相互制约的错综复杂的关系已逐步被人们所认识，为体质的综合评价提供了客观依据。

（1）体质综合评价的基本原则。综合评价指标应有较高的可靠性、有效性和客观性，并能全面、准确而有效地反映个体或群体的体质状况；应充分考虑评价对象的性别、年龄特点及其指标的连续性，以便进行横向或纵向的分析研究应能准确地测量，并可用一定计量单位进行定量描述，便于记录和评价。身体素质和运动能力项目的测验应尽可能避免选用那些易受主观因素和技术因素影响较大的项目。除此之外，应考虑当前我国的实际情况，评价指标要少而精，简单易行，尽可能做到与现行有关测验制度保持一致，如《国家学生体质健康标准》等。

（2）年龄组指标在综合评价中确定"权重"。"权重"是指指标的相对重要程度，它是根据各类、各项指标在体质总体中所起作用的大小来确定它们在体质综合评价中所占有的比例。在全国学生体质测试中，专家组通过对数十个指标进行主成分分析后，最后确定了男生、女生各 6 个指标，并分析确定了各项指标的权重系数（附表 3 - 1）。

（3）体质综合评价方法（标准分）。

标准分公式为：标准分 $= \left[70 + \dfrac{(x_i - \bar{x}) \times 10}{s} \right] \times$ 权重系数（非计时跑指标）；标准分 $= \left[70 + \dfrac{(\bar{x} - x_i) \times 10}{s} \right] \times$ 权重系数（计时跑指标）。式中：x_i 为受试者的测量值；$\bar{x}$ 为全国同类别、同年龄组、同指标的均值；s 为全国同类别、同年龄组、同指标的标准差。

全国男生、女生各类指标均值参见附表 3 - 2 和附表 3 - 3。体质综合评价标准如表 3 - 3 所示。

表 3 - 3　体质综合评价标准

评价等级	差	下	中	良	优
成绩/分	63.0 以下	63.1 ~ 66.6	66.7 ~ 72.8	72.9 ~ 76.9	77.0 以上

对于国民体质评定的综合评定等级采用受试者各单项得分之和确定，共分 4 个等级：一级（优秀）、二级（良好）、三级（合格）、四级（不合格）。任意一项指标无分者，不进行综合等级评定（表 3 - 4）。

表 3 - 4　成年人综合评级标准

等级	得分/分	
	20 ~ 39 岁	40 ~ 59 岁
一级（优秀）	>33	>26
二级（良好）	30 ~ 33	24 ~ 26
三级（合格）	23 ~ 29	18 ~ 23
四级（不合格）	<23	<18

第三节　国民体质测量方法

一、体质测量基本要求

体质测量是对人体形态结构、生理功能、心理因素、身体素质、运动能力及适应能力等能反映人体质量的有关项目、指标的检测与评定，在体质测量研究的实践活动中，精心设计科学合理的测试指标和简单而易于实施的测量方法，可使测量结果更加正确和可靠。测量的科学性是测量的合理设计、严密实施与先进技术方法的具体体现，体质测量的科学性主要从测量学的可靠性、有效性和客观性 3 个方面来衡量。

体质测量指标选择的基本要求包括以下方面。

（1）符合测量的目的，能有效地测出所要测量的特性。

（2）测量的程序和方法必须规范化，测量指标要能进行定量分析。

（3）测量指标受技术因素和主观因素的影响较小，重复测量结果的一致性程度较高。

（4）测量数据能反映个体差异，不同阶段的测量结果能准确反映出体质的动态变化。

（5）测量指标必须符合受试对象的特点，所选指标既要能适应年龄、性别特征，又要使之尽可能一致，以便进行纵向和横向的比较研究。

（6）尽可能选取国际上通用的测量指标，以便于研究和比较的标准化。

（7）测量方法尽可能科学合理，简易可行。

（8）测量内容要有较强的代表性，并能全面反映受试者的体质状况。

二、国民体质监测

国民体质监测内容包括身体形态、身体功能和身体素质 3 个方面。不同年龄段测试指标有差异。

（一）形态指标

身体形态包括体格、体型、身体姿势、身体成分（详见第二章），体质监测的内容主要是体格（包括长度、围度、量度）和身体成分（脂肪含量）。体格测量和身体成分测量是研究人体外部形态结构、生长发育水平等必不可少的方法。各年龄组形态检测指标如表 3 - 5 所示。

表3-5　各年龄组形态检测指标

检测指标	幼儿组 3~6岁	学生组 7~19岁	成年甲组 20~39岁	成年乙组 40~59岁	老年组 60~69岁
身高	●	●	●	●	●
坐高	●				
体重	●	●	●	●	●
胸围	●		●	●	●
腰围			●	●	●
臀围			●	●	●
上臂部皮褶厚度	●		●	●	●
腹部皮褶厚度	●		●	●	●
肩胛部皮褶厚度	●		●	●	●
体重指数		●			

（二）功能指标

身体功能是指人的整体及其组成的各系统、器官表现的生命活动。在体质监测中，身体功能测量的目的就是应用人体功能测试和医学检查方法来检测与计量人体在安静时和作定量运动负荷时机体主要器官系统功能水平的状况，并对所获取的各种生理功能指标做出客观的评价。

体质监测主要针对心血管循环功能和呼吸功能进行监测，各年龄组功能检测指标如表3-6所示。

表3-6　体质监测的功能指标

检测指标	幼儿组 3~6岁	学生组 7~19岁	成年甲组 20~39岁	成年乙组 40~59岁	老年组 60~69岁
安静脉搏（心率）	●		●	●	●
血压			●	●	●
肺活量		●	●	●	●
台阶试验			●	●	●

1. 安静脉搏（心率）

安静脉搏（心率）是指正常人安静状态下每分钟心跳的次数，可反映人的健康状况。

2. 血压

血压是血管内血液对于单位面积上血管壁的侧压力。正常的血压是血液循环流动的前提，血压在多种因素调节下保持正常，从而提供给各组织器官足够的血量，以维持正常的新陈代谢。

3. 肺活量

肺活量测试肺通气功能，反映人体肺的容积和扩张能力。

肺活量体重指数为衍生指标，是人体测量的复合指标之一。它可以有效弥补单一指标评定时带来的局限性。主要通过人体自身的肺活量与体重的比值，亦即每千克体重的肺活量的相对值来反映肺活量与体重的相关程度，用于对不同年龄、性别的个体与群体进行客观的定量的比较分析。在体质综合评价中有一定的参考作用。

①计算公式为：肺活量体重指数 = 肺活量/体重。其中，肺活量计量单位为 mL，体重计量单位为 kg。

②评价标准：参见附表 3 - 4。

4. 台阶试验

台阶试验是一项定量负荷功能试验，主要用以测定心血管系统的功能，也可以间接推断机体的耐力。由于台阶的高度和频度是固定的，因此相对于每个受试者来说，台阶试验是在固定时间（180 s）内完成固定的负荷，根据恢复期心跳频率恢复的快慢计算指数来反映心脏对运动负荷的承受能力，在运动负荷相对等同的情况下来比较心功能的优劣。在完成同样运动负荷时，动用心输出量潜力越多，心跳频率（脉搏频率）越快，指数越低，心功能水平也越低，反之越高。

台阶试验是人体测量的复合指标之一，是重要的人体心血管功能指数。该试验通过有节律的登台阶运动持续时间（s）与规定的脉搏次数之比值来量化评定心血管的功能水平，较之静态的心血管功能检查更有实用价值。指数越大，说明心血管功能水平越高。在体育运动中因训练水平高，心血管功能强的人在完成定量负荷工作时表现为心跳次数少，脉搏频率低，由此可客观地了解和评定心血管功能工作状况和工作效率。

（1）台阶试验测量。

测量仪器：电子台阶试验仪。台阶高度：男子为 50 cm，女子为 42 cm。

测量方法：受试者站立在台阶前方，按照节拍器（测试仪含节拍器）发出的 30 次/分钟的频率提示音上下台阶。人工或指脉夹测试脉搏，测试运动停止后 1 ~ 1.5 min、2 ~ 2.5 min、3 ~ 3.5min 的 3 次脉搏数（f_1、f_2、f_3）。

（2）台阶试验评价。

①计算公式：台阶指数 = 运动持续时间 $\times 100 / [(f_1 + f_2 + f_3) \times 2]$。其中，运动持续时间计量单位为 s。

②评价标准：参见附表 3 - 5。

（三）素质指标

身体素质是国民体质监测的重要组成部分，其强弱可直接反映人体体质与健康状况。身体素质是人体在体育运动中所表现出来的速度、力量、耐力、灵敏和柔韧等机体能力。在体质监测与评价中，身体素质的测量与评价有着非常重要的作用。具体表现为：①通过测量可以全面了解国民身体素质的发展状况；②可以客观地评价体育锻炼的效果；③可以作为诊断各种运动损伤的一种手段。

各年龄组体质监测的身体素质指标参见附表 3 - 6。

1. 速度素质测量与评价

速度素质指人体或人体某一部位快速运动的能力，它可分为反应速度、动作速度和位移速度 3 种类型。速度素质的测量形式包括定距计时、定时计距和速率 3 种。

（1）反应速度测量与评价

反应速度是指人体对各种信号刺激（如声、光等）的快速应答能力。这种能力取决于信号过神经传导所需时间的长短。体质测量中常用于测量反应速度的项目主要是选择反应时。选择反应时反映人体神经与肌肉系统的协调性和快速反应能力，是成年人和老年人的测试指标。

①测量仪器：电子反应时测试仪。

②测量方法：当感应到"信号"键发出信号时，用同一只手以最快速度按向该"信号"键；重复几次，计算反应的速度。

③评价标准：参见附表 3 - 7。

（2）位移速度测量与评价

50 m 跑是国际上通用的位移速度测试项目，通过较短距离的高强度跑测试速度素质。速度素质的测试可以反映人体中枢神经系统的功能状态和神经与肌肉的协调功能，也可以综合地反映人体的爆发力、灵敏度、反应力、柔韧性等素质。速度素质有明显的性别和年龄差异，男性在 20 岁前、女性在 18 岁前一般是随着年龄增长而提高。体重过大或肥胖都会影响速度。《国家学生体质健康标准》中 50 m 跑的测试和评价以 s 为单位，保留 1 位小数，小数点后第二位数非"0"时则进 1。例如，9.01 s，按 9.1 s 查表评分。

①测量目的：测量受试者快速跑的能力。

②测验对象：小学至大学学生。

③场地器材：400 m 田径场取 100 m 跑道。

④测量方法：按径赛比赛规则进行测量。记录跑完全程的时间（精确至 0.1 s），取最好成绩。

2. 力量素质测量与评价

力量素质是指人的机体或机体的某一部分肌肉工作时克服内外阻力的能力。它是人体运动的基本素质，是衡量身体训练水平的重要指标，同时也是掌握运动技能的基础。

（1）握力

握力反映人体前臂和手部的肌肉力量，是成年人和老年人适用的测试指标。

握力体重指数为衍生指标，反映的是肌肉的相对力量，即每千克体重的握力。握力主要反映人前臂和手部肌肉的力量，同时也与其他肌群的力量有关，是反映肌肉总体力量的一个很好的指标。计算公式为：握力体重指数 = 握力/体重×100。其中，握力和体重计量单位为 kg。

评价标准参见附表 3 – 8。

（2）1 分钟仰卧起坐

仰卧起坐是测试腹肌力量和耐力的一个项目。测试方法简单易行，多年来在学校体育的锻炼和测验中一直受到重视，尤其是女生的腰腹肌力量对她们将来在生育等方面有着十分重要的作用。通过仰卧起坐的测试，促使她们在青少年时期积极地发展腰腹肌力量。因此，《国家学生体质健康标准》设置了仰卧起坐为女生的可选测试项目。

①测量目的：测量受试者腰腹肌力量。

②测验对象：小学 3 ~ 6 年级和中学至大学女学生及成年甲组女性。

③测量仪器：电子测试仪。

④测量方法：受试者全身仰卧于铺放平坦的软垫上，两腿稍分开，屈膝呈 90°左右，两手指交叉抱头贴于脑后。同伴压住受试者两侧踝关节处，以固定下肢。受试者起坐时两肘关节触及或超过双膝为完成一次。

⑤评价标准：参见附表 3 – 9。

（3）纵跳

纵跳起跳动作是人体在中枢神经系统的控制下，依靠身体各环节的协调配合，发挥下肢肌群最大爆发力，以达到最佳纵向起跳效果的技术动作。纵跳是反映人体腿部爆发力的指标，是成年甲组的测试指标。

①测量仪器：电子纵跳计。

②测量方法：受试者踏上纵跳板，屈膝半蹲，双臂尽力后摆，然后向前上方快速摆臂，双腿同时发力，尽力垂直向上跳起。记录纵向跳起的高度，测试两次，记录最大值，以 cm 为单位。

③评价标准：参见附表 3 – 10。

（4）俯卧撑

俯卧撑反映人体上肢、肩背部肌肉力量及持续工作能力，俯卧撑主要锻炼的肌肉群为肱三头肌，同时还锻炼三角肌前束、前锯肌和喙肱肌及身体的其他部位，是成年甲组男性的测试指标。

①测量仪器：电子俯卧撑测试仪。

②测量方法：受试者双臂伸直，分开与肩同宽，手指向前，双手撑在测试板上。躯干伸直，两腿向后伸直，屈臂使身体平直下降至肩与肘处在同一水平面上；然后，将身体平直撑起，恢复到开始姿势，为完成一次俯卧撑动作。

③评价标准：参见附表3－11。

3. 耐力素质测量与评价

耐力素质是指人体在长时间运动中克服疲劳的能力。它是反映人体健康水平或体质强弱的重要标志。体育测量与评价中，耐力素质可分为一般耐力、速度耐力、力量耐力和静力性耐力4种。由于耐力是衡量人的体质健康状况和劳动工作能力的基本因素之一，是从事各项运动必不可少的一种运动素质。因此，耐力水平测试对于评价国民体质健康状况有着非常重要的意义。

耐力测试作为一种手段，用以引导学生更多地关注自己的耐力和心肺功能，使学生明白怎样用适宜的运动负荷控制跑的速度和持续时间，怎样用多种方法发展自己的耐力，从而更加主动地参加长跑等体育锻炼，发展体能，增强耐力，提高体质健康水平。《国家学生体质健康标准》中设置50 m×8往返跑、1000 m跑（男）、800 m跑（女）的测试。

（1）1000 m跑（男）

①测量目的：测量受试者中长距离耐力跑的能力。

②测验对象：中学至大学男学生。

③场地器材：400 m田径场、发令枪（旗）、秒表、记录表等。

④测量方法：受试者站于起跑线，听到信号即以站立式起跑，以最快速度跑完规定的距离。测验1次。

⑤评价方法：记录受试者完成测验的时间。

（2）800 m跑（女）

①测量目的：测量受试者中长距离耐力跑的能力。

②测验对象：中学至大学女学生。

③场地器材：400 m田径场、秒表、发令枪（旗）、记录表等。

④测量方法：受试者站于起跑线，听到信号即以站立式起跑，以最快速度跑完规定的距离。测验1次。

⑤评价方法：记录受试者完成测验的时间。

4. 柔韧素质测量与评价

柔韧素质是指人体关节活动幅度的大小及跨过关节的韧带、肌肉、肌腱、皮肤及其他组织的弹性和伸展能力。柔韧素质的好坏，取决于关节的解剖结构和关节周围软组织的体积大小及韧带、肌腱、肌肉及皮肤的伸展性。柔韧素质与健康的关系极为密切，柔韧性的提高，对增强身体的协调能力，更好地发挥力量、速度等素质，提高技能和技术，防止运动创伤等都有积极的作用。通过体育锻炼能提高关节的灵活性，改善关节周围软组织的功能及肌肉、韧带、肌腱的伸展性，而当人们缺乏体育锻炼、体质下降时，很多都是从柔韧素质的下降开始的。柔韧性从其与专项的关系上，可分为一般柔韧性和专项柔韧性；从其运动状态的表现上，可分为动力性柔韧性和静力性柔韧性；从其练习的形式上，可分为主动柔韧性和被动柔韧性；从身体不同部位的表现上，可分为上、下肢柔韧性，腰部柔韧性，肩部柔韧性等。常用的测试有坐位体前屈。

坐位体前屈是测量在静止状态下的躯干、腰、髋等关节可能达到的活动幅度，主要反映这些部位的关节、韧带和肌肉的伸展性和弹性及身体柔韧素质的发展水平，是全年龄段的测试指标。

①测量仪器：电子坐位体前屈计。

②测量方法：受试者面向仪器坐在垫子上，双腿向前伸直；脚跟并拢，蹬在测试仪的挡板上，脚尖自然分开。测试时，受试者双手并拢，掌心向下平伸，膝关节伸直，上体前屈，用双手中指指尖推动游

标平滑前进，直到不能推动为止。此时，显示屏上显示的数值即为测试值。测试 2 次，记录最大值，以 cm 为单位，精确到小数点后 1 位。

③评价标准：参见附表 3 – 12。

5. 感觉和协调能力测量与评价

感觉是神经系统对外界刺激的直接反应。体育运动中人体完成各种动作或改变身体姿势，都是通过本体感受器产生兴奋经传入神经到大脑皮层引起的运动感觉，再经传出神经到效应器引起肌肉运动。因此，各种感觉能力的发展是动作技能形成的重要因素。感觉功能根据刺激物所作用的感官的性质，可分为外部感觉和内部感觉两种。外部感觉接受外部刺激并反映它们的属性，如听觉、皮肤感觉等；内部感觉是反映身体各部分运动变化的感觉，如运动觉、平衡觉、机体觉等。

闭眼单脚站立反映人体平衡能力，是成年人和老年人的测试指标。

①测量目的：测验受试者单脚支撑维持平衡的能力

②测量仪器：闭眼单脚站立测试仪。

③测量方法：受试者以优势单脚支撑，另一脚置于支撑腿膝部内侧，两手侧平举。当受试者非支撑腿离地，计时开始，计算闭眼单脚站立维持平衡的时间。

④评价标准：参见附表 3 – 13。

第四节　健康体适能及其评估

一、体适能概述

体适能（physical fitness），世界卫生组织的定义为是指个人能力足以胜任日常工作以外，还能有余力享受休闲，以及能够应付突如其来的变化及压力之身体适应能力。也可以说是身体适应外界环境能力之简称。美国运动医学学会认为体适能包括健康体适能和竞技体适能。体适能是众多参数的综合，包括健康相关、代谢相关及与技能相关的多个参数，它直接与人的整体生活质量相关。

（一）体适能的分类

1. 健康体适能

顾名思义，健康体适能是指与健康有密切关系的体适能，它不仅是机体维护自身健康的基础，还是机体保证愉快完成日常工作和降低慢性疾病发生的前提，其主要内容如下：①身体成分。人体内各种组成成分的百分比，身体成分保持在一个正常百分比范围对预防某些慢性病如糖尿病、高血压、动脉硬化等有重要意义。②肌力和肌肉耐力。肌力是肌肉所能产生的最大力量；肌肉耐力是肌肉持续收缩的能力，是机体正常工作的基础。③心肺耐力。又称有氧耐力，是机体持久工作的基础，被认为是健康体适能中最重要的要素。④柔软素质。在无疼痛的情况下，关节所能活动的最大范围，它对于保持人体运动能力，防止运动损伤有重要意义。

2. 运动相关体适能

运动相关体适能包括灵敏度、平衡性、协调性、速度、爆发力和反应时间等，其构成要素对提高人体竞技运动能力具有重要作用。这些要素是从事各种运动的基础，但没有证据表明它们与健康和疾病有直接关系。

（1）灵敏度，是指迅速、准确地改变整个身体运动方向的能力。例如，滑雪与摔跤需要非凡的灵敏度。

（2）平衡性，是指人体在静态或动态中维持身体平衡的能力。例如，滑冰、平衡木等运动项目及建筑物上的高空作业需要高超的平衡能力。

（3）协调性，是指在神经系统和运动系统的调节整合下，人体在运动中准确、协调地完成动作的能力。例如，杂技、高尔夫、棒球等需要很好的协调性。

（4）速度，是指短时间快速移动的能力。例如，田径、橄榄球等运动项目需要此项素质。

（5）爆发力，是指以最快的速度将能量转化成力量的能力。例如，铁饼与铅球是需要良好爆发力的运动项目。

（6）反应时间，是指接受刺激与对刺激做出反应的时间间隔。例如，赛车、短跑需要机体有灵敏的反应能力。

体适能中与技能有关的这些素质不是每个健康人都具备的，因为拥有这些素质要有动作学习过程。拥有它们的人很容易完成高水平的技术动作，如在体育或特技中，与技能有关的体适能有时也称为竞技体适能。

3. 代谢性体适能

代谢性体适能是近年来提出的体适能参数，主要涉及血糖、血脂、血清胰岛素、骨密度等的功能状态。与许多慢性疾病的发生或发展直接相关，与运动锻炼的效果直接相关。运动锻炼可降低血脂水平、控制血糖、提高骨密度等，并影响机体的体适能水平。代谢综合征是 2000 年由世界卫生组织和一些重要的学术机构提出的，它是多重危险因素聚集、多种代谢紊乱于一身，包括肥胖、高血糖、高血压、血脂异常、高尿酸、高脂肪肝发生率和高胰岛素血症等，这些代谢紊乱是心脑血管病变及糖尿病的病理基础。

（二）体适能的目标

个体进行能够增强和维持心肺功能、合理脂肪量，以及适当的肌肉力量、耐力和柔韧性的运动，可以实现体适能的目标。

1. 维持身体的良好状况

许多能够降低严重疾病发生风险的特质能够为人们带来质量更高的生活。也就是说，拥有高水平的机体能力和理想水平的身体脂肪量能使人们感觉良好，精力充沛，生活丰富。此外，躯干部位拥有良好的肌肉耐力和柔韧性意味着拥有健康的腰身，当人们提高自身的体适能水平时，他们的生活会向更好的方向发展，而体适能水平降低则会导致疾病和生活质量下降。

2. 降低严重疾病发生的风险

这一目标是免于疾病的健康目标的延续，很多导致人类非正常死亡或过早死亡的严重疾病是能够通过详细的体格检查和预防措施（如免疫接种）等手段来预防的。健康体适能的发展目标在于保持和维护健康，拥有健康的体适能的良好状态，提高生活质量，享有优质认识。越高水平的竞赛，对竞技体适能的要求越高，但有时候不一定符合健康的原则。对于非运动员群体而言，健康体适能体系更为适用。

（三）健康体适能与干预

健康体适能是体适能的两大分支之一，由以下 5 个方面组成：心肺耐力适能、肌肉耐力适能、肌肉力量适能、柔韧适能、身体成分。其中，心肺耐力适能反映由心脏、血液、血管和肺组成的血液运输系统向肌肉运送氧气、能量物质同时维持机体从事体力活动的能力。拥有良好心肺耐力适能的人通常也具有较好的运动耐力和有氧运动能力，因此，心肺耐力适能又称为心血管耐力（cardiovascular fitness）或者有氧适能（aerobic fitness）。肌肉力量适能指骨骼肌收缩时依靠肌紧张来克服和对抗阻力的能力，通常以对抗和克服最大阻力的重量、力矩或做功功率表示。肌肉耐力适能是指肌肉维持使用某种肌力时能持续用力的时间或反复用力的次数。柔韧适能是对机体单个关节或者多关节活动范围的测度，通常由骨关节结构和肌肉、韧带及关节囊的长度和伸展性等因素决定。身体成分是指人体脂肪含量占体重的百分比。

健康体适能是与健康有密切关系的体适能，是心血管、肺和肌肉发挥最理想效率的能力。它不仅是机体维护自身健康的基础，而且是机体保证以最大活力完成日常工作，降低慢性疾病危险因素出现的条件。

　　健康体适能干预计划起源于美国，20 世纪 90 年代，美国体育界提出了终身性、个体化的健康体适能干预教育计划。

二、体适能商

　　为了定量评价体适能，综合评价健康体适能与竞技体适能的高低，近年提出了体适能商（physical fitness quotient，PFQ）的新概念。体适能商包含健康体适能商（HPFQ）和竞技体适能商（SPFQ）。其中，HPFQ 代表个人的肌力和肌肉耐力、柔软度、心肺耐力与身体成分等健康体适能总评。HPFQ 越高代表健康的趋向越明显。SPFQ 代表个人的灵敏、协调、平衡、速度、反应与爆发力等竞技体适能总评。SPFQ 越高代表基本运动能越好。PFQ 是 HPFQ 与 SPFQ 的和，包括两者共代表的 10 个体适能要素（图 3－1）。PFQ 越高，则代表健康与运动的身体功能越完善。当个人在特定体适能要素上具备极高的水平时，代表他在该项运动能力上很卓越，可以朝该要素能力去培养和发展，因此，体适能成为运动员选材的主要依据。

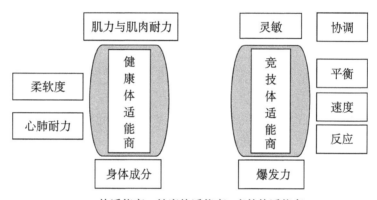

体适能商＝健康体适能商＋竞技体适能商

图 3－1　体适能商（PFQ）的构成

（引自李春艳等的《健康体适能测试理论与方法》）

　　根据 PFQ 理论架构的假设，体适能商为健康体适能和竞技体适能得分之和。各项体适能要素得分如表 3－7 所示。

表 3－7　各项体适能要素得分

体适能商	体适能要素	平均数	标准差	得分范围
健康体适能商（HPFQ）	肌力和肌肉耐力	10	2	0～20
	柔软度	10	2	0～20
	心肺耐力	10	2	0～20
	身体成分	—	—	2～12
竞技体适能商（SPFQ）	灵敏	10	2	0～20
	协调	10	2	0～20
	平衡	10	2	0～20
	速度	10	2	0～20
	反应	10	2	0～20
	爆发力	10	2	0～20

体适能商越高就代表身体功能越好。据《美国医学会杂志》（*Journal of the American Medical Association*）报告，一项由美国南卡罗来纳州立大学 Steven Blair 教授牵头的研究显示，体适能商高者比体适能商低者更为长寿，体适能商高者的死亡率还未到体适能商低者的一半，且体适能商低者伴发高血压、高三酰甘油或糖尿病等心血管疾病的危险因素的概率也小得多。在倡导运动促进健康的时代背景下，通过 PFQ 的理论评价，以掌握人群体适能水平为基础，才能制定出科学、合理和个性化的运动处方，从而使其紧密贴近患者，达到健身强体的医疗和保健效果。

三、体质、体适能、健康的关系

体质、体适能、健康是一组意义相近且容易混的词汇，三者既有相同之处，又有不同之处。从定义来看，体育界长期认为，体质是指人体的质量，它是在遗传性和获得性基础上表现出来的人体形态结构、生理功能和心理因素综合的、相对稳定的特征。体适能是指机体在不过度疲劳状态下，能以旺盛的精力愉快地从事日常工作和休闲活动，能从容地应对不可预测的紧急情况的能力，是一种对生活、运动和环境等因素的应变能力，强调的是一种应变能力。健康是指在身体、心理及社会各方面都完美的状态，而不仅仅是没有疾病和虚弱，强调了对社会的适应力。不难看出，三者之间存在着紧密的联系且相互影响。

（一）体质与健康

体质与健康从不同侧面反映了人类在生物、心理和社会层面上的基本特征。体质是健康的物质基础，健康是体质的外在表现，两者密切联系，不可分割。其共同特点是在多元化的前提下，对生命活动的基本特征给予评价，最终目标都是极大地改善其所有属性。不过，体质和健康的研究主体和对象不同，由概念所引发的研究手段也不同。

我国体育界通常是通过体质对健康进行研究和评价的。一个人的体质质量可直接反映其健康状况，但同时通过对健康状况的调整和改善又反过来作用于体质。体质的范畴包括人体形态结构、生理功能和心理素质等多个方面，是稳定的、静态的，也是健康存在的先决条件，相当于制造物品的"材料"或"材质"。健康是一种"状态"，体质与健康的关系是"质量"与"状态"的关系，质量决定状态，但好的状态可以改善质量。

（二）健康与体适能

从概念来看，健康反映的是一种"状态"，体适能则反映的是一种"能力"，健康与体适能的关系就是"状态"与"能力"的关系，"状态"决定"能力"。健康的好坏可以决定体适能的水平。身体处于健康状态时，体适能就好；身体处于非健康状态时，体适能就差。而与健康相关的体适能状况反过来也影响机体的健康水平。

现代社会中，人们不再满足躯体没有疾病，而要求精神愉快，工作学习生活上乐观进取，与他人建立良好的人际关系，追求精神世界的丰富，认为这才是真正的健康，而这也正是体适能提出的意义所在。人体是一个统一的、互相密切协调的整体，体适能是该整体中各种能力的一种综合体现。与健康有关的体适能不仅是身体维护自身健康的基础，还是机体保证愉快完成日常工作和减低慢性疾病发生的前提。从一定程度来看，提高与健康相关的体适能水平，是达到整体健康的重要途径。

（三）体质与体适能

从逻辑上看，体质是健康的先决条件和基础，健康的好坏决定体适能的水平，所以体质也决定了体适能的水平。但同时体适能水平的提高可以改善健康状态，从而起到加强体质的作用。

很多研究认为，体质与体适能既有相同之处，又有不同之处。相同的是两者都反映身体适应环境、运动和应变的能力，所不同的是体质除了反映人的形态结构、生理功能和运动能力外，还说明人体的心理因素和免疫功能，而体适能强调了身体适应生活、运动和环境等因素的一种应变能力。

肖夕君在《体质、健康和体适能的概念及关系》（2006）一文中强调，体质是静态的，相当于制造物品的"材料"或"材质"。体适能是动态的适应力，反映的是一种能力，就如物品的"用途"或"功能"。两者的关系可视为材质与能力的关系，材质的好坏直接影响能力的发挥。例如，具有先天疾病个体的体适能水平就明显低于正常个体。但对能力的培养可以间接通过改善健康状态从而使体质得到加强，如残奥会的运动员。

综上来看，体质、健康和体适能是一组均与个体身体素质相关，却又有所不同的 3 个因素，三者相互影响、紧密结合（图 3 -2）。体质是基础，是先决条件，决定着健康的状态，健康的好坏决定着体适能的水平，同时体适能水平提升会反过来改善健康状态，提高体质质量。

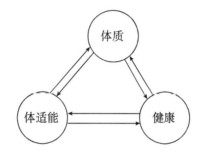

图 3 -2　体质、健康、体适能关系示意

（王婷婷）

参考文献

［1］李采丰，孙超 . 健康体适能评定与运动处方制定阐析［M］. 北京：科学出版社，2019.

［2］李春艳，熊晓玲 . 健康体适能测试理论与方法［M］. 武汉：武汉大学出版社，2019.

［3］裘琴儿 . 健康体适能理论与实践［M］. 徐州：中国矿业大学出版社，2010.

［4］肖夕君 . 体质、健康和体适能的概念及关系［J］. 中国临床康复，2006，10（20）：146-149.

［5］张艺宏，何仲涛，徐峻华，等 . 国民体质监测与评价［M］. 北京：科学出版社，2018.

第四章
重要系统功能的评估

第一节　感觉功能评定

一、概述

感觉（sensation）是指人脑对直接作用于感受器官的客观事物的个别属性的反应，个别属性有大小、形状、颜色、坚实度、湿度、味道、气味、声音等。感觉分为躯体感觉和内脏感觉两大类，其中躯体感觉是健康评定中最重要的部分。内脏感觉在心理学中也叫机体觉，是指由内脏的活动作用于脏器壁上的感受器产生的感觉。这些感受器把内脏的活动传入中枢，产生饥渴、饱胀、窒息、疲劳、便意、恶心、疼痛等感觉。内脏感觉性质不确定，缺乏准确的定位。内部器官工作正常时，各种感觉融合成人的一般自我感觉，内部感觉的信号难以在言语系统中反映出来。只有内脏感觉十分强烈时，它才成为鲜明的、占优势的感觉。躯体感觉是由脊髓神经及某些颅神经的皮肤、肌肉分支所传导的浅层感觉和深部感觉，根据感受器对于刺激的反应或感受器所在的部位不同，躯体感觉又分为浅感觉、深感觉和复合感觉。

（一）感觉分类

1. 浅感觉

浅感觉（superficial sensation）包括皮肤及黏膜的触觉、痛觉、温度觉和压觉。此类感觉是受外在环境的理化刺激而产生。浅感觉的感受器大多表浅，位于皮肤内。浅感觉的感受器种类较多，其中最大的是柏氏小体，最小的是游离神经末梢，分别对压触、振动、温度和有害刺激发生反应。

2. 深感觉

深感觉（deep sensation）是深部组织的感觉，包括运动觉、振动觉、位置觉，又名本体感觉。此类感觉是由于体内肌肉收缩，刺激了肌、腱、关节和骨膜等处的神经末梢，即本体感受器（肌梭、腱梭等）而产生的感觉。

3. 复合感觉

复合感觉包括皮肤定位感觉、两点辨别感觉、体表图形感觉、实体辨别感觉。这些感觉是大脑综合分析、判断的结果，故也称皮质感觉。

（二）感觉障碍分类

感觉障碍依其病变性质可分为刺激性症状和抑制性症状两类。

1. 刺激性症状

感觉径路刺激性病变可引起感觉过敏（量变），也可引起感觉障碍如感觉倒错、感觉过度、感觉异常、感觉错位及疼痛等（质变）。

（1）感觉过敏。感觉过敏（hyperesthesia）是感觉敏感度增高，神经兴奋阈值下降，轻微刺激引起强烈感觉，大多由于外界的刺激（如检查时的刺激）和病理过程的刺激相加所导致。如感到阳光特别刺眼，声音特别刺耳，轻微的触摸皮肤感到疼痛难忍等。多见于丘脑或周围神经病变，精神科见于神经衰弱、癔症、疑病症、更年期综合征等。

（2）感觉倒错。感觉倒错（noseresthesia）是指对刺激的认识完全倒错，对刺激产生错误，如将痛觉误认为触觉，温觉误认为冷觉，非痛性刺激而诱发出疼痛感觉等。

（3）感觉过度。感觉过度（hyperpathia）一般发生在感觉障碍的基础上，感觉刺激阈增高，不立即产生疼痛（潜伏期可长达30 s），达到阈值时可产生一种定位不明确的强烈不适感，持续一段时间才消失（后作用），单点刺激往往感受为多点刺激，有时患者尚感刺激点会向四周扩散，并有"后作用"，即持续一段时间后才消失。见于丘脑和周围神经损伤。

（4）感觉异常。感觉异常（paresthesia）是指没有外界刺激而患者经常或间歇性地在某些部位感到的不适感，如蚁走感、电击感、麻胀感、热感或凉感、针刺感或电击感等。多见于周围神经疾病、脊髓病变及脑部疾患等，通常与神经分布的方向有关，也具有定位价值。

（5）感觉错位。感觉错位（allesthesia）是指刺激一侧肢体时，产生对侧肢体相应部位刺激感受，本侧刺激部位无感觉。常见于右侧壳核及颈髓前外侧索损伤，因该侧脊髓丘脑束未交叉到对侧所致。

（6）疼痛。疼痛（pain）是一种不愉快的感觉和对实际或潜在的组织损伤刺激所引起的情绪反应。从感受器到中枢的整个感觉传导通路的任何病灶刺激都可引发疼痛。没有外界刺激而感觉到疼痛者称为自发性疼痛。

2. 抑制性症状

抑制性症状是指感觉通路受破坏时出现的感觉减退或缺失。

（1）感觉减退。感觉减退（hypoesthesia）是指对外界刺激感受性减低的感知障碍。如强烈的疼痛刺激，只引起轻微感觉甚至无感觉。这不能用一般的感觉阈值高来解释，也不是由外周围神经损伤所引起，而是神经活动发展了抑制过程的结果。多见于癔症及神经系统器质性疾病，也可见于抑郁状态、木僵状态、催眠状态及睡前瞌睡状态。

（2）感觉缺失。感觉缺失（anesthesia）是被检查者在意识清楚情况下对刺激不能感知。根据感受器种类的不同又分为痛觉丧失、触觉丧失、温度觉丧失和深感觉丧失等。同一部位各种感觉均缺失称为完全性感觉缺失；同一个部位仅某种感觉缺失而其他感觉保存称为分离性感觉缺失。全身性感觉完全缺失，可见于癔症。局限性感觉完全缺失有偏身型、节段型、半身型、手套袜套型。分离性感觉缺失多见于脊髓空洞症。

二、感觉功能评定

通过感觉检查，可以了解感觉缺失的程度，评估感觉恢复的情况，辅助临床诊断以确定损伤和功能受限的方面和程度，为制定康复治疗方案提供客观依据和方向。感觉检查包括：浅感觉检查、深感觉检查和复合感觉（皮质感觉）检查。对感觉的检查，通常被检查者的反应有以下3种。①正常：被检查者反应灵敏而准确；②减低或减退：迟钝的反应，回答的结果与所受的刺激不相符合；③消失：无反应。

（一）感觉评定的设备

通常包括以下物件：①大头针若干个（一端尖、一端钝）；②两支测试管及试管架；③一些棉花、纸巾或软刷；④4～5件常见物：钥匙、钱币、铅笔、汤勺等；⑤感觉丧失测量器、纸夹和尺子；⑥一套形状、大小、重量相同的物件；⑦几块不同质地的布；⑧定量感觉测试仪。

（二）感觉评定的适应证和禁忌证

1. 适应证

（1）中枢神经系统病变：如脑血管病变、脊髓损伤或病变等。

（2）周围神经病变：如臂丛神经麻痹、坐骨神经损伤等。

（3）外伤：如切割伤、撕裂伤、烧伤等。

（4）缺血或营养代谢障碍：糖尿病、雷诺现象（雷诺病）、多发性神经炎等。

2. 禁忌证

意识丧失者、严重认知功能障碍不能配合检查者。

（三）评定方法

不论是检查浅感觉、深感觉，还是皮质感觉，都应弄清以下几个方面的情况：①受影响的感觉类型；②所涉及的躯体部位；③感觉受损的范围；④所受影响的程度。

1. 浅感觉检查

（1）触觉。嘱被检查者闭目，测试者用棉签或软毛笔轻触被检查者的皮肤，让被检查者回答有无一种轻痒的感觉或让被检查者数所触次数。每次给予的刺激强度应一致，但刺激的速度不能有一定规律，以免被检查者未受刺激而顺口回答。检查四肢时，刺激的走向应与长轴平行；检查胸腹部时刺激的走向应与肋骨平行。检查顺序为面部、颈部、上肢、躯干、下肢。

（2）痛觉。嘱被检查者闭目，测试者先用大头针针尖在被检查者正常皮肤区域用针尖刺激数下，让被检查者感受正常刺激的感觉。然后再进行正式的检查，以均匀的力量用针尖轻刺被检查者需要检查部位的皮肤，嘱被检查者回答"痛"或"不痛"，同时与健侧比较，并让被检查者指出受刺激部位。对痛觉麻木的被检查者检查时要从障碍部位向正常部位逐渐移行，而对痛觉过敏的被检查者要从正常部位向障碍部位逐渐移行。为避免被检查者主观的不正确回答，间或可用大头针针冒钝端触之，或将针尖提起而用手指尖触之，以判断被检查者回答是否正确。痛觉障碍有痛觉缺失、痛觉减退和痛觉过敏等。

（3）温度觉。温度觉包括温觉及冷觉。嘱被检查者闭目，用分别盛有冷水或热水的试管两支，交替、随意地接触皮肤，试管与皮肤的接触时间为2～3秒，嘱被检查者说出"冷"或"热"的感觉。选用的试管直径要小，管底面积与皮肤接触面不要过大，测定冷觉的试管温度在5～10℃，测定温觉的试管温度在40～45℃，如低于5℃或高于50℃，则在刺激时引起痛觉反应。

（4）压觉。嘱被检查者闭目，检查者用大拇指用劲地去挤压肌肉或肌腱，请被检查者指出感觉。压力大小应足以使皮肤下陷以刺激深感受器。对瘫痪的患者压觉检查常从有障碍部位到正常的部位。

2. 深感觉检查

（1）运动觉。嘱被检查者闭目，检查者轻轻握住被检查者手指或足趾的两侧，上下移动5 cm左右，让被检查者辨别移动的方向，如感觉不明确可加大运动幅度或测试较大关节，以了解其减退的程度。

（2）位置觉。嘱被检查者闭目，将其肢体放到一定的位置，然后让被检查者说出所放的位置；或用另侧肢体模仿出相同的位置。测定共济运动的指鼻试验、跟膝胫试验、站立、行走步态等，如在闭眼后进行，亦为测定位置觉的方法。

（3）振动觉。嘱被检查者闭目，检查者将每秒振动 256 次的音叉放置患者身体的骨骼突出部位，如胸骨、锁骨、肩峰、鹰嘴、尺骨小头、尺桡骨茎突、棘突、髂前上棘、腓骨小头及内踝、外踝等，询问患者有无振动感，并注意振动感持续的时间，左、右对比。振动觉可随年老而进行性丧失。

3. 复合感觉（皮质感觉）检查

（1）皮肤定位觉。嘱被检查者闭目，一般常用棉签、手指等轻触被检查者皮肤后，由被检查者用手指指出刺激的部位。正常误差手部 <3.5 mm，躯干部 <1 cm。

（2）两点辨别觉。区别一点还是两点刺激的感觉称为两点辨别觉。嘱被检查者闭眼，检查时用两脚规、叩诊锤的两尖端或针尖同时轻触皮肤，距离由大到小，测定能区别两点的最小距离。两点需同时刺激，用力相等。正常人以舌尖的距离最小，为 1 mm，指尖为 3~5 mm，指背为 4~6 mm，手掌为 8~15 mm，手背为 20~30 mm，前胸为 40 mm，背部为 40~50 mm，上臂及大腿部的距离最大约 75 mm。

（3）实体觉。用手抚摸物体后确定该物体名称的能力称为实体觉。嘱被检查者闭目，将一熟悉的物件（如笔、钥匙、火柴盒、硬币等）放于其手中，嘱其抚摸以后，说出该物的属性与名称。

（4）图形觉。图形觉是指辨认写于皮肤上的字或图形的能力。嘱被检查者闭目，用手指或其他东西（如笔杆）在被检查者皮肤上划一几何图形（三角形、圆圈或正方形）或数字（1~9），由被检查者说出所写的图形或数字。

（5）其他。大脑皮质感觉检查还包括重量识别觉（识别重量的能力）及对某些质地（如软和硬、光滑和粗糙）的感觉。

（四）定量感觉测定

定量感觉测定（quantitative sensory testing，QST）是一种对感觉进行定量判断的心理物理学技术，采用物理方法，如冷、热、振动、压力刺激皮肤感受器，通过 Aβ 类、Aδ 类和 C 类纤维传导到中枢，完成较精确的感觉测定，全面评价躯体感觉系统；并通过测定引起某种特定感觉所需要的刺激强度，对感觉障碍的程度进行定量评价。定量感觉测试主要包括温度觉、触觉、痛觉及振动觉等，可独立使用，也可合并使用。此方法也称感觉阈值测量，即通过定量感觉检查设备刺激特定皮肤感受器来测量多种感觉阈值。

QST 通常采用极限法和水平法。极限法中刺激强度逐渐递增或者递减，受试者对渐强的刺激一旦被感觉到或者渐弱的刺激不再被感觉到的时候就停止刺激并自动记录刺激强度及反应时间。水平法中刺激的强度是预先设定的，检测什么强度水平的刺激会被感觉到。水平法的检查结果与反应时间无关，测得的阈值更精确，但通常需要更多时间，会因被检查者的注意力下降而产生误差。

（1）温度觉。测试的起始温度设为 32 ℃，温度改变率设为增加或减少 0.5~5.0 ℃/s，中断温度设为 0 ℃ 及 50 ℃。取几平方厘米的皮肤作为被测试区域，使探头与皮肤接触，测定温度阈值。直至受试者产生冷或热的感觉时，按下停止按钮。

（2）机械觉或针刺觉。包括机械感觉阈值和机械疼痛阈值，测量方法基本相同。测试时，通常使用 Von Frey 纤维刺激被测试区域的皮肤，每次持续 2~5 s，刺激强度由低逐渐增加，直至受试者感觉到针刺感时的测定值为机械感觉阈值；刺痛时的测定值为机械疼痛阈值。

（3）振动觉。较为简单及常用的工具是分级音叉。将其置于被测试区域的骨性突起部位，直至受试者感到振动觉完全消失为止。也有专门的振动觉分析仪及合并有温度觉的综合定量感觉测试仪。

（五）疼痛的评定

1. 基本概念

目前被广泛接受的疼痛定义是国际疼痛学会（IASP）于 1986 年提出的，疼痛是由实际的或者潜在的组织损伤引起的一种不愉快的感觉和情感经历。

2. 疼痛的分类

目前疼痛的分类尚未统一标准。一般可根据疼痛的部位、病因、发作频率、强度、持续时间和病理进行分类。临床上最为常用的分类方法是以疼痛的持续时间作为依据，据此可将疼痛分为急性疼痛、亚急性疼痛、慢性疼痛和再发急性疼痛。

（1）急性疼痛。由于有效的治疗和（或）疾病损伤的自限性结果，急性疼痛及其伴随反应通常在数天或数周内消失，普遍可以接受的急性疼痛的标准通常为小于 30 天。但若治疗不当，则会引起疼痛持续存在，发展为亚急性或慢性疼痛。

（2）亚急性疼痛。疼痛持续时间介于急性疼痛和慢性疼痛之间，这一过程被视为疼痛可完全治愈的最后机会。

（3）慢性疼痛。普遍可以接受的慢性疼痛的时间标准通常为 6 个月以上。慢性疼痛与疼痛进行比较具有 3 个方面的差别：心理反应不同；产生疼痛之外的各种障碍表现；一旦形成慢性疼痛，疼痛完全缓解的可能性极小。

（4）再发急性疼痛。为一种间隔较长一段时间后再度发作的"孤立"的疼痛模式。它往往是在慢性病理基础上由外周病理的急性发作所致。

3. 评定目的

（1）确定疼痛的原因。

（2）判定疼痛的程度。

（3）确定疼痛对运动功能和日常生活活动能力的影响。

（4）提供制定治疗措施的依据。

（5）评价治疗效果。

4. 疼痛的评定方法

由于疼痛不仅与生理、病理有关，还受情绪、心理等因素的影响，因此客观的测定和评价有一定难度。常用疼痛的评定方法包括以下几种。

（1）疼痛部位。常采用人体表面积评分法，又被称为 45 区体表面积评分法。此法把人体表面分成 45 个区，每个区域内标有该区号码（图 4-1）。人体前面分为 22 个区，背面分为 23 个区。每个区不论大小均为 1 分。患者将自己的疼痛部位在图中标出，用笔涂盖。即便只涂盖了一个区的一小部分也评定为 1 分。通过这些痛区，可计算患者疼痛面积占体表面积的占比（表 4-1）。对于疼痛强度的评定被检查者可用不同彩色来表示，如绿、红、蓝、黑分别代表无痛、轻痛、重痛、极痛，也可用不同符号"+""++""+++""++++"表示疼痛强度。

表 4-1　人体疼痛表面积占比

疼痛区号码	占比/%	疼痛区号码	占比/%
25，26，27	0.50	38，39	2.50
4，5，16	1.00	14，15	3.00
3，8，9，10，11，30，31，32，33	1.50	19，20，42，43	3.50
1，2，21，22，23，24，44，45	1.75	34，35	4.00
6，7，12，13，28，29，36，37	2.00	17，18，40，41	4.75

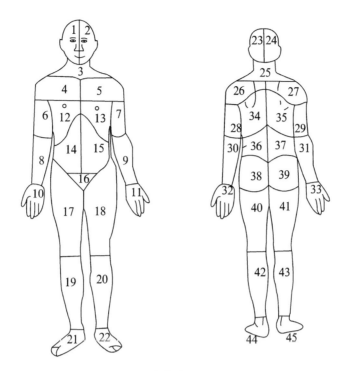

图4-1　人体表面积45分区

（2）目测类比评分法。目测类比评分法（VAS）又称视觉模拟评级法，用来测定疼痛强度。它是由一条100 mm的直线组成，线左端（或上端）表示"无痛"，线右端（或下端）表示"无法忍受的痛"。被检查者将自己感受的疼痛强度标记在直线上，线左端（或上端）至标记点之间的距离为该被检查者的疼痛强度，每次测定前，让患者在未有画过的直线上再做标记，以避免被检查者比较前后标记面产生主观性误差。

随着VAS的广泛应用，人们把直线改为一根100 mm长的直尺，尺子的零端为无痛，另一端为可想象的最严重的疼痛，尺子的度面向检查者，尺子向被检查者的一面是表示疼痛程度的人脸漫画或表示疼痛程度的三角形图形，检查时由被检查者移动表示疼痛的指针，指针所在处的数值即为被检查者当时的疼痛程度。

VAS简单、快速、精确、易操作，在临床上广泛应用评价治疗的效果。它不仅用来测定疼痛的强弱程度，也可以测定疼痛的缓解程度及其他方面，如情感、功能水平的程度。VAS的缺点是不能做患者之间的比较，而只能对同一患者的治疗前后进行评价；VAS对那些理解能力差的人会有困难。

（3）口述分级评分法。此类方法是由一系列描述疼痛的形容词组成，描述词以疼痛从最轻到最强的顺序排列，有四级评分法、五级评分法等。

①四级评分法。此法将疼痛分为四级：无痛（1分）；轻微疼痛（1分）；中等度疼痛（1分）；剧烈疼痛（1分）。此法便于患者理解，虽简单但不够精确，缺乏灵敏度，适用于临床。

②五级评分法。此法将疼痛分为五级：轻微的疼痛（1分）；引起不适感的疼痛（2分）；具有窘迫感的疼痛（3分）；严重的疼痛（4分）；剧烈的疼痛（5分）。此法因简单常用于临床。

（4）数字疼痛评分法（NPRS）。NPRS是用数字计量评测疼痛的幅度或强度，数字范围为0～10，0代表"无痛"，10代表"最痛"，被检查者选择一个数字来代表他自觉感受的疼痛。NPRS常用于下腰痛、类风湿关节痛及癌痛。

（5）简化McGill疼痛问卷。简化McGill疼痛问卷（short-form of McGill pain questionnaire, SF-MPQ）（附表4-1）是在McGil疼痛问卷基础上，从疼痛的生理感受、情感因素和认识成分等方面通过提问的方式，评估疼痛的严重程度等。适用于对疼痛特性进行评定和存在疼痛心理问题者。

（6）其他疼痛评定方法。疼痛是康复医学科临床工作中最常见的临床主诉，早在 1983 年，美国疼痛协会就提倡将疼痛作为人体第五大生命体征。所以熟练掌握疼痛的评定方法，是临床工作的重要内容。由于疼痛的主观性和复杂的临床表现特点及适应人群的不同，疼痛临床评定的方法也是多种多样的。测量疼痛的方法总体来说包括三大类：自述评估法、生理评估法和行为评估法。其中，自述评估法仍然是临床工作中疼痛评定的金标准和首选方法。除了以上介绍的几种常用方法外，还有以下方法。

①Wong-Banker 面部表情量表法（FPS-R）。该方法 1990 年开始用于临床评估，是用 6 种面部表情从微笑、悲伤至痛苦得哭泣的图画来表达疼痛的程度，是在面部表情疼痛量表（FPS，7 个面部表情）基础上修订而来的。

②中国人癌痛评估工具（CCPAT）。1998 年香港理工大学钟慧仪博士研制出适合中国文化背景的多层面的疼痛评估工具——中国人癌痛评估工具（CCPAT）。该工具包括身体功能药物使用、心理社交疼痛的信念、情绪及疼痛强度等 6 个方面，一共 56 个指标，每个指标打分标准为 1～5 分，总分越高表示被检查者所受疼痛冲击越严重。

③Prince-Aenry 评分法。该方法主要适用于开胸和腹部手术后疼痛强度的测定，虽比较敏感，但仅适用于 7 岁以上的被检查者，且受被检查者文化水平影响很大。

④颜色模拟评估法。颜色模拟评估法（CAS）是指应用 Eland 颜色计分表示疼痛，让被检查者用彩色笔在图案上标出疼痛的程度和部位。Bulloch B 建议对急诊的儿科被检查者用面部表情量表法和颜色模拟评估法来评估疼痛。

⑤儿童疼痛观察评分标准（POCIS）。此标准开展于荷兰阿姆斯特丹大学，适用于 1～4 岁的儿童，主要用于评估术后疼痛，对于短暂或长期疼痛、急性或慢性疼痛也可采用。主要指标包括面部表情、哭否、呼吸情况、紧张程度、手臂及手指的紧张程度及腿和脚趾的紧张程度、觉醒程度。测定可在 1 min 内完成，但是对于慢性疼痛，当患儿在疲劳时疼痛反应会减弱。

⑥改良目的疼痛评分标准（MOPS）。该标准用于评价术后疼痛，适用于 2～11 岁的儿童，被检查者家长可先完成疼痛评估，但评估得分经常大于医生评估得分。主要指标包括哭闹情况、活动情况、情绪、姿态、口头表达。

⑦改良儿童疼痛行为评分标准（MBPS）。该标准用于常规操作所致儿童疼痛的测评，如计划免疫注射、肌内注射、腰椎穿刺、静脉输液等过程中引起的疼痛。在操作进行前应先评估 1 次作为基准。主要指标包括面部表情、哭闹情况、行动情况。

⑧急性疼痛评分标准（DAN）。该标准主要通过观察婴儿的面部表情、肢体活动、口头表达（未插管）和口头表达（插管）的反应来判断疼痛程度。DAN 多用于新生儿疼痛评估。

三、平衡功能评定

（一）平衡概述

1. 定义

平衡指在不同的环境和情况下维持身体直立姿势的能力。平衡是人体保持各种体位、完成各项日常生活活动的基本保证。一个人的平衡功能正常可表现为：不仅能够保持各种体位，而且可以在随意运动中调整姿势，同时还能安全有效地对外来干扰做出适当反应。当各种原因导致维持姿势稳定的感觉、运动等器官受到损伤时，平衡功能就出现障碍。

2. 分类

（1）静态平衡。静态平衡指人体或人体某一部位处于某种特定姿势并保持稳定状态的能力。临床上又称为一级平衡，如坐、站等。

（2）动态平衡。

①自动态平衡。自动态平衡指人体在进行各种自主运动或在各种姿势之间转换时，重新获得稳定状态的能力，临床上又称为二级平衡，如从坐到站转换等。

②他动态平衡。他动态平衡指人体对抗外界的干扰以恢复稳定状态的能力，临床上又称为三级平衡，如受到推、拉等外力。

（二）评定方法

按不同的评定方法采取不同的体位，可采取坐位或站立位等。

1. 观察法

平衡反应是人体维持特定的姿势和运动的基本条件，是人体为恢复被破坏的平衡做出的保护性反应。正常人对于破坏平衡的典型反应为调整姿势，使头部向上直立和保持水平视线以恢复正位姿势和获得新的平衡。如果破坏过大，则会引起保护性跨步或上肢伸展反应。平衡反应检查可以在不同的体位进行，如卧位、跪位、坐位或站立位等。检查者破坏被评定对象原有姿势的稳定性，然后观察被评定对象的反应，阳性反应为正常。平衡反应检查既可以在一个静止、稳定的表面上进行，也可以在一个活动的表面（如大治疗球或平衡板等）上进行。

2. 平衡反应检查方法

（1）坐位平衡反应。

①检查体位：被评定对象坐在椅子上。

②检查方法：检查者将被评定对象上肢向一侧牵拉，使之倾斜。

③结果判断如下。

a. 阳性反应：头部和胸廓出现向中线的调整，被牵拉一侧出现保护性反应，另一侧上、下肢伸展并外展。

b. 阴性反应：头部和胸廓未出现向中线的调整，被牵拉一侧和另一侧上、下肢未出现上述反应或仅身体的某一部分出现阳性反应。

（2）跪位平衡反应。

①检查体位：被评定对象取跪位。

②检查方法：检查者将被评定对象上肢向一侧牵拉，使之倾斜。

③结果判断如下。

a. 阳性反应：头部和胸廓出现向中线的调整，被牵拉一侧出现保护性反应，对侧上、下肢伸展并外展。

b. 阴性反应：头部和胸廓未出现向中线的调整，被牵拉一侧和另一侧上、下肢未出现上述反应或仅身体的某一部分出现阳性反应。

（3）迈步平衡反应。

①检查体位：被评定对象取站立位。

②检查方法：检查者向左、右、前、后方向推动被评定对象身体。

③结果判断如下。

a. 阳性反应：快速向侧方、前方、后方跨出一步，头部和胸廓出现调整。

b. 阴性反应：不能为维持平衡而快速跨出一步，头部和胸廓不出现调整。

（三）运动系统检查

1. 关节活动度和肌力的评定

对于平衡障碍的患者，首先要进行关节活动度和肌力的评定，以分别判断它们是否对姿势控制有影响。肌力检查应当在功能状态下进行，如股四头肌检查应在半蹲姿势时进行。

2. 诱发下肢关节协同动作检查

检查应按踝关节协同动作、髋关节协同动作及跨步协同动作的顺序依次进行。检查中施加干扰的速度和强度及支持面的变化应循序渐进。

3. 结果分析

关节肌肉功能异常可导致平衡障碍。关节活动度受限及其周围肌肉肌力下降将影响关节协同动作的有效利用，使动作反应受限或减弱。原发性前庭功能障碍患者常伴有颈部关节活动受限。协同动作反应延迟或在不该出现的时间和部位出现，提示肌群的应答错误、各种感觉信息判断不准确或感觉运动整合错误。为了区分平衡功能障碍是由于运动系统病变所致，还是由于异常的中枢神经系统所致，抑或两者兼有，临床上有必要对平衡障碍的发生原因做进一步调查和分析，即进行平衡的感觉整合检查，以明确障碍原因。

（四）平衡功能评定的注意事项

1. 禁忌证

下肢骨折未愈合、严重的心血管疾病、高热、急性炎症患者及不能主动合作者。

2. 注意事项

（1）评定时保持环境安静。

（2）采用仪器评定时，60 s 直立困难的受试者可进行 30 s 测试。

（3）受试者不能安全、独立地完成所要求动作时，要注意予以保护以免摔倒，必要时给予帮助。

（4）对于不能站立的受试者，可评定其坐位平衡功能。

（五）平衡反应的形成规律

通常婴儿在出生 6 个月时形成俯卧位平衡反应，7~8 个月时形成仰卧位和坐位平衡反应，9~12 个月时形成蹲起平衡反应，12~21 个月时形成站立平衡反应。

第二节　心肺适能评定

心肺适能综合反映人体摄取、转运和利用氧的能力。它与心脏泵血功能、肺部摄氧及交换气体能力、血液循环系统携带氧气至全身各部位的效率及肌肉等组织利用氧气的能力有关。心肺适能的好坏是身体的保证。

一、概述

（一）心肺适能的定义

心肺适能是指全身大肌肉进行长时间运动的持久能力，是体适能的重要组成部分，它反映了呼吸系统和血液循环系统向肌肉运送氧气和能量物质，维持机体从事运动的能力，因此心肺适能可以说是机体的心脏、肺脏、血管和组织细胞有氧能力的指标。由于拥有良好心血管适能的人通常也具有较好的运动耐力或有氧运动能力，因此，心肺适能有时也称为心血管适能（cardiovascular fitness）或者有氧适能（aerobic fitness）。

（二）影响心血管适能的因素

心血管适能是人体呼吸、血液和循环系统功能的综合表现，因此也受以上各个组成系统功能的直接影响（图4-2）。

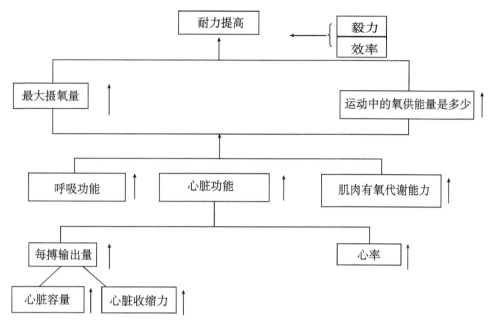

图4-2　心肺适能的生理基础

1. 心脏功能

心脏功能是影响心肺适能的最主要生理因素。心脏作为心血管系统的动力器官，其主要生理功能是收缩射血，推动全身血液循环，以适应体力活动和其他生命活动的需要。一般情况下，心脏功能的强弱主要由心输出量（cardiac output，CO）的大小来反映，CO是每搏输出量（stroke volume，SV）和心率（heart rate，HR）的乘积。

2. 血管功能

血管功能改变对心血管适能的影响主要是通过以下几种机制实现的。一是运动时外周血管阻力下降，减少了心室射血的后负荷，使得心室射血变得更加顺畅，CO增加；二是运动时骨骼肌小动脉血管反射性舒张，内脏和皮肤小动脉血管反射性收缩，从而使血液分布模式发生改变，使得运动肌获得更多的血液，更好地满足其活动的需要；三是受长期体育锻炼和运动训练的影响，外周肌细胞毛细血管分布的密度增加，这一变化有助于改善肌肉组织的微循环状态，从而增强肌肉耐力。

3. 呼吸与血液

机体的生命活动和运动所需要的氧和营养物质及新陈代谢的产物，都是在呼吸和血液循环的作用下进行的。安静时，人体的肺通气量为6~8 L/min，极限运动时的最大肺通气量可达150 L/min，而判断最大摄氧量的肺通气量标准通常为110~120 L/min，可见通常情况下肺通气功能具有较大的功能储备，一般不构成对心肺适能的明显影响。相反，在组织呼吸方面，由于长期从事体育锻炼或耐力训练能够明显增加肌肉线粒体数量和氧化能力，因此能够在一定程度上增加外周肌肉的氧利用能力，从而影响肌肉运动的耐力。血液氧气的运输与红细胞中的血红蛋白与氧气结合成氧合血红蛋白的数量有关。研究发现1 g血红蛋白可与1.34~1.36 mL的氧气结合，因此，红细胞数量或血红蛋白的浓度越高，所能携带的氧气就越多。长期从事耐力性运动能够增加血液中血红蛋白的含量和血氧运输能力，从而改善外周肌肉的氧气供应，提高肌肉活动的耐力。

4. 遗传

遗传是影响心血管适能的重要因素。以最大摄氧量（VO_{2max}）为例，研究证明遗传因素对 VO_{2max} 有较大的决定作用。Bouchard 与同事发现，遗传可决定最大摄氧量 25% ~ 50% 的变化。这意味着在所有影响最大摄氧量的因素中，单是遗传就占据了 1/4 ~ 1/2 的比例。世界级运动员停止耐力训练多年后，在久坐等生活形态和体能不好的状态下他们的最大摄氧量仍然很高。他们的最大摄氧量可以从 85 mL/（kg·min）下降至 65 mL/（kg·min），但是这个值在体能不佳时仍是非常高的。

因此，遗传和环境因素都影响最大摄氧量。遗传因素可能确定了运动员最大摄氧量的范围，但是耐力训练可以推进最大摄氧量到范围的上限。奥斯特朗是 20 世纪中期以后最被大家所认可的运动生理学家之一，他在许多重要的场合中提到要成为奥林匹克冠军最基本的一个因素是取决于自己的双亲。

5. 年龄和性别

在发育过程中，VO_{2max} 的绝对值随年龄增长而增加，男性约在 16 岁时达到峰值，女性约在 14 岁达到峰值。25 岁以后，VO_{2max} 以每年约 1% 的速度递减，55 岁时 VO_{2max} 较 20 岁时平均减少约 27%。也有研究指出，30 岁以后，活动少的人 VO_{2max} 每 10 年降低 8% ~ 10%，而活动多的人 VO_{2max} 每 10 年只降低 4% ~ 5%。长期坚持耐力运动者，每 10 年甚至只降低 1% ~ 2%。

VO_{2max} 存在性别差异。女性 VO_{2max} 较男性小，14 岁时，男女 VO_{2max} 绝对值的差异约为 25%，16 岁时高达 50%。这与女性心泵功能低于男性、血红蛋白含量低于男性及体脂含量多于男性等因素有关。

6. 训练—高反应者和低反应者

有氧训练提高 VO_{2max} 的变化范围非常广泛，研究证实，即使相似的体能水平的受试者完成完全一样的训练计划，机体提高 VO_{2max} 的范围可从 0 增至 50% 甚至更多。

家庭遗传研究结果也支持耐力训练后 VO_{2max} 的提高幅度受遗传因素的影响，且高反应的受试者倾向于聚集在同一个家庭，低反应者也是如此。体脂率也是影响 VO_{2max} 的一个因素，体重增加，心肺适能就会降低。30 岁以后心肺适能随年龄增长而降低，有一半是由体脂的增加引起的。所以保持或改善心肺适能水平的最简易的方法就是减少多余的脂肪。

二、心肺适能评定

心肺适能与心脏、血管、肺及肌肉利用氧的能力有关。测试安静状态下的心肺功能所获取的信息是远远不够的，而必须通过运动测试来观察心脏和呼吸系统的反应，以对心肺功能有更加深入的了解。最大摄氧量是人体在进行有大量肌肉群参与的长时间剧烈运动中，心肺功能和肌肉利用氧的能力达到本人的极限时，单位时间内所摄取的氧量。它反映了机体吸入氧、运输氧和利用氧的最大能力，是评定人体有氧耐力和心肺适能的标准测量指标。

（一）心肺适能评定的意义

通过心肺适能的测量可以评价受试者的心肺血管功能状况，通过和健康标准得分进行对比，从而确定受试者的健康状况，为其制定运动处方提供数据支持。

（二）心血管适能（心肺适能）评定的方法

要对心血管适能做出比较全面的评价，应当测量在相对安静状态、定量负荷状态及最大负荷状态下的功能反应，因为在安静状态下，普通人和经常锻炼者或运动员的心脏功能表现无显著性差异，只有在强度较大的负荷下，才能表现出明显的差异。在定量负荷下测评的方法较多，最大摄氧量和无氧阈是心肺适能测评的标准测量指标。测评方法分为直接测评法和间接测评法。有直接反映心脏泵血功能的最大心输出量和反映机体氧气摄取与利用能力的最大摄氧量的测试，也有间接推测心血管适能的台阶试验、

20 m 往返跑试验、12 min 跑走试验等各种运动负荷试验。

当不可能或不需要进行最大摄氧量直接测试时，可用亚极量或最大运动负荷试验推算最大摄氧量，目前已经证实这些试验的有效性。

采用最大运动或亚极量运动负荷试验很大程度上取决于测试的目的、可使用的设备及受试者的状况及推算公式的标准误差。最大运动负荷试验可使无症状冠心病患者诊断的敏感性增加，并能获取最准确的最大摄氧量，能够很简单的区分两个人心血管适能的差异。其不利之处是要求受试者运动到力竭，实验过程中存在一定的危险因素，在筛查受试者时要特别注意，需要在医务人员监督下进行，并配有急救设备。对于不适合通过最大运动负荷试验来测最大摄氧量的人群，通常采用亚极量运动负荷试验来评价其心肺功能。对于心肌梗死后4~7天病情稳定的患者，建议进行亚极量运动负荷试验以评价院内药物治疗的效果。

亚极量运动负荷试验中采用的负荷低于受试者所能达到的最大负荷，用预期目标心率和测试结果推测出受试者可能达到的最大负荷量、最大摄氧量，最后推算出受试者的心肺功能。如果能满足以下假设，则可通过亚极量运动负荷试验中的心率来准确地评价受试者的最大摄氧量。

（1）在每级运动负荷下可以获得稳定心率。

（2）心率和运动负荷之间存在线性关系。

（3）最大负荷量可以预测最大摄氧量。

（4）与给定年龄人群的最大心率保持一致。

（5）每个人的机械效率相同（如在给定负荷下的最大摄氧量）。

（6）受试者不存在影响心率的因素，包括药物、浓咖啡、心理压力、生病或高温环境。

（三）安静状态下心血管适能的评定

1. 安静时心率的测量与评价

（1）测量。心率是心脏每分钟跳动的次数，心脏搏动沿着动脉向远端传播形成脉搏，在正常生理状态下，心率的节律整齐，并与脉搏保持一致。心率与心脏的搏动速率和人体代谢水平有关。心率的测量方法主要有脉搏触摸法、听诊法、心率遥测法、心电图记录法4种。另外，由于平时人们的"安静"程度并不一致，测量安静心率的个体差异很大，直接影响评价的准确性。因此，建议重复测量基础心率，将测量结果记录下来或描记在心率坐标纸上，通过周期变化来评价心脏功能的好坏。

（2）评价。一般用基础心率均线和波动差来评价安静时心率。而安静时心率要求受试者经过至少5 min 以上时间静坐休息后，连续测量3次30 s 心率，以判断受试者是否处于相对安静状态。3次测量结果一致时，换算成1 min 脉搏。安静时心率在一些定量负荷试验前进行测量。

基础心率指的是每天清晨、静卧、空腹、清醒状态的晨脉。针对7~18岁的健康青少年，可连续记录7天的晨脉，将7天之和除以7就可以得到平均基础心率，对照均值评价表（附表4-2）做出评价。将7天基础心率的最大值减去最小值，求得心率波动差值，对照基础心率波动差值评价表（表4-2）做出评价。

表4-2　基础心率波动差值评价

等级	周基础心率均值/（次/min）	周基础心率波动值/次
优	55	1~3
良	65	4~6
中	75	7~9
下	85	10~12
差	90	13 及以上

2. 立、卧位脉搏差的测量与评价

测量方法参照脉搏触摸法。受试者仰卧至脉搏安定后，测量 1 min 脉搏为卧位脉搏。站立待脉搏安定后，测量 1 min 脉搏为立位脉搏。立、卧位脉搏差等于立位脉搏减去卧位脉搏，差值越小，表明心脏功能越好。

评价：6~11 次为好；12~19 次为一般；20 次以上为差。

3. 安静时血压的测量与评价

血压是指血液在血管内流动时，对单位面积血管壁产生的侧压力。一般是测量动脉血压，世界卫生组织规定，14 岁以下儿童舒张压以变音点为准，15 岁以上少年和成人舒张压以消音点为准。正常成人安静状态下的血压范围较稳定，理想血压范围为：收缩压 100~120 mmHg，舒张压 60~80 mmHg，脉压 30~40 mmHg。国际上通用的成年人血压分级标准参见附表 4-3。

4. 克林普顿测量与评价

克兰普顿测量是根据姿势改变引起脉搏和血压的变化来评价循环功能的方法。测试方法如下。

（1）受试者仰卧至脉搏安定，测量仰卧状态受试者 1 min 脉搏，并测量收缩压。

（2）受试者站立至脉搏安定，测量站立状态受试者 1 min 脉搏，并测量收缩压。

（3）计算评价指数。

脉搏差 = 站立 1 min 脉搏数 - 卧位 1 min 脉搏。

血压差 = 站立收缩压 - 卧位收缩压。

脉搏差越小，血压差越大，表明心血管功能越好。

（四）运动状态下心血管适能的评定

（1）测量仪器：心率带、心率分析系统软件。

（2）测量方法：打开心率分析系统软件，心率带的佩戴参照安静时心率测量的心率遥测法，所不同的是，心率带搜集到的心率直接被接收器传导到心率分析系统软件记录并储存。测试结束，软件可自行分析数据。

（3）评定：一般情况下，运动时的心率与运动强度成正比，在定量负荷中，运动中的心率较安静时心率增加不多，心血管功能较好。在递增负荷试验中，同一心率水平负荷强度越高、负荷量越大，则心血管功能越好。

运动后的心率测量分为运动后即刻心率和恢复期心率。运动后恢复期心率的测量需多次测量，反映心率恢复到运动前状态所需的时间。一般来说，恢复期心率下降的速率越快，恢复时间越短，心血管功能越好。

运动后即刻心率可用心率潜力评价，心率潜力 = 220 - （年龄 + 运动后即刻心率）。评价标准如表 4-3 所示。

表 4-3 运动后心率潜力评价

评价等级	优	良	中	下	差
心率潜力/（次/min）	50 及以上	30~49	20~29	10~19	0~9

（五）心血管适能的间接测量与评定

1. 定量负荷试验

令受试者承受一定的定量负荷后，根据恢复期的脉率、血压等生理指标的不同变化评定受试者心血管系统功能的试验，统称为定量负荷试验。定量负荷试验，主要包括如下几个步骤：首先，测量相对安静状态下的脉搏与血压等生理指标；其次，测量运动后即刻脉率或恢复期的脉率和血压；最后，计算评定指数或描记生理指标曲线图，并根据评定标准予以评价。

（1）30 s 20 次蹲起测试。

评价：由于定量负荷的运动量不大，脉率变化不甚显著，恢复期也较短。负荷后的即刻脉率比安静脉率增加70%以上，若3分钟内不能恢复到安静水平者，其心血管功能适应能力较差。

（2）布兰奇心功指数测试。测量方法：受试者采取坐位，待完全安静后，测1 min的心率，然后测量血压。将数据代入公式：布兰奇心功指数 = 心率×（收缩压 + 舒张压）/100。这一方法的特点是在测量心率的同时，考虑了血压的因素，因而能较全面地反映心血管功能。

评价：布兰奇指数在110~160范围内为心血管功能正常，平均数为140；如果超过200，应进行心血管功能检查。

2. 最大运动负荷试验

最大运动负荷试验包括Bruce跑步试验、Balke跑步试验和20 m往返跑法。可评定受试者在不同做功水平上心、肺、肺/体循环和肌肉对O_2的摄取、运输、利用及CO_2的情况，从而判断心、肺、骨骼肌等的功能储备。测试中均要求受试者运动至力竭。

（1）Bruce跑步试验。该试验要求受试者按照预先设定好的运动负荷程序在跑步机上完成跑步运动，直至运动力竭，记录受试者最大持续运动时间（min），然后分别依据预测公式计算VO_{2max}。Brue跑步试验是最为常见的冠心病诊断和VO_{2max}预测实验。

（2）Balke跑步试验。该试验是一种恒定跑速的最大运动负荷试验。男性和女性受试者分别接受不同的运动负荷方案。男性：跑速为5.31 km/h，起始坡度为0，跑步开始1 min后坡度递增2%，然后每过1 min递增1%坡度，直至运动负荷试验结束，记录运动负荷总持续时间。女性：跑速为4.83 km/h，起始坡度为0，跑步开始后每过3 min递增2.5%坡度，直至运动负荷试验结束，记录运动负荷总持续时间。然后，按照公式计算VO_{2max}。

（3）20 m往返跑法。该方法是让受试者在两条相距20 m的所画线内来回往返跑，跑速受音频节拍指挥，初级速度为8 km/h，每1 min增加一级（增加0.5 km/h）。测试过程中，受试者通过间隔双音信号来控制并调整其速度，尽最大努力，如果连续3次能跟上节拍到达终线，或自我感觉确实难以完成时即停止，记录最后阶段的速度级别，代入Leger回归方程：$VO_{2max} = 31.025 + 3.238 \times V_{max} - 3.248A + 0.1536 \times A \times V_{max}$。式中，$V_{max} = 8 + 0.5 \times$最高级别，$A$为年龄。

王翔等以20 m往返跑的最后一级跑速V_{max}为自变量，建立了适合我国学生的V_{max}预测公式，即：

$VO_{2max} = 5.691 \times V_{max} - 21.672$；

$V_{max} = 8 + 0.5 \times$最高级别。

研究发现，20 m折返跑与VO_{2max}的相关系数较高。其中8~19岁组的相关系数为0.89，20~45岁组的相关系数为0.95。我国学者陈蝶等研究发现，20 m折返跑与以绝对值、体重相对值和去脂体重相对值表示的相关系数分别为0.796、0799、0.698，相关程度明显优于台阶指数。

3. 亚极量运动负荷试验

亚极量运动负荷试验包括12 min跑、Balke的15 min跑、Astrand-Ryhming的列线图法和台阶试阶。

（1）12 min跑。12 min跑是一种无须任何专门设备简便易行的运动负荷试验。测定时，要求受试者以均匀的速度，尽力连续跑12 min，记录其跑的总距离，如果受试者完成12 min跑很吃力，可以根据自身体能状态，采"跑"或"跑走交替"的方式完成。然后按以下公式推算：$VO_{2max} = 35.97 \times$距离 − 11.29。其中，距离的计量单位为英里（1英里 = 1.609千米；1千米 = 0.62英里）。

评价标准参见附表4 – 4。

Cooper研究表明，12 min跑成绩与直接法测出的VO_{2max}高度相关，相关系数达到0.897。也可用推算公式：$VO_{2max} = （12\ min\ 跑的距离 - 506）/45$。其中，距离的计量单位为 m。这一公式只适用于跑完了 12 min 的成年人，对于儿童，因为在跑步时会消耗更多的氧，该公式的估计值可能偏低。对于训练有素的运动员，由于他们能更好地实现能量节省化，该公式计算的值可能偏高。

（2）Balke 的 15 min 跑。Balke 的 15 min 跑是根据受试者在 15 min 内跑和走的最大距离，并通过以下关系计算 VO_{2max}：跑速为 150 m/min 时的平均 VO_2 为 33.3mL/（kg·min）；跑速超过 150 m/min 时，跑速增加 1 m/min，VO_2 增加 0.178 mL/（kg·min）。

（3）Astrand-Ryhming 的列线图法。该法是让受试者在完成最大负荷时 VO_{2max} 与 HR 之间的关系基础上建立的一种预测方法。该方法的运动负荷试验既可以是台阶试验也可以是自行车功量计试验。

（4）台阶试验。台阶试验是评定心肺耐力的主要测定方法，主要是通过观察定量负荷所持续运动的时间及运动后心率恢复的速度来评定心肺功能。

台阶试验又称为哈佛台阶试验，最初只用于大学男生的心血管功能评定，而且指数评定标准也是根据约 8000 名大学男生的测定结果确定的，所以不论是台阶的高度、运动时间或评定标准，均有很大的局限性，为了扩大适用范围，相继对该试验做了一些改良，如 Queen 学院台阶试验和 Siconolfi 台阶试验等。

①哈佛台阶试验。该试验的运动负荷工具为跑步机，要求受试者在 8% 坡度的跑步机上以 7 mph 的跑速持续运动 5 min。运动结束后，检测恢复期第 1～1.5 min、第 2～2.5 min 和第 4～4.5 min 的 HR，然后将数据代入公式：台阶指数 = 运动负荷的持续时间 ÷［2×（1～1.5 min HR + 2～2.5 min HR + 4～4.5 min HR）］×100。其中，运动负荷的持续时间计量单位为 s。用以评价心血管系统的功能。

后来又依据同样的原理以上下小凳（高度 50.8 cm）的方法取代跑步机进行运动负荷试验，并按照 Bill 的算法计算评价指数。这一试验后来被称作哈佛台阶试验，用以评价机体对剧烈运动的适应能力和运动后身体功能的恢复能力（表 4 - 4）。

表 4 - 4 哈佛台阶试验评价标准

哈佛台阶指数	评价等级
<55	差
55～64	中下
65～79	中上
80～90	良
>90	优

②我国国民体质测试台阶试验。台阶高度为男性 30 cm，女性 25 cm；上下台率为 30 次/min；持续运动 3 min。完成后，受试者立即静坐在椅子上，测量并记录动后 60～90 s，120～150 s、180～210 s 的 3 次脉搏数。如果受试者不能坚持运动应立即停止运动，记录运动持续时间并以同样方法记录 3 次脉搏数。该方法适用于 20～59 岁的成年人，将记录结果带入公式：台阶指数 = ［运动持续时间/（3 次测量脉搏之和×2）］×100。其中，运动持续时间的计量单位用 s。评价标准详见第三章。

三、肺功能评定

呼吸的生理功能是进行气体交换，从外环境中摄取氧，并排出二氧化碳。肺循环和肺泡之间的气体交换称为外呼吸，其包括肺与外环境之间进行气体交换的通气功能和肺泡内的气体与肺毛细血管之间进行气体交换的换气功能。体循环和组织细胞之间的气体交换称为内呼吸。细胞代谢所需的氧和所产生的二氧化碳靠心脏的驱动，经血管由血液携带在体循环毛细血管和肺循环毛细血管之间运输。肺功能检查对临床康复具有重要的价值。在此，仅就康复管理常用的评定项目进行简要介绍。

（一）肺容量测试

肺容量（lung volume）指肺内气体的含量，即呼吸道和肺泡的总容量，对应外呼吸，是肺通气和换气功能的基础。肺容量指标包括了 4 个基础肺容积和 4 个基础肺容量。基础肺容积即潮气容积、补吸气容积、补呼气容积和残气容积；基础肺容量即深吸气量、功能残气量、肺活量和肺总量。除残气容积、功能残气量和肺总量需先通过标记气体分析或体积描记法等方法间接换算出来，其余指标可用肺量计直接测定。

1. 潮气容积

潮气容积（tidal volume，VT）是指 1 次平静呼吸，进出肺内的气量。正常成人约为 500 mL。

2. 补吸气容积

补吸气容积（inspiratory reserve volume，IRV）是指平静吸气末再尽最大努力吸气所能吸入的气量。正常成年男性约为 2160 mL，女性约为 1400 mL。

3. 补呼气容积

补呼气容积（expiratory reserve volume，ERV）是指平静呼气末再尽最大努力用力呼气所呼出的气量。正常成年男性约为（1609±492）mL，女性约为（1126±338）mL。

4. 深吸气量

深吸气量（Inspiratory capacity，IC）即潮气容积加补吸气容积。正常人深吸气量应占肺活量的 2/3 或 4/5，是肺活量的主要组成部分。正常成年男性约为（2617±548）mL，女性约为（1970±381）mL。

5. 功能残气量与残气容积

功能残气量（functional residual capacity，FRC）与残气容积（residual volume，RV）分别是平静呼气后和最大深呼气后残留于肺内的气量。均不能用肺量计直接测得，而需应用标记气体分析方法等间接测算，测定气体要求不能与肺进行气体交换，一般常用氦气、氮气。正常成年男性的 FRC 约为（3112±611）mL，女性约为（2348±479）mL；正常成年男性的 RV 约为（1615±397）mL，女性约为（1245±336）mL。二者临床意义相同，常用残总比即残气量占肺总量（TLC）的百分比判断肺气肿。正常成年的 RV/TLC 小于或等于 35%，增加见于肺气肿，减少见于弥漫性肺间质纤维化等病，受年龄影响，健康老年人 RV/TLC 可达 50%。

6. 肺活量

肺活量（vital capacity，VC）是指尽最大努力吸气后完全呼出的最大气量，即潮气容积、补吸气容积和补呼气容积之和。有两种测定方法：①一期肺活量。为深吸气末尽力呼出的全部气量。正常成年男性约为（4217±690 mL），女性约为（3105±452）mL。②分期肺活量。慢性阻塞性肺病患者作一期肺活量测定时，常由于胸膜腔内压增高使小气道陷闭，致肺泡呼气不尽而使 ERV 减少，故欲准确测定，应测分期肺活量，即将相隔若干次平静呼吸所分别测得的深吸气量加补呼气容积。

7. 肺总量

肺总量（total lung capacity，TLC）是指尽最大努力吸气后肺内所含气量，即肺活量加残气量。正常成年男性约为 5020 mL，女性约为 3460 mL。

（二）肺通气功能测试

通气功能（pulmonary ventilation）是指在单位时间内随呼吸运动进出肺的气量和流速，又称动态肺容积。凡能影响呼吸频率和呼吸幅度的生理、病理因素，均可影响通气量。

1. 每分钟通气量

每分钟通气量（minute ventilation，VE）指静息状态下每分钟出入肺的气量，等于潮气容积乘以呼吸频率。正常成年男性约为（6663±200）mL，女性约为（4217±160）mL。大于 10 L/min 提示通气过度，可造成呼吸性碱中毒；小于 3 L/min 提示通气不足，可造成呼吸性酸中毒。

2. 最大自主通气量

最大自主通气量（maximal voluntary ventilation，MVV）是指以最快呼吸频率和最大呼吸幅度呼吸 1 min 的通气量。实际测定时，测定时间一般取 15 s 或 12 s，将测得通气量乘以 4 即为 MVV。正常男性约为（104±2.71）L，女性约为（82.5±2.17）L。MVV 是临床上常用的通气功能障碍和通气储备能力的判定指标，受呼吸肌肌力和体力强弱及胸廓、气道及肺组织病变的影响。判断通气功能障碍时，MVV 实测值占预计值的百分比低于 80% 为异常。判定通气功能储备能力多以通气储量百分比表示。通气储备 = (MVV − VE)/MVV × 100%。正常值应大于 95%，低于 86% 提示通气功能储备不佳，可用于胸部手术前肺功能评价及职业病劳动能力鉴定等。

3. 用力肺活量

用力肺活量（forced vital capacity，FVC）是指深吸气后以最大用力、最快速度所能呼出的所有气量。正常成年男性约为（3179±117）mL，女性约为（2314±48）mL。正常人 3 s 内可将肺活量全部呼出，根据用力肺活量描记曲线可计算出第 1、第 2、第 3 s 所呼出的气量及其各占 FVC 的百分比，即 FEV_1、FEV_2、FEV_3，其正常值分别为 83%、96%、99%。临床上也常采用 1 s 率（FFVC，即 FEV%）作为判定指标，其正常值应大于 80%。在阻塞性通气障碍者中，每秒呼出气量及其占 FVC 百分比减少；在限制性通气障碍者中，其百分比可增加。

4. 最大呼气中段流量

最大呼气中段流量（maximal mid-expiratory flow curve，MMEF/MMF）是指根据呼气容积流量曲线得出的用力呼出 25%~75% 的平均流量。正常成年男性约为（3452±1160）mL/s，女性约为（2836±946）mL/s。MMEF 降低可判断早期小气道阻塞。

5. 肺泡通气量

肺泡通气量（alveolar ventilation，VA）是指单位时间每分钟进入呼吸性细支气管及肺泡的气量，只有这部分气量才能参与气体交换。正常人潮气容积为 500 mL，其中在呼吸性细支气管以上气道中的气量不参与气体交换，称解剖无效腔，即死腔，约为 150 mL。进入肺泡中气体，若无相应肺泡毛细血管血流与其进行气体交换，也会产生无效腔效应，称为肺泡无效腔，其与解剖无效腔合称生理无效腔（dead space ventilation，VD）。呼吸越浅，无效腔占潮气量的比例越大，故浅快呼吸的通气效率较深慢呼吸差。

四、心肺联合运动试验

（一）概述

心肺联合运动试验即心肺运动试验（cardiopulmonary exercise testing，CPET），是指通过呼吸气分析，推算体内气体代谢情况的一种运动试验。它可以同时检测心血管和呼吸系统行使它们主要功能（细胞和外界环境进行气体交换）的能力，是一种客观评价心肺储备功能和运动耐力的无创性检测方法。CPET 通过监测机体在安静及运动状态下的摄氧量（VO_2）、二氧化碳排出量（VCO_2）、心率（HR）、分钟通气量等（VE）等来评价心肺等脏器对运动的反应。由于运动需要心、肺、肌肉等脏器密切协调的工作才能完成，因此心肺联合运动试验强调外呼吸和细胞呼吸耦联，即肺—心—骨骼肌群的联系，特别是对心肺功能的联合测定，是唯一将心与肺耦联，在运动中同时对它们的储备功能进行评价的科学工具。作为目前唯一的人体心肺系统代谢整体功能学的检测方法，在健康管理医学功能评定中应用价值很大。

（二）运动测试方式

运动测试方式最常见的为运动平板与功率自行车，受试者在运动平板上进行步行或跑步，其坡度可调节。优点为接近日常活动生理，可以逐步增加负荷量。各种坡度、速度时的心肺反应可以用于指导患者的步行锻炼。但同时也存在数据测定干扰性大、摔倒风险高等不足。相对而言，更推荐使用功率自行车进行测试，因为可定量增加踏车阻力，调整运动负荷，运动无噪声，运动中心电图记录较好，血压、气体测量比较容易，受试者心理负担较轻，可以在卧位进行，动态心肌氧供需不平衡的假阳性比较少，占地面积小、价格低，运动损伤少等。但对于体力好者如运动员，往往不能达到最大心脏负荷。此外，运动时受试者易因意志而中止运动，一些老年人或不会骑车者比较难以完成运动。

（三）试验类型

（1）症状限制性最大极限运动试验。
（2）亚极量运动试验。
（3）低水平运动试验。

第三节　消化系统评定

消化系统（digestive system）从口腔延续到肛门，负责摄入食物、将食物粉碎成为营养素（这一过程称为消化）、吸收营养素进入血液，以及将食物的未消化部分排出体外。消化道包括口腔、咽、食管、胃、小肠、大肠、直肠和肛门，还包括一些位于消化道外的器官：胰腺、肝脏和胆囊。消化系统是人体九大系统之一，由消化道和消化腺两大部分组成。消化系统的基本生理功能是摄取、转运、消化食物和吸收营养、排泄废物，消化功能的正常依赖于系统各部分协调的生理活动。

一、消化系统的组成

消化系统由消化道和消化腺两个部分组成，如图4-3所示。消化道是一条起自口腔延续咽、食道、胃、小肠、大肠到肛门的很长的肌性管道，其中经过的器官包括口腔、咽、食管、胃、小肠（十二指

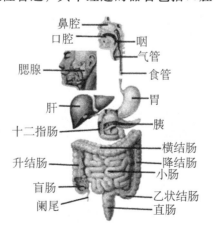

图4-3　消化系统概观

肠、空肠、回肠）及大肠（盲肠、结肠、直肠）等。消化腺是消化器官中具有分泌消化液，参与食物及其他营养物质消化与吸收过程的腺体，可分为小消化腺和大消化腺两种，包括唾液腺、胰腺、肝脏、胃腺和肠腺，它们均可分泌消化液，除胆汁外，消化液中均含有消化酶。小消化腺散在消化管各部的管壁内，大消化腺有3对唾液腺（腮腺、下颌下腺、舌下腺）、肝脏和胰脏，它们均借助导管，将分泌物排入消化管内。

唾液腺可以分泌唾液，唾液淀粉酶将淀粉初步分解成麦芽糖；胃腺分泌胃液，可以将蛋白质初步分解成多肽；肝脏分泌胆汁，储存在胆囊中将大分子的脂肪初步分解成小分子的脂肪，称为物理消化，也称作乳化；胰腺分泌胰液，胰液是对糖类、脂肪、蛋白质都有消化作用的消化液；肠腺分泌肠液，将麦芽糖分解成葡萄糖，将多肽分解成氨基酸，将小分子的脂肪分解成甘油和脂肪酸，也是对糖类、脂肪、蛋白质有消化作用的消化液。

上、下消化道的区分是根据其在Treitz韧带（又称十二指肠悬韧带）的位置不同而分的。位于此韧带以上的消化管道称为上消化道，位于此韧带以下的消化管道称为下消化道。上消化道由口腔、咽、食管、胃、十二指肠组成；下消化道由空肠、回肠和大肠组成。

二、消化系统的功能

消化系统的基本生理功能是摄取、转运、消化食物和吸收营养、排泄废物，这些生理的完成有利于整个胃肠道协调的生理活动。食物的消化和吸收，供机体所需的物质和能量，食物中的营养物质除维生素、水和无机盐可以被直接吸收利用外，蛋白质、脂肪和糖类等物质均不能被机体直接吸收利用，需在消化管内被分解为结构简单的小分子物质，才能被吸收利用。食物在消化管内被分解成结构简单、可被吸收的小分子物质的过程就称为消化。这种小分子物质透过消化管黏膜上皮细胞进入血液和淋巴液的过程就是吸收。对于未被吸收的残渣部分，消化道则通过大肠以粪便形式排出体外。

消化过程包括物理性（机械性）消化和化学性消化两种功能。就对食物进行化学分解而言，由消化腺所分泌的各种消化液，将复杂的各种营养物质分解为肠壁可以吸收的简单的化合物，如糖类分解为单糖，蛋白质分解为氨基酸，脂类分解为甘油及脂肪酸。然后这些分解后的营养物质被小肠（主要是空肠）吸收进入体内，进入血液和淋巴液。这种消化过程叫化学性消化。机械性消化和化学性消化两功能同时进行，共同完成消化过程。下面我们就消化系统几个重要组成部分的功能进行阐述。

（一）胃

胃是一个大的蚕豆形肌性空腔脏器，包括3个部分：贲门、胃体和胃窦。食物通过能开闭的环状肌肉（括约肌），从食管进入胃内。此括约肌能防止胃内容物反流到食管。通过蠕动搅磨食物，使食物与胃液充分混合。

胃是储存食物的器官，可有节律地收缩，并使食物与酶混合。胃表面的细胞分泌3种重要物质：黏液、盐酸和胃蛋白酶（一种能分解蛋白质的酶）前体。黏液覆盖于胃的表面，保护其免受盐酸和酶的损伤。任何原因造成此黏液层破坏，如幽门螺杆菌感染或阿司匹林都能导致其损伤，发生胃溃疡。盐酸提供了一种胃蛋白酶分解蛋白所需的高酸环境。胃内高酸还能杀灭大多数细菌而成为一种抵御感染的屏障。到达胃的神经冲动、胃泌素（胃释放的一种激素）和组胺（胃释放的一种活性物质）都能刺激胃酸的分泌。胃蛋白酶大约能分解食物中10%的蛋白质，它是唯一能消化胶原的酶。胶原是一种蛋白质，是肉食的一种主要成分。仅有少数几种物质，如酒精和阿司匹林能从胃直接吸收，但仅能小量吸收。

（二）小肠

胃运送食物到第一段小肠即十二指肠。经幽门括约肌进入十二指肠的食物量受小肠消化能力的调节。若食物已充满，则十二指肠会发出信号使胃停止排空。

十二指肠接受来自胰腺的胰酶和来自肝脏的胆汁。这些消化液通过奥迪括约肌的开口进入十二指肠，它们在帮助食物消化和吸收中起着重要作用。肠道通过蠕动来搅拌食物，使其与肠的分泌液混合，也有助于食物消化和吸收。

位于十二指肠以下的其余小肠分为两个部分，即空肠和回肠，前者主要负责脂肪和其他营养物质的吸收。同样，肠表面的皱褶、绒毛和微绒毛所形成的巨大表面积使其吸收功能大大增强。小肠壁血供丰富，它们运载着肠道吸收的营养物质经门静脉到达肝脏。肠壁分泌的黏液能润滑肠道及其内容物，水分能帮助溶解食物片段。小肠还释放小量的酶以消化蛋白、糖和脂肪。

肠内容物的稠度随其在小肠中的运行而逐渐改变。在十二指肠时，肠液被迅速泵出以稀释胃酸。当肠内容物经过下段小肠时，由于水、黏液、胆汁和胰酶的加入而变得更加稀薄。

（三）胰腺

胰腺有两种基本的组织成分：分泌消化酶的胰腺腺泡和分泌激素的胰岛。消化酶进入十二指肠，而激素进入血液。

消化酶由胰腺腺泡产生，再经各种小管汇集到胰管，后者在奥迪括约肌处加入胆总管，故胰酶与胆汁在此处汇合，再一并流入十二指肠。胰腺分泌的酶能消化蛋白质、碳水化合物和脂肪。分解蛋白质的酶是以无活性的形式分泌出来的，只有到达肠腔时才被激活。胰腺还分泌大量的碳酸氢盐，通过中和从胃来的盐酸保护十二指肠。

胰腺分泌的激素有 3 种：胰岛素，作用是降低血糖的水平；胰高血糖素，作用是升高血糖水平；生长抑素，抑制上述两种激素的释放。

（四）肝脏

肝脏是一个有多种功能的大器官，仅某些功能与消化有关。肝脏是人体最大的消化腺，分泌的胆汁虽然不含消化酶，无法起到消化作用，但可帮助脂肪的乳化，使脂肪变成脂肪微粒。肝细胞分泌的胆汁，均先运到胆囊中暂存，待有食物进入十二指肠，引起胆囊的收缩，把胆汁挤压出来，经胆总管注入十二指肠胆总管的末端与胰管合并而共同开口于十二指肠，该处也有括约肌的控制，平时紧缩，在进食时才会舒张而打开，使胆汁和胰液经此流入小肠。

食物的营养成分被吸收进入小肠壁，而小肠壁有大量的毛细血管供血。这些毛细血管汇入小静脉、大静脉，最后经门静脉进入肝脏。在肝脏内，门静脉分为许许多多细小的血管，流入的血液即在此进行处理。

肝脏对血液的处理有两种形式：清除从肠道吸收来的细菌和其他异物；进一步分解从肠道吸收来的营养物质，使其成为身体可利用的形式。肝脏高效率地进行这种身体所必需的处理过程，使富含营养物质的血液流入体循环。

肝脏产生的胆固醇占全身胆固醇的一半，另一半来自食物。肝脏产生的胆固醇大约 80% 用于制造胆汁。

（五）胆囊

分泌胆汁的器官是肝脏，而不是胆囊。一般情况下，当肝脏分泌胆汁后，胆汁会沿着肝内胆管、肝外胆管、胆总管进入胆囊。在胆囊里，胆汁中的水分会被胆囊表面的黏膜吸收、浓缩，在人进食后，胆汁会排至十二指肠辅助消化。胆汁的主要功能是软化脂肪类的物质，让其变得呈细颗粒样，有利于脂肪酶将其消化。如果患者胆囊切除之后，脂肪的消化吸收功能只是轻微受影响，肝脏切除后，患者的脂肪类物质消化、吸收就会受到明显的影响。

当食物进入十二指肠时，通过一系列的激素和神经信号引起胆囊的收缩，胆汁则被排入十二指肠，并与食物混合。胆汁除了帮助脂肪消化和吸收外，还可以使体内的一些废物排出体外，特别是红细胞衰老破坏所产生的血红蛋白和过多的胆固醇。

（六）大肠

大肠由升结肠（右侧）、横结肠、降结肠（左侧）和乙状结肠组成，后者连接直肠。阑尾是一较小的、手指状小管，突出于升结肠靠近大肠与小肠连接的部位。大肠也分泌黏液，并主要负责粪便中水分和电解质的吸收。肠内容物到达大肠时是液体状，但当它们作为粪便到达直肠时通常是固体状。生长在大肠中的许多细菌能进一步消化一些肠内容物，有助于营养物质的吸收。大肠中的细菌还能产生一些重要物质，如维生素 K。这些细菌对健康肠道的功能是必需的。一些疾病和抗生素能破坏大肠中各种细菌间的平衡，产生炎症，导致黏液和水分泌的增加，引起腹泻。

三、消化系统的临床评定

消化功能的评估，不能通过单一的指标评估其功能，应该通过多项指标结合起来，如结合临床进行综合评估，认真收集临床资料，包括病史、体征、常规化验及其他有关的辅助检查结果，进行全面的分析与综合，才能够正确的判断胃肠道的功能情况，以及胃肠道的蠕动和黏膜屏障的情况。

病史在诊断消化系统疾病中十分重要。有些消化系统疾病症状突出而体征不明显，其诊断的确定在很大程度上依靠病史的分析。对待病史首先应着重分析患者的现在症状。全面系统而重点深入的查体也极为必要，首先应注意患者的一般情况，有无黄疸及蜘蛛痣，锁骨上淋巴结是否肿大，胸腹壁有无静脉曲张及血流方向，心、肺有无异常。腹部检查更应深入细致，腹部有无膨隆、蠕动波、移动性浊音、压痛、反跳痛、腹肌强直、震水音、肠鸣音；如发现肿块则应了解其部位、深浅、大小、形状、硬度、表面情况，有无移动性、压痛、搏动等。肝脾检查很重要，应注意大小、硬度、边缘、表面及有无触痛。注意勿将乙状结肠内粪块、充盈的膀胱、前凸的脊柱、腹主动脉、肾脏、妊娠子宫误认为肿块。此外，皮下脂肪缺乏的消瘦者腹壁上可显现静脉，不应误作门脉高压；腹壁薄弱松弛者可见到肠蠕动波，不应视为肠道梗阻。对消化系统肠道疾病、老年患者肛指检查应列为常规，不可忽略。实验室及其他检查如下。

（一）化验检查

粪隐血试验及尿三胆试验均为简单而有价值的检验方法。胃液分析及十二指肠引流对于胃及胆道疾病可提供诊断的依据。肝功能检查项目多，意义各异，应适当选择。细胞学检查对食道、胃及结肠癌的诊断颇有帮助。肿瘤标志物的检查，如 AFP、CEA 及 CA19-9 都有一定价值。自身抗体检查如抗线粒体抗体等对消化系统自身免疫性疾病的诊断有一定帮助。

（二）超声波检查

可显示肝、脾、胆囊的大小和轮廓，有助于肝癌和肝脓肿的鉴别，还能显示胆囊结石、脾门静脉内径，胆管扩张，以及肝、胰囊肿和腹内其他包块，检查方法安全易行，对诊断颇有帮助。

（三）内镜检查

可直接观察病变，由于亮度大，视野清晰，盲区少，操作灵便，其用途日益扩大。纤维胃镜对胃癌早期诊断帮助甚大，由于胃镜检查的应用，30% 以上的胃癌可能在早期（指癌组织尚未侵犯肌层者）得到确诊。ERCP 对肝、胆、胰疾病的诊断有很大的帮助。纤维结肠镜可插入回肠，而纤维腹腔镜可帮助诊断肝、胰和腹内包块，确定腹水原因。

（四）X 线检查

消化道钡餐和钡灌肠检查有助于了解整个胃肠道动力状态，对肿瘤、溃疡、憩室的诊断有一定帮助，近来应用气钡双重造影已提高了阳性率。胆管胆囊造影有助于了解胆囊浓缩功能，判断有无结石；经皮肝穿胆管造影可区别梗阻性黄疸的原因。选择性腹腔动脉造影对肝脏及其他肿瘤、消化道出血等都有诊断价值。CT 和 MRI 已用于腹内肿瘤的诊断，患者乐于接受。肝静脉及下腔静脉测压及造影，血流量和耗氧量测定有助于柏 - 查综合征及肝癌的诊断。

（五）放射性核素检查

项目日益增多，肝扫描沿用已久，ECT 对肝癌等占位性病变可提供诊断依据。近来有人研制用抗肿瘤单克隆抗体标记核素作影像诊断，可帮助诊断肝、胰腺的肿瘤。此外，应用放射免疫测定（RIA）还可检测肿瘤标志物或消化道激素，对于消化系统的一些肿瘤和疾病的诊断具有很重要的价值。

（六）食管压力与活力及胆道压力测定

测定食管下端腔内压力，对诊断反流性食管炎很有价值。了解食管各段的活力，对诊断和鉴别食管运动性疾病如食管贲门失弛缓症等很有帮助。通过内镜插管胆道测压，对胆道不全梗阻、硬化性胆管炎、胆道闭锁、乳头括约肌功能障碍等的诊断均有帮助。

（七）细针穿刺活体组织检查

肝穿刺活组织检查，对慢性肝病的确定诊断是最有价值的方法之一。目前多采用细针抽吸法，极少引起出血的危险。小肠活组织检查，经口腔将小肠活检器送至空肠或回肠（可经内镜引导通过幽门），采取黏膜组织进行病理检查，对腹泻和小肠吸收不良很有诊断价值。检查时应严格掌握适应证。此外，内镜直视下活组织检查、在 B 型超声引导下进行实质性肿块的细针经皮穿刺活体组织细胞学检查及外科手术活组织检查等，均可做出病理诊断。

（八）胃肠道功能的检测

第一，是屏障的功能，就是肠黏膜屏障，主要是通过肠黏膜通透性的检测，最经典的方法是用糖分子的抗争检测，只要测定尿里的情况，就能了解到黏膜通透性的情况；第二，可以通过气相和液相渗透法。另外，还可以通过生化的比试法进行。

近二三十年来，由于细胞生物学、分子生物学、生物化学、内分泌学、免疫学、酶学等的空前进展，以及许多新尖精细技术的建立，使消化系统疾病的病理、病因、发病机制、诊断、防治等方面取得了很大的成就，现在的消化病学已是内科学中一门日臻完善的分支学科。

消化系统疾病与全身性疾病关系密切。消化系统疾病可有消化道外其他系统或全身表现，甚至在某个时期内会掩盖本系统的基本症状，而全身疾病常以消化系统症状为其主要表现或者消化道病变仅是全身疾病的一个组成部分。因此，消化专业医师必须具备坚实的一般临床基础，着眼于患者的整体，进行整体与局部相结合的诊治。

四、消化系统的功能评定

通过食欲是否正常、饮食量的多少、胃的消化能力、排便情况等可大概判断一个人的消化功能是否正常。当消化系统出现异常时会出现一系列的病理现象。除了大便常规、大便菌群比、腹部超声、胃肠镜等排查明确器质性疾病的常见检查之外，我们评估消化功能可以对大便做一个全面的、细化的综合分析，包括糜蛋白酶、腐败的断链脂肪酸、胰弹性蛋白酶、肉纤维、植物纤维等消化指标，三酰甘油、长链脂肪酸、胆固醇等吸收指标，与肠道炎症有关的钙卫蛋白，与微生态有关的β葡萄糖醛酸糖苷酶、有益的短链脂肪酸、丙酸、丁酸、肠道 pH，肠道有益菌、致病菌的数量多少，有无寄生虫等。

通过这些指标我们才能知道究竟是胰腺分泌功能不足还是肠道消化吸收不良，还是营养物质摄入不足，才能知道肠道是否有炎症，各种有益菌的具体情况，才能知道下一步是否需要补充消化酶、益生菌、消化伴侣，是否需要行食物肠道过敏分析、胃肠镜等进一步检查。

对于大便不成形、黏稀便或者总有腹泻、便秘、胃肠不适的人群，有必要对消化功能做一个综合评估，只有胃肠健康了，才能保证营养物质的吸收、毒素的排除，预防器质性疾病的发生。

（一）功能性消化不良

功能性消化不良（FD）又称消化不良，是指具有上腹痛、上腹胀、早饱、嗳气、食欲不振、恶心、呕吐等不适症状，经检查排除引起上述症状的器质性疾病的一组临床综合征。FD 是临床上最常见的一种功能性胃肠病，症状可持续或反复发作，病程超过 1 个月或在过去的 12 个月中累计超过 12 周。FD 无特征性的临床表现，可单独或以一组症状出现。症状主要包括以下方面。

（1）早饱是指进食后不久即有饱感，以致摄入食物明显减少。

（2）上腹胀多发生于餐后，或呈持续性进餐后加重。

（3）早饱和上腹胀常伴有气。恶心、呕吐并不常见，往往发生在胃排空明显延迟的患者，呕吐多为当餐胃内容物。

（4）不少患者同时伴有失眠、焦虑、抑郁、头痛、注意力不集中等精神症状。这些症状在部分患者中与心理有关。

（5）在病程中症状也可发生变化，起病多缓慢，经年累月，持续性或反复发作，不少患者有饮食、精神等诱发因素。

（二）消化系统疾病的常见症状

1. 吞咽困难

吞咽困难多见于神经系统病变，如延髓性麻痹；咽、食管或食管周围疾病，如咽部脓肿、食管癌、腐蚀性食管炎、胃食管反流病、食管裂孔疝、贲门失弛缓症；组织细胞病，如系统性硬皮症、皮肤炎等累及食管，以及纵隔肿瘤、主动脉瘤等，甚至明显扩大的心脏压迫食管。

2. 烧心

烧心是一种胸骨后和剑突后的烧灼感，主要是由于酸性或碱性反流物刺激有炎症的食管黏膜而引起，多提示胃食管反流。常见于胃食管反流病（反流性食管炎、食管疾病）、消化性溃疡病等。

3. 嗳气

嗳气是胃腔内气体溢出口腔的现象，多提示胃腔内气体较多，或食管括约肌松弛，可见于食管反流病，或胃十二指肠、胆道疾病，而频繁的嗳气多因精神、神经因素，吞气或饮食习惯不良引起。

4. 胸痛

胸痛常常是胃食管反流病或食管裂孔疝的主要临床表现之一。

5. 厌食和食欲不振

厌食和食欲不振与惧食不同，是由于神经肌肉病变、胃肠道梗阻性病变或消化酶缺乏等所致，多见于消化道肿瘤、肝炎、胰腺炎、胰腺癌及功能性消化不良。

6. 恶心与呕吐

恶心与呕吐一般常被联系起来，多在恶心后出现呕吐，但二者亦可单独发生，多是反射性或流出道受阻产生，最常见于胃癌、胃炎、贲门痉挛与梗阻，另外，肝、胆道、胰腺、腹膜的急性炎症也可引起，而管腔炎症合并梗阻者，如胆总管炎、肠梗阻等，几乎无一例外地发生呕吐。

7. 反酸

反酸是由于酸度较高的胃内容物经功能不全的食管括约肌反流至口腔所致，若上食管括约肌功能尚佳，则可能只出现嘈杂感，多见于消化性溃疡和胃食管反流病。

8. 黑便和（或）咯血

上消化道和肝、胆、胰出血表现为黑便和（或）咯血，每日出血量大于 50 mL，才会出现柏油样黑便，最常见于消化性溃疡、食管胃底静脉曲张破裂、急性胃黏膜病变和胃癌。出血量过大且肠蠕动加速时，可出现血便。下消化道出血者，常排出暗红色或果酱样粪便，出血部位距肛门越近，粪便越呈鲜红色，甚至出现血便，多见于下消化道肿瘤、血管病变、炎症性肠病、肠道感染等。

9. 腹胀

腹胀可由胃肠积气、积食、胃肠道梗阻、腹水、气腹、腹内肿物、便秘及胃肠道运动障碍等所致，应进行相应的检查，以明确诊断。

10. 腹痛

腹痛表现为不同程度的、不同性质的疼痛和腹部不适感，多由于消化器官的膨胀、肌肉痉挛、腹膜刺激、血供不足等因素牵拉腹膜或压迫神经所致，见于消化性溃疡、阑尾炎、胃肠道感染、胆囊炎、肝癌、胰腺癌、胰腺炎、腹膜炎、缺血性肠炎等。室腔脏器痉挛产生剧烈疼痛，即所谓腹绞痛，见于胆绞痛、肠梗阻等。腹绞痛也可见于全身性疾病、泌尿生殖道炎症或梗阻及肺部疾病，在功能性消化不良、肠易激综合征等胃肠道功能性疾病中也常见腹痛。

11. 腹泻

腹泻是由于肠分泌增多和（或）吸收障碍，或肠蠕动加速所致，多见于肠道疾病，水样便多提示小肠病变，或有胃肠道激素和 VIP（血管活性肠肽）明显增多；结肠炎症、溃疡或肿瘤常出现脓血便或黏液便，肠易激综合征和运动功能障碍也可出现腹泻。

12. 里急后重

里急后重是直肠收到刺激的症状，多因局部炎症或肿瘤引起。

13. 便秘

便秘时常见的症状，多反映结肠平滑肌或腹肌、膈肌及提肛张力减低，或是结肠痉挛而缺乏驱动性蠕动所致，也可以由于直肠反射减弱或消失所致，常见于患全身性疾病的身体虚弱的患者，以及肠梗阻、假性肠梗阻、习惯性便秘、结肠—直肠—肛门肿瘤或肠易激综合征等疾病。

14. 黄疸

各种原因造成的血清胆红素增高时可以出现巩膜、皮肤黄染称为黄疸。病因有溶血性、肝细胞性和阻塞性之分。肝炎、肝硬化、肝癌、胆道梗阻及某些先天性疾病均可出现黄疸。

消化系统疾病多表现为消化系统本身的症状或体征，但这些表现特异性不强，其他系统器官的疾病也会产生类似表现，而消化系统疾病也可以出现其他系统或全身性的临床表现，因此，清楚各消化系统疾病的症状、理解症状发生的原因有助于对疾病的认识和诊断。

胃肠道症状分级评分量表是国际上比较常用的胃肠道功能评估量表，通过该量表的评价可评估个体的消化功能状况（附录 4 - 1）。

第四节 神经系统评定

一、神经系统的基本结构和功能

神经系统（nervous system）是人体结构和功能最复杂的系统，由脑、脊髓及与脑和脊髓相连的脑神经和脊神经所组成，在机体各系统中起主导作用。神经系统疾病的临床表现与其解剖和生理特点密切相关。病因相同但病变部位不同时，其症状表现大不相同。而病因不同但损伤同一部位时，症状表现又可基本或完全相同。因此，进行神经系统的评估必须具备神经系统基本结构和功能的知识（图4-4）。

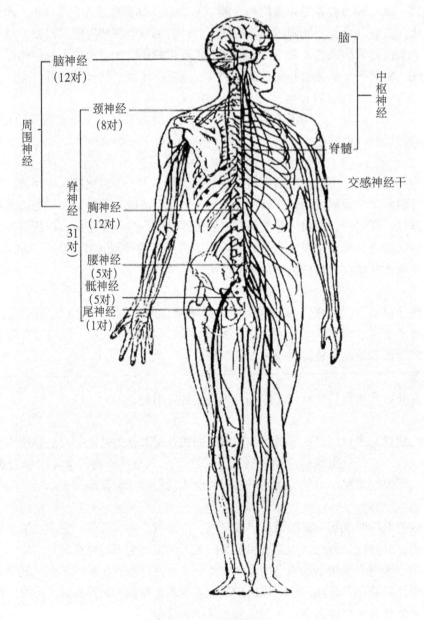

图4-4 人的神经系统

神经系统的区分可总结如下。

（1）按位置和功能区分，如表4－5所示。

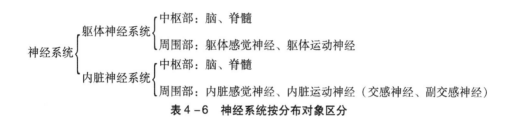

表4－5　神经系统按位置和功能区分

在周围神经中，感觉神经的冲动是自感受器传向中枢，故又称传入神经；运动神经的冲动是自中枢传向周围，故又称传出神经。

（2）按分布对象区分，如表4－6所示。

神经系统 {
躯体神经系统 {
中枢部：脑、脊髓
周围部：躯体感觉神经、躯体运动神经
}
内脏神经系统 {
中枢部：脑、脊髓
周围部：内脏感觉神经、内脏运动神经（交感神经、副交感神经）
}
}

表4－6　神经系统按分布对象区分

（一）神经系统的基本功能

（1）调节和控制各系统、各器官的功能活动，使机体成为一个完整统一的整体。

（2）通过调整机体的功能活动，使机体适应不断变化的外界环境。例如，天气寒冷时，通过神经调节使体温维持在正常水平。

（3）人类在长期的进化发展过程中，神经系统特别是大脑皮质得到了高度发展，产生了语言和思维，这是人类神经系统功能最主要的方面。

（二）运动系统

1. 上运动神经元

上运动神经元的胞体主要位于大脑皮质额叶中央前回和旁小叶运动细胞。这些细胞的轴突组成锥体束。锥体束经内囊、大脑脚下行，分为两支：①皮质脑干束。②皮质脊髓束。

2. 下运动神经元

下运动神经元由脊髓前角细胞和脑干脑神经运动核及两者的运动纤维组成，是各脊髓节段反射弧的通路。不但支配目标肌的运动，还参与所支配肌肉的营养供应及肌张力调节。

3. 锥体外系

锥体外系包括基底节、黑质、红核、丘脑底核等结构，经过网状结构及顶盖的神经通路，支配下运动神经元。锥体外系是原始运动中枢，受皮质的抑制调节，参与肌张力的形成。

4. 小脑系统

小脑系统通过三对小脑脚（绳状体、桥臂、结合臂）与大脑、基底节、脑干、脊髓等相联系。主要通过红核及网状结构的下行通路支配下运动神经元，以维持躯体的平衡和自主运动的协调。

（三）感觉系统

感觉系统包括特殊感觉（视、听、味、嗅）和躯体感觉。后者又分为浅感觉（痛觉、触觉、温度觉）、深感觉（运动觉、位置觉和振动觉）和复合感觉（皮质感觉，包括实体觉、图形觉、两点辨别觉、定位觉和重量觉)。

（四）自主神经系统

自主神经系统分为交感神经系统和副交感神经系统，支配内脏器官、腺体、血管和立毛肌等。其中枢包括大脑皮质、丘脑下部、脑干及脊髓侧角细胞。丘脑下部是自主神经系统重要的皮质下中枢，调节机体的水、盐、脂肪代谢和垂体内分泌功能等。脑干部位则有控制呼吸、心跳和血管运动等的中枢。

（五）神经细胞

神经细胞主要有神经元细胞和神经胶质细胞两大类。神经元细胞（简称"神经元"）是构成神经系统和发挥功能的基本单位。神经元的主要功能是接受刺激和传递信息。大多数神经元包括突起和胞体两个部分，突起又有树突和轴突之分，一个神经元可以有一个或多个树突，但一般只有一个轴突。轴突的末端分成许多分支，每个分支末端的膨大部分称为突触小体，并与其他神经元相互联系形成突触。轴突和感觉神经元的长树突统称为轴索，轴索外有神经膜和髓鞘，称为神经纤维。

（六）神经反射

神经系统的功能活动十分复杂，但基本的活动方式是反射（reflex）。所谓反射是神经系统对内外环境的刺激所做出的反应。反射活动的形态基础是反射弧（reflex arc）。最简单的反射弧由感觉和运动两个神经元组成，如膝跳反射。而一般的反射弧都在感觉与运动神经元之间存在不同数目的联络神经元。一个反射弧涉及的联络神经元越多，引起的反射活动越复杂。无论反射弧多么复杂，都包括5个基本组成部分：感受器→传入神经→神经中枢→传出神经→效应器（图4-5）。反射弧中任何一环发生故障，反射活动即减弱或消失。临床上常通过一些反射检查来协助诊断神经系统疾病。

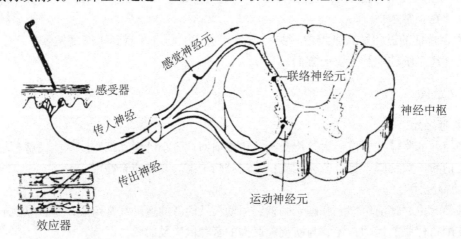

图4-5 反射弧的基本组成

反射可从不同的角度进行分类。根据其形成的过程，分为条件反射和非条件反射；根据参加反射活动的器官，分为浅反射、深反射和内脏反射；根据生理或在患某些疾病时出现的反射，分为生理反射和病理反射；根据生理功能，分为防御反射、摄食反射、姿势反射；根据感受器，分为外感受器反射、内感受器反射；根据反射的发育，分为脊髓水平的反射、脑干水平的反射、中脑水平的反射及大脑皮层水平的反射。

在正常发育过程中，原始的脊髓和脑干反射逐渐被抑制，而较高水平的调整和平衡反应则变得越来越成熟，并终生保留。反射的改变在神经系统损伤中出现较早，且检查较为客观，即使是昏迷或欠合作的患者亦可进行，可帮助病变定位。重症监护患者应定期检查各种生理反射、感觉是否存在，有无异常增强或减弱，是否存在病理反射。反射评定的目的主要有：

（1）判断中枢神经系统的发育状况。反射发育异常提示中枢神经系统成熟迟滞。

（2）判断中枢神经系统的损伤（减退）状况。成年人在各种原因导致的中枢神经系统损伤时，原始的反射形式又出现，如脑卒中后偏瘫患者出现对称性或非对称性紧张性颈反射及联合反应等。脑卒中发生后，患者出现发育"倒退"，上述原始反射由于脑损伤导致脱抑制而被释放出来。

（3）为制定健康管理、康复治疗方案提供依据。

二、神经系统功能评定的主要内容

神经系统功能评定是神经系统疾病治疗、康复和健康管理的基础，评估需细致且详尽。评估目的不仅仅限于对疾病进行诊断，而是需要客观、准确地评定神经系统的生理状态，功能障碍的原因、性质、部位、范围、严重程度、发展趋势、预后和转归，为康复治疗和健康管理计划的制订提供科学依据。评估可以用或不用仪器，这种评估应在健康管理或康复的前、中、后期至少各进行一次。根据评估结果，制订、修改健康管理或康复治疗计划，并且对其效果和结局做出客观评价。一般来说，完整的神经系统评定包括以下多个方面的内容。

（1）运动学评定：包括肌力评定、关节活动范围评定、步态分析等。

（2）神经反射评定：包括神经反射发育评定、神经系统损伤评定等。

（3）电生理学评定：包括肌电图、诱发电位、神经传导速度评定等。

（4）心肺功能评定：包括心电图分级运动试验、肺功能测试等。

（5）有氧活动能力评定：包括能量消耗、最大摄氧量、代谢当量测定等。

（6）平衡能力评定：包括静态和动态平衡功能评定等。

（7）医学心理学评定：包括精神、心理行为、感知和认知功能评定等。

（8）言语和吞咽功能评定。

（9）日常生活能力和就业能力鉴定。

以上评估内容很多在其他系统的评估中已有专题论述，如运动学评定、心肺功能评定、有氧活动能力评定、平衡能力评定、医学心理学评定、日常生活能力和就业能力鉴定等。在神经系统评定中，很难也不需要上述所有内容全部进行评估。在本节中，重点介绍神经系统评定的基本原则和常见的评定方法和技术。

三、神经系统功能评定的基本原则

神经系统功能的评估过程应当包括：确定方向（定向），明确病变部位（定位），弄清病变性质和原因（定性）。只有完成了这一过程，才能制定出全面、妥善的健康管理、康复治疗措施。

（一）明确方向

确定某种身体状况是否为神经系统疾病或病变，是否主要累及神经系统是进行神经系统评定需要解决的问题。评定神经系统功能时，要强调整体观念，要全面了解病情和病损可能累及的器官和系统，确定评定方向，这样才能避免只重视局部而忽视整体的片面观点，抓住主要矛盾，做出正确的判断，及时处理。

（二）准确定位

根据临床上所表现的神经症状和体征，结合神经解剖、生理和病理等方面的知识，常可确定神经病变所在的部位。神经系统的病变部位根据其病损范围可分为局灶性病变、多灶性病变、弥漫性病变及系统性病变4类。

在分析病变的分布和范围之后，还需进一步明确其具体部位，如病变是在中枢（脑、脊髓）还是在周围神经；病变在脑部或脊髓哪一个节段上。

（三）定性诊断

定性诊断是建立在定位诊断的基础上，将年龄、性别、病史特点、体检所见及各种辅助检查结合在一起进行分析。病史中特别要重视起病情况和病程特点这两个方面的资料。

四、神经系统功能评定的常用方法和技术

（一）病史采集方法

请患者自己陈述与神经系统有关的感受和疾病发生经过。根据其病状发生的先后次序，有重点有系统的记录下来。

1. 主诉

主诉（chief complaint）是患者在疾病过程中感受最痛苦，并促使其就诊的最主要原因，包括主要症状、发病时间和疾病变化或演变情况。

2. 现病史

现病史（present history）是病史中最重要的部分，是主诉的延伸。包括发病后到本次就诊时症状发生和演变的过程，各种症状发生的时间关系和相互关系，以及发病前的诱因和前驱症状等。通常让患者用自己的语言描述自己的症状。

3. 既往史

既往史（past history）包括患者既往的健康状况和过去曾患过的疾病、手术、外伤、预防接种及过敏史等，特别是与目前所患疾病有关的病史，对于探究病因和进行鉴别诊断有重要意义。神经系统疾病应着重询问以下几项：①外伤及手术。②感染。③内科疾病。④过敏及中毒。

4. 个人史

个人史（personal history）主要了解患者的生长发育情况、出生情况及其母亲妊娠时的健康状况，社会经历、职业及工作性质、生活习惯与嗜好（烟酒嗜好及用量，毒麻药的滥用情况等）、婚姻史及性接触史，饮食、睡眠的规律和质量，右利、左利或双利手等；女性需询问月经和生育史。

5. 家族史

家族史（family history）对神经系统遗传性疾病的诊断非常重要，神经系统遗传性疾病并不少见，如进行性肌营养不良症、遗传性共济失调症、橄榄脑桥小脑萎缩等在临床都很常见。

（二）神经系统检查方法

神经系统检查是临床神经科医生的基本技能之一，检查所获得的体征同样为疾病的诊断提供重要的临床依据。熟练地掌握神经系统检查法及其技巧是很重要的。

1. 一般检查

一般检查是指对患者的一般状况，如意识状态、精神状态、脑膜刺激征和头部、颈部、躯干、四肢等进行的检查和评估。

（1）意识状态。评价患者的意识是否清醒及意识障碍的程度。国际上常用 Glasgow 昏迷评定量表评价意识障碍的程度。但此量表有一定的局限性，故 1978 年此量表被修订为 Glasgow-Pittsburgh 量表，总

分 35 分。此量表使用时需灵活掌握。

意识障碍通常分为 5 级：①嗜睡；②昏睡；③浅昏迷；④中昏迷；⑤深昏迷。

（2）精神状态。评价患者是否有认知、情感、意志、行为等方面的异常，如错觉、幻觉、妄想、情绪不稳和情感淡漠等；并通过对患者的理解力、定向力、记忆力、计算力、判断力等的检查，判定其是否有智能障碍。

（3）脑膜刺激征。脑膜刺激征包括颈项强直、Kernig 征、Brudzinski 征等。见于脑膜炎、蛛网膜下腔出血、脑炎、脑水肿及内压增高等。深昏迷时脑膜刺激征可消失。

（4）头部和颈部

①头颅部。视诊：观察头颅大小，是否大头、小头畸形；外形是否对称，有无尖头、舟状头畸形，以及肿物、凹陷、手术切口及瘢痕等；透光试验对儿童脑积水有诊断价值。触诊：头部有无压痛、触痛、隆起、凹陷；婴儿需检查囟门是否饱满，颅缝有无分离等。叩诊：头部有无叩击痛，脑积水患儿叩击颅骨有空瓮音（Macewen 征）。听诊：颅内血管瘤、血管畸形、大动脉部分阻塞时，病灶上方可闻及血管杂音。

②面部及五官。观察有无面部畸形、面肌抽动或萎缩、色素脱失或沉着，面部血管痣见于脑面血管瘤患者，面部皮脂腺瘤见于结节性硬化。观察眼部有无眼睑下垂、眼球内陷或外凸、角膜溃疡，以及角膜缘褐绿色的色素环，见于肝豆状核变性等；有无鼻部畸形、鼻窦区压痛、口部唇裂、疱疹等。

③颈部。观察双侧是否对称，有无疼痛、颈强、活动受限、姿势异常（如痉挛性斜颈、强迫头位）和双侧颈动脉搏动是否对称等。强迫头位及颈部活动受限见于后颅窝肿瘤、颈椎病变；颈项粗短、后发际低、颈部活动受限见于颅底凹陷症和颈椎融合症；颈动脉狭窄者颈部可闻及血管杂音。

（5）躯干和四肢。观察有无脊柱前凸、后凸、侧弯畸形、脊柱强直和脊膜膨出（如脊髓空洞症和脊髓型共济失调可见脊柱侧凸）及棘突隆起、压痛和叩痛等；有无翼状肩胛；四肢有无肌萎缩、疼痛、握痛等；有无指/趾发育畸形、弓形足等；皮下结节和皮肤牛奶咖啡斑见于神经纤维瘤病。

2. 脑神经检查

脑神经检查对神经系统疾病的定位诊断有重要意义。

（1）嗅神经（Ⅰ）。先询问患者有无主观嗅觉障碍，如嗅幻觉等。然后让患者闭目，闭塞其侧鼻孔，用松节油、肉桂油和杏仁等挥发性物质，或香皂、牙膏和香烟等置于患者受检的鼻孔，令其说出是何气味或做出比较。因刺激性物质如醋酸、酒精和福尔马林等可刺激三叉神经末梢，故不能用于嗅觉检查。鼻腔如有炎症或阻塞时不能做此检查。嗅神经和鼻本身病变可出现嗅觉减退或消失，嗅中枢病变可引起幻嗅。

（2）视神经（Ⅱ）。主要检查视力、视野和眼底。因涉及详细的眼科专科检查，可查阅眼科专业书籍，此处从略。

（3）动眼、滑车和外展神经（Ⅲ、Ⅳ、Ⅵ）。共同支配眼球运动，可同时检查。

①外观。注意是否有上睑下垂，睑裂是否对称，观察是否有眼球前突或内陷、斜视、同向偏斜，以及有无眼球震颤。

②眼球运动。请患者随检查者的手指向各个方向移动，而保持头面部不动，仅转动眼球。最后检查集合动作。观察有无眼球运动受限及受限的方向和程度，注意是否有复视和眼球震颤。最简便的复视检查法是手动检查，虽较粗略，但常可发现问题。

③瞳孔及瞳孔反射。注意观察瞳孔的大小、形状、位置及是否对称，正常人瞳孔直径 3 ~ 4 mm，呈圆形，边缘整齐，位置居中。直径小于 2 mm 为瞳孔缩小，大于 5 mm 为瞳孔扩大。

瞳孔光反射。是光线刺激瞳孔引起瞳孔收缩，光线刺激一侧瞳孔引起该侧瞳孔收缩称为直接光反射，对侧瞳孔同时收缩称为间接光反射。应检查瞳孔是否收缩，收缩是否灵敏、持久，如受试侧视神经损伤，则直接及间接光反射均消失或迟钝。

调节反射。两眼注视远处物体时，再突然注视近处物体出现的两眼会聚、瞳孔缩小的反射。

（4）三叉神经（Ⅴ）。

①感觉功能。用圆头针、棉签及盛有冷热水的试管分别检测面部三叉神经分布区皮肤的痛觉、温觉和触觉，内外侧对比，左右两侧对比。注意区分中枢性（节段性）和周围性感觉障碍，前者面部呈葱皮样分离性感觉障碍，后者病变区各种感觉均缺失。

②运动功能。检查时首先嘱患者用力做咀嚼动作，以双手压紧颞肌、咬肌，而感知其紧张程度，是否有肌无力、萎缩及是否对称等。然后嘱患者张口，以上下门齿中缝为标准，判定其有无偏斜，如一侧翼肌瘫痪，则下颌偏向病侧。

③反射。

角膜反射（corneal reflex）。用捻成细束的棉絮轻触角膜外缘，正常表现为双侧的瞬目动作。受试侧的瞬目动作称直接角膜反射，受试对侧为间接角膜反射。角膜反射通路为：角膜→三叉神经眼支→三叉神经感觉主核→双侧面神经核→面神经→眼轮匝肌。如受试侧三叉神经麻痹，则双侧角膜反射消失，健侧受试仍可引起双侧角膜反射。

下颌反射。患者略张口，轻叩击放在其下颌中央的检查者的拇指，引起下颌上提，脑干的上运动神经元病变时呈现增强。

（5）面神经（Ⅶ）。面神经是混合神经，以支配面部表情肌的运动为主，尚有支配舌前2/3的味觉纤维。

①运动功能。首先观察患者的额纹、眼裂、鼻唇沟和口角是否对称，然后嘱患者做皱额、皱眉、瞬目、示齿、鼓腮和吹哨等动作，观察有无瘫痪及是否对称。一侧面神经中枢性瘫痪时只造成对侧下半面部表情肌瘫痪；一侧周围性面神经麻痹则导致同侧面部所有表情肌均瘫痪。

②味觉检查。嘱患者伸舌，检查者以棉签蘸取少量食糖、食盐、醋酸或奎宁溶液，涂于舌前部的一侧，识别后用手指出示先写在纸上的酸、甜、咸、苦四个字之一，其间不能讲话、不能缩舌、不能吞咽。每次试过一种溶液需用温水漱口，并分别检查舌的两侧以进行对照。

（6）位听神经（Ⅷ）。

①蜗神经。蜗神经是传导听觉的神经，损伤时可出现耳聋和耳鸣。常用耳语、表声或音叉进行检查，声音由远及近，测量患者单耳（另侧塞住）能够听到声音的距离，再同另一侧耳比较，并和检查者比较。如要获得准确的资料尚需使用电测听计进行检测。传导性耳聋听力损伤主要是低频音的气导，感音性耳聋是高频音的气导和骨导均下降，可通过音叉试验加以鉴别。

②前庭神经。前庭神经联系广泛，受损时可出现眩晕、呕吐、眼震、平衡障碍等。观察患者有无自发性症状，还可以通过诱发实验观察诱发的眼震情况以判定前庭功能。常用的诱发实验有：a. 温度刺激试验。用冷水或热水进行外耳道灌注，导致两侧前庭神经核接受冲动的不平衡即产生眼震。测试时患者仰卧，头部抬起30°，灌注热水时眼震的快相向同侧，冷水时快相向对侧。正常时眼震持续1.5～2 s，前庭受损时该反应减弱或消失。b. 转椅试验，即加速刺激试验。患者闭目坐在旋转椅上，头部前屈80°，向一侧快速旋转后突然停止，然后让患者睁眼注视远处。正常时可见快相与旋转方向相反的眼震，持续约30 s，少于15 s时一般表示有前庭功能障碍。

（7）舌咽神经、迷走神经（Ⅸ、Ⅹ）。二者的解剖和功能关系密切，常同时受累，故常同时检查。

①运动功能检查。注意观察患者说话有无鼻音、声音嘶哑，甚至完全失音，询问有无饮水发呛、吞咽困难等；然后嘱患者张口，观察其悬雍垂是否居中，双侧咽弓是否对称；嘱患者发"啊"音，观察双侧软腭抬举是否一致，悬雍垂是否偏斜等。一侧麻痹时，病侧腭咽弓低垂，软腭不能上提，悬雍垂偏向健侧；双侧麻痹时，悬雍垂虽仍可居中，但双侧软腭抬举受限甚至完全不能。

②感觉功能检查。用棉签或压舌板轻触两侧软腭或咽后壁，观察有无感觉。

③味觉检查。舌咽神经支配舌后1/3味觉，同面神经味觉检查法。

④反射检查。a. 咽反射（gag reflex）。嘱患者张口，用压舌板分别轻触两侧咽后壁，正常时出现咽部肌肉收缩和舌后缩，并有恶心、作呕反应。b. 眼心反射（oculocardiac reflex）。检查者用中指和食指对双侧眼球逐渐施加压力，20 ~ 30 s，正常人脉搏可减少 10 ~ 12 次/min；此反射由三叉神经眼支传入，迷走神经心神经支传出。迷走神经功能亢进者此反射加强（脉搏减少 12 次/min 以上），迷走神经麻痹者此反射减退或缺失，交感神经亢进者脉搏不减慢甚至加快（称倒错反应）。c. 颈动脉窦反射（carotid sinus reflex）。检查者以食指和中指按压一侧颈总动脉分叉处亦可使心率减慢，此反射由舌咽神经传入，由迷走神经传出。部分患者如颈动脉窦过敏者按压时可引起心率过缓、血压降低、晕厥甚至昏迷，须谨慎行之。

（8）副神经（XI）。检查时让患者向两侧分别做转颈动作并加以阻力，比较两侧胸锁乳突肌收缩时的轮廓和坚实程度。斜方肌的功能为将枕部向同侧倾斜，抬高和旋转肩胛并协助臂部的上抬，双侧收缩时导致头部后仰。检查时可在耸肩或头部向一侧后仰时加以阻力，一侧副神经损伤时可见同侧胸锁乳突肌及斜方肌萎缩、垂肩和斜颈，耸肩（病侧）及转颈（向对侧）无力或不能。

（9）舌下神经（XII）。观察舌在口腔内的位置及形态，然后嘱患者伸舌，观察其是否有偏斜、舌肌萎缩、舌肌颤动。一侧舌下神经麻痹时，伸舌向病侧偏斜；核下性损伤可见病侧舌肌萎缩，核性损伤可见明显的肌束颤动，核上性损伤则仅见伸舌向病灶对侧偏斜；双侧舌下神经麻痹时，伸舌受限或不能。

3. 运动系统检查

运动系统（motor system）检查包括肌营养、肌张力、肌力、不自主运动、共济运动、姿势及步态等。详见本章第五节。

4. 感觉系统检查

感觉系统（sensory system）检查的主观性强，容易产生误差，检查时患者宜闭目，检查者需耐心细致，并使患者充分配合，采取左右、近远端对比的原则，必要时可多次重复检查，避免任何暗示性问话，以获取准确的临床资料。感觉系统检查包括浅感觉检查、深感觉检查、复合（皮质）感觉检查，如定位觉、两点辨别觉、图形觉、实体觉。详见本章第一节。

5. 反射检查

（1）深反射。

①肱二头肌反射（biceps reflex）。反射中心为 C3 ~ 6，经肌皮神经传导。患者肘部屈曲约成直角，检查者右手持叩诊锤叩击置于患者肘部肱二头肌肌腱上的左拇指指甲（坐位）或左中指指甲（卧位），反射为肱二头肌收缩而致屈肘动作（图 4 - 6）。

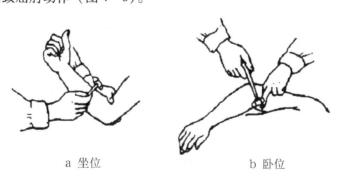

a 坐位　　　　　　　　　b 卧位

图 4 - 6　肱二头肌反射检查

②肱三头肌反射（triceps reflex）。反射中心为 C6 ~ 7，经桡神经传导。患者上臂外展，肘部半屈，检查者以左手托持前臂，叩击鹰嘴上方的肱三头肌肌腱，反射为肱三头肌收缩而致前臂伸直（图 4 - 7）。

③桡反射（radial reflex）。反射中心为 C5 ~ 6，经桡神经传导。患者肘部半屈，前臂半旋前，检查者叩击其桡骨下端，反射为肱桡肌收缩而致肘部屈曲、前臂旋前（图 4 - 8）。

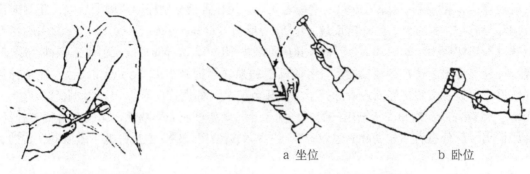

图4-7 肱三头肌反射检查　　　　　　　　　　图4-8 桡反射检查

　　④膝反射（knee-jerk reflex）。反射中心为L2~4，经股神经传导。坐位时，小腿自然放松下垂，与大腿呈90°角；卧位时，检查者左手托起两膝关节使小腿与大腿呈120°角，用叩诊锤叩击骨下的股四头肌肌腱，反射为股四头肌收缩而致膝关节伸直、小腿突然前伸（图4-9）。

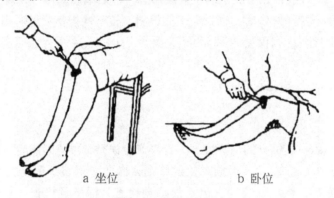

图4-9 膝反射检查

　　⑤踝反射（ankle reflex）。反射中心为S1~2，经胫神经传导。患者仰卧位或俯卧位时，膝部屈曲约90°，检查者以左手使其足部背屈约90°，叩击跟腱；或患者跪于床边，足悬于床外，叩击跟腱，反射为腓肠肌和比目鱼肌收缩而致足跖屈。

　　⑥阵挛（clonus）。阵挛是腱反射极度亢进的表现，临床常见：a. 髌阵挛（knee clonus）。患者仰卧，下肢伸直，检查者用手指捏住其髌骨上缘并突然和持续向下推动，髌骨则发生连续交替性上下颤动。b. 踝阵挛（ankle clonus）。用左手托住患者腘窝，以右手握其足前部，突然使足背屈并维持之，可见足跟腱发生节律性收缩动作而致足部呈现交替性屈伸动作。

　　⑦霍夫曼（Hoffmann）征。反射中心为C7~T1，经正中神经传导。患者手指微屈，检查者左手握患者腕部，右手食指和中指夹住患者中指，以拇指快速地向下拨打其中指甲，阳性反应为拇指屈曲内收和其他各指屈曲。

　　⑧罗索利莫（Rossolimo）征。反射中心为L5~S1，经胫神经传导。患者仰卧，双下肢伸直，检查者用手指或叩诊锤急促地弹拨或叩击足趾跖面，阳性反应为足趾向跖面屈曲。以往该征与Hoffmann征被列入病理反射，实际上为牵张反射，阳性可视为腱反射亢进的表现，也见于腱反射活跃的正常人。

　　（2）浅反射。浅反射是刺激皮肤、黏膜、角膜引起肌肉快速收缩反应。角膜反射、咽反射和软腭反射见脑神经检查。

　　①腹壁反射（abdominal reflex）。反射中心为T7~12，传导神经是肋间神经。患者仰卧，双下肢屈曲使腹肌松弛，以钝针、竹签或叩诊锤尖端由外向内分别轻划两侧腹壁皮肤，引起一侧腹肌收缩，脐孔向该侧偏移，上腹壁（T7~8）、中腹壁（T9~10）、下腹壁（T8~12）反射系沿肋弓下缘、脐孔水平、腹股沟上的平行方向轻划。肥胖患者和经产妇可引不出。

②提睾反射（cremasteric reflex）。反射中心为 L1～2，传导神经是生殖股神经。以钝针等自上向下轻划大腿内侧皮肤，正常为该侧提睾肌收缩使睾丸上提。年老或体衰患者可消失。

③跖反射（plantar reflex）。反射中心为 S1～2，传导神经是胫神经。下肢伸直，轻划足底外侧，自足跟向前至小趾根部足掌时转向内侧，反射为各足趾屈曲。

④肛门反射（anal reflex）。反射中心为 S4～5，传导神经是肛尾神经。轻划肛门附近皮肤，反射为肛门外括约肌收缩。

（3）病理反射（pathologic reflex）。

①巴宾斯基（Babinski）征。检查方法同跖反射，阳性反应为拇指背屈，有时可伴有其他足趾呈扇形展开，是最经典的病理反射，提示锥体束受损。

②Babinski 等位征。包括：a. 查多克（Chaddock）征。由外踝下方向前划至足背外侧。b. 奥本海姆（Oppenheim）征。用拇指和食指自上而下用力沿胫骨前缘下滑。c. 舍费尔（Schaeffer）征。用手挤压跟腱。d. 戈登（Gordon）征。用手挤压腓肠肌。e. 贡达（Gonda）征。向下紧压第 4、第 5 足趾，数分钟后突然放松。f. 普谢普（Pussep）征。轻划足背外侧缘。阳性反应均为拇指背屈。

6. 自主神经功能检查

（1）一般检查。

①皮肤黏膜。色泽（苍白、潮红、发绀、有无红斑、色素沉着等），质地（光滑、变硬、增厚、变薄、脱屑、干燥、潮湿等），温度（发热、发凉），有无水肿、溃疡和褥疮等。

②毛发和指甲。多毛、少毛、局部脱毛、指和趾甲变形松脆等。

③出汗。全身或局部出汗过多过少和无汗等。

（2）内脏及括约肌功能。注意胃肠功能，如胃下垂、腹胀、便秘等；排尿、排便障碍及其性质（尿急、尿频、排尿困难、尿潴留、尿失禁、自动膀胱等），检查下腹部膀胱区膨胀程度。

（3）自主神经反射。

①竖毛试验。皮肤局部受寒冷或拨划刺激，引起竖毛肌（由交感神经支配）收缩，局部出现竖毛反应，毛囊处隆起，状如鸡皮，并逐渐向周围扩散，但至脊髓横贯性损伤平面处停止。刺激后 7～10 s 反射最明显，以后逐渐消失。

②皮肤划纹试验。用竹签在胸腹壁两侧皮肤上适度加压划一条线，数秒钟后出现白线条，稍后变为红条纹，为正常反应；如划线后白线条持续较久，为交感神经兴奋性增高；如红条纹持续较久且明显增宽甚至隆起，为副交感神经兴奋性增高或交感神经麻痹。

③眼心反射及颈动脉窦反射。详见脑神经检查。迷走神经麻痹者无反应。交感神经功能亢进者压迫后脉搏不减甚至加快，称为倒错反应。

（三）神经系统辅助检查方法

神经系统辅助检查对疾病的临床诊断和鉴别诊断具有十分重要的意义。随着技术的进步，检查的手段越来越多，目前临床比较常用的辅助检查包括：脑脊液、神经影像学、神经电生理、血管超声、放射性同位素、病理、基因诊断等检查。

1. 神经影像学检查

（1）头颅平片和脊柱平片。

①头颅平片包括正位和侧位、颅底、内听道、视神经孔、舌下神经孔及蝶鞍像等。头颅平片主要观察颅骨的厚度、密度及各部位结构，颅底的裂和孔，蝶鞍及颅内钙化斑等。目前很多适应头颅平片的检查已被 CT 和 MRI 等检查手段取代。

②脊柱平片包括前后位、侧位和斜位。可观察脊柱的生理屈度，椎体有无发育异常，骨质有无破坏、骨折、脱位、变形和骨质增生等，以及椎弓根的形态、椎间孔和椎间隙的改变，椎板和脊突有无破

坏或脊柱裂，椎旁有无软组织阴影等。

（2）脊髓造影和脊髓血管造影。

①脊髓造影（visualization of spinal cord）是椎管内病变的检查方法，可确定脊髓病变的位置、范围或性质，对脊髓肿瘤的诊断有意义。脊髓碘油造影较常用，自 MRI 问世后脊髓造影的临床应用越来越少，但在不具备 MRI 检查条件的医院仍不失为有用的检查方法。

②脊髓血管造影（angiography of spinal cord）是将水溶性含碘造影剂注入脊髓动脉系统显示血管分布。可诊断脊髓血管畸形和脊髓动静脉瘘等。

（3）数字减影血管造影。该技术应用电子计算机程序将组织图像转变成数字信号输入并储存，然后经动脉或静脉注入造影剂获得的第二次图像也输入计算机进行减影处理，骨骼、脑组织等影像均被减影除去，得到清晰的血管影像。

（4）电子计算机 X 线体层扫描（computerized tomography，CT）。CT 的无创性检查，简便迅速，敏感性较常规 X 线提高 100 倍以上，可较确切地显示脑组织及病变影像。CT 血管造影（computed tomography angiography，CTA）是静脉注射含碘造影剂后，利用螺旋 CT 或电子束 CT，在造影剂充盈受检血管高峰期连续薄层扫描，然后经计算机对图像进行处理后重建血管立体影像。有些病变更可通过注射造影剂泛影葡胺，增强组织密度可清晰显示 Willis 环，以及大脑前、中、后动脉及主要分支，可提高诊断阳性率，为脑血管病变提供重要的诊断依据。

（5）磁共振成像（magnetic resonance imaging，MRI）。通过 MRI 显示的冠状位、矢状位和横位三维图像，可清晰地观察病变的形态、位置、大小及与周围组织结构的关系。MRI 对神经系统疾病的诊断主要用于脑梗死、脑肿瘤、脑萎缩、颅脑先天发育畸形、颅脑外伤和脑炎等。MRI 图像对脑灰质和脑白质可产生明显的对比度，常用于脱髓鞘疾病、脑变性疾病及脑白质病变的诊断。

（6）磁共振血管成像（magnetic resonance angiography，MRA）。MRA 技术利用血液中运动的质子为内在流动标记物，使血流与周围组织形成对比，经计算机处理后成像，但它不是血管腔本身成像，而是血流成像。随着 MRA 技术的发展，与常规 MRI 结合应用，可以大幅提高脑血管病变（特别是动脉瘤、动静脉畸形、大血管狭窄或闭塞）的诊断能力。

2. 神经电生理检查

（1）脑电图（electroencephalography，EEG）是脑生物电活动的检查技术，通过测定自发有节律的生物电活动以了解脑功能状态。EEG 检查对区别脑器质性或功能性病变、弥漫性或局限性损伤及癫痫的诊断及病灶位意义颇大，对脑炎、中毒性或代谢性脑病等有辅助诊断价值。

（2）脑地形图（brain electrical activity mapping，BEAM）是脑电信号输入电子计算机处理后转换为一种可定位和定量分析，并用不同颜色图像显示的检查技术。BEAM 的主要应用价值是脑血管病早期诊断、疗效及预后评价等。

（3）脑磁图（magnetoencephalogram，MRC）技术始于 20 世纪 70 年代，随着计算机技术和影像学信息处理技术的发展，脑磁图仪的设计和性能显著提高，90 年代开始用于临床研究，但因价格昂贵未能作为常规辅助检查手段用于临床。

（4）诱发电位（EP）是中枢神经系统感受体内外各种特异性刺激产生的生物电活动，该项检查也可测定脑电活动，了解脑功能状态。临床上常用的诱发电位有躯体感觉诱发电位（SEP）、视觉诱发电位（VEP）、脑干听觉诱发电位（BAEP）、运动诱发电位（MEP）及事件相关电位（ERP）。

（5）肌电图（electromyography，EMG）是记录肌肉在安静、小力收缩、大力收缩时记录到的肌肉电活动及周围神经受刺激时，记录到的神经的电活动，包括神经传导速度、重复神经电刺激、单纤维肌电图及巨肌电图等。常规 EMG 检查适应证为脊髓前角细胞及其以下病变。诊断及鉴别诊断神经源性损伤、肌源性损伤和神经肌肉接头病变，发现亚临床病灶或已被忽略病灶，如早期运动神经元病、深部肌萎缩、肥胖儿童肌萎缩，并对病变节段进行定位诊断。

（6）神经传导速度（nerve conduction velocity，NCV）是评定周围运动和感觉神经传导功能的诊断技术，通常测定运动神经传导速度（MCV）、F 波和感觉神经传导速度（SCV）。

3. 头颈部超声检查

（1）经颅多普勒（TCD）。随着电子计算机技术在临床的广泛应用，促进这一诊断技术的发展，特别是多普勒超声技术在脑血管疾病诊断方面已进入新的阶段。

（2）颈部血管超声是一项无创性检测方法，已越来越广泛地应用于临床，可客观检测动脉结构和动脉硬化斑块形态，对缺血性脑血管病诊断有重要意义。

4. 放射性同位素检查

（1）单光子发射计算机断层脑显像（single photon emission computed tomography，SPECT）与 PET 均为放射性同位素断层显像技术。利用断层扫描和影像重建获得与 PET 类似的结果，价格较后者低廉，临床易推广。

（2）正电子发射断层扫描（positron emission tomography，PET）是无创性研究人脑生化过程技术，反映局部放射性活性浓度的体层图像，客观地描绘人脑生理和病理代谢活动。PET 仪器十分精密，检测高度敏感，仪器设备和放射性标记物价格均很昂贵，还不能临床广泛应用，仅限于少数大型医院或主要用于科研方面。

5. 脑、神经和肌肉活组织检查

脑、神经和肌肉活组织检查的主要目的是明确病因或做出特异性诊断，或通过病理检查结果进一步解释临床和神经电生理改变。活组织检查毕竟是一种创伤性检查，有可能造成脑、神经功能缺失，有时即使进行活检也难以确定诊断，需权衡利弊后再做决定，严格掌握适应证。

6. 基因诊断

神经系统遗传病约占人类遗传病的 60%，具有家族性和终生性的特点。以往对其诊断主要依靠病史、体征、家系调查、生化和酶学等辅助检查，但这些常规诊断技术方法难以对遗传病做出早期诊断、症状前诊断或产前诊断。基因诊断是诊断学领域的一次革命，它被公认是遗传性疾病最准确、最可靠的诊断技术。基因诊断具有高特异性、高灵敏性、早期诊断性和应用广泛性等特点。相对于常规诊断，基因诊断更注重个体基因状态，不仅可以对患者所患疾病做出判断，还可以对表型正常的携带者或者遗传易感者做出前瞻性诊断，在分子水平甚至在单个碱基发生改变的情况下做出明确诊断。

7. 神经系统主要辅助检查的选择原则

目前神经系统辅助检查种类繁多，大体上归纳为以下几类。

（1）脑脊液检查：包括腰椎穿刺压力、脑脊液常规、生化及其他检查。

（2）结构影像学检查：包括 X 线片、CT、MRI 等。

（3）功能影像学检查：包括 SPECT、PET、fMRI 等。

（4）血管方面的检查：包括颈部血管超声检查、TCD、CTA、MRA、DSA 等。

（5）电生理检查：脑电图和脑磁图反映脑部电活动，肌电图和神经传导速度则检查周围神经和肌肉，而诱发电位既可检查中枢也可检查周围神经系统。

（6）基因诊断：主要用于遗传性疾病的诊断。

（7）病理检查：主要用于其他检查难以明确诊断时。

选择合理恰当的辅助检查有利于神经系统疾病的定位和定性诊断。然而，必须清楚地认识到，任何辅助检查均有其局限性，绝不能以辅助检查代替详尽的病史询问和全面、仔细的体格检查，更不能以辅助检查代替临床思维。熟悉或了解各项辅助检查方法的适应证和优缺点，才能正确选择检查项目，明确诊断结果的可靠性及其意义，对检查结果做出合理的解释。

第五节 运动功能评定

运动系统由骨、骨联结和骨骼肌3个部分组成。它的主要功能是运动。简单的移位和高级活动如语言、书写等，都是由骨、骨联结和骨骼肌实现的。运动系统的第二个功能是支持。构成人体基本形态，头、颈、胸、腹、四肢，维持体姿。运动系统的第三个功能是保护。由骨、骨联结和骨骼肌形成了多个体腔，颅腔、胸腔、腹腔和盆腔，保护脏器。从运动角度来看，骨是被动部分，骨骼肌是动力部分，关节是运动的枢纽。

一、肌肉骨骼和运动功能评定

（一）概述

1. 定义

与肌肉或肌群收缩产生力量有关的功能，也就是通常所称的肌力，即肌肉主动收缩时产生的力量。肌力评定是指徒手或运用器械对患者肌肉主动收缩功能进行评定，常用于肌肉骨骼系统、神经系统疾病，尤其是周围神经系统疾病。肌力评定是运动功能评定的重要内容，主要用来判断有无肌力低下及肌力低下的范围与程度，为指导康复治疗、检验治疗效果提供依据。

2. 肌肉的功能分类

肢体的运动有赖于骨骼肌肌群中相关肌肉的协调收缩，根据运动中作用的不同，骨骼肌分为原动肌、拮抗肌、协同肌等。

3. 肌肉的收缩类型

骨骼肌在收缩做功时主要有3类不同的收缩形式，即等长收缩、等张收缩和等速收缩。

（1）等长收缩又称静力性收缩，是肌肉收缩时，肌力明显增加，但肌长度基本无变化，不产生关节运动的收缩。在日常生活和工作中，等长收缩常用于维持特定体位和姿势。

（2）等张收缩又称动力性收缩，是肌肉收缩时，肌力基本不变，但肌长度改变，引起关节运动的收缩。根据肌肉起止部位的活动方向，可分为向心性收缩和离心性收缩。

（3）等速收缩，是肌肉收缩时的运动速度（角速度）保持不变的肌肉收缩形式。等速收缩是人为借助等速训练装置来完成的，它不是肌肉的自然收缩形式，而是一种肌力评定和训练的方法。

4. 影响肌力的因素

（1）肌肉的生理横断面。肌肉的生理横断面是指肌肉内各纤维束的横断面之和。肌力的大小与肌纤维的数量和粗细成正比。生理横截面积的大小，反映了该肌肉肌纤维的数量和粗细。肌肉力量是全体肌纤维收缩力量的总和，肌纤维的数量越多，肌纤维越粗，肌肉收缩产生的力量也越大。

（2）肌纤维类型。肌肉力量的大小与不同类型肌纤维在肌肉中所占的比例有关。按照形态或功能分类，骨骼肌纤维可分为白肌纤维（快肌纤维）、红肌纤维（慢肌纤维）和中间肌纤维。人体不同部位骨骼肌中白肌纤维和红肌纤维的比例不同，肌肉中白肌纤维所占的比例高，则肌肉收缩时产生的力量大。

（3）运动单位募集程度和神经冲动发放频率。一条运动神经纤维与它所支配的肌纤维构成一个运动单位，是肌肉的最小功能单位。在肌肉开始收缩时，需要募集一定量的运动单位，运动单位募集得越多，肌力就越大。当肌力增大到一定程度时，肌力的增加则通过增加神经中枢发放神经冲动的频率来实现。这时，神经冲动发放频率越高，肌肉力量越大。

（4）肌肉初长度。肌肉初长度是指肌肉收缩前的长度。肌肉在收缩前处于适宜的长度，收缩时产生的肌力较大。

（5）肌肉收缩类型。肌肉的收缩类型不同，产生的力量也不同。肌肉离心收缩过程中产生的肌力最大，等长收缩次之，向心性收缩最小。

（6）关节角度。在等长收缩时，关节角度不同，肌肉产生的力量不同。当关节处于最佳角度时，肌肉产生的收缩力量最大。

（7）年龄与性别。肌力在20岁之前是渐增的，之后随着年龄的增长逐渐下降，在55岁以后下降速度较快。男性的肌力比女性大，女性的肌力约为男性的2/3。此外，结缔组织和脂肪组织增多也可以影响肌肉的力量。

5. 肌力评定的目的

（1）判断有无肌力下降及肌力下降的程度与范围。

（2）为制订治疗、训练计划提供依据。

（3）检验神经肌肉病变的恢复程度和速度，以明确治疗、训练的效果并为制订进一步的治疗计划提供依据。

（二）徒手肌力评定

徒手肌力评定是在特定体位下让患者做标准动作，通过触摸肌腹、观察肌肉克服自身重力或对抗阻力完成动作的能力，从而对患者肌肉主动收缩的能力进行评定。

1. 徒手肌力评定分级标准

徒手肌力评定法于1916年由Robert Lovett创立，用以评定肌肉力量是否正常及低下程度，一般将肌力分为0~5级，具体分级标准如表4-7所示。

表4-7　徒手肌力评定分级标准

级别	名称	标准	相当于正常肌力的百分比/%
0	零（zero，Z）	无肌肉收缩	0
1	微弱（trace，T）	有轻微收缩，但不能引起关节活动	10
2	差（poor，P）	在减重状态下能做关节全范围活动	25
3	尚可（fair，F）	能抗重力做关节全范围运动，但不能抗阻力	50
4	良好（good，G）	能抗重力及轻度阻力做关节全范围运动	75
5	正常（normal，N）	能抗重力及最大阻力做关节全范围运动	100

2. 徒手肌力评定的注意事项

（1）选择适合的测试时机。锻炼后、疲劳时或饱餐后不宜做肌力测试。

（2）取得被检查者充分理解及积极配合。测试前向被检查者做好说明，并做简单的预试活动。

（3）采取正确的姿势和体位。指导患者采取标准的姿势和体位，并固定可能产生代偿动作的部位。

（4）采取正确的检查顺序。检查评定时一般应先做3级检查，能够完成3级的动作再继续做4级及5级检查；不能达到3级则做2级检查，不能达到2级再逐级下降检查。不必所有级别均进行检查评定，以减少患者的体力消耗。

（5）正确施加阻力。在评定过程中，阻力应施加于肌肉附着的远端部位，阻力的方向应与肌肉牵拉力方向相反，阻力施加的大小应持续而平稳，同时密切观察患者有无不适反应，一旦发生不适反应，应立即中止检查。

（6）测试时应注意两侧对比。如单侧肢体病变，应先检查健侧，后检查患侧，在施加阻力大小、完成运动情况等方面进行双侧比较。

（7）把握禁用、慎用情况。持续的等长收缩可使血压升高，心脏负担加重，故高血压、心脏病等症状明显者，应慎用该检查；疼痛、骨折、关节活动严重受限、创伤未愈等影响检查结果者，应禁用该检查。

3. 结果记录与分析

徒手肌力评定的检查结果应记录在肌力检查表中。根据上述评定方法，可将所获得的肌力按 0～5 级（或以此为基础加"＋"号或"－"号）记录。若所测部位被动运动受限，应首先准确记录可动范围的角度，然后再记录该活动范围时的肌力级别。若同时存在痉挛缩或疼痛等情况，应在记录中注明，可分别用"S"（spasticity）、"C"（contracture）、"P"（pain）表示。因病情未能允许按规定体位检查时，应将改变情况予以记录。

（三）器械肌力评定

当患者局部肌肉或肌群的徒手肌力评定达 3 级以上时，可借助一定的仪器进行肌力评定，从而直接获得肌力的定量指标。以下简单介绍等长收缩肌力评定、等张收缩肌力评定和等速收缩肌力评定的方法。

1. 等长收缩肌力评定

采用等长肌肉收缩形式对局部肌肉或肌群进行肌力测试的方法，称为等长肌力测试方法。

（1）握力测试。用握力计测定，测试时上肢在体侧下垂，握力计表面向外，将把手调节到适宜的宽度。测试 2～3 次，取最大值。以握力指数评定，握力指数＝握力÷体重×100。其中，握力和体重的计量单位均为 kg。正常参考值应大于 50。

（2）捏力测试。用拇指和其他手指的指腹捏压握力计或捏力计可测得捏力，其正常参考值为握力的 30% 左右。

（3）背肌力测试。用拉力计测定，测试时两膝伸直，将把手调至膝关节高度，两手抓住把手，然后用力伸直躯干上拉把手。以拉力指数评定，拉力指数＝拉力/体重×100。其中，拉力和体重的计量单位均为 kg。正常参考值：男性为 150～200，女性为 100～150。背肌力测试易引起腰痛患者症状加重或复发，一般不用于腰痛患者及老年人。

（4）四肢肌力测试。一般多为测定肌群力量。在标准姿势下通过钢丝绳与滑车装置牵拉固定的测力计进行肌力测试。

2. 等张收缩肌力评定

采用等张肌肉收缩形式对局部肌肉或肌群进行肌力测试的方法，称为等张肌力测试方法。该检查法测定肌肉进行等张收缩使关节做全范围运动时所能克服的最大阻力。做 1 次运动的最大阻力称 1 次最大阻力（1 repeatic maximum，1 RM），完成 10 次连续运动时能克服的最大阻力为 10 RM。检查时对适宜负荷及每次测试负荷的增加量应有所估计，避免多次反复引起肌肉疲劳，影响测试结果。运动负荷可用哑铃、沙袋、砝码或其他的负重练习器进行。

3. 等速收缩肌力评定

等速运动的发展开始于 20 世纪 60 年代后期，被认为是肌力测试和训练的一次革命。等速运动是运动的速度恒定（等速）而阻力可变，运动中的速度预先由等速仪器设定，速度一旦设定，无论被检查者用多大的力量，肢体运动的速度都不会超过预先设定的速度，被检查者的主观用力只能使肌肉张力增高，力矩输出增加，而不能产生加速度（运动开始和终末的瞬时加速度和减速度除外）。等速运动的特点是：运动时肌纤维长度可缩短或拉长，引起明显的关节活动，是一种动力性收缩，类似于等张收缩；但同时等速仪器所提供的是一种顺应性阻力，阻力大小随肌肉收缩张力的变化而变化，类似等长收缩。

因此，等速肌肉收缩兼有等张收缩和等长收缩的某些特点或优点，是一种特殊的肌肉收缩形式。将等速运动中肌肉收缩的过程通过等速仪器记录下来，经计算机处理，得到力矩曲线及多项反映肌肉功能的参数，作为评定肌肉运动功能的指标，这种测试方法称为等速肌力测试方法。然而，在等速肌力测试中，所测得的肌肉力量，往往是一组肌群的肌力之和，而不是某一块肌肉的肌力，要了解运动中某块肌肉的活动情况，则需利用肌电图来做半定量分析。

二、肌张力功能评定

（一）概述

1. 定义

肌张力（muscle tone）是肌肉在静息状态下的紧张度和肌肉被动活动时抗阻力的功能，包括与独立肌肉和肌群、单肢体肌肉、单侧身体肌肉、下半身肌肉、四肢肌肉、躯干和全身肌肉紧张相关的功能，如肌张力低下、肌张力亢进和肌肉痉挛的损伤。肌张力是维持身体各种姿势及正常活动的基础。这里值得注意的是，生理学上肌张力是指被动拉长或牵拉肌肉时所遇到的阻力；临床上肌张力是指被动活动肢体或按压肌肉时所感觉到的阻力。这种阻力的产生可以来自组织的物理特性，肌肉或结缔组织内部的弹性，反射性肌肉收缩（等张性牵张反射）等。由于肌肉大部分情况下都是协同作用，因此，临床上所指的姿势张力是指身体不同部位表现出来的整体张力。

2. 评定的目的

肌张力的评定对物理疗法治疗师和作业疗法治疗师了解病变部位、制订治疗计划、选择治疗方法具有重要作用。

3. 肌张力的分类

根据身体所处的状态将正常肌张力分为静止性肌张力、姿势性肌张力及运动性肌张力。

（1）静止性肌张力。静止性肌张力是肢体静息状态下（如正常情况下的坐、站状态）表现出来的肌张力特征，可通过触摸肌肉的硬度、观察肌肉外观、感觉被动牵伸运动时肢体活动受限的程度及其阻力来判断。

（2）姿势性肌张力。姿势性肌张力是患者在变换各种姿势的过程中，如正常情况下能协调地完成翻身、从坐到站等动作表现出来的肌张力特征，可通过观察肌肉的阻力和肌肉的调整状态来判断。

（3）运动性肌张力。运动性肌张力是患者在完成某一动作的过程中，如做上肢前臂的被动屈曲、伸展运动所感觉出来的一定弹性和轻度的抵抗感等肌张力特征，可通过评定相应关节的被动运动阻力来判断。

4. 影响肌张力的因素

（1）体位的影响。不良的姿势和肢体放置位置可使肌张力增高。例如，当脑卒中患者半卧位时，头和躯干处在屈曲位，患侧下肢伸肌张力增高，患侧上肢屈肌张力增高，将会加重异常的运动模式，因此任何时候都应避免半卧位。

（2）精神因素的影响。不安、焦虑、精神过度紧张等不良心理状态均会使肌张力增高。

（3）并发症的影响。有尿路结石、便秘、痔、压疮、疼痛、关节挛缩、膀胱充盈、静脉血栓、泌尿系统感染等并发症时，肌张力增高。

（4）神经状态的影响。中枢抑制系统和中枢易化系统的失衡，可使肌张力发生变化。

（5）局部压力改变的影响。局部肢体受压可使肌张力增高。例如，穿紧而挤的衣服和鞋子。

（6）疾病的影响。骨折、脱位、异位骨化等外伤或疾病可使肌张力增高。

（7）药物的影响。巴氯芬、苯二氮䓬类、肉毒毒素等抗痉挛药物可使肌张力降低。

（8）外界环境温度的影响。外界气温剧烈变化时，肌张力可增高。

（9）主观因素的影响。患者对运动的主观控制作用，可使肌张力发生变化。

（二）评定标准

（1）肌肉外观具有特定的形态。

（2）肌肉应具有中等硬度和一定的弹性。

（3）近端关节可以进行有效的主动肌与拮抗肌的同时收缩使关节固定。

（4）具有完成抗肢体重力及外界阻力的运动能力。

（5）将肢体被动地放在空间某一位置上，突然松手时，肢体有保持该姿势不变的能力。

（6）可以维持主动肌与拮抗肌的平衡。

（7）具有随意使肢体由固定到运动和在运动过程中变为固定姿势的能力。

（8）在需要的情况下，具有可以完成某肌群的协同动作，也可以完成某块肌肉独立运动的能力。

（9）被动运动时具有一定的弹性和轻度的抵抗。

肌张力临床分级是一种定量评定方法，检查者根据被动活动肢体时所感觉到的肢体反应或阻力将其分为0~4级（表4-8）。

表4-8　肌张力评定标准

等级	肌张力	标准
0	软瘫	被动活动肢体无反应
1	低张力	被动活动肢体反应减弱
2	正常	被动活动肢体反应正常
3	轻、中度增高	被动活动肢体有阻力反应
4	重度增高	被动活动肢体有持续阻力反应

三、关节活动度评定

（一）概述

1. 定义

关节是指两块或两块以上骨之间的连接部分。关节活动度（range of motion，ROM），又称关节活动范围，是指关节的远端向着或离开近端运动，远端骨所达到的新位置与近端之间的夹角。关节活动度测量即测量远端骨和近端之间的夹角。记录ROM检查结果时，确定关节活动度的起点非常重要，一般除前臂旋转检查以手掌处于矢状面时为0°位外，其余关节一律以肢体处于解剖位时的0°位。

2. 分类

关节活动度评定是评估运动功能障碍的一个重要评估方法。其主要分为主动关节活动度（AROM）和被动关节活动度（PROM）。前者是受试者主动完成的关节活动，主要可以反映关节活动受限程度与肌肉的力量；后者是测试者使被测定关节发生关节活动，一般大于关节主动活动度，可以反映关节在活动终末端的性质。

3. 影响关节活动度的因素

（1）生理因素。

①两关节面积大小的差别。构成关节的两关节面积相差越大，关节活动度就越大，表现为柔韧性就

越好。这一因素是限制柔韧性的先天因素，体育锻炼对该因素的影响不大。

②关节周围组织的体积。关节周围的组织越多，限制关节运动的因素就越多，虽然使关节的稳固性增加，却使身体的柔韧性下降。

③关节韧带、肌腱和肌肉的伸展性。关节周围韧带、肌肉、肌腱等组织的伸展性越好，关节运动幅度就越大，柔韧性就越好。体育锻炼主要通过增加关节周围组织的伸展性来提高关节的柔韧性。

④对抗肌的协调能力。关节周围的肌肉可分为主动肌和与之作用相反的对抗肌，对抗肌的协调能力主要取决于神经系统对肌肉收缩和放松能力的调节。体育锻炼可以改善对抗肌之间的协调性，从而使柔韧性提高，关节活动范围扩大。

（2）病理因素。关节或关节周围的病变可以导致关节力学的改变，从而引起关节活动受限。引起关节活动异常的主要原因有以下几个方面。

①关节僵硬。如关节骨性强直、关节融合术后等，关节主动与被动运动都丧失。

②神经损伤或传导阻断。如中枢神经损伤早期（软瘫期）不能引起关节活动，周围神经损伤引起伸或屈困难。

③肌肉问题。肌肉无力或肌肉痉挛，主动活动减少，关节活动受限。

④软组织问题。关节周围软组织（如纤维囊、韧带、滑膜等）疼痛或挛缩，都可引起主动活动与被动运动减少，如肩周炎、烧伤后皮肤瘢痕、长期制动等。

4. 关节活动度测量工具

（1）常用量角器。常用量角器可分通用量角器和指关节量角器两种。通用量角器又有180°测角计和360°测角计之分。

（2）方盘量角器。根据关节相对于重心做运动的特点，设计出指针永远向上并能够直接对关节活动范围进行测量的量角器，其操作简便。

（3）皮尺。常用于脊柱测量，单位为cm。例如，测量前屈活动度时，将躯干前屈，测量指端与地面间的距离。

5. 评定结果分析

（1）各关节都有正常的活动范围，但关节的活动范围可因年龄、性别、职业等因素不同而有所差异，评定者应鉴别正常与否。

（2）各关节活动范围的正常值是平均值的近似值，若不及或超过正常值范围，尤其是与健侧对应关节比较而存在差别时，应考虑为异常。

（3）关节主动运动不能而被动运动正常者，常为神经麻痹或肌肉、肌腱断裂所致；关节主动运动和被动运动均部分受限者，常为关节僵硬，主要为关节内粘连、肌肉痉挛或挛缩、皮肤瘢痕挛缩及关节长时间固定等所致；关节主动运动与被动运动均不能者，常为关节强直，说明构成关节的骨骼间已有骨性或牢固的纤维连接。

6. 注意事项

（1）测试者采取正确的评定姿势，找准轴心，受试者按规定摆放合适的体位和姿势，并裸露待评定关节。

（2）关节的起始位一般以解剖位为0°，允许测量误差为3°~5°。

（3）先评定关节的主动运动范围，后评定被动运动范围，并与对侧相应关节评定结果进行比较。

（4）避免在按摩、锻炼及其他康复治疗后立即进行评定。

（5）先评定主动的，后评定被动的，以被动评定为准。

（二）四肢关节活动度评定

关节活动度可以决定运动功能的质量，特别是肢体的关节活动范围。例如，下肢髋关节、膝关节、踝关节等如果受限到一定程度，则可以影响步行功能，甚至影响日常生活活动能力（activities of daily living，ADL）。所以，准确地评定关节活动范围可以反映关节活动受限的程度，同时也可以评估物理治疗的效果。四肢关节活动度的评定要求受试者取适当的体位，测试者应具备一定的解剖知识，能准确地安放评定工具的固定臂和移动臂，以及能准确地定位轴心的位置。被动关节活动度评定时，能正确地判断关节在终末端的手感（结缔组织抵抗或骨性锁住感）。

（三）脊柱关节活动度评定

脊柱有4个生理曲度，即向前的颈曲、腰曲，向后的胸曲、骶曲。竖脊肌和腹直肌是两组重要的抗重力肌肉。屈髋时人体重心前倾，竖脊肌由于本体觉兴奋，发生反射性收缩；伸髋时重心后移，腹直肌收缩。四肢运动时，这两组肌肉均发生反射性收缩，以维持骨盆的正常前倾角，保持躯干稳定。另外，脊柱骨的形状、韧带的大小及方向、椎间盘的坚固性等对维持脊柱曲度也能起一定作用。脊柱周围的韧带、肌肉和背部、腹部的各种大小肌群的密切配合和协同作用，使脊柱能灵活自由地后伸、前屈、左右侧弯和转体。脊柱关节活动度如果受限，对患者的日常生活及工作会造成很大的影响，故评定脊柱关节活动度同样重要。

各类关节活动度和评价参见附表4-5和附表4-6。

（四）测量结果的记录

记录ROM测量的结果应包括以下几个项目，关节的名称与左右；关节强硬、强直或痉挛的位置；AROM和PROM；测量时的体位；测量过程中运动的方向及有无误差。

四、协调功能评定

协调（coordination）是指人体产生平滑、准确、有控制的运动能力。正常的随意运动需要有若干肌肉的共同协调作用，当主动肌收缩时，必有拮抗肌的松弛、固定肌的支持固定和协同肌的协同收缩，才能准确地完成一个动作，肌肉之间的这种配合称为协同运动。协同运动主要表现为产生平滑、准确、有控制的运动，同时伴有适当的速度、距离、方向、节奏和肌力，当然，肌肉的协调关系不是固定不变的，它们是随着动作的改变而变化的。

（一）协调运动障碍的概念

人体在进行随意运动时必须保持稳定的姿势，而协调运动的产生需要功能完整的深感觉及前庭系统、小脑和锥体外系的参与。协调运动障碍又称共济失调（dystaxia），是指以笨拙的、不平衡的和不准确的运动为特点的异常运动。

（二）协调运动障碍产生的因素

协调运动障碍是由于中枢神经系统不同部位（小脑、基底节、脊髓后索）的病变所致。其中小脑对协调运动起着重要的作用，每当大脑皮层发出随意运动的命令时，小脑便产生了制动作用。当大脑和小脑发生病变时，四肢协调动作和行走时的身体平衡发生障碍，前庭迷路系统、本体感觉与视觉的异常也可造成协调运动障碍。协调运动障碍还包括不随意运动及由于肌肉的痉挛、肌肉肌腱的挛缩造成的运动异常。

（三）协调运动障碍常见表现

（1）协同不良。在运动中主动肌、协同肌、拮抗肌的协同不佳而导致失去了对躯干、四肢和言语肌的正常控制。

（2）辨距不良。由于小脑丧失将来自周围的运动信息和来自大脑的运动命令相比较并发出修正信号的能力引起，由于难于判断运动的距离、速度、力量和范围，结果不是越过靶目标就是达不到它。

（3）眼震。多属小脑病变继发脑干损伤，影响到前庭神经核所致。

（4）意向震颤。中脑结合臂病变使主动肌和拮抗肌不能协调地完成有目的的动作。手和手指的细动作受累，在随意运动中当接近靶目标时颤动更明显。

（5）失平衡。小脑、前庭、迷路损伤均可引起，平衡反应延迟、加剧或不恰当，影响坐、站和走。

（四）协调功能评定

协调功能评定时，应依次检测以下内容：①在完成指定的动作中有无异常；②完成动作的时间是否正常；③静、闭眼时动作有无差别；④动作完成过程中有无辨距不良、震颤、僵硬；⑤加快速度是否影响运动质量；⑥动作完成是否精确、直接、容易反向做；⑦进行活动时有无身体无关的运动；⑧不看自己运动是否影响运动的质量；⑨受试者共济失调是一侧性或双侧性，什么部位（头、躯干、上肢、下肢）最明显；⑩受试者是否很快感到疲劳。

1. 评定方法

（1）观察法。正常协调运动的人群应该具有以下特征：运动方式的多样性；具有良好的平衡反应能力；当固定身体的某一部位时，具有能使身体的其他部位完成平滑、顺畅运动的能力；观察受试者在各种体位和姿势下的启动和停止动作是否准确、运动是否平滑、顺畅，有无震颤。如让受试者从俯卧位翻身至仰卧位，或从俯卧位起身至侧坐位，然后进展至四点跪位、双膝跪位、单膝跪位、立位等。

（2）观察要点。观察受试者的姿势，步行和日常生活活动，并通过与健康人比较，判断受试者是否存在协调运动障碍。

2. 协调试验

（1）平衡性协调试验。评估身体在直立位时的姿势、平衡及静和动的成分。

（2）非平衡协调试验。评估身体不在直立位时静止和运动的成分。

（王婷婷，郭慧宁，彭向东）

参考文献

［1］安邦胜．神经病学基础与脑血管病的中西医治疗［M］．兰州：甘肃科学技术出版社，2014.

［2］丁文龙，王海杰．系统解剖学［M］．北京：人民卫生出版社，2018.

［3］丁彦青，张庆玲．消化系统疾病［M］．北京：人民卫生出版社，2020.

［4］梁旭光，王同新，孙俊霞，等．现代神经病学理论与应用［M］．石家庄：河北科学技术出版社，2013.

［5］宁亮，孙兴国．心肺运动试验在医学领域的临床应用［J］．中国全科医学，2013，16（33）：3898-3902.

［6］钱家鸣．消化内科学［M］．北京：人民卫生出版社，2014.

［7］王艳．康复评定学［M］．2版．北京：人民卫生出版社，2018.

［8］王玉龙．康复功能评定学［M］．3版．北京：人民卫生出版社，2018.

［9］张晓．健康保险医学基础［M］．北京：中国财政经济出版社，2018.

第五章
精神心理功能评估

伤病不仅引起肢体功能的障碍，而且常常伴随心理功能的变化，引起反应性精神和心理方面的急剧改变。精神功能障碍和心理功能障碍常常是相互交叉、相互影响的。因此，精神心理功能评定与躯体功能评定同样重要，在健康评估中不容忽视。精神功能分为两大类：整体精神功能和特殊精神功能。整体精神功能包括意识功能、定向功能、智力功能、整体心理社会功能、气质和人格功能、能量和驱力功能、睡眠功能。特殊精神功能包括注意力功能、记忆功能、心理运动功能、情感功能、知觉功能、思维功能、高水平认知功能、语言精神功能、计算功能、序列复杂动作精神功能、自身体验和时间体验功能、其他特指或未特指的特殊精神功能。心理功能评定与情感功能有很多相似之处，因此，情感功能和心理功能评定合并为一章。

第一节　概述

一、精神心理功能评定的意义

心理功能评定在健康状况和健康风险评估中占有重要地位，是精神功能评定的主要部分，精神功能分类（ICF 分类）中也显示心理功能与精神功能之间密切相关。心理功能评定是应用精神病学、心理学知识和技术对人的各种心理特征进行量化概括和推断。功能障碍者是社会不可忽视的群体，经过身体和心理的全面康复后，最终要回归社会，并为社会创造价值。在健康评估的整个过程中，精神心理功能评定都是不可缺少的手段。其意义在于以下方面。

（1）为后续健康评估提供依据。了解现有疾病或健康问题引起的精神和心理上的变化，明确心理异常的范围、性质、程度和对其他功能障碍的影响，为安排或调整康复计划提供重要依据。

（2）对健康评估效果进行评定。预测健康评估过程中评估对象在心理和行为上的反应，采用适当方法进行引导，尽可能提高健康评估的效果，心理功能评定也是客观评定健康的重要指标，还能为预后估计提供参考。

（3）为适应社会做准备，通过心理评定了解评估对象的潜在能力，对评估对象所需的行为改变做出具体说明，指出最易达到这些改变的途径和方法，从而对其职业选择提出恰当的建议，帮助其更好地适应社会。

二、精神心理功能评定的实施方法

精神心理功能评定的实施方法很多，具有相对独立性，有时需要由心理学的专业人员来完成，体现健康评估交叉学科的特色。精神心理功能评定方法也有自身的特点，可以通过直接观察或心理学测验，来获取评估对象目前的心理状况，还可根据评估对象及其家庭的生活经历来进行推断。一般而言，多种方法联合使用，可以收集更全面的资料，使评定结果更具有科学性和实用价值。常用方法有以下几种。

（一）个案史法

个案史法是通过收集评估对象的家庭史、疾病史、教育背景史、职业和婚姻史、人格发展和形成历程，以及现在的心理状态等信息，对评估对象的心理特征做出系统而全面的判断。个案史法的信息多来源于评估对象本人、家属的回忆或由评定人员查阅有关记录而获得，其评定的重点在于评估对象心理特征的纵向发展过程。

（二）观察法

观察法分为自然观察和控制观察。前者包括在不加控制的情况下，对人的行为（包括以往和现在、心理和生理）进行观察，其中有直接的观察，即评定人员与评估对象直接接触；有间接的观察，即通过某些记录的手段，如录音、录像、取样本做实验、化验等均属此法。控制观察是指控制评估对象的条件，或对评估对象做了某种"处理"后对行为改变进行观察。观察结果的有效程度取决于评定人员的洞察力、分析综合能力、客观性及被控制条件的严谨性。

（三）调查法

调查法是通过晤谈、访问、座谈或问卷等方式获得资料，并加以分析研究。

1. 晤谈法或访问法

通过与评估对象晤谈，了解其心理信息，同时观察其在晤谈时的行为反应，以补充和验证所获得的资料，进行描述或者等级记录以供分析研究。晤谈法的效果取决于问题的性质和评定人员本身的晤谈技巧。晤谈多用于康复咨询。

座谈也是一种调查访问手段。通过座谈可以从较大范围内获取有关资料，以提供分析研究。例如，冠心病评估对象康复期的心理行为问题可以通过定期与家属座谈，获得有关心理社会因素资料并进行等级记录。

2. 问卷法

在许多情况下、为了使调查不至于遗漏重要内容，往往事先设计调查表或问卷，列好等级答案，当面或通过邮寄供受试者填写，然后收集问卷对其内容进行分析。问卷调查的质量决定于研究者事先对问题的性质、内容、目的和要求的明确程度，也决定于问卷内容设计的技巧及评估对象的合作程度。

（四）心理测验法

心理测验法是心理功能评定的主要定量手段。心理测验法使用经过信度、效度检验的现成量表，如人格量表、智力量表、症状量表等，获得较高可信度的量化记录。心理测验种类繁多，必须严格按照心理测量科学规范实施，才能得到科学的结论。

上述方法各有优缺点，如观察法费时，不可操作；个案史法缺乏代表性，调查法受态度影响等。健康评估中应根据评定的内容和评估对象的情况进行选择或组合。每日与评估对象的接触中都可以应用简便的观察法，但若要为诊断或康复治疗提供依据时，则应选择较明确的调查法或量化的心理测验法。

三、精神心理功能评定的注意事项

精神心理功能评定是一项科学性很强的工作，对测验内容的编制必须保证有较高的信度、效度及标准化的过程。因此，在健康评估应用中，更强调其实施过程和结果评定的注意事项，因此提出以下几点。

（1）评定应选择安静的房间进行，避免干扰。要求由接受过专门训练的、具有一定心理学基础的人员担任评定工作，以确保评定结果的准确性和可靠性。

（2）应事先了解评估对象的背景资料，根据评估对象的情况事先进行评定内容（包括用具）和顺序的准备。

（3）评定前应对评估对象和家属说明评定目的、要求和主要内容，取得同意后方可进行，这也利于争取评估对象的配合。

（4）评定要严格遵守评定规则，按照每一个程序的要求进行，即正确选择材料，并根据评定的目的选择最适宜的项目。要有固定的实施方法和标准化的指导语。

（5）评定中不要随意纠正评估对象的错误反应。

（6）评定中不仅应记录评估对象反应的正误，还应记录评估对象的原始反应（包括替代语、手势、体态语、书写表达等）。

（7）最好以"一对一"的方式进行评定，若有陪伴人员在旁时，嘱其不得暗示或提示评估对象。

（8）评定要在融洽的气氛中进行，评定中注意观察评估对象的状态，如是否合作、是否疲劳等。评估对象的身体状况不佳或情绪明显不稳定时，不要勉强继续进行。根据评估对象的恢复情况，在适当的时间完成标准化的系统评定。

（9）对评定结果的分析和解释也必须符合严格的科学原则。要有标准的答案，统一的记分方法，有代表性的可资比较的常模。

（10）精神心理评定仅是一种行为取样方法，在评定中的反应只是个性行为的一个片段，并不能完全反映丰富多彩的心理、行为方式的全部。因此，精神心理评定结果并不能解释过去、将来所有的心理、行为特征，不能用于精确地评定评估对象未来的行为。

（11）精神心理评定的方法很多，应用时要结合具体情况灵活地选择应用。应把重点放在那些对确定康复目标和拟订康复计划有决定意义的方面。

第二节　智力评定

智力（intelligence）也称智能，是学习、保持知识、推理和应付新情景的能力，也是个人行动有目的、思维合理、应付环境有效聚集的较全面的才能。它表征了人认识事物方面的各种能力，即观察力、注意力、记忆力、思维能力及想象能力的综合，其核心成分是抽象思维能力和创造性解决问题的能力。智力评定有多种形式，智力测验是客观地、科学地把智力数量化的一种测验形式，主要用于评估人的智力发展水平、智力功能损伤或衰退的程度。

一、韦氏智力量表

韦氏智力量表是当今国际心理学界公认的较好的系列量表。美国医生韦克斯勒一直从事智力研究，于1934年开始着手发展标准化的智力测验，并先后研制出3种相互衔接的系列量表：韦氏成人智力量表（WAIS）、韦氏儿童智力量表（WISC）、韦氏学龄前和学龄初期儿童智力量表（WPPSI）。覆盖4岁儿童至74岁老年人，并具连续性。

（一）韦氏成人智力量表

中国修订的韦氏成人智力量表（WAIS-RC）是由我国龚耀先教授根据我国国情修订而成，适用于

16 岁以上成人。

1. 量表介绍

WAIS-RC 包括言语量表和操作量表两个部分，共 11 个分测验，各分测验的名称、内容和评分方法详见附表 5 - 1。

2. 评定及结果分析

（1）智商的计算。WAIS-RC 属于个别测验，其分数的评定按手册规定的评分标准计算。一个分测验中的各项得分相加，得出各分测验的粗分，按手册上的相应标准换算成量表分。言语测验和操作测验的各分测验量表分相加分别得出言语和操作量表分，所有分测验量表分相加为全量表分。根据相应用表，换算成言语智商（verbal intelligence quotient，VIQ）、操作智商（performance intelligence quotient，PIQ）和全量表智商（full intelligence quotient，FIQ）。FIQ 代表受试者的总智力水平，VIQ 代表言语智力水平，PIQ 代表操作智力水平。智商可以用下列公式求出：智商 = 心理年龄/实足年龄 × 100。

美国心理学家贝利（Bayley，1968）发现，在 13 岁以前，智力的发展与实足年龄同时呈直线上升，15 ~ 16 岁达到最高峰。到了 25 岁左右，智力的发展就开始逐渐下降。因此，使用智商来表示智力的合适年龄，仅在智力与实足年龄同时直进的范围内是得当的，超出这个范围就不合适了。智商等级是根据统计学进行解释的，凡智商为 90 ~ 109 者，则为平常智力，高于此者称为高于平常的智力，低于此者称为低于平常的智力。智商为 70 ~ 79 者为临界水平，智商在 69 以下者为智力缺损，有人称其为低能。智商与智力等级关系如表 5 - 1 所示。但智商与文化教育程度相关，不等同于社会适应能力，对智商的解释和应用必须十分谨慎。

表 5 - 1　智商与智力等级关系

智商/分	等级	智商/分	等级
>130	极超常	80 ~ 89	低于平常
120 ~ 129	超常	70 ~ 79	临界
110 ~ 119	高于平常	<69	智力缺损
90 ~ 109	平常		

（2）言语量表与操作量表之间的差异分析。VIQ 与 PIQ 之间的差异达到统计学意义上的显著水平时（$P < 0.05$），则说明两者不平衡。此时 FIQ 已不能代表一般水平，故不再计算。两者不平衡与受试者的总智力水平、受教育程度、智力结构特点等有关；也可反映大脑半球的功能，如右半球损伤的患者空间操作任务的成绩较差。

（3）分测验之间的比较。一个分测验基本代表一种智力功能，不同的分测验偏重负荷不同的智力因素。言语量表大多负荷言语理解因素（A 因素），操作量表大多负荷知觉组织因素（B 因素），算术、背数和数字符号分测验负荷记忆注意因素（C 因素）。当一个分测验的量表分与分量表或全量表的平均分值的差异达显著水平时（$P < 0.05$），说明该分测验为受试者的强点或弱点，可以进一步用智力因素或剖面图等分析方法加以确认。

（4）分测验内部的平衡性分析。通过对受试者在测验过程中的行为表现和回答问题的质量等进行分析，不仅可以评定本次测验的有效性，还可以反映受试者的兴趣和思维模式等，有助于准确、全面地评估其智力特点和水平。

3. 量表的简式用法

在进行智力测验时，有时也可以应用简易的方法，它虽然在全面性分析方面不能替代标准量表，但在临床上对于只需要对智力进行大致估计的时候可以变通应用。

（二）韦氏儿童智力量表

韦氏儿童智力量表适用于6～16岁人群。北京师范大学张厚粲主持经过第3次修订后形成《韦氏儿童智力量表第四版（中文版)》（WISC-Ⅳ），2008年在中国正式发行。WISC-Ⅳ对量表的整体结构进行改变。由于在修订过程中结合了认知发展、智力评估与认知加工的最新研究成果，WISC-Ⅳ比先前版本更能反映当代科学的最新发展。

1. 量表介绍

WISC-Ⅳ不再使用言语量表和操作量表，取而代之的是言语理解、知觉推理、工作记忆和加工速度4个指数（图5-1）。它可以对儿童言语理解能力、知觉推理能力、工作记忆特点及加工速度进行准确的评估及分析。进一步对4个指数进行分测验，对其分数差异的比较可以了解儿童认知能力的具体表现，有助于判断儿童认知活动的相对优势和弱势。测验通过与儿童一对一互动游戏的方式进行，完成主体部分的分测验需要90～120 min，完成补充的分测验需要10～15 min。

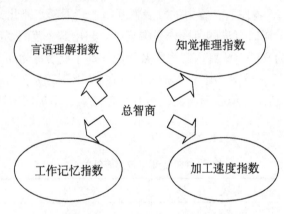

图5-1　WISC-Ⅳ的4个指数

2. 应用领域

（1）在教育及培训咨询机构，WISC-Ⅳ可以帮助鉴别学生的整体智力发展水平，鉴别出智力超常和智力落后者，为教师和家长有针对性地对学生进行辅导和训练提供科学依据。通过对智力各个方面的强项和弱项进行分析，提出个别教育方案，以便充分发挥学生的优势，弥补其不足，促进学生的全面发展。

（2）在临床及医疗应用方面，WISC-Ⅳ可以辅助鉴别中小学生的发展性障碍、多动症、言语障碍、自闭症等心理问题；辅助鉴别儿童是否有神经性损伤、外伤性脑损伤等神经生理问题。在司法领域可用于鉴定事故导致智力损伤的程度。在特殊教育领域，WISC-Ⅳ是我国培智学校招生及教学效果评定的主要智力鉴定工具。

（3）在科研及公共服务方面，WISC-Ⅳ可以帮助决策机构全面了解群体智力水平，及时了解当前儿童智力发展的情况，为公共政策的制定提供科学的决策依据。WISC-Ⅳ是我国及国际专家学者进行儿童智力研究的首选工具，具有国际权威性。

（4）在家庭教育方面，WISC-Ⅳ不仅可以帮助了解孩子整体智力水平及具体各方面的能力特点，更好地选择适合孩子发展特点的教育计划，还可以通过了解孩子智力的强项、弱项，进而有针对性地挖掘孩子的潜力，因材施教进行培养和智力开发，也可以通过专家咨询设计科学的提升方案。

（三）韦氏学龄前和学龄初期儿童智力量表

在我国同样由龚耀先教授主持修订完成，适用于4～6.5岁儿童。量表包括5个言语测验和5个操作测验，内容与韦氏儿童智力量表略有不同，在 10 个分测验中，保留了原来语言测验中的常识（23 题）、词汇（22 题）、算术（20 题）、类同（16 题）、理解（15 题）和操作测验中填图（23 题）、迷津（10 题）、木块拼图（10 题），增补了动物房子（20 题）和几何图形（10 题）2 个分测验，以及备用测验——背诵语句（10 题）。

幼儿智商的计算必须对幼儿实足年龄进行精确计算，准确到几岁、几个月、几天，即用测验日期减去出生日期，然后根据准确年龄，将原始得分转换成量表分，根据语言量表分、操作量表分合成总量表分，再从智商换算表或总智商表（全国城市儿童常模）中查出相对应的智商值。

二、中国比纳测验

比纳（Binet）是法国的心理学家，心理测验的鼻祖。1905 年，他和西蒙编成了世界上第一个智力测验，即著名的"比纳—西蒙量表"，又称"1905 量表"。该量表由 30 个测验项目组成，用来鉴别儿童智力的高低和诊断低能儿童。1908 年，比纳和西蒙对量表进行修订，提出"1908 量表"。修订后的量表把原来的测验项目增加到 59 个，并以智力年龄来计算成绩，这是第一个年龄量表，1911 年比纳又发表了第二次修订的量表。1916 年，美国斯坦福大学推孟教授对比纳—西蒙量表进行了修订，提出了著名的"斯坦福—比纳量表"，简称"S－B 量表"；该量表首次采用了"智商数"来表示智力的高低。后续经过了多次修订，1981 年吴天敏对 1936 年陆志韦编制的《第二次订正中国比纳—西蒙测验》进行了第三次修订。该测验内容分为语言文字、数目、解题、技巧四大类，共 51 个项目。适用对象为 2 ~ 18 岁的城乡儿童和青少年。

三、中国儿童发展量表

中国儿童发展量表（CDCC）是北京师范大学张厚粲教授主持编制的，适用于我国 3 ~ 6 岁儿童。该量表内容涉及语言能力（3 项）、认知能力（5 项）、社会认知能力（3 项），以上 11 项构成智力发展量表；运动发展能力（5 项）构成运动发展量表。全部测验共 16 项分测验。

四、瑞文推理能力测验

瑞文推理能力测验（Raven's progressive matrices）是非文字智力测验，原名"渐进方阵"，是英国心理学家瑞文（Raven）于 1938 年设计的，简称"瑞文测验"。瑞文测验的编制在理论上依据的是斯皮尔曼的智力二因素论，用于测量观察能力和思维能力，适用对象从 5 岁半至成人。由于瑞文测验是由无意义的图形组成，不同语言、不同文化背景、不同职业、有无心理障碍的人都能使用，较少受文化知识背景的影响，所以该量表在全世界得到广泛的使用，常被用于跨文化研究。瑞文测验有 3 个版本，一个是 1938 年出版的标准推理测验，另外两个在 1947 年编制，分别是彩色推理测验和高级推理测验。彩色推理测验适用于 5 ~ 11 岁儿童和智力落后的成人，高级推理测验则用于高智力水平的成人。测验具有较好的信度和效度。1986 年由张厚粲教授主持修订了瑞文标准推理测验，建立了中国常模，适用对象为中国城市 5 岁半以上儿童至成人。

五、适应行为量表

适应是指个体在应对、顺应自然和社会环境的有效性。它包括两个方面：其一是个体自己独立生活和维持自己的能力程度；其二是对个人和社会所提出的文化要求所能满足的程度。适应行为是由智慧的、动机的、社会的、运动的及一些尚未知名的因素所组成。适应行为和智力测验一起，能全面评估人们的智能。例如，智力发展迟滞（MR）的诊断标准：智商低于平均2个标准差，适应行为有损，二者在未成年前出现。

适应行为量表（adaptive behavior scale，ABS）由美国智力低下协会（AAMD）于1969年提出并主持编制。该量表分两式：一式适用于13岁以下的儿童；另一式适用于13岁以上的人。该量表分两个部分，共21个主题，每一个主题又包括了若干项目，共有95条项目。第一部分评定正常适应行为，第二部分评定适应不良行为。AAMD提出智力低下按IQ水平可分为四级：轻度（IQ：55～69分）、中度（IQ：40～54分）、重度（IQ：25～39分）和极重度（IQ：25分以下）。如果IQ分级和适应水平分级相结合的话，水平1可与轻度相结合，水平2和水平3可与中度相结合，水平4和水平5可与重度相结合，水平6可与极重度相结合。

六、其他智力测验量表

贝利婴幼儿发育量表（Bayley scale of infant development，BSID）是美国常用的婴儿智力量表，适用于1～30个月年龄组的孩子，包括运动量表、心智量表和社会行为量表。丹佛发育筛查测验（DDST）适用于从出生到6岁儿童的智能快速筛查。另外，还有格塞尔发育诊断量表（Gesell developmental schedule）、绘人测验、图片词汇测验、新生儿行为量表等。

第三节　气质和人格评定

气质是指人的心理活动的动力特征。所谓心理活动的动力特征是指心理过程的强度、速度、稳定性及心理活动的指向性特点等方面在行为上的表现。人格（personality）又称个性，是个体在适应社会的成长过程中，经遗传与环境的交互作用形成的稳定而独特的心理特征，包括需要、气质、性格、能力等。ICF分类中"气质和人格功能"的编码为b126，定义为个体以特定方式对情境做出反应的构成性特质的一般精神功能，包括使个体区别于其他人的精神特征的集合。包括：外向、内向、随和、审慎、精神和情绪稳定及对经验的开放性、乐观、猎奇、自信、可信赖性。不包括：智力功能（b118）、能量和驱力功能（b130）、心理运动功能（b148）和情感功能（b152）。

一、气质的特点

人的情绪体验的强弱、意志力的大小、知觉或思维的快慢、注意集中时间的长短、注意转移的难易及心理活动是倾向于外部事物还是倾向于自身内部等，都是气质的表现。

（一）气质具有稳定性

每个人心理活动或行为都有这种动力表现。一般来说，人在遇到顺境或获得成功时，总会精神振奋，情绪高涨，干劲倍增；反之，遇到不幸的事情会精神不振，情绪低落。但是我们所说的气质不是指这种一时的情况，而是指人们在许多场合一贯表现得比较稳定的动力特征。正因为这样，气质使个体的全部心理表现都染上一种色彩。

（二）气质具有可塑性

俗话说："禀性难移。"这说明气质比其他心理特征更有稳定性，但它又不是固定不变的。例如，一个女中学生在学校里的表现是胆怯、孤解、羞涩和烦恼，由于对她进行专门的长期教育和自我锻炼，如引导她积极参加集体活动，并安排一些重要任务等，这个学生的胆怯、孤僻、羞涩、烦恼等气质特征消失了。可见，在社会活动实践中，尤其是在教育的影响下，气质是可以改变的。

二、气质类型学说

（一）气质的体液学说

早在公元前 5 世纪，古希腊著名医生希波克拉底就观察到人有不同的气质。他认为人体内有 4 种体液：血液、黏液、黄胆汁和黑胆汁。这 4 种体液在人体内的不同比例就形成了不同的气质。后来古医学家根据人体内哪一种体液占优势把气质分为 4 种基本类型：多血质的人血液占优势；胆汁质的人黄胆汁占优势；黏液质的人黏液占优势；抑郁质的人黑胆汁占优势。

根据日常观察，4 种气质类型的心理特征可表述如下。

（1）多血质。活泼好动，容易适应新环境；注意易于转移，接受新事物快，但印象不深刻；情绪和情感易于产生改变，并直接表露于外。

（2）胆汁质。直率热情，精力旺盛；性情急躁，反应迅速；情绪明显外露，但持续时间不长；行为上表现出不平衡，工作特点带有明显的周期性。

（3）黏液质。安静平衡，反应缓慢；善于克制自己，情绪不易外露；注意稳定但难于转移。

（4）抑郁质。柔弱易倦，情绪发生慢，体验深刻，言行迟缓无力，胆小、忸怩，善于觉察别人不易觉察的细小事物。

在日常生活中，具有单一典型气质的人是极少见的，绝大多数人是混合型气质，只是侧重略有不同罢了。

（二）气质的血型学说

A 型：敏感多疑。

B 型：活泼善于交际。

AB 型：介乎于 A 型、B 型之间。

O 型：刚毅、支配欲强。

（三）气质的高级神经类型学说

巴甫洛夫关于高级神经活动类型与特性的研究，对气质的生理机制提出了比较有说服力的解释。巴甫洛夫在研究高等动物的条件反射时，确定了大脑皮层神经过程（兴奋和抑制）具有 3 个基本特性：强度、灵活性和平衡性。神经过程的强度指神经细胞和整个神经系统的工作能力和界限。灵活性指兴奋和抑制过程更替的速率。平衡性指兴奋过程和抑制过程之间的相对关系。这 3 种特性的不同结合构成高级神经活动的不同类型。最常见的有 4 种基本类型：强、平衡、灵活型（活泼型）；强、平衡、不灵活型（安静型）；强、不平衡型（不可遏制型）和弱、不平衡型（弱型）。巴甫洛夫认为上述 4 种神经系统的显著类型恰恰与古希腊学者提出的 4 种气质类型相当。因此，高级神经活动类型是气质类型的生理基础，其关系如表 5 - 2 所示。

表5-2　高级神经活动类型及特征

神经类型（气质类型）	强度	均衡性	灵活性	行为特点
兴奋型（胆汁质）	强	不均衡		攻击性强，易兴奋，不易平静，难于抑制
活泼型（多血质）	强	均衡	灵活	易兴奋，适应性强，反应灵活
安静型（黏液质）	强	均衡	不灵活	安静、迟缓，不易兴奋，不好交际
抑制型（抑郁质）	弱			行为紧张、刻板，耐受性差

三、评定的目的

人格测验（personality test）是对人格特点的揭示和描述，即测量个体在一定情境下经常表现出来的典型行为和情感反应，通常包括气质或性格类型的特点、情绪状态、人际关系、动机、兴趣和态度等内容。因此，气质评定通常包含在人格评定中。人格测验同样是心理学家在健康管理工作中进行心理鉴定、评定和诊断的重要方面，是心理咨询、心理治疗和职业咨询不可缺少的手段。

四、评定方法和标准

目前采用的人格测验方法有很多种，最常用的为问卷法和投射法。问卷法也称为自陈量表，临床上常用的人格自陈量表有明尼苏达多相人格调查表、艾森克人格问卷等，常用的投射法有罗夏墨迹测验和主题统觉测验等。

（一）艾森克人格问卷

艾森克人格问卷（Eysenck personality questionnaire，EPQ）是由英国伦敦大学的艾森克夫妇在其先前的个性调查表的基础上发展起来的，分为儿童（7~15岁）和成人（16岁以上）两种类型。经过多次修订，在不同人群中测试有可靠的信度和效度，因此为国际所公认。

艾森克归纳出人格的3个基本因素：内-外倾性、神经质或情感稳定性、精神质。这3个因素构成了人格的3个相互正交的维度。EPQ就由这3个人格维度和一个效度量表组成。

1. 结构

（1）N量表（神经质维度）。测查情绪稳定性。高分反映易焦虑、抑郁和较强烈的情绪反应倾向等特征。

（2）P量表（精神质维度）。测查心理状态是否正常。高分可能具有孤独、缺乏同情心、难以适应环境、好攻击、不友好等特征；也可能具有与众极其不同的人格特征。

（3）E量表（内-外向维度）。测查内向和外向人格特征。高分反映个性外向、爱交际、热情、冲动等特征，低分反映个性内向、好静、稳重、不善言谈等特征。

（4）L量表（掩饰）。这是一个效度量表，测查朴实、遵从社会习俗及道德规范等特征。高分表明受试者过分掩饰、隐瞒，测试结果不够真实。

N及E都是双向维度，如情绪可从极度稳定移行至极度不稳定。同时，各维度是交叉的。例如，内向（或外向）的人可能同时属于情绪稳定（或不稳定），还可能有或没有明显的神经质。将N维度和E维度结合，以E为x轴，N为y轴，交叉成"十"字形，可以分出4种人格特征：外向-情绪不稳定（胆汁质）、外向-情绪稳定（多血质）、内向-情绪稳定（黏液质）、内向-情绪不稳定（抑郁质），各型之间还有移行型（图5-2）。

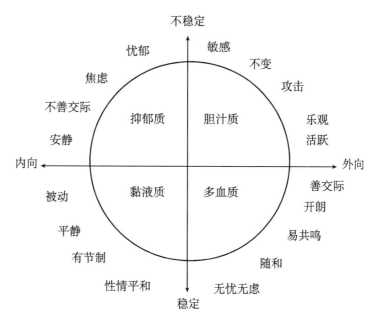

图 5 - 2 艾森克人格问卷的维度

2. 内容

我国龚耀先教授修订的 EPQ 有 88 项，陈仲庚教授修订的有 85 项，前者的项目内容详见附表 5 - 2。EPQ 要求受试者根据问卷中的指导语对题目做出"是"或"否"的回答，根据回答情况进行记分。

3. 评分方法

EPQ 根据手册规定的标准予以记分，按性别、年龄对照换算出相应标准分（T 分），根据 T 分的高低判断人格倾向和特征。

EPQ 测验程序简便易行，内容也较适合中国的国情，显示较好的信度和效度。因此，作为人格的评估工具在临床上广泛应用，但项目较少，信息量也相对较少，反映的人格特征类型有限。

（二）明尼苏达多相人格调查表

明尼苏达多相人格调查表（Minnesota multiphasic personality inventory，MMPI）是明尼苏达大学心理学家哈特卫与精神科医生麦金利于 20 世纪 40 年代合作编制而成。到目前为止，它已被翻译成各种文字版本达 100 余种，广泛应用于人类学、心理学和医学领域。我国宋维真教授等于 1980 年年初完成 MMPI 的修订工作。1991 年，中国内地和香港合作着手 MMPI-2 的修订工作，建立了现代中国常模，至今已基本完善，并已推向使用阶段。MMPI 适用于 16 岁以上至少有 6 年以上教育年限者；MMPI-2 提供了成人和青少年的常模，可用于 13 岁以上青少年和成人。

1. 结构

MMPI 共有 566 个自我陈述形式的题目，其中 1～399 题是与临床有关的，其他属于一些研究量表。题目内容范围很广，包括身体各方面的情况、精神状态及对家庭、婚姻、宗教、政治、法律、社会等方面的态度和看法。它要求受试者根据问卷中的指导语对题目做出"是"、"否"或"不能说"的回答，根据回答情况进行量化分析，做出人格剖面图。临床工作中 MMPI 常应用 4 个效度量表和 10 个临床量表（附表 5 -3）。

2. 结果分析

MMPI 测验的结果采用标准分 T 分进行分析，T 分的换算公式为：$T = 50 + 10(X - M)/S$，其中，X 为原始分，M 为平均原始分，S 为原始分标准差，50 即 M 的等值量表分（T 值）。T 分可在 MMPI 剖面图上标出。一般某量表 T 分在 70 以上（按美国常模），或 T 分在 60 分以上（中国常模），便视为该量表存在所反映的精神病理症状，如抑郁量表（D）≥70 分，则认为受试者存在抑郁症状。但在具体分析时应综合各量表 T 分高低情况来解释，如精神评估对象往往是 D、Pd、Pa 和 Sc 分高，神经症评估对象往往是 Hs、D、Hy 和 Pt 分高。

MMPI 属于人格调查表，但它偏重病理人格方面。在精神病学领域主要用于协助临床诊断，在心身医学领域用于多种心身疾病，如冠心病、癌症等评估对象的人格特征研究，在行为医学领域用于行为障碍的人格特征研究，在心理咨询和心理治疗中也采用 MMPI 评估受试者的人格特点及心理治疗的效果，现在还用于司法鉴定领域。人格测验是制订心理康复计划的依据和基础，在进行职业康复之前先把握康复对象的人格特征，也有利于更有针对性地提供职业指导。

（三）罗夏墨迹测验

罗夏墨迹测验的图片是由墨迹制成。先将墨迹涂在纸上，有浓有淡。临近干燥时，将纸对折，形成一个左右对称、颜色深浅不一的墨迹图。利用这些模糊不清的墨迹图作为诱发评估对象联想的刺激物，促进评估对象的内心活动投射出来，从而探讨评估对象的内心世界。本测验对揭露评估对象受压抑的情绪有重要作用。但测验技术复杂，掌握比较困难。

第四节　认知功能评定

认知功能属于大脑皮质的高级活动范畴，包括感觉、知觉、注意、记忆、理解和智能等成人的认知功能发育完善，在大脑皮层损伤时引起感觉输入的异常，可出现特定的认知障碍。当病变损伤大脑皮质时，可引起认知功能障碍，出现意识改变、记忆障碍、听力理解异常、空间辨别障碍、失用症、忽略症、失认症、体象障碍、皮质盲、智能减退等。病变部位不同，可有不同的表现。额叶病变时可引起记忆、注意力和智能方面的障碍；顶叶病变时可引起空间辨别障碍、失用症、躯体失认、忽略症和体象障碍；枕叶病变时常引起视觉失认和皮质盲；颞叶病变时可引起听觉理解和短期记忆障碍；范围广泛的大脑皮质损伤可出现全面的智能减退并且容易成为痴呆。常见的认知功能障碍主要涉及痴呆、失认症、失用症和失语症等，失语症常由言语治疗师完成评定，因此归于语言精神功能的分类。

一、评定的目的

认知功能评定是通过对评估对象的病史询问、动作或行为的观察、标准化认知功能评定量表的应用，做出相应的脑功能诊断的系统方法。认知功能障碍评定有助于脑损伤性疾病的诊断，确定大脑功能缺失的类型和程度，制订康复治疗和认知功能训练计划。认知功能障碍的评定和其他功能评定一样应定期进行，以了解其恢复及对运动功能的影响情况。

二、评定方法和标准

（一）简明精神状态量表

简明精神状态量表（MMSE）是 Folstein 等于 1975 年编制而成，是目前世界上最为常用的认知筛查量表（附表 5-4）。国内目前使用的 MMSE 有多个中文版本，其测试内容基本相同，包括时间与地点定向、语言（复述、命名、理解指令）、心算、即刻与短时听觉词语记忆、结构模仿等，满分 30 分。正确回答或完成 1 项记 1 分，30 项的得分相加即为总分。评定为痴呆的标准依文化程度而不同：文盲≤

17 分，小学文化程度≤20 分，中学以上文化程度≤24 分。

（二）蒙特利尔认知量表

为了提高诊断精度，简化诊断方案，国内外研究组陆续编制了轻度认知障碍专属筛查量表——蒙特利尔认知评估量表（MoCA，附表 5 - 5）。MoCA 属于筛查轻度认知障碍的患者，量表评估过程简便、快捷，共包括对 8 个方面的认知进行评估。

（三）记忆功能评定

记忆是人对过去经历过的事物的一种反应，可分为长时记忆、短时记忆和瞬时记忆 3 种。记忆功能是人脑的基本认知功能之一，在很大程度上反映心理状态及认知功能的现有水平。脑损伤或情绪及人格障碍者常出现记忆功能障碍，记忆力测验则能衡量记忆等级水平，鉴别不同类型的记忆障碍，对评估对象的记忆力状况进行客观的评定，可用于脑损伤、老年性痴呆、智力低下等的研究。评定方法有韦氏记忆量表、临床记忆量表、Rivernead 行为记忆试验等。

第五节　心理健康评定

第三届国际心理卫生大会于 1946 年将心理健康（mental healthy）定义为："所谓心理健康，是指在身体、智能及情感上与他人的心理健康不相矛盾的范用内，将个人心境发展成最佳状态。" WHO 在 2004 年于日内瓦发布的《促进心理健康：概念、证据和实践》研究报告中，把心理健康定义为由社会经济和环境因素所决定，包括实现自身潜能，能应对日常生活压力、能有成就的工作，对所属社区有贡献等状态。

一、心理健康评定的标准

（一）心理健康标准

第三届国际心理卫生大会于 1946 年将心理健康定义为：①身体、智力、情绪十分调和；②适应环境人际关系中彼此礼让；③有幸福感；④在工作和职业中，能充分发挥自己的能力，过着有效率的生活。

美国心理学家马斯洛和米特尔曼提出的心理健康的十条标准被公认为是"最经典的标准"：①充分的安全感；②充分了解自己，并对自己的能力做适当的估价；③生活的目标切合实际；④与现实的环境保持接触；⑤能保持人格的完整与和谐；⑥具有从经验中学习的能力；⑦能保持良好的人际关系；⑧适度的情绪表达与控制；⑨在不违背社会规范的条件下，对个人的基本需要进行恰当的满足；⑩在不违背社会规范的条件下，能进行有限的个性发挥。

（二）心理健康的评估标准

著名的心理学教授许又新提出了心理健康可以用 3 类标准（或三个维度）去衡量，即体验标准、操作标准、发展标准。他同时指出，不能孤立地只考虑某一类标准，而要把三类标准联系起来综合地加以考察和衡量。

1. 体验标准

体验标准也称主观标准，是指以个人的主观体验和内心世界的状况作为衡量心理健康的标准。主要包括两个部分：良好的心境、恰当的自我评价。

2. 操作标准

操作标准是指通过观察、实验和测验等方法考察心理活动的过程和效应，其核心是效率。主要包括个人心理活动的效率和个人的社会效率或社会功能（如工作及学习效率高，人际关系和谐等），如工作及学习效率高低、人际关系和谐与否等。

3. 发展标准

发展标准是指在实践中，对人的心理状况进行时间纵向（过去、现在与未来）考察分析（而前两种标准主要着眼于横向，考虑一个人的精神现状）。发展标准有向较高水平发展的可能性，并且有使可能性变成现实的切实可行的行动措施。

二、心理健康测试量表及运用

心理健康测试量表是专门用来测评心理健康的测验工具。心理健康的概念面广，因此对不同方面的心理健康问题进行测量需要用到不同的量表，下面将常用到的心理健康测试量表及其如何使用做简单介绍。

（一）心理健康问题的综合评鉴

国内对心理健康进行综合评鉴的工具，从使用频率来看主要有适用于成年人的症状自评量表（SCL-90）、适用于中学生的心理健康诊断测验（MHT）和 Achenbach 儿童行为量表（CBCL）等。

（二）情绪及相关问题的评鉴

情绪是人精神生活的主要组成部分，常见的情绪问题有焦虑、抑郁、强迫、恐惧等，它们基本都有相应的测评量表，而在实际应用中对于抑郁和焦虑的测评较多，也较广泛。这些量表包括焦虑自评量表（SAS）、抑郁自评量表（SDS）、汉密尔顿焦虑量表（HAMA）、汉密尔顿抑郁量表（HAMD）、社交焦虑量表、贝克抑郁问卷（BDI）等。另外，对于特殊人群有专门的测量量表，如老年抑郁量表（GDS）、儿童社交焦虑量表（SASC）、爱丁堡妊娠后抑郁量表（EPDS）、中学生考试焦虑影响因素问卷、考试焦虑量表、考试焦虑综合诊断量表等。

（三）对人格及相关问题的评鉴

人格是个体在行为上的内部倾向，它表现为个体适应环境时在能力、情绪、需要、动机、价值观、气质、性格和体质等方面的整合，与心理健康关系密切。国内常用的人格量表包括对人格特征进行测量的卡特尔16种人格因素量表（16PF）、艾森克人格问卷（EPQ）和大五人格量表等，还有用于评定人格障碍、偏态行为的人格诊断问卷（PDQ-4）、明尼苏达多相个性调查表（MMPI）。

（四）对应激源与应付方式的评鉴

应激是个体对内外刺激因素所做出的适应性反应，造成个体应激反应的重要原因是个体遭遇的生活事件因素。目前国内最常用的相关量表有生活事件量表（LES）和应付方式问卷。

第六节　情感功能评定

情感功能包括：情感的适度性、情感的调节和范围；感情；悲伤、幸福、热爱、恐惧、愤怒、仇恨、紧张、焦虑、快乐、悲哀；情绪的易变性；感情单调的功能。情绪是人对于客观事物是否符合人的需要而产生的一种反映。情绪和情感虽然不尽相同，但却是不可分割的。因此，人们时常把情绪和情感通用。一般来说，情感是在多次情绪体验的基础上形成的，并通过情绪表现出来；反过来，情绪的表现和变化又受已形成的情感的制约。可以说，情绪是情感的基础和外部表现，情感是情绪的深化和本质内容。由于情感提高情绪表现出来，因此情感功能的评定主要是通过观察和询问受试者的情绪表现进行的。情绪状态有积极与消极之分，在临床上常见的消极情绪状态有焦虑与抑郁两种。

一、评定的目的

大量的实验研究和临床观察都已证明，不良情绪不仅会使人的整个心理活动失去平衡，引起心理疾患，而且会造成生理机制紊乱从而导致各种躯体疾病。在过度的情绪反应或持久的消极情绪的作用下，神经系统的功能会受到影响。情绪不仅与身心健康有密切关系，情感功能评定在健康管理中也有重要意义。

二、评定方法和标准

（一）焦虑评定量表

焦虑是对事件或内部想法与感受的一种不愉快的体验，它涉及轻重不等但性质相近而相互过渡的一系列情绪。焦虑的各个侧面，如认知、情感和行为等是相互联系的。抑郁既可表现为一组临床综合征，又可作为一种具有特定诊断标准的精神障碍。不同抑郁量表的设计，所依据的抑郁概念是不一致的，有的侧重认知，有的侧重生理症状，如食欲、性欲、睡眠等。

1. 汉密尔顿焦虑量表

汉密尔顿焦虑量表（Hamilton anxiety scale，HAMA）是英国学者汉密尔顿于 1959 年编制的一种医生常用的焦虑测验量表。目前我国常用的 HAMA 是由汤敏华于 1984 年翻译引进的。它能很好地衡量治疗效果，一致性相当好，长度适中，简便易行，用于测量焦虑症及评估对象的焦虑程度，是当今用得最广泛的焦虑量表之一。该量表的测试内容有 14 个项目，每个条目得分为 0 ~ 4 分，具体内容包括焦虑心境、紧张、害怕、失眠、认知功能、抑郁心境、躯体性焦虑（肌肉系统）、躯体性焦虑（感觉系统）、心血管系统症状、呼吸系统症状、胃肠道症状、生殖泌尿系统症状、自主神经系统症状、会谈时行为表现。具体量表参见《常用心理评估量表手册（修订版）》。

（1）实施方法。应由经过培训的两名测试者同时对受试者进行联合检查，在评定前与受试者建立良好的合作关系。采用交谈和观察的方式进行，做一次评定需 10 ~ 15 min，除第 14 项需结合观察外，所有项目根据评估对象口头的叙述进行评分，特别强调主观体验。检查时，两名测试者可相互协调、相互补充，以免遗漏项目。检查完毕后，二者独立评分。评分结果可取平均值。

（2）评分方法。HAMA 每项评定按症状轻重分为 5 级。0 分：无症状；1 分：症状轻微；2 分：有肯定的症状，但不影响生活与活动；3 分：症状重，需加处理，或已影响生活和活动；4 分：症状极重，严重影响其生活。

（3）结果分析。总分为各项目分的总和。总分小于 7 分为无焦虑；总分大于 7 分为可能焦虑；总分大于 14 分为肯定焦虑；总分大于 21 分为有明显焦虑；总分大于 29 分为可能为严重焦虑。之后进一步进行因子分析。因子分 = 组成该因子各项目的总分/该因子结构的项目数。焦虑症状可分为躯体性和精神性两大因子，由此可评定受试者的焦虑特点。

2. 焦虑自评量表

焦虑自评量表（self-rating anxiety scale，SAS）是 Zung 于 1971 年编制的，用于衡量焦虑状态的严重程度及治疗过程中的变化情况。该量表由 20 个条目组成，每个条目的选项为"很少有、有时有、大部分时间有、绝大部分时间有" 4 种，比如前 5 个条目为"我觉得比往常更加神经过敏和焦虑""我无缘无故感到担心""我容易心烦意乱或感到恐惧""我觉得我可能将要发疯""我觉得事事都顺利，不会有倒霉的事情发生"。具体量表参见《常用心理评估量表手册（修订版）》。

（1）实施方法。评定前，向受试者说明测验的意义、作用和要求，让其了解测验并能认真完成。把总的评分方法和要求向受试者讲清楚，对于阅读有困难者，测试者可逐项念给他听，并以中性的、不带任何暗示和偏向的方式把问题本身的意思告诉他，让受试者做出独立的、不受他人影响的自我评定。

（2）评分方法。按 1 ~ 4 级评分，20 个条目中有 5 项（5、9、13、17、19）是用正性词陈述的，为反序记分，根据出现症状的次数由少到多分别计 4 分、3 分、2 分、1 分；其余 15 项是用负性词陈述的，为正序记分，根据出现症状的次数由少到多分别计 1 分、2 分、3 分、4 分。

（3）结果分析。各项得分相加得粗分，用粗分乘以 1.25 的积取其整数部分即得标准分。根据中国常模结果，粗分的分界值为 40 分，标准分的分界值为 50 分，分值越高，焦虑倾向越明显。其中，50 ~ 59 分为轻度焦虑，60 ~ 69 分为中度焦虑，70 分以上为重度焦虑。关于焦虑症状的临床分级，除参考量表分值外，主要还应根据临床症状，特别是关键症状的程度来划分，量表总分值仅作为一项参考指标而非绝对标准。

（二）抑郁评定量表

1. 汉密尔顿抑郁量表

汉密尔顿抑郁量表（Hamilton depression scale，HAMD）是汉密尔顿于 1960 年在《神经科、神经外科和精神科杂志》上发表的，1967 年在美国《社会和临床心理学》上又发表了它的发展版本。作为最标准的抑郁量表之一，新的抑郁量表在开发时往往以 HAMD 作为平行效度检验的工具。该量表有 17 项、21 项和 24 项 3 种版本。具体量表参见《常用心理评估量表手册（修订版）》。

2. 抑郁自评量表

抑郁自评量表（self-rating depression scale，SDS）是 Zung 于 1965 年编制的，用于衡量抑郁状态的轻重程度及其在治疗中的变化。该量表有 20 条文字，测量最近一星期的心理实际情况，要求在 10 分钟内完成。具体量表参见《常用心理评估量表手册（修订版）》。

（1）实施方法。在评定前，向受试者说明测验的意义、作用和要求，让其了解测验并能认真合作完成。把总的评分方法和要求向受试者讲清楚，对于阅读有困难的受试者，测试者可逐项念给他听，并以中性的、不带任何暗示和偏向的方式把问题本身的意思告诉他，让受试者做出独立的、不受他人影响的自我评定。

（2）评分方法。按 1 ~ 4 级评分，20 个条目中有 10 项（2、5、6、11、12、14、16、17、18 和 20）是用正性词陈述的，为反序记分，根据出现症状的次数由少到多分别计 4 分、3 分、2 分、1 分；其余 10 项是用负性词陈述的，为正序记分，根据出现症状的次数由少到多分别计 1 分、2 分、3 分、4 分。

（3）结果分析。各项得分相加得粗分，用粗分乘以 1.25 的积取其整数部分即得标准分。标准分的分界值为 50 分，小于 50 分为无抑郁；50 ~ 59 分为轻度抑郁；60 ~ 69 分为中度抑郁；大于 70 分为重度抑郁。

（赵芳）

参考文献

［1］戴晓阳．常用心理评估量表手册：修订版［M］．北京：人民军医出版社，2015.
［2］王玉龙．康复功能评定学［M］．3版．北京：人民卫生出版社，2018.

第六章

生活质量评估

生活质量作为评价健康的一种常用手段，能够从生理、心理、社会等多个维度反映个体或群体的健康状况，并能体现出健康的积极和消极因素，在新的医学模式下更能全面反映人们的健康状况。

第一节 概述

生活质量的概念起源于 20 世纪 30 年代的美国，最初是作为一个社会学指标来使用的。经过 20 世纪 50 ~ 60 年代生活质量研究的成熟期，60 年代后，广泛应用于社会领域的研究。生活质量不仅作为社会及其环境的客观条件指标来反映社会发展水平，也用于衡量人们对社会及其环境的主观感受。例如，人口数量、出生率、死亡率、收入与消费水平、就业率、卫生设施和应用程度等客观条件指标能够反映社会发展水平。人们对社会及其环境的一些主观感受指标，能够衡量生活中家庭、工作和休闲等方面的环境给人们带来的主观感受。到了 20 世纪 70 年代末，医学领域对生活质量进行了广泛的研究，以适应疾病谱和医学发展引发的健康观和医学模式转变的需要。总体而言，生活质量这一综合的评价指标比起单纯的疾病治愈率、生存率等，更能体现人们在疾病转归过程中身体上、精神上和社会活动的真实状态。

一、生活质量的概念

生活质量（quality of life，QOL）也称生命质量、生存质量、生活素质等，是对人们生活好坏程度的一个衡量。生活质量与客观意义上的生活水平有关，但也有所区别。生活质量不仅取决于人们能否保持基本的物质生活水平及身心健康之外，也取决于人们是否能够获得快乐、幸福、舒适、安全的主观感受。因此，在疾病不能完全消除或治愈时，就需要更加关注患者的功能恢复和生活质量的保持与提高。

目前，对于生活质量比较公认的几个观点包括：①生活质量是一个多维的概念，包括身体功能、心理功能、社会功能等；②生活质量是一个主观的评价指标，应根据测试者的主观体验进行评估；③生活质量具有文化依赖性，应该建立在一定的文化价值体系下。WHO 生活质量研究组在 1993 年提出：生活质量是不同文化和价值体系中的个体对他们的目标、期望、标准及所关心的事情相关的生活状况的体验。

除了 WHO 提出的生活质量概念之外，大量的学者进行了生活质量的研究，分别提出了生活质量的不同概念，主要有 3 个流派的观点：①客观论，是将生活质量定义为满足人们生活需要的全部社会条件与自然条件的综合水平，包括生活环境的美化与净化、社会文化、教育、卫生、生活服务状况、社会风尚和社会治安秩序等；②主观论，认为生活质量就是人们的主观幸福感和对生活的满意程度，是对个体生活各方面的评价和总结，包括精神的、躯体的、物质方面的幸福感及对家庭内外的人际关系、工作能力、主动参与各项休闲活动的能力的满意程度；③主、客观综合论，认为生活质量包括社会提供给人们生活所需条件的充分程度和人们对于生活需求的满意程度，是反映人类生活发展的一个综合概念，是对社会发展包括人类自身发展过程的一种标识。

目前较普遍适用的生活质量的定义是：以社会经济、文化背景和价值取向为基础，人们对自己的身体状态、心理功能、社会能力及个人整体情形的一种感觉体验。可见，生活质量是一个内涵丰富的概念，它包括许多内容，如个人的生理健康、心理素质、自立能力、社会关系、个人信念等，其核心是人们对自己生活状况的感受和理解。因此，对生活质量概念的理解因人们的文化和价值观念、生活目标、价值期望、行为准则及社会观念的不同而不同。

二、健康相关生活质量

（一）基本概念

随着社会的发展和医学模式由"生物－医学模式"向"生物－心理－社会医学模式"的转变，健康的内涵也不断地变化。1948年世界卫生组织提出，健康不仅仅是没有疾病或不虚弱，而是身体的、精神的健康和社会幸福的完满状态。人们对健康的关注也不再仅停留在生存时间的长短上，而是关注个体的生存状态和生活质量。

健康是生活质量重要的组成部分。20世纪70年代末，人们将社会学中的生活质量引入医学领域，利用生活质量的理论与方法来评估健康，探索疾病对生活质量的影响，并形成了一个全新的概念——健康相关生活质量（health-related quality of life，HRQOL）。健康相关生活质量主要指患者对于自身疾病与治疗产生的躯体、心理和社会反应的一种实际的、日常的功能性描述，是患者个体生理、心理、社会功能3个方面的综合状态，即健康质量。与存活和其他类型的临床结果一样，与健康相关的生活质量也是医疗保健服务有效性的一个重要指标。

（二）主要构成

健康相关生活质量是从医学角度探知疾病对于患者的影响及医疗干预措施的成效出发，借用社会科学提出的生活质量概念开展研究的一种方式。基于对健康相关生活质量概念的理解，可以看出生活质量可以分为个体和环境两个方面，前者包括与患者个体健康有关的主要因素，如身体、心理、精神健康等方面；后者则包括社会环境和生活环境等。

不论是经济发达的国家和地区，还是发展中国家和地区，医疗卫生保健的目的都已经或正在从单纯的防治病痛拓宽到包括改善患者的生活质量和其他多项内容的体系。在医疗保健中，提高服务对象的生活质量就是要改善他们的生活主客观环境，这与预防疾病、有效治疗、减缓症状、避免并发症、提供人道保健以延长寿命具有相同重要的地位。帕特里克（Donald L. Ptrick）认为与健康相关的生活质量的核心内容应包括5个方面：①潜在的积极乐观的态度；②心理状态；③健康问题；④健康认知；⑤死亡及生存期（这是治疗的结局）。这5个方面被认为是与健康相关的生活质量的核心内容，由此可引出不同侧重面的评估。而且每个方面也可融入许多健康的次一级问题，所涉及的与健康有关的所有项目都应该在尽可能的条件下，完成或初步拟定心理、生理和社会健康的指标，以用于生活质量的评估。

（三）基本特征

（1）健康相关生活质量是一个综合现象，包含了身体（生理）功能、心理能力、社会适应能力和一般性的总体感觉4个方面；健康相关生活质量多采用功能或行为术语来说明，即应着重于具有某种状态的人其行为能力如何，而不是临床诊断和实验室检查结果。

（2）在评价者方面，更多的是采用自我评价，即由个人对自己的生活质量做出评价。

（3）反映健康相关生活质量的指标常是主观指标。采用客观指标，不同的人之间很难进行比较。例如，采用实验室检查或临床诊断等指标在不同患者间很难做出合理的比较。

（4）健康相关生活质量具有时变性，即随时间的变化而变化，这就很容易反映出疾病、治疗方法、衰老和其他卫生保健措施的作用，因此常用作卫生保健的效果指标，它常比一些客观的健康指标更为敏感。

三、生活质量的影响因素

不同时期、不同研究背景的学者提出的生活质量的影响因素都有些不同，其中 费瑞尔（Ferrell）等提出的思维模式结构较为全面，包括身体健康状况（各种生理功能活动有无限制、休息与睡眠是否正常等）、心理健康情况（智力、情绪、紧张刺激等）、社会健康状况（社会交往和社会活动、家庭关系、社会地位等）和精神健康状况（对生命价值的认识、宗教信仰和精神文化等）。WHO 提出的 6 个方面的因素则更为权威，即身体功能、心理状况、独立能力、社会关系、生活环境及宗教信仰与精神寄托。

在健康服务与管理工作中，我们所面对的是健康人群和患慢性病的群体，包括神经系统疾患、骨骼肌肉系统疾患、心肺系统疾患、小儿或老年疾患等，每一个疾病类别，都有多种不同或相同的因素跟其生活质量有关。

四、生活质量评估的目的

（1）生活质量的评估可以全面反映疾病及其导致的躯体、心理和社会功能等方面在健康干预等作用下产生的影响，而且更着重于体现患者自身的主观感受。

（2）生活质量评估可以了解疾病和健康风险对于人们生活的影响，以便有针对性地进行健康干预。通过生活质量的评估，有助于了解分析影响健康的主要因素，阐明生活质量与健康风险之间的关系，从而有利于发现问题，提出针对不同疾病成因机制中全面且较客观的解释。

（3）生活质量评估的各项指标可作为判断健康干预效果的重要参数，为后续健康管理提供更好的依据。

五、生活质量评估的内容

生活质量的评估是针对每一位个体进行主观感受和对社会、环境体验的评估，它有别于其他客观评估指标，需要有针对性地分析不同疾病、状态、人群与生活质量有关的因素，确定适合的生活质量评估内容。具体内容如下。

（1）躯体功能的评估：包括睡眠、饮食、行走、大小便、自我控制、自我料理、家务操持、休闲等。

（2）精神心理功能的评估：包括抑郁、焦虑、孤独感、自尊、记忆力、推理能力和应变能力等。

（3）社会功能的评估：包括家庭关系、社会支持、与他人交往、就业情况、经济状况、社会整合、社会角色等。

（4）疾病特征与治疗：包括疾病病症、治疗的不良反应等。

健康服务实际应用中，要结合实际情况选择使用合适的生活质量评估工具。

六、生活质量评估的方法

在不同的人群或疾病评估时，按照评估的目的和内容要求，常用的生活质量评估方法有以下几种。

1. 访谈法

访谈法是通过访谈员和受访人面对面地交谈来了解受访者的心理、行为、健康状况、生活水平等，综合评价其生活质量的一种方法。

根据访谈进程的标准化程度，可将它分为结构型访谈和非结构型访谈。前者的特点是按定向的标准程序进行，通常是采用问卷或调查表，对所问的条目和可能的反应都有一定的准备；后者指没有定向标准化程序的自由提问的访谈形式。访谈法运用面广，能够简单而迅速地收集多方面的定性分析资料，因而常在日常工作中使用。

2. 观察法

观察法是测试者在一定时间内有目的、有计划地在特定条件下，通过感官或借助于一定的科学仪器，对特定个体的心理行为或活动、疾病症状及相关反应等进行观察，从而搜集资料判断其生活质量。观察法常用于植物人状态、精神障碍、老年性痴呆或危重患者的评估。

3. 主观报告法

主观报告法是受试者根据自己的身体情况和对生活质量的理解，报告一个整体生活质量的状态水平。可以用分数或等级数表示，是一种简单的整体评估方法。

4. 症状定式检查法

症状定式检查法用于疾病症状和治疗的毒副作用时的生活质量评估。该法把各种可能的症状或毒副作用列出来，由受试者或患者选择，选项可以是"有""无"两项，也可为程度等级选项。

5. 标准化的量表评价法

标准化的量表评价法是生活质量评估中采用最广的方法，通过经考察验证具有较好信度、效度和反应度的标准化测定量表，对受试者的生活质量进行多个维度的综合评估。根据评估主题的不同可分为自评法和他评法。此方法具有客观性较强、可比性好、程序易标准化和易于操作等优点。

七、生活质量评估的主要应用

欧美一些发达国家已将生活质量评估广泛应用于临床试验、卫生政策的制定、卫生资源效益的评价等，主要涉及癌症、心脑血管病、老年病及其他慢性病生命质量的测评，人群和患者的健康状况评估，临床治疗方案的评价与选择，预防性干预及保健措施的效果评价，并影响着卫生资源配置与利用的决策等。国内通过引进国外的量表在一些领域也进行了研究。

（1）评价普通及特殊人群的健康状况。

（2）评价不同疾病群体的生命质量。

（3）评价临床治疗方案和治疗效果。

（4）用于医疗保险和卫生管理事业研究。

（5）评价卫生保健政策，指导卫生投入方向。

八、生活质量评估的注意事项

生活质量评估受到诸多因素的影响，评估的方法多样，评估中需要注意以下事项。

1. **建立有用的生活质量评价指标**

选用量表时要留意它的可测量性、敏感度、被接受、易于理解、平衡性等方面。

2. **QOL 量表的本土化和民族化**

量表要具备国际通用性和可比性，又要照顾到各个国家、地区的本土文化和民族化元素。必要时应对相关内容进行文化调适。

3. **有针对性地使用 QOL 量表**

针对不同的疾患，尽量选择该疾患的生活质量专表，以便测得患者特有的问题。例如，适用于脑卒中患者的 SA-SIP30；用于慢性关节炎患者的关节炎影响测量量表 2（arthritis impact measurement scales 2，AIMS2）等。

4. **注意不同数据采集过程中的技巧**

例如，注重访谈法中访谈员的素质培训、量表评价法中量表的编印质量等细节，进一步提高生活质量评估的准确性。

第二节 生活质量评估工具

量表是生活质量评估的重要工具。在过去几十年里，国内外研制了大量的量表。有些是普适性的量表，它们并不针对某一特殊疾病的患者，而在于了解一般人群的综合健康状况，也可用于不同疾病患者生活质量的研究。为了更好地了解特定疾病患者的生活质量，近年来研制或改良了大量的疾病专用生活质量测量量表。因此，测定生活质量的量表总体上可以分为两大类，即普适性量表和疾病专用量表。

一、普适性量表

主要用于一般人群的生命质量测量，也可用于不同疾病患者生活质量的研究。普适性量表的优点有：①具有适用于多种疾病的特点，可以借此明确影响生活质量的其他相关因素；②适用于多病种、不同条件下的研究；③便于资料的采样、搜集与管理。但是，普适性量表应用在不同疾病患者的生活质量研究时有以下缺点：①患者通常伴有不同程度认知、语言功能和心理障碍，不同程度地干扰了测量结果，但是如果排除这一部分患者，将会失去一大部分测试对象；②个别量表会出现地板效应（floor effect）或天花板效应（ceiling effect），影响评估的准确性；③内容的有效性，如脑卒中患者常见的问题是交流障碍，而众多量表中只有疾病影响量表（sickness impact profile，SIP）拥有这方面的内容。

常用生活质量评估的普适性量表主要有 SF-36 简明健康测量量表（36-item short form health survey，SF-36）、世界卫生组织生活质量-100 量表（WHOQOL-100 或 WHOQOL-BREF）、欧洲生命质量量表（EuroQol）、生活质量指数（quality of life-index）、诺丁汉健康量表（Nottingham health profile，NHP）、Karnofsky 功能状况量表（Karnofsky performance status，KPS）、良好适应状态指数（quality of well-being，QWB）等。这些量表主要针对一般人群的健康状况，对生理状态、心理状态、社会功能状态、主观判断与满意度等进行评价，是健康状况的综合指标。

（一）SF-36 简明健康测量量表

SF-36 简明健康测量量表又称医疗结局研究简表（MOS SF-36），最初是由美国医学结局研究组在兰德公司健康保险项目的有关研究的基础上修订而成，于 20 世纪 80 年代初期开始研制，90 年代初，完成了含有 36 个条目的健康调查问卷简化版。内容包括躯体活动功能、躯体功能对角色功能的影响、躯体疼痛、健康总体自评、活力、社会功能、情绪对角色功能的影响和心理卫生 8 个领域（附录 6 - 1）。耗时 5 ~ 10 min。SF-36 是目前世界上公认的具有较高信度和效度的普适性生活质量评估量表。Anderson 等将 SF-36 应用于脑卒中患者的生活质量的研究，发现其在身体和精神健康方面较敏感，而在社会功能方面表现较差。SF-36 中国版已于 20 世纪 90 年代引进国内并投入使用。

（二）世界卫生组织生活质量-100 量表

世界卫生组织生活质量-100 量表（WHOQOL-100）是由世界卫生组织领导 15 个国家和地区共同研制的跨国家、跨文化的普适性、国际性量表。目前在国际上使用的语言版本近 30 种，其内容包括 6 个领域（附录 6 - 2）：生理、心理、独立性、社会关系、环境和精神支柱/宗教/个人信仰共 24 个方面，100 个问题条目。此量表结构严谨、内容涵盖面广，适合于多个学科的有关生活质量的研究。WHOQOL 的中文版（由英文版翻译改良而成）已经于 1998 年成功地制定出来。尽管 WHOQOL-100 能够详细地评估与生活质量有关的各方面，但在临床或研究工作当中有时显得特别冗长，大大增加了实际的工作量。鉴于此，WHO 于 1998 年改良出了世界卫生组织生活质量测定简式量表（WHOQOL-BREF）。WHOQOL-BREF 包括 4 个领域：生理、心理、社会关系和环境，共 26 个问题。简表具有良好的内部一致性、区分效度和结构效度。

（三）疾病影响调查表

疾病影响调查表（sickness impact profile，SIP）是由 Gilson 等于 1975 年制定的。1981 年，同一工作组的 Bergner 等完成了量表的修改和定稿，形成目前使用的版本。该调查表共 12 个方面，136 个条目，包括步行、活动、自身照顾、社会交往、情绪行为、交流、行为动作的灵敏度、睡眠与休息、饮食、家居料理、娱乐与休闲和工作等内容。其中交流、行为动作的灵敏度、情绪行为和社会交往比较适合神经疾患患者的后期测量，其余各项更表现在日常生活活动方面。完成全问卷耗时 20 ~ 30 min。该调查表的内容和长度表现出其更适合用于多中心的研究。该调查表缺少健康、幸福和生活满意度的条目。

（四）欧洲生命质量量表

欧洲生命质量量表（EuroQoL）是由英国约克大学的 EuroQoL 研发组于 1990 年制定的普适性生活质量测量量表（附录 6 - 3）。由健康描述问卷（EQ-5D）和效用值换算表（EQ-VAS）两个部分构成。健康描述问卷（EQ-5D）包括活动能力、自理能力、日常活动、疼痛/不舒适和焦虑/抑郁 5 个部分。效用值换算表（EQ-VAS）是一个长约 20 cm 的垂直视觉刻度尺，类似温度计的目测表，刻度为 0 ~ 100，表示受试者当天的健康状态。顶端为 100 分，代表"心目中最好的健康状况"；底端为 0 分，代表"心目中最差的健康状况"。完成量表总耗时 2 ~ 3 min。量表效度、收敛效度和重测信度好。EuroQoL 量表更适合于轻、中度症状的各类疾患患者的自评和问卷式调查。

（五）生活质量指数

生活质量指数（quality of life-index）是 Spitzer 等于 1981 年为癌症及其他慢性病患者设计的生活质量量表。该量表包括活动能力、日常生活、健康的感觉、家庭及朋友的支持及对整个生活的认识，同时还包括一个 0 ~ 100 的目测分级量表。高谦等曾对该量表在脑卒中患者使用的效度进行研究，发现以肢体功能为主的该量表可以有效地测量脑卒中患者的生活质量。

二、疾病专用量表

在普适性量表无法完全满足各类疾病患者的专科测量时，国内外的研究者也研制、改良了一些专供不同疾病患者的生活质量量表，即疾病专用量表。疾病专用量表是专门针对特定疾病的生命质量特点所制定的测量工具，可以对特定疾病的临床治疗效果进行评价，并根据评价结果指导临床治疗。生活质量测量的疾病专用量表的优点有：①量表内容针对性强，较普适性量表更能反映各类疾病的功能特点；②完成量表耗时短，不易因患者疲劳或注意力不集中而影响测量结果；③适用于患者自答、访问、电话访问和书信访问等形式。其缺点有：①有些疾病专用量表多为最近几年研制而成，还未经大量研究使用，其信度和效度尚未得到完全证实，特别是在缺乏使用国的文化调适时；②部分条目的语句不一定能真实地描述患者的反应。

常用的疾病专用量表主要有疾病影响调查表中风专用量表-30（SA-SIP30），Frenchay 活动指数（Frenchay activities index，FAI），由欧洲癌症研究与治疗组织研制的癌症患者生命质量测定系列量表（EORTC QLQ-C30），用于糖尿病患者生命质量评价的专用量表如糖尿病患者生命质量量表（diabetes quality of life，DQOL）、老年糖尿病患者影响水平量表（the Elderly Diabetes Impact Scales，EDIS）等。

（一）疾病影响调查表中风专用量表-30

疾病影响调查表中风专用量表-30（stroke-adapted sickness impact profile-30，SA-SIP30）是 Straten 等将疾病影响调查表（SIP）改良后形成的脑卒中后专用生活质量测量量表。由于改良前的 SIP 条目多达 136 条，填写费时，该量表将 SIP 减少为 30 个条目，去除了与脑卒中相关性差及可信度差的条目。内容主要包括：身体照顾与活动、社会交往、活动性、交流、情感行为、家居料理、行为动作的灵敏度和步行等 8 个方面。量表作者将 SA-SIP30 同 SIP 进行了对照研究，发现 SA-SIP30 在结构效度、收敛效度、临床效度和外部效度方面较 SIP 稍差。但是 2000 年有研究表明：SA-SIP30 与 SIP 对比，在应用于健康状况测量时，二者差异不大，同时还发现 SA-SIP30 在量表的选择上还稍优于 SIP。

（二）Frenchay 活动指数

Frenchay 活动指数（Frenchay activities index，FAI）是专门为脑卒中患者的生活质量及其功能预后的测量而设计的，最早应用于 1985 年。该量表包括家务、户外活动和休闲与工作 3 个领域，共 15 个条目，总分 45 分；信度、效度及其敏感度好。完成量表只需耗时 3 ~ 5 min，应答率较高，适合邮寄填写、自填或者面访时填写。由于该量表内容较少、覆盖面小，可用于患者护理、描述性横断面研究，但不适宜大型研究使用。

（三）关节炎影响测量量表 2

关节炎影响测量量表（arthritis impact measurement scales，AIMS）是评价关节炎生活质量的量表之一，它是由美国波士顿大学关节炎中心研制的自填式多维健康状况测量量表，其有效性在临床试验中已被证实。1992 年 Meenan 教授团队在 AIMS 基础上进行了修订和扩充，为关节炎影响测量量表 2（arthritis impact measurement scales 2，AIMS2），完成整个量表的评估大概需要 20 ~ 30 分钟。为了减轻患者的答题负担，Guillemin 等研究出 AIMS2 的短卷（AIMS2 - SF），它和 AIMS2 有同样的测量学特性。AIMS2 - SF 量表共有 26 个核心条目，归纳为 5 个维度：躯体（活动能力、步行和弯腰、手和指的功能、上臂功能、自我照顾内容、家务工作）；症状（关节炎痛）；角色（工作）、社会角色（社会活动、家庭和朋友的支持）；情感（紧张度、心情）。每个条目采用 1 ~ 5 级表示不同程度。

（彭向东，郑国华）

参考文献

[1] BERGNER M, BOBBITT R A, CARTER W B, et al. The sickness impact profile: development and final revision of a health

status measure ［J］. Medical care, 1981, 19.

［2］BUCK D, JACOBY A, MASSEY A, et al. Evaluation of measures used to assess quality of life after stroke ［J］. Stroke, 2000, 31 （8）: 2004-2010.

［3］GUILLEMIN F, COSTE J, POUCHOT J, et al. The AIMS2-SF: a short form of the arthritis impact measurement scales 2 ［J］. Arthritis & rheumatology, 2010, 40 （7）: 1267-1274.

［4］HERDMAN M, GUDEX C, LLOYD A, et al. Development and preliminary testing of the new five-level version of EQ-5D （EQ-5D-5L）［J］. Quality of life research, 2011, 20 （10）: 1727-1736.

［5］SCHULING J, HAAN R D, LIMBURG M, et al. The frenchay activities index: assessment of functional status in stroke patients ［J］. Stroke, 1993, 24 （8）: 1173-1177.

［6］STRATEN A V, HAAN R, LIMBURG M, et al. Clinical meaning of the stroke-adapted sickness impact profile-30 and the sickness impact profile-136 ［J］. Stroke, 2000, 31 （11）: 2610-2615.

［7］SZENDE A, JANSSEN M B, CABASÉS J M, et al. Self-reported population health: an international perspective based on EQ-5D ［J］. Value in health, 2013, 16 （7）: A464.

［8］高谦. 脑卒中患者生存质量的测量 ［J］. 中国临床康复, 2002 （11）: 1564.

［9］高谦, 王福根. 脑卒中患者的生存质量 ［J］. 现代康复, 2000 （9）: 1294-1295.

［10］李雁楠. 健康相关生命质量的研究进展 ［J］. 中华流行病学杂志, 2016, 37 （9）: 1311-1317.

［11］王于领. 生活质量和社会功能评定 ［M］//王玉龙. 康复功能评定学. 3 版. 北京: 人民卫生出版社, 2019.

［12］郑晓瑛. 与健康相关的生活质量评估述论 ［J］. 人口研究, 1996, 20 （4）: 20-27.

第七章

社会功能评估

世界卫生组织提出"健康不仅是躯体没有疾病，还要具备心理健康、社会适应良好和有道德"。其中，社会适应或社会功能对人们的健康和生活质量有着极为重要的影响。社会功能同时也是生活质量和健康的重要组成部分。良好的社会支持、正常的家庭互动及社会接触有助于帮助人们适应复杂的社会环境和自然环境。

第一节 概述

社会功能的概念由法国孔德、英国斯宾塞最先提出，以此作为社会和生物有机体之间的类比，认为社会是一个各部分之间相互联系、相互依赖的有机整体，彼此间根据不同的需求，执行不同的社会功能。后结构功能主义对此做了进一步的丰富和发展，并创造了一系列与功能分析有关的概念，如正功能、负功能、显功能、潜功能、替代功能等。但以上社会功能的概念主要是从较为宏观的社会层面的认识。而从个体层面来看，社会功能通常是指个人能否发挥一个公民应有的作用及其在社会上发挥作用的能力大小。具体来说，个体层面的社会功能主要包括以下几个方面：社会生活能力，包括日常生活活动、家庭关系、社会支持、社会角色和与他人交往；就业情况；社会整合功能等。按照功能不同，个体的社会功能可以分为整合、交流、导向、继承和发展等功能，包括社会（日常）生活、家庭、就业和工作能力3个层面。

需要注意的是，影响个人行使社会功能的因素不仅包括个人的社会能力因素，还包括支持其行使社会功能的支撑因素。其中，个人正常的社会功能至少需要依靠两个方面的支持：①社会资源。主要包括社会关系网的质量和数量。②人际交往。与亲戚、朋友、邻居、同事等的接触频度。因此，对个体的社会功能进行评估时，还需要同时考虑到其社会功能支撑的情况。

一、社会生活功能

社会生活功能有狭义和广义之分。狭义的社会生活功能主要是日常生活功能（activities of daily living，ADL），它是指人们为了维持独立的日常生活而每天必须反复进行的、最基本的、具有共性的一系列活动，包括衣、食、住、行和个人卫生等，这是社会功能最为基础的构成部分。广义的社会生活功能除了包括上述内容外，还包括与人交往、社区生活和社会活动等，可直接称为社会生活功能。它是人们参与社会生活所具有的基本技能。

（一）日常生活功能

根据日常生活功能的性质可分为基础性日常生活活动和工具性日常生活活动。基础性日常生活活动

（basic activities of daily living，BADL）又称为躯体性日常生活活动（physical activities of daily living，PADL），是指人们为了维持基本的生存、生活需要而每天必须反复进行的基本活动，包括进食、更衣、个人卫生等自理活动和转移、行走、上下楼梯等身体活动。工具性日常生活活动（instrumental activities of daily living，IADL），是指人们为了维持独立的社会生活所需的较高级的活动，完成这些活动需借助工具进行，包括购物、炊事、洗衣、交通工具的使用、处理个人事务、休闲活动等。IADL 是在 BADL 的基础上发展起来的体现人的社会属性的一系列活动，它的实现是以 BADL 为基础的。BADL 评定反映较粗大的运动功能，适用于较重的残疾，常用于住院患者。IADL 评定反映较精细的功能，适用于较轻的残疾，常用于社区残疾患者及老年人。

因年龄、性别、民族、职业、环境、地区的不同，生活方式的差异，人们的日常生活活动的内容有所不同，但日常生活活动是人们维持生存的必需活动，故日常生活活动也具有许多相同之处，其主要内容包括以下几个方面。

（1）自理方面。进食：包括摄食动作（使用筷子、汤勺、刀叉等餐具摄取食物，用杯子和吸管喝水、用碗喝汤）及咀嚼和吞咽能力。穿衣：包括穿脱上身衣物（内衣、开衫、套头衫）、下身衣物（内裤、长裤、裙子）和解扣、拉拉链、解系鞋带及穿脱矫形器、假肢等。个人卫生：包括刷牙、洗脸、洗澡、洗头、梳头、化妆、剃须、剪指甲等。如厕：包括进出厕所、穿脱衣裤、大小便的控制、便后清洁、厕所冲洗。

（2）运动方面。床上运动：包括床上的体位转换（仰卧位、侧卧位、俯卧位之间的转换）、位置移动（上、下、左、右）、坐起、躺下等。转移：包括床与轮椅之间、轮椅与座椅之间和轮椅与浴盆、淋浴室、座厕之间的转移等。行走：包括室内行走（水泥路面、地板、地毯）、室外行走（泥土路面、碎石路面、水泥路面）、上下楼梯（包括有扶手或无扶手）、使用辅助器械（包括手杖、腋杖、助行器、矫形器、假肢）进行行走。交通工具的使用：使用自行车或摩托车、上下公共汽车、驾驶汽车等。

（3）家务劳动方面。包括购物、炊事、洗衣、打扫卫生、使用家具和家用电器、安排家庭财务等。

（4）交流方面。包括理解、表达、阅读、听广播、看电视、书写、打电话、使用计算机等。

（二）社会生活功能

广义的社会生活功能是由个体的智能、心理、精神和情绪状态所决定的，其基本内容有以下几个方面。

（1）基本功能。包括与别人打招呼和应对的能力、保持社交生活中应有的仪表（恰当的服装、整齐、清洁）的能力、表明礼貌的能力、言语沟通能力。

（2）社会认知。包括记忆、解决问题、社会交往等。

（3）交往能力。包括意识到别人的身份和需要的能力、意识到自己的身份和需要的能力、表达自己的反应和意愿的能力、理解别人的反应和对别人施加影响的能力。

（4）社会适应。即对家庭、社区、社会环境和生活的适应能力。

二、家庭和家庭功能

（一）家庭

家庭是社会的基本细胞，是社会组成的最小单位。家庭是建立在婚姻与血缘关系基础上的密切合作的共同体。男女两性的生理差别和人类所固有的性本能，决定了婚姻、家庭存在的必要。近20年来，家庭已经被看作一个系统来进行研究。家庭不仅满足人的生理需要，而且提供爱和情感，对形成积极的自我概念有着至关重要的帮助。人类的繁衍和血缘联系成为维系家庭的特殊纽带，使家庭具有其他社会群体所不具有的特征。任何个人的一生都不能永远离开社会、社区而生活；同时每个人出生在这个世界上，都必然和一个或几个家庭密切相连。社区和家庭都可能发生变化甚至解体，但是新的社会、社区和家庭也在这种变化或解体中产生。一般来说，每个人对社区及家庭的作用与依赖程度是不同的。家庭具有两重属性，即自然属性和社会属性。家庭的社会属性，是指它作为人类社会特有的现象，基于社会生产和社会生活需要而形成，并受各种社会规范的制约。从根本上说，家庭是非自然的产物，是社会的产物；它不是处于静止状态，而是随着社会的发展进行着规律的运动。因此，社会属性是家庭的本质属性。

（二）家庭功能

家庭功能的概念自 20 世纪 70 年代提出。以 Epistein 和 Skinner 为代表的学者认为，家庭的基本功能是为家庭成员生理、心理、社会性等方面的健康发展提供一定的环境条件。家庭系统的任务包括满足个体的物质需要、适应并促进家庭及其成员的发展、应对和处理各种风险等。对家庭功能的界定建立于家庭功能理论的基础上。目前有关家庭功能的理论主要有两种取向：一是结果取向的家庭功能理论，即以家庭发挥的功能的结果为依据把家庭划分为健康和不健康（需要干预和治疗）等类型；二是过程取向的家庭功能理论，认为对家庭类型的划分对于临床实践并无用处，对个体身心健康和情绪问题产生直接影响的是家庭功能的实现过程。家庭功能的实现过程越顺畅，家庭成员的身心状况就越好；反之，则容易出现各种心理问题及家庭危机。家庭功能的影响因素包括家庭结构、社会经济地位、家庭关系、发展阶段和生活事件。

家庭功能被认为是个人社会健康环境中的关键性因素。家庭功能与健康生活质量呈正相关。加强家庭稳定性和变化过程中的平衡感对患者的健康行为非常重要。家庭和家庭环境与家庭成员的健康和主观幸福感有内在联系。尽管家庭的组成都不同，但某些特征可以决定家庭成员的健康和家庭功能。家庭功能与家庭成员之间的健康状况存在相互作用，良好的家庭功能下其家庭成员之间有明确的角色分工，清晰开放的交流环境和良好的情感调节，能成功地完成家庭任务，同时鼓励个人成长和幸福。家庭功能差则家庭成员之间的关系以混乱为特征，沟通模式差、角色适应不良等。

家庭功能障碍时，易产生适应不良。当家庭成员出现负面生活事件或健康状况变差时，个体的工作能力下降甚至丧失，导致角色失调，就可能出现一系列负性情绪。提示健康服务与管理工作者可开展以家庭为中心的教育模式，定期邀请心理咨询师进行专题讲座，指导家属注意家庭成员的情绪变化，及时给予支持，以提升患者的家庭支持。同时可以向专业的社会工作者寻求帮助，并通过社会对患者群体给予关注，提供一些优惠政策，缓解患者的经济压力等。还可定期开展患友会，患者之间进行沟通交流，分享疾病治疗的经验和历程，促使患者和照顾者一起管理疾病。从而促进患者积极应对疾病，改善生活质量。

三、就业能力

就业能力是衡量社会功能的一个重要部分。它可以分为一般劳动力就业能力和病患康复就业能力。一般劳动力就业能力评定多见于劳动力和职业市场，主要用于健康人群；病患康复就业能力评定主要用于康复期的患者。二者在对工作能力的要求方面存在较大差异。

（一）一般劳动力就业能力

一般劳动力就业能力是一种综合能力，关于其应具体包括一些什么能力，已有多种就业能力模型，但至今国外学者针对这一点的讨论一直在不断继续。从个体的行为角度来看，一般劳动力就业能力意味着个体获得、保持合理用某种资质或能力以应对不断变化的劳动力市场的行为倾向。个体不仅要具备职业能力，还要具备软性技能，包括：①终身学习和持续的专业发展以获得的远见性和个人才智优化；②能在不同的工作和组织之间实现平稳的职业生涯过渡的个人弹性和适应性；③能在不同群体与他人分享责任、经验和知识的合作意识；④能在雇主的利益和自身的利益之间达成妥协和平衡。

作为一种个人拥有决定职业生涯成败的人力资本，一般劳动力就业能力包括个人能力和职业期望。其中个人能力包括：①个人经验、年龄、性别等个人特点；②行为才能，包括可转移技能、独立性、对成长的需要、对经验的开放性、与他人共事的能力和弹性；③自我效验，即相信自己能胜任工作的信念；④劳动力市场行为，包括获得社会网络和职位空缺信息。职业期望是指个人的激励特性，包括提升就业能力和转换工作的意愿。

（二）病患康复就业能力

对于疾病患者而言，不同疾患患者功能康复后，就业前均需要进行就业能力的评定，评定包含全面的内容，重点在于人体各器官、各系统的基本结构和功能。

四、社会支持

社会支持是个体通过社会互动所获得的能够减轻心理应激反应、缓解精神紧张状态、提高社会适应能力的支持与帮助。社会支持对身心健康具有重要影响，良好的社会支持和家庭功能通过调节情感和思维状况让人们获得更加舒适的情绪体验，缓解由于压力带来的紧张和焦虑。研究者认为社会支持主要有两种影响模型：其一是主效应模型，即社会支持具有普遍的增益作用，不管个体是否面对压力，社会支持越高，其身心健康状况越好；其二是缓冲器模型，即社会支持以"缓冲器"的形式发挥作用，成为个体社会适应和心理健康的有效保护性因素。

第二节　社会功能评估和相关量表

社会功能评估是生活质量评估的一项重要内容。对社会功能进行评估时，需要考虑评估目的和目标人群选用适当的方法。根据不同人群的年龄、性别、健康状况、能力差异、是否有残疾等，需要分别进行评估。例如，对儿童、青少年、老年人等进行社会生活能力的评估时，需要采用不同的量表。此外，针对不同的社会生活能力，可以采用各种专项评估，如生活能力评估、工作能力评估、时间/空间定向力评估、人物定向力和社会交往能力评估等。因此，对社会功能的评估量表不能简单套用，必要时还需要自行设计。

一、社会生活功能评估

在社会生活中，日常生活活动（ADL）对于健康人来说易如反掌，但对于一些健康受损、亚健康、病、伤、残患者来说，其中的任何一项都可能成为一个复杂和艰巨的任务，需要反复的努力和训练才能获得。科学的评估是进行有效康复训练的基础，社会生活评估的目的是综合、准确地评价患者进行各项日常生活活动的实际能力，以及维持社会生活功能的能力，为全面的康复治疗和健康管理提供客观依据。

（一）社会生活功能评估的目的

社会生活功能评估个体参与各种社会活动的情况，包括工作、社交及参与各种娱乐活动等能力。其评估的具体目的有以下几个方面。

（1）确定日常生活独立情况。通过评估全面准确地了解患者日常生活各项基本活动的完成情况，判断其能否独立生活和独立的程度，并分析引起日常生活活动能力受限的来自躯体、心理、社会等各方面的原因。

（2）指导康复治疗。根据 ADL 评估结果针对患者存在的问题、日常生活活动能力的状况，结合患者的个人需要，制定适合患者实际情况的治疗目标，进行有针对性的 ADL 训练。在训练过程中要进行动态评估，总结阶段疗效，根据患者日常生活活动能力恢复的情况调整下阶段训练方案。

（3）评价治疗效果。日常生活活动功能是一种综合能力，反映了患者的整体功能状态，是疗效判定的重要指标。临床治疗告一段落后，根据治疗后的评定情况做出疗效评价，并对预后做出初步判断。通过观察不同治疗方案对患者 ADL 恢复的影响情况，还可进行治疗方案之间的疗效比较。此外，根据评定结果，对患者回归社会后的继续康复和家庭、工作环境的改造及自助具的应用等做出指导，便于对安排患者返家或就业给出建议。

（二）社会生活功能评估的实施方法

对社会生活功能进行评估需要考虑人群的不同。根据不同人群的年龄、性别、能力差异分别进行评估。例如，对儿童、青少年、老年人分别进行社会生活能力的评估。此外，按照不同的社会生活能力方面，可以分为各种专项评估，如生活能力、工作能力、时间/空间定向力、人物定向力和社会交往能力等方面的评估。社会生活能力评估的主要方法有以下几种。

（1）直接观察法。直接观察法是测试者通过直接观察患者 ADL 各项活动的实际完成情况来进行评估的方法。评估应尽量在患者实际进行相关活动时进行，如在患者早上起床时观察其穿衣、洗漱、修饰等活动，在进餐时间观察其进食能力等。也可由测试者向患者发出动作指令，要求患者按指令完成动作，测试者根据完成情况进行评定。评估地点既可以在患者实际生活环境中，也可以在 ADL 评定训练室内。ADL 评定训练室的设计应尽量接近患者实际生活环境，设置卧室、浴室、厕所、厨房及家具、家用电器、餐具、炊具等。直接观察法能使测试者详细观察患者的每一项日常生活活动的完成细节，得到的结果较为可靠、准确。但这种方法所需评估时间较长，对于体弱的患者，为避免疲劳可分次进行检查。

（2）间接评估法。间接评估法是通过询问的方式来收集资料和进行评估的方法，有口头询问和问卷询问两种。除了面对面的形式外，也可以采取电话、书信等形式。评估时应尽量让患者本人接受调查，如患者不能回答问题（如体力虚弱、认知障碍等）可请患者家属或护理人员回答。间接评估法有利于评定一些不便于直接观察的较私密的活动（如穿脱内衣、大小便、洗澡等），可以在较短时间内得到评估结果，评估也较为简便，但准确性不如直接观察法，可与直接观察法结合使用。

（三）社会生活能力评估量表

（1）社会生活能力概况评估问卷。社会生活能力概况评估问卷是一个简易的评定量表，供使用者针对患者的社会生活能力进行简单快速的评估，具体内容参见附录 7-1。

（2）社会功能缺陷筛选量表。社会功能缺陷筛选量表（social disability screening schedule，SDSS）来源于 WHO 制定试用的功能缺陷评估量表（disability assessment schedule，DAS）。由量表协作组许昌麟等修订中国常模（附表 7-1）。

二、家庭功能评估

对家庭功能的评估可通过以下量表进行。

（一）家庭功能评估量表（FAD）

该量表主要从问题解决、沟通、角色、情感反应、情感卷入、行为控制及总和功能 7 个维度对受试者的家庭功能进行评价。该量表是包含了 60 个条目的 4 级评估量表。受试者根据自己对题目中的叙述选择符合自己情况的数字。对于上述每个维度来说，得分越高表明家庭功能越不佳；分数越低，则受试者家庭相处越和睦，社会功能越好。

Miller 等对上述每个维度均建立了 McMaster 临界值以区分每个维度内的健康与不健康家庭，若该维度得分超过临界值，则该家庭的功能在此维度上可视为不健康。而 Akister 等则建议如果某个家庭在该量表的 7 个维度中有大于或等于 4 个维度都超过了各自维度的 McMaster 临界值时，该家庭则可被视为不健康家庭，即家庭功能有明显缺陷并需要一定的干预治疗。

（二）家庭关怀度问卷（APGAR）

该问卷由美国学者 Smilkstein 编制而成，用于评估患者的家庭支持功能状况。共包括适应度、成熟度、合作度、情感度、亲密度 5 个条目，采用 0 ~ 2 级评分法，总分 10 分，得分越高说明家庭功能越好。该问卷的 Cronbach's 系数为 0.82。

三、就业能力评估

就业能力是衡量康复后社会功能的重要部分。患者功能康复后，就业前需要进行就业能力评估。其内容包括体能评估和工作能力评估。其中，工作能力评估是利用有针对性设计的任务或模拟与一项具体工作相关的关键性任务，对受试者的工作能力进行评估。工作能力还可以采用量表式评估的方法，这是最常用的方式。职业功能评估调查表（functional assessment inventory，FAI）是较全面的功能状态评估表，可了解残疾者就业能力的受损和残存状况。

四、社会支持评估

（一）领悟社会支持量表（PSSS）

该量表由姜乾金修订，测量受测者感受到的来自家庭、朋友及其他人领悟社会支持的程度。该量表为自评量表，共包括 12 个项目，由家庭支持、朋友支持和其他支持 3 个分量表组成（后两者可合称为家庭外支持）。采用 7 点计分（1 分"完全不符合"至 7 分"完全符合"），得分越高表示领悟社会支持的水平越高。分量表家庭支持、朋友支持、其他支持和总量表的 Cronbach's 系 数 分 别 为 0.705、0.744、0.613、0.830，且有很好的信度和效度。

（二）社会支持评估量表

该量表由肖水源于 20 世纪 90 年代初设计发表。该量表只有 10 个条目，但有较好的信度和效度。包括客观支持（3 条）、主观支持（1 条）和对社会支持的利用度（3 条）等 3 个维度。

（彭向东）

参考文献

[1] AKISTER J，STEVENSON-HINDE J. Identifying families at risk：exploring the potential of the McMaster family assessment

device［J］. Journal of family therapy, 1991, 13（4）：411-421.

［2］EPSTEIN N B, BALDWIN L M, BISHOP D S. The McMaster family assessment device［J］. Journal of marital and family therapy, 1983, 9（2）：171-180.

［3］MILLER I W, EPSTEIN N B, BISHOP D S, et al. The McMaster family assessment device：reliability and validity［J］. Journal of marital and family therapy, 1985, 11（4）：345-356.

［4］陈立典. 康复评定学［M］. 北京：科学出版社, 2010.

［5］董佳, 谭顶良, 张岩. 流动儿童社会支持和城市适应的关系：希望和是否独生子女的作用［J］. 中国特殊教育, 2019（6）：78-84.

［6］方晓义, 徐洁, 孙莉, 等. 家庭功能：理论、影响因素及其与青少年社会适应的关系［J］. 心理科学进展, 2004（4）：544-553.

［7］蓝瑞铭, 连榕. 家庭功能、基本心理需求与青少年社交外表焦虑的关系研究［J］. 宁德师范学院学报（哲学社会科学版）, 2021（3）：112-117.

［8］蓝宇涛, 谭娟娟, 蔡舒, 等. 支气管哮喘患儿家庭功能及其相关影响因素分析［J］. 中国继续医学教育, 2018, 10（14）：56-58.

［9］马洁, 钟伟芳, 周永强. 领悟社会支持对罪犯社会适应性的影响：一个链式中介模型［J］. 中国健康心理学杂志, 2021, 29（10）：1449-1454.

［10］王于领. 生活质量和社会功能评定//王玉龙. 康复功能评定学［M］. 3版. 北京：人民卫生出版社, 2019.

［11］诸毅晖. 康复评定学［M］. 上海：上海科学技术出版社, 2008.

第八章

亚健康状态评估

世界卫生组织 1990 年对健康做出新的定义：一个人在躯体健康、心理健康、社会适应良好和道德健康 4 个方面皆健全才算健康。根据这一定义，人群中真正健康（第一状态）和患病者（第二状态）不足 1/3，有 2/3 以上的人群处在健康和患病之间的过渡状态，世界卫生组织称其为第三状态，国内称之为亚健康状态，也称灰色状态。亚健康状态是人们在身心情感方面处于健康和疾病之间的健康低质量状态及体验。亚健康状态是不断变化发展的，它既可以向健康状态转化，也可以向疾病状态转化。因此，对亚健康状态进行评估是健康管理的重要组成部分。

第一节　概述

一、亚健康状态的概念

（一）定义

20 世纪 80 年代，苏联布赫曼教授通过研究发现，除健康和疾病状态之外，人体还存在着一种非健康非患病的中间状态，称之为"第三状态"，国内称之为亚健康状态。所谓亚健康状态，是指人的身心处于疾病与健康之间的状态，是机体虽无明确的疾病，但在躯体上、心理上和人际交往上出现种种不适应的感觉和症状，从而呈现出活力、反应能力和对外界适应能力降低的一种状态。这种状态多由人体生理功能或代谢功能低下所致，虽然尚未达到疾病水平，但已严重影响人的工作效率和生活质量。通俗来说，亚健康状态多指无临床症状和体征，或者有病症感觉而无临床检查证据，但已有潜在发病倾向的信息，处于一种机体结构退化和生理功能减退的低质与心理失衡状态。要科学地认识亚健康，还需要分清与相关医学问题的区别。

（1）亚健康不同于亚临床。尽管亚健康与上游的健康状态和下游的疾病状态有部分重叠，但区分也是明显的。亚临床是有主观检查证据而没有明显临床表现，如当前常见的中老年人亚临床颈动脉硬化，颈动脉超声检查发现有较明显的颈动脉内中膜增厚，甚至有斑块形成，而无临床表现；而亚健康状态者具有头痛、头晕、胸闷、不适主诉，但血管心脏超声及心电图检查都未发现异常。

（2）亚健康不等于慢性疲劳综合征（CFS）。首先，CFS 具有国际统一标准，亚健康至今没有；其次，CFS 在 18 岁以上成人的发生率仅为 0.004%，而亚健康则为 70%，两者间悬殊甚大；最后，国内描述的亚健康状态多数通过积极干预恢复健康，CFS 则仅有 30% 可以恢复健康状态。

（3）界定亚健康还应注意同临床功能性疾病和精神心理障碍性疾病及某些疾病的早期诊断相区别。目前亚健康还没有建立统一的判断标准，中、西医对亚健康的理解和界定范围也存在很大差异，这些均是今后有待研究解决的问题。

亚健康状态是指人处于疾病与健康之间的一种健康低质状态，主要表现在身体、心理和情感 3 个方面的改变，机体虽无明确的疾病，但在以上 3 个方面出现种种不适应的感觉和症状，从而呈现出活力、反应能力和对外界适应能力降低的一种生理状态，它是人体多种疾病的重要起源和基础。

（二）特点

亚健康状态是近年来医学界提出的新概念，又称"第三状态""次健康"，因其具有广泛的社会性和特有的时代性，被称为"世纪病"。一般指介于健康和疾病之间的一种生理功能低下的状态。通俗来讲，亚健康状态是指在医院检查化验不出毛病，又自我感觉身体不舒服的情况。亚健康状态是一种动态的变化状态，有可能发展成为第二状态，即生病，也可通过治疗恢复到第一状态，即健康。

亚健康是一种临界状态，处于亚健康状态的人，虽然没有明确的疾病，但却出现精神活力和适应能力的下降，如果这种状态不能得到及时的纠正，非常容易引起身心疾病。初步估计，500 个人中真正算健康的人不足 20 人。亚健康人群主要集中在中年人、高级知识分子、企业管理者、公司白领、公务员、教师等，发病趋势呈现出由城市到农村，由干部到工人、农民。目前认为亚健康状态的发生可能与个人的生理状况、心理状况、生活方式、职业情况、居住环境及社会交往等多种因素有关。国内已有关于大学生、高校教师、机关干部、军人等特定人群进行亚健康状态的小样本研究，结果显示，不同人群亚健康状态的发生因素、临床表现等是有所不同的。一般来说，亚健康状态具备以下几个特点。

（1）亚健康状态缺乏明确诊断为"某病"的理化依据，没达到疾病的诊断标准，实际上是机体生理活动规律失常的综合表现。

（2）亚健康状态是一种还达不到器质性改变的功能性变化，是人体身心整体调整异常的早期反映。

（3）亚健康状态有四大要素：排除疾病原因的疲劳和虚弱状态；介于健康与疾病之间的中间状态或疾病前状态；在生理、心理、社会适应能力和道德上的欠完美状态；与年龄不相称的组织结构和生理功能的衰退状态。

（三）流行状况

近年来随着我国经济的飞速发展，现代社会竞争日趋激烈，导致人们的生活方式和工作环境发生了很大的改变，一些人相继出现紧张易怒、心情郁闷、头痛头昏、记忆力下降、容易疲劳、食欲不振、失眠多梦等多种症状，但通过体征和化验检查无异常，无法做出某种疾病诊断。国内多数的研究表明，约有 50%～70% 的人处于亚健康状态，亚健康状态多发生于 35～45 岁，以脑力劳动者居多。目前，在 25～35 岁的年轻人中的比例上升速度惊人。有关资料显示，美国每年有 600 万人处于亚健康状态，在成年人中占 25%～48%。在国内，有学者对中学生所做的亚健康状态调查显示为 35.5%～61.02%。有人对长沙中年妇女抽样调查发现，60% 的人处于亚健康状态。一项在上海、无锡、深圳等地对 1197 名中年人健康状况的调查结果显示，60%～70% 的受试者处于亚健康状态。据中国亚健康网介绍，在不同地域，不同工作、不同生产背景、不同社会层次、不同年龄阶段与不同气质特点的人群中，亚健康状态的分布、表现和发展结局是不尽相同的，在不同的职业人群中，最容易出现亚健康的依次为飞机调度员、学校教师、企业经理、汽车驾驶员和警察。此外，运动员和具有强烈好胜心和敌意感、快节奏、脾气急躁的 A 型行为者的亚健康发生率也较高。就性别而言，女性多于男性。

二、传统医学中的亚健康

中医学是在中国传统文化和哲学思想基础上形成的独特医学理论体系，从整体功能层面研究人体生理病理现象及其内在规律是其重要特点。中医认为，人体的健康是人与自然、社会协调及自身阴阳动态平衡的结果。"阴平阳秘，精神乃治"（《素问·生气通天论》）、"阴阳匀平，以充其形，九候若一，命曰平人"（《素问·调经论》）、"平人者，不病也"（《素问·平人气象论》），如果阴阳失衡即可产生亚健康状态乃至疾病。但中医"疾"与"病"含义不同。"疾"是指不易觉察的小病疾，如果不采取有效的措施，就会发展到可见的程度，便称为"病"。这种患疾的状态，现代医学称为"亚健康"或"第三状态"，在中医学中则称"未病"。"未病"不是无病，也不是可见的大病，按中医观点而论是身体已经出现了阴阳、气血、脏腑营卫的不平衡状态。病因病机方面，《素问·举痛论》曰"怒则气上，喜则气缓，悲则气消，恐则气下……劳则耗气"，《素问·宣明五气论》云"久视伤血，久卧伤气，久坐伤肉，久立伤骨，久行伤筋"，均提示情志失调、饮食劳逸失度等都可直接损伤机体，影响机体功能。而《灵枢·本神》曰"心气虚则悲，实则笑不休"，《素问·调经论》云"血有余则怒，不足则恐"，则提示脏腑阴阳气血的偏胜偏衰可导致人体更易感受外邪及心理承受能力、调节能力的低下，这些认识同样揭示了亚健康状态发生的机制。

三、亚健康状态的常见表现

亚健康是个大概念，包含着前后衔接的几个阶段，其中，与健康紧紧相邻的阶段可称作"轻度心身失调"，它常以疲劳、失眠、胃口差、情绪不稳定等为主症，但是这些失调容易恢复，恢复了则与健康人并无不同。从亚健康产生的原因可以看出，社会环境压力和人的自我调节能力是与亚健康密切相关的外部和内部因素。它占人群的 25%~28%。这种失调若持续发展，可进入"潜临床"状态，此时，已呈现出发展成某些疾病的高危倾向，潜伏着向某病发展的高度可能。在人群中，处于这类状态的超过1/3，且在 40 岁以上的人群中比例陡增。他们的表现比较错综，可为慢性疲劳或持续的心身失调，包括前述的各种症状持续 2 个月以上，且常伴有慢性咽痛、反复感冒、精力不支等。也有专家将其错综的表现归纳为 3 种减退即活力减退、反应能力减退和适应能力减退。从临床检测来看，城市里的这类群体比较集中地表现为三高一低倾向，即存在着接近临界水平的高血脂、高血糖、高血黏度和免疫功能偏低。另有至少超过 10% 的人介于潜临床和疾病之间，可称作"前临床"状态，指已经有了病变，但症状还不明显或还没引起足够重视，或未求诊断，或即便医生做了检查，一时尚未查出。严格来说，最后一类已不属于亚健康，而是有病的不健康状态，只是有待于明确诊断而已。因此，除去这部分人群，也有不少研究者认为亚健康者约占人口的 60%。国内外的研究表明，现代社会符合健康标准者也不过占人群总数的 5%~15%。有趣的是，人群中已被确诊为患病，属于不健康状态的也占 15%~25%。如果把健康和疾病看作生命过程的两端的话，那么它就像一个两头尖的橄榄，中间凸出的一大块，正是处于健康与有病两者之间的过渡状态——亚健康。

四、亚健康的类型

（1）按 WHO 四位一体的健康新概念分为：躯体亚健康、心理亚健康、社会适应性亚健康和道德方面的亚健康。

①躯体亚健康。躯体亚健康包括疲劳亚健康、睡眠失调亚健康。疲劳亚健康是指持续 3 个月以上的疲乏无力为主要表现，并排除一切可能导致疲劳的疾病。睡眠失调亚健康是指持续 3 个月以上的失眠（入睡困难、多梦、易惊醒）或嗜睡、不解乏的睡眠等，并排除各种可能导致睡眠紊乱的疾病。躯体亚健康主要表现为躯体的慢性疲劳，如经常感到乏力、困倦、肌体酸痛、咽喉痛、低热、眼睛易疲劳、无缘由的头晕、头痛、耳鸣、目眩、颈肩僵硬。此外，常见易感冒、易出汗、易便秘、易晕车、胸闷心悸、性功能低下等身体明显不快感。

②心理亚健康。心理亚健康包括焦虑性亚健康、抑郁性亚健康、恐惧或嫉妒性亚健康、记忆力下降性亚健康。心理亚健康最常见的是焦虑、失眠，主要表现为担心、恐慌，其次是精神不振、记忆力减

退、注意力不集中、健忘、反应迟钝、想象力贫乏、情绪易激动、过于在乎别人对自己的评价等。

③社会适应性亚健康。社会适应性亚健康包括青少年社会交往亚健康、成年人社会交往亚健康、老年人社会交往亚健康。社会适应性亚健康主要表现为人际关系的淡化，对人对事的态度冷淡、冷漠，常有无助、无望、空虚、自卑、压抑、苦闷、孤僻、猜疑、自闭等。突出表现为对工作、生活、学习等环境难以适应，对人际关系难以协调，即角色错位和不适应是社会适应性亚健康的集中表现。

④道德方面的亚健康。道德方面的亚健康主要表现为世界观、人生观和价值观上存在着明显的损人害己的偏差。

（2）按照亚健康概念的构成要素分为：①身心上有不适感觉，但又难以确诊的"不定陈述综合征"；②某些疾病的临床前期表现（疾病前状态）；③一时难以明确其病理意义的"不明原因综合征"，如更年期综合征、神经衰弱综合征、疲劳综合征等；④某些病原携带状态：如乙肝病原携带者、结核菌携带者、某些病毒携带者等；⑤某些临床检查的高、低限值状态，如血脂、血压、心率等偏高状态和血钙、血钾、铁等偏低状态等；⑥高致病危险因子状态，如超重、吸烟、过度紧张、血脂异常、血糖与血压偏高等。

（3）按身体的组织结构和系统器官分为：神经精神系统、心血管系统、消化系统、骨关节系统、泌尿生殖系统、呼吸系统、特殊感官等亚健康状态。

五、亚健康的危害

亚健康是一种临界状态，处于亚健康状态的人，虽然没有明确的疾病，但却出现精神活力和适应能力的下降，如果这种状态不能得到及时纠正，非常容易引起心身疾病。包括：心理障碍、胃肠道疾病、高血压、冠心病、癌症、性功能下降、倦怠、注意力不集中、心情烦躁、失眠、消化功能不好、食欲不振、腹胀、心慌、胸闷、便秘、腹泻、感觉很疲惫，甚至有欲死的感觉。然而体格检查并无器官上的问题，所以主要是功能性的问题。处于亚健康状态的人，除了疲劳和不适，不会有生命危险。但如果碰到高度刺激，如熬夜、发脾气等应激状态，很容易出现猝死，就是"过劳死"。

（1）亚健康是大多数慢性非传染性疾病的疾病前状态，大多数恶性肿瘤、心脑血管疾病和糖尿病等均是从亚健康人群转入的。

（2）亚健康状态明显影响工作效能和生活、学习质量，甚至危及特殊作业人员的生命安全，如高空作业人员和竞技体育人员等。

（3）心理亚健康极易导致精神心理疾患，甚至造成自杀和家庭伤害。

（4）多数亚健康状态与生物钟紊乱构成因果关系，直接影响睡眠质量，加重身心疲劳。

（5）严重亚健康可明显影响健康寿命，甚至造成早病、早残和英年早逝。

六、亚健康的易感人群

亚健康多发生于脑力劳动者，纯体力劳动者少出现这种状态。特别是高级知识分子、企业主管人员、白领阶层、汽车司机等，具有亚健康状态的人所占比例较高。一般来说，亚健康的易感人群主要有以下几类。

（1）精神负担过重的人。

（2）脑力劳动繁重者。

（3）体力劳动负担比较重的人。

（4）人际关系紧张的人。

（5）长期从事简单、机械化工作的人（缺少外界的沟通和刺激）。

（6）压力大的人。

（7）生活无规律的人。

（8）饮食不平衡、吸烟、酗酒的人。

第二节　亚健康状态的危险因素

世界各国对亚健康进行了大量的研究，但至今尚未发现统一的特异的致病因素，有研究者认为，亚健康状态可能由于快节奏的社会生活、繁多的社会信息刺激，使人的交感神经系统长期处于亢奋状态而导致自主神经系统功能失调引起。也有人认为产生亚健康状态的原因既有心理、生理和社会3个方面因素失调导致的机体神经系统、内分泌系统和免疫系统整体协调失衡、功能紊乱而致，又有生活条件、环境污染和工作压力等多因素的影响。虽然医学界的认识尚不一致，但归纳起来大概有以下几方面的原因。

一、心理因素

1. 应激性生活事件

应激性生活事件与亚健康的关系密切，如家庭经济问题、工作压力大等对于亚健康的发生起到"催化剂"的作用。

2. 压力

长时间的体验着高水平的压力，缺乏合适的压力管理，会带来消极的影响。相关研究也证明，心理压力大，容易导致早生华发、焦虑或抑郁行为、损伤记忆力，甚至是抑郁症。

3. 精神与情绪

工作不愉快、工作开展不顺利、工作能力不被认可、感到生活没意思、遇到不愉快的事情会长时间不开心、对生活现状不满意等会导致心理应激和情绪激惹，可刺激人体内交感神经兴奋，使内分泌发生变化，导致心血管功能异常和精神失常。急躁情绪可使神经系统高度兴奋，引起血压升高；自卑、敏感、抑郁可使大脑皮层处于抑制状态，降低内分泌系统和免疫系统功能，发生记忆力减退、免疫功能下降等。

二、社会因素

现代社会生活的复杂化、多变性及错综复杂的各种关系，对人们工作、生活的稳定性产生了巨大影响，压力无处不在，紧张已经成为现代人的共同特征，例如：社会竞争激烈及工作、学习负担过重和生活压力过大；社会人际关系复杂、上下级或同事之间关系紧张；遭遇生活事件，如离婚、丧偶、失业，或涉及法律纠纷、经济负担过重；机械化、公式化的生活、工作和学习占去人们的大部分时间，使得人们之间的情感交流变得越来越少，由此而导致的焦虑、紧张、愤怒、过度自私、冷漠等心理因素得不到有效的控制和疏导，从而影响人体的神经体液调节和内分泌调节，进而造成机体各系统的功能失调，是导致亚健康的重要危险因素。

三、行为生活方式

1. 生活习惯及行为因素

随着现代化进程的加速，社会竞争日益激烈，择业艰难、工作繁重及生活节奏的加快，使人们的负荷越来越重，生活不规律，休息和睡眠不好，极易发生疲劳，而疲劳是目前危害健康的一个重要因素。此外，长期吸烟、过量饮酒、长时间伏案工作、缺乏体育锻炼、乱用保健品及吸毒等不健康的生活方式，也是导致亚健康状态的重要因素。

2. 饮食结构因素

随着物质生活条件的提高，饮食中摄入的高热量、高脂肪类食物逐渐增多，导致肥胖、高脂血症、脂肪肝。

四、环境因素

随着资源的过度开采、高楼大厦群的崛起及气候的改变，破坏了人类的生存环境，各种污染日益严重，如大气污染、汽车尾气污染、水污染、食物污染、噪声干扰、电磁污染等导致人类生存空间变小，并对人体的各个系统产生不良影响。长期处于这种环境，人体的细胞不能发挥正常的生理功能，进而破坏人体阴阳平衡，导致各种疾病。研究表明，地理环境因素是影响亚健康状态的重要因素之一，地理环境不同，人的亚健康状态也有差异，从而可发展为不同的地方性疾病。

五、诱发因素

1. 饮食不合理

当机体摄入热量过多或营养贫乏时，可导致机体失调。过量吸烟、酗酒、睡眠不足、缺少运动、情绪低落、心理障碍及大气污染、长期接触有毒物品，也可出现这种状态。

2. 休息不足，特别是睡眠不足

起居无规律、作息不正常已经成为常见现象。青少年由于影视、网络、游戏、跳舞、打牌、打麻将等娱乐及备考开夜车等，常打乱生活规律。成人有时候也会因为娱乐、看护患者而影响到休息。

3. 过度疲劳造成的精力、体力透支

由于竞争的日趋激烈，人们用心、用脑过度，身体的主要器官长期处于入不敷出的非正常负荷状态。

4. 人体的自老化

人体的自老化表现为体力不足、精力不支、社会适应能力降低。

5. 现代疾病（心脑血管疾病、肿瘤等）的前期

在发病前，人体在相当长的时间内不会出现器质性病变，但在功能上已经发生了障碍，如胸闷气短、头晕目眩、失眠健忘等。

第三节　亚健康状态评估

亚健康是指人体处于健康和疾病之间的一种状态。处于亚健康状态者，不能达到健康的标准，表现为一定时间内的活力降低、功能和适应能力减退的症状，但不符合现代医学有关疾病的临床或亚临床诊断标准。国内外研究者提出了多种亚健康状态的检测与评估方法，但目前缺乏金标准，一般是在排除疾病的基础上，主要依据就诊者自述的主观症状来判断。因为亚健康状态者多表现为"有症无据"的"潜病""欲病"或疾病前状态，因而一些能增加主观症状判断的统一性、有效性和可操作性的量表和问卷调查可作为亚健康评估的重要方法。另外，一些用于疾病早期筛查和亚临床诊断的现代医学检测技术和设备也可尝试应用于亚健康的评估中。概括来说，当前亚健康的评估方法主要有症状评估法、理化检测评估法、中医评估法、量表评估法等。其中前 3 种方法主要是针对生理亚健康的测量，无法从心理和社会亚健康的角度对个体亚健康状态进行评估。而量表评估法是目前亚健康状态评估的主要方法，通过个体的自评可获得个体在生理、心理和社会亚健康方面的定量化评价信息，已被广泛用于城镇居民、大学生、外来务工人员、公务员、老年人等各类人群的亚健康状态评价。

一、症状评估法

（一）症状标准检测

亚健康状态是机体在无器质性病变情况下的一些功能性改变。因其主诉症状多种多样且不固定，故又称为"不定陈述综合征"。据此，美国疾病控制和预防中心（CDC）制定亚健康症状评估标准，其内容包括以下 3 个方面。

（1）持续或反复出现的原因不明的严重疲劳，病史不少于 6 个月，且目前患者职业能力、接受教育能力、个人生活及社会活动能力较患病前明显下降，休息后不能缓解。

（2）同时至少具备下列 8 项中的 4 项：①记忆力或注意力下降；②咽痛；③颈部僵直或腋窝淋巴结肿大；④肌肉疼痛；⑤多发性关节痛；⑥反复头痛；⑦睡眠质量不佳，醒后不轻松；⑧劳累后肌痛。

（3）排除下述慢性疲劳：①原发病原因可以解释的慢性疲劳；②临床诊断明确，但在现有的医学条件下治疗困难的一些疾病持续存在而引起的慢性疲劳。该诊断是一项排除诊断，应在确信排除了其他疾病的基础上进行，不能以病史、体格检查或实验室检查作为特异性诊断的依据。

（二）综合量化检测

亚健康者大多以个人感受为主，体检无阳性体征，各种实验室检查多为正常、正常高值或临界状态，因此，诊断上有一定的难度，需要进行综合量化检测。对其检查可分为一级检查和二级检查。一级检查即一般的体格检查。如果没有明显的症状，一级检查不能查出病因时，可用二级检查，如运动试验、24 小时动态血压检测、脑电图、标准量表的心理状态测试。还可采用微观手段进行个体化体检，如机体免疫细胞功能检测、血液超高倍形态检查、与疾病相关的 DNA 和基因 PCR 检查等，发现人体微小的生理改变。如果各项检查结果基本为正常、正常高值或临界状态，起病呈急性或亚急性，任何一种临床症状持续 6 个月以上而又难以确诊为某一疾病时，即应诊断为亚健康。在明确亚健康诊断前，一定要排除器质性疾病。

（三）心理功能衰退指数（MDI）健康评估法

很多学者用世界流行的 MDI 健康评估法对亚健康状态进行定量研究。根据受试者的实际检测状况逐项打分（采取百分制，满分为 100 分），对应于世界卫生组织（WHO）的健康定义，进行综合评价。其标准是 85 分以上为健康状态，70 分以下为疾病状态，70 ~ 85 分为亚健康状态。MDI 所依据的提示包括依次排列的对心脑血管疾病监测及中风预报、恶性肿瘤征象提示、脏器病变提示、血液及过敏性疾病提示、体内污染测定、内分泌系统检查、肢体损伤探测、服药效果探测等躯体性指标，以及近年来增加的心理和社交障碍指标。

二、理化检测评估法

1. 免疫信息检测

通过各种免疫检测技术，可测得血液、组织和生物体内与免疫有关的极其微量的物质，为诊断亚健康提供科学证据。

2. 量子检测技术

量子医学是指通过微弱磁气测定仪对构成物质及生物体内原子的电子及其媒体在粒子群的运动所产生的磁气进行捕捉和解析，而达到诊断和治疗疾病的目的。如热断层扫描成像系统（TTM）就是利用了红外线热辐射接收器来采集接收人体组织细胞产生热量所形成的热辐射，对检查部位将正常与异常组织细胞在代谢过程中所产生不同的热辐射图象进行采集、分析、判断，从而可能尽早预测疾病的发生。

3. 体质体能检测

体质体能检测包括体质成分检测、运动心肺功能测试及平衡能力测试等。

4. 超高倍显微诊断仪健康评估法

超高倍显微诊断仪健康评估法又称亚健康—滴血诊断法。取 2 滴指尖血，把载血玻片放在分辨率为 0.12 μm，放大倍率为 2 万～5 万倍的布康镜下检测。正常或不正常血液细胞及其有形成分改变时的状态可作为诊断亚健康的基本标志。该方法是一种全新的健康查体方法，是依据国际公认的细胞形态学的方法和人体全息胚理论与氧自由基学说为指导原理，利用末梢血可以看到干血片的活性氧毒性物，它的形成是全身各系统新陈代谢失调和机体在应激状态或疾病状态下产生的，是自由基和体细胞相互作用的结果，是机体生理病理改变的表现。

理化检测直观、准确，最大可能地避免了人为因素影响，利于进行数据分析比较研究。但目前研究中健康人群的参考值很难界定。处于亚健康状态的人会有诸多自觉不适症状，实验室检查可能有某些指标的变化，但尚未达到相应疾病的诊断标准，即仍处于正常值范围之内。如何在正常值范围内划分出健康人群和亚健康人群的参考值仍是研究人员亟待解决的难题。

三、中医评估法

亚健康状态是一种生理功能异常或衰退的状态，而非器质性病变，但发展下去会逐步进入疾病状态。这种认识与中医学中的"未病"相似。同时亚健康状态也是一种生理功能异常或衰退的状态，而非器质性病变，这种"状态"又与中医学中的"证"相似。由此，亚健康状态的研究与中医"未病"和"证"的研究密切相关。而中医学诊疗过程中重视人体的主观感觉，认为亚健康状态主要是由劳逸过度、起居失常、饮食不节等原因，引起机体阴阳失调、脏腑气血不和所致。2006 年，中华中医药学会发布了《亚健康中医临床指南》，对中医药防治亚健康进行了规范，确定了亚健康的定义和范畴、亚健康的常见临床表现与中医辨证分型等。近年来，在中医理论指导下，有许多学者将亚健康状态的评估与中医基本证候的辨证特点相结合，设计出符合亚健康概念内涵及符合中医辨证原则的调查问卷。例如，中医科学院编制的《亚健康状态中医证候基本特征调查问卷》就是以中医基础理论为指导，应用量表制作的基本技术，结合文献研究和专家咨询等方法，以亚健康状态相关的生理、心理、个人体质、生活环境等因素为依据，编制设计的亚健康人群中医证候调查问卷。该问卷结构分为 6 个部分，即躯体状况、生活状况、情志状况、精力状况、禀赋状况与生活嗜好、社会环境状况，问卷条目共计 124 条。能够在一定程度上对人群的健康状态做出判断，揭示人群中医证候的分布规律，为亚健康状态中医证候的研究提供了方法和应用工具。其他如中医四诊模拟检测、观指甲测亚健康、观舌测亚健康、观面测亚健康等。

四、量表评估法

根据流行病学调查设计原理和亚健康状态的主要表现，将亚健康状态的评估与现代医学中的症状相结合，运用制作量表的方法，制作调查问卷。亚健康状态人群表现出的症状以自觉不适为主，包括躯体症状和心理症状。人的精神、心理、情志等活动状态可以通过量表进行评估。因此将量表评估法引入亚健康领域，把自觉症状按照一定规则进行量化测量，并利用得到的数据来判断严重程度，能够相对客观地反映主观感觉性指标，很大程度上加强了对亚健康状态的评估，有效地判断和测量亚健康状态。量表评估法是目前亚健康状态评估中最常用的方法，并在大规模亚健康调查中取得了良好效果。

（一）康奈尔医学指数

康奈尔医学指数（Cornell medical index，CMI）是美国康奈尔大学布洛德曼等编制的自填式健康问卷。最早于 1944 年用于军队征兵时的健康筛查，以后也用于流行病学调查，作为临床检查的辅助手段。可在短时间内收集到大量有关医学及心理学的资料，起到标准化的健康检查作用。问卷内容包括 4 个部分：躯体症状、家庭史和既往史、一般健康和习惯、精神症状。问卷分 18 个部分，每部分按英文字母排序，共有 195 个问题。M ~ R 部分有 51 个条目，是关于与精神活动有关的情绪、情感和行为方面的问题。每一条目均为 2 级回答："是"或"否"。"是"记 1 分，"否"记 0 分。全部项目得分相加得 CMI 总分。美国常用的筛查界值男性总分为 30 分，M ~ R 分（从 M 项至 R 项的条目分，总分 51 分）15 分；女性总分 40 分，M ~ R 分 20 分。达到此标准的为正常人群中筛查到的躯体和心理障碍者，即为亚健康者（附录 8 - 1）。

（二）亚健康评定量表

亚健康评定量表（sub-health measurement scale，SHMS）是基于我国文化背景下，由 30 位相关学科专家经过 3 轮专家咨询、论证，筛选出的包括 39 个亚健康评价指标而组成。包括 3 个二阶维度、9 个一阶维度共个 39 条目（附表 8 - 1）。涉及生理、心理和社会健康 3 个方面，其计分是采用 Likert 五等级评分方法（正向评分 20 个，反向评分 19 个，4 个总体评价条目不计入维度计算），正向评分与原始分相同，为 1 ~ 5 分；反向评分等于 6 减去原始评分。其结构如表 8 - 1 所示，各一阶维度、二阶维度及总量表原始分总分分别为各一阶维度所包含条目得分总和、二阶维度所含一阶维度的得分总和及所有二阶维度得分总和。将原始分转换为百分制得分，其公式为：维度转化分 =（维度原始粗分 - 维度理论得分）/（维度理论最高分 - 维度理论最低分）×100。

表 8 - 1　亚健康评定量表结构

二阶维度	一阶维度	条目
生理亚健康（PS）	身体症状（P1）	1，2，3
	器官功能（P2）	4，5，6，7，8，9
	身体运动功能（P3）	10，11，12
	精力（P4）	13，14
心理亚健康（MS）	正向情绪（M1）	16，17，18，19
	心理症状（M2）	20，21，22，23，24，25
	认知功能（M3）	26，27
社会亚健康（SS）	社会适应（S1）	29，30，31，32
	社会资源与社会支持（S2）	33，34，35，36，37
亚健康总分（GS）	生理、心理、社会亚健康总评价指标及亚健康总体评价指标（G1，G2，G3，G4）	15，28，38，39

（三）其他量表

也有学者分别采用症状自评量表（SCL-90）、心理社会应激评定量表（psychosocial stress assessment scale，PSAS）、艾森克个性问卷、焦虑自评量表（SAS）和抑郁自评量表（SDS）等进行亚健康评价。

量表评估法对以主观感受（软指标）为主诉的亚健康状态的评估可以相对客观地反映亚健康状态主观、多维的表现，并可测量其性质和程度，从而可弥补单纯重视医生评价或单纯追求生物学指标的不足。但需要注意的是，量表评估法必须强调科学、合理设置临界值的重要性，只有这样才能真正做到对亚健康状态的量化评估。

（郑国华，钱芝网）

参考文献

[1] 刘津. 亚健康的检测及评估方法 [J]. 中国健康心理学杂志，2010，18（2）：235-237.
[2] 刘勇，濮欣，王伟英，等. 亚健康与健康管理：认识亚健康，做自己的健康管理医师 [J]. 人人健康（医学导刊），2007（3）：124-125.
[3] 赵歆，陈家旭，王利敏，等. 亚健康状态常用评估方法 [J]. 中华中医药学刊，2011，29（4）：707-709.
[4] 周波，薛晓琳，王天芳. 亚健康状态的评定及检测现状 [J]. 北京中医药，2010，29（12）：958-961.
[5] 周辉，项平，曾强，等. 亚健康状态的现代化评估 [J]. 北京中医药，2009，28（11）：852-855.

第九章
行为生活方式评估

行为生活方式与人们的健康和疾病密切相关，根据世界卫生组织的研究数据，在影响健康的主要因素中，有 60% 是行为生活方式因素。行为生活方式因素在人类死因中占 45% 左右，并且其对健康的影响越来越显著。改变不良的行为生活方式可影响或改变人们的健康状况。

第一节　概述

一、行为生活方式的概念

（一）行为及健康相关行为

行为是人和动物对周围环境影响的复杂反应，也是心理活动的外在表现。从广义角度来分，行为包括内在行为和外显行为。内在行为指的是人的心理活动过程；外显行为指的是可以直接观察到的行为。而根据行为产生的类型可分为先天性的定型行为和后天习得的各种行为；根据健康类型可分为促进健康的相关行为和危害健康的相关行为。行为受思想的支配，其观念的变化必然影响行为。而人类观念、行为的变化，是影响健康的重要因素。现代医学研究证明：人类行为是影响健康的重要因素，也左右着心理健康和生命质量，对一些疾病的发生、转归起着举足轻重的作用。

健康相关行为是指任何与疾病预防、增进健康、维护健康及恢复健康相关的行动。这类行为可以是自愿的，也可能是不自愿的；可以是直接以健康为目的的主动行为，也可以是遵守法律或规定的被动行为。

（二）生活方式

生活方式是指作为社会主体的人，为生存和发展而进行的一系列日常活动的行为表现形式，是人们一切生活活动的总和。生活方式有着丰富的内涵，一般可以分为狭义和广义两种。狭义的生活方式指个人及其家庭的日常生活中形成的具有规律性的行为方式，包括衣、食、住、行及闲暇时间的利用等诸多方面，包含了物质生活资料的消费方式、精神生活方式及闲暇生活方式。广义的生活方式是指人们在物质生活和精神生活领域所从事的一切行为活动方式，是在一定社会客观条件的制约下，社会中的个人、群体或全体成员为一定的价值观念所引导的满足自身生存发展需要的全部生活活动的稳定形式和行为特征。

从定义可以看出，生活方式是不同的个人、群体或全体社会成员在一定的社会条件制约和价值观念指导下所形成的满足自身生活需要的全部活动形式与行为特征的体系，是以经济为基础，以文化为导向，并由生产方式所决定。因此，生活方式一旦形成，就有一定的稳定性和相对独立性。一旦形成就有其动力定型，即行为者不必消耗很多的心智体力，就会自然而然地去做的日常活动。生活方式对健康的影响具有双重、双向性。良好的生活方式对健康具有维护、改善与促进作用，从而能有效减少或延缓疾病的发生。而不良生活方式（有害健康的生活方式）对健康具有多方面的负面影响，如过多的社会应酬、吸烟、过量饮酒、缺乏运动、过度劳累等，会对人体产生慢性的、潜在的，甚至是不可逆的危害。

二、行为生活方式与健康的关系

（一）不健康行为生活方式是多种疾病发生和流行的基础因素

大量的突发公共卫生事件和疾病流行的事实印证了这一观点。例如，人与畜禽生活环境混杂、相互密切接触是人感染高致病性禽流感、炭疽、布鲁氏杆菌病等多种人兽共患病发生的主要原因；随地吐痰、咳嗽、打喷嚏不捂住口鼻是结核病传播的主要途径；不安全的性行为和共用针具注射毒品是艾滋病传播的主要渠道。

（二）不健康行为生活方式也是导致心脑血管病、高血压、糖尿病和肿瘤等慢性病快速增长和高发的主要原因

随着经济的发展和人民生活水平的提高，国民的膳食摄入和体能消耗的平衡正在向不科学、不合理的方向转化。据调查，我国近20年间人口超重率上升39%，肥胖率上升了97%；大城市中超重和肥胖儿童的比例在0~6岁组已达8.1%，在7~17岁组已高达21.3%。吸烟是世界八大死因中的6种死因的危险因素。世界卫生组织2009年12月9日发表的公报称，全球每年至少有500万人死于吸烟所导致的各种疾病。中国2008年的调查结果显示，我国15岁及以上人口男性吸烟率仍高达48.0%。研究表明，超重、肥胖和吸烟是导致上述慢性病发生的主要原因。

（三）健康的行为生活方式可预防多种疾病的发生，并延缓病情发展

现代医学研究认为，以上由生活习惯和不健康行为引发的疾病中的大部分是可以通过生活方式的调整而得以预防的。国内外研究表明，生活方式的改善可以预防80%的冠心病、90%的2型糖尿病、55%的高血压、1/3的肿瘤和80%的脑卒中；良好的健康意识和积极的预防措施，可以减少50%的因心血管疾病过早死亡的患者数。

三、健康的行为生活方式

（一）概念

1979年美国卫生总署在《健康的人民》中提出有益于健康的生活方式是：不吸烟、少饮酒、平衡膳食、适量运动、定期健康检查和遵守交通规则。1992年WHO在《维多利亚宣言》中提出："当前主要的问题是在科学论据和民众间架起一座健康金桥，使科学更好地为民众服务。这座健康金桥有四大基石，它们是：合理膳食，适量运动，戒烟限酒，心理平衡。这四大基石构成了健康的生活方式。"1999年WHO欧洲区域办公室发表的定义为：健康的生活方式与行为是降低严重疾病，防范疾病风险，帮助人们更好地享受生活、改变欠佳的生活方式与行为。我国学者认为，健康生活方式是根据自身条件和可利用资源，制定有利于身心健康和谐发展的各项活动，包括体育锻炼、适当的营养、改变不良习惯和保持心理健康。简言之，健康的行为生活方式就是适合个体，符合生理、心理、社会适应的现代三维健康观的行为生活方式。健康的生活方式是一个复杂多维的行为模式，包括认知、情感或情绪、行为或活动

等成分。它是自发开始的、自愿的、个人选择的，是一个持续的、一致的、长期的但可以改变的行为方式，并成为日常生活的一部分。

（二）基本内容

健康生活方式的内容大体包括两个部分：一部分是与健康从业人员的接触，如定期的体检和预防接种等；另一部分是个体对许多行为的选择和实施，包括营养、体育锻炼、睡眠、安全、情绪管理、压力应对及避免吸烟、酒精和药物的应用等。

营养是健康生活方式的重要部分。饮食健康体现在食物的种类和量、饮食规律及体重、血脂的控制等方面。体育锻炼在健康生活方式中占有举足轻重的作用。有氧运动是增进健康的最佳方式，其特点是强度低、有节奏、不中断和持续时间长。步行、跑步、骑车、游泳、健身舞和健身操等都是有效的锻炼方式。每周 3~5 次，运动强度为达到有效心率（220－年龄）的 60%~85% 后，保持 20~30 min 以上。运动最好遵循四部曲：热身运动、开始锻炼、放松整理、补充运动。体育锻炼贵在坚持，重在适度。吸烟、饮酒和药物的应用等常作为评价健康生活方式的组成部分，它们与疾病的关系一直是医学和流行病学研究的热点。除了上述影响生理健康的因素外，健康生活方式还包括心理、精神和社会健康的因素。加强自我修养，保持乐观情绪，消除心理紧张刺激，情绪管理、压力应对及职业健康、精神和价值观等方面积极健康，不但是健康生活方式的范畴，且在各个领域的研究中已经建立了较成熟的模式可供效仿。

（三）影响因素

个体对健康生活方式的选择受许多因素的影响和制约。社会经济状况、年龄、性别、种族、文化背景、宗教信仰等均可以影响生活方式的选择；健康信念、自我效能和自制力等心理、社会变量也是健康生活方式重要的影响变量。

（四）相关的理论模式

与健康的行为生活方式相关的理论模式主要有健康信念模式、健康促进模式及预防性健康行为的资源模式等。其中，健康信念模式是解释人们对健康生活方式选择的最有影响的社会心理学理论。健康信念是指人如何看待健康与疾病，如何认识疾病的严重程度及易患性，如何认识采取预防措施后的效果及采取措施所遇到的障碍，用来预测人的预防性健康行为或实施健康教育。

四、行为生活方式评估

（一）评估内涵

行为生活方式评估是健康管理师和相关研究人员运用科学方法，对行为生活方式的健康性质、任务、主要过程和环节及效果的一系列研究活动。这是一种将科学研究方法运用于日常行为生活方式，并以有效推进健康实践为目的的科学研究活动。

（二）评估特点

1. 以个体为中心，强调个体的健康责任和作用

选择什么样的行为生活方式属于个人的意愿或行为。评估可以帮助人们更加了解自身的行为生活方式对于健康的影响，通过多种方法和渠道帮助人们做出对健康的决策。

2. 以预防为主，有效整合三级预防

行为生活方式评估和管理在疾病预防中占有重要地位。预防的含义不仅仅是预防疾病的发生，还在于逆转或延缓疾病的发展历程。因此，对于旨在控制健康危险因素、将疾病控制在尚未发生之时的一级预防，通过早发现、早诊断、早治疗而防止或减缓疾病发展的二级预防，以及防止伤残、促进功能恢复、提高生存质量、延长寿命、减低病死率的三级预防来说，行为生活方式管理都起着重要作用。

（三）行为生活方式评估工具

目前常用的评估工具包括：健康风险评估（health risk appraisal）、青少年危险行为调查表（youth risk behavior survey）、生活方式评估问卷（lifestyle assessment questionnaire）、健康指证与健康问卷（wellness index and wellness inventory）、个人生活方式问卷（personal lifestyle questionnaire）、健康促进生活方式问卷（health-promoting lifestyle profile）、健康日记（health diary）等。

第二节　行为生活方式评估的主要内容

一、膳食与营养评估

膳食与营养评估就是运用科学手段来了解个体或人群的膳食和营养水平，以此来判断其膳食结构是否合理和营养状况是否良好的重要手段。一方面，膳食与营养评估可使人们能够更加了解膳食与营养的相关知识，提升自己膳食与营养认识水平；另一方面，通过得到的评估和指导结果，逐渐摒弃不健康的膳食习惯，养成合理的、健康的膳食习惯。

（一）相关概念

1. 营养

营养是指人体为了维持正常的生理、生化、免疫功能及生长发育、代谢、修补等生命活动而摄取和利用食物养料的生物学过程。原意是谋求养身，它是指人类从外界摄取需要的养料以维持生长发育等生命活动的作用。因此，营养所表示的是一种"作用"、"行为"或"生物学过程"。它有个体与群体之分。个体的营养状况是指与营养有关的身体状况，即对食物构成和其中的营养素的利用所表现的健康状况。营养评估一般涉及某种特殊的营养素的评估，有时也针对全部营养素的综合评价，即全面营养状况，如铁、蛋白质、维生素等。

2. 营养素

营养素是指维持正常生命活动所必需摄入生物体的食物成分。现代营养学对于营养素的研究，主要是针对人类的营养素需要。营养素分蛋白质、脂质、碳水化合物、维生素、矿物质、水、膳食纤维七大类，主要来源于食品。一般来说，食品中含有的营养物质可分为两大类——常量营养素和微量营养素。常量营养素包括蛋白质、脂肪、碳水化合物和一些矿物质。每天的需要量很大，它们构成食物的绝大部分，提供机体生长、代谢和运动所需的能量和物质。微量营养素的需量很少，从几微克到几毫克，包括维生素和某些微量元素，它们能催化常量营养素的利用。

3. 营养价值

营养价值是指在特定食品中的营养素及其质和量的关系，亦指食物中所含营养素的种类、数量和相互比例能够满足人体需要的程度。食物的营养价值有相对性，因为：①能列为全营养价值的食品很少。②大多数食物都是某些营养素含量高，而另一些营养素含量低。③即使同一种食物，营养素含量由于品系、部位、产地、成熟程度不同而有较大差异。④食物的营养价值还应考虑到食品中存在的某些抗营养因子。

4. 合理营养

合理营养是指全面而平衡的营养，或是说全面地提供达到膳食营养素参考摄入量的平衡膳食。由于各种食物中所含营养素种类和数量有较大差异，因此，只有合理地搭配各种食物，机体才能获得所需的营养素。合理营养有以下基本要求。

（1）热能和营养素的摄入量要满足要求。摄入量长期过低会产生营养缺乏病；过高，则会发生营养过剩性疾病。

（2）机体通过进食达到各种营养素的摄入量比例要适当。这包括三大产热营养素的比例，热能摄入量与代谢上密切相关的硫胺素、核黄素和尼克酸、烟酸等的比例，必需氨基酸的比例，饱和与不饱和脂肪酸的比例，各种维生素的比例等。

（3）减少烹调和加工中的营养素损失。通过提高加工、贮藏的技术水平，提高营养素的保存率，从而提高食物的营养价值。

（4）建立合理的饮食制度。有规律的进食可以提高食欲、增加吸收，对身体健康有利。

（5）摄入的食物对人体无害。这就要求：食物不能有腐败变质；受农药和有害化学物质的污染极低；加入的食品添加剂应符合规定的要求等。

5. 平衡膳食

平衡膳食又称合理膳食或健康膳食，在营养学上是指全面达到营养素供给量的膳食。这种膳食首先意味着摄食者得到的热能和营养素都能达到生理需要量的要求，其次要求摄入的各营养素间具有适当的比例，能达到生理上的平衡。获得平衡膳食是制定膳食营养素供给量标准的基本原则，也是研究人类营养学以达到提高全民健康水平的最终目标。

（二）膳食评估

1. 概念

膳食评估主要是通过一定的方法对个体的膳食摄入情况进行综合评估，从而了解在一定时期内个体或群体膳食摄入状况及其膳食结构、饮食习惯，并借此评定其营养需要得到满足的程度。膳食评估包括膳食能量评估和膳食结构评估。膳食能量评估是对个体的膳食能量摄入情况进行评估，得到不同等级的膳食能量评估结果；膳食结构评估是从各种类食物摄入是否均衡的角度对膳食进行评估，分为结构合理、结构欠合理和结构严重欠合理3种评估结果。通过能量和结构两个方面的评估，可以从整体上了解个体膳食摄入情况。

2. 常用方法

主要包括称重法、化学分析法、24小时膳食回顾法、食物频率调查法、膳食平衡质量指数、记账法等方法。每种方法都有各自的优缺点，如称重法准确但过程较烦琐，能反映受试者三餐的分配和摄入情况，适合家庭或者小规模人群的膳食调查；化学分析法得到的结果准确，但需要大型仪器和专业的技术人员；24小时膳食回顾法简单易行，但需要由营养专家对调查员进行严格培训，对被调查对象的记忆力要求高，适用于个体或群体范围人群的调查，目前广泛应用于营养流行病学调查研究和慢性病研究；食物频率调查法经济方便，应答率高，多见于膳食结构与相关疾病的关系分析，但食物量化的准确度不高，存在回忆偏倚，营养素计算依赖于调查表的精度。这些方法可单独运用，也可联合运用。

（1）食物频率调查法。食物频率调查法是最常用的膳食营养调查方法，通过了解每日平均的食物摄入量，可以与膳食宝塔中的建议摄入量对比，还可以估算营养素平均摄入量、能量摄入量、产热营养素供能比，反映受试者膳食和营养的状况或问题。食物频率调查法针对各种食物询问受试者过去一定时期内平均的摄入频率，由食物清单、平均摄入频率和每次平均摄入份数3个部分构成。

研究表明，个体营养素或食物的摄入受早中晚三餐、平日或周末、季节等因素的影响，想要精确把握个体营养素或食物摄入的平均情况，至少需要调查2～3周以上。

（2）膳食平衡质量指数。膳食平衡质量指数（diet balance index，DBI）是依据中国居民膳食指南，联合中国特征制定的评分系统，评价成年人的膳食结构与质量的方法。由于传统的膳食评价方法不能解释膳食总体质量，并且计算烦琐，越来越多的研究开始应用指数法来综合评价膳食质量。DBI 可以更好地描述人群膳食的总体概况，易于准时发现面临的膳食营养难题，量化膳食难题的程度，以利于进行个体的膳食指导。

何宇纳等学者在美国农业部健康饮食指数（healthy eating index，HEI）和美国学者 Patterson 提出的膳食质量指数（Dietary quality index，DQI）基础上，以中国居民膳食指南和膳食宝塔为依据，制定了评价中国居民膳食质量的膳食平衡质量指数（DBI）。DBI-16 根据 2016 年中国居民膳食指南和膳食宝塔进行了调整，适用于 2 岁及以上的一般人群。

DBI-16 指标分值的计算包括正端分（high bound score，HBS）、负端分（low bound score，LBS）、总分（total score，TS）和膳食质量距（diet quality distance，DQD）。每个指标划分为 5 个级别以反映饮食质量，依次为：得分 0 分表示好/没有问题，得分低于 20% 满分值为较适宜/几乎没有问题，得分在 20%~40% 满分值为低水平，得分在 40%~60% 满分值为中等水平，得分高于 60% 满分值为高水平。

正端分（HBS）：将所有指标中的正分相加的绝对值，反映膳食中摄入过量的程度。分值范围是 0~44 分。0 分表示无摄入过量，1~9 分为较适宜，10~18 分为低度摄入过量，19~27 分为中度摄入过量，27 分以上为高度摄入过量。负端分（LBS）：将所有指标中的负分相加的绝对值，反映膳食中摄入过量的程度。分值范围是 0~72 分。0 分表示无摄入不足，1~14 分为较适宜，15~28 分为低度摄入不足，29~43 分为中度摄入不足，43 分以上为高度摄入不足。如果没有饮水量数据，分值范围为 0~60 分。1~12 分为较适宜，13~24 分为低度摄入不足，25~36 分为中度摄入不足，36 分以上为高度摄入不足。总分（TS）：将所有指标的分值累加，反映总体膳食质量的平均水平。分值范围是 -72~44 分。如果为负值，说明在平均水平更趋向于摄入不足，如果为正值，说明在平均水平更趋向于摄入过量；如果为 0，不一定表示膳食平衡，可能是膳食过量和不足的程度相等，相互抵消。膳食质量距（DQD）：将每个指标分值的绝对值相加，综合反映一个特定膳食中的问题。分值范围为 0~96 分。0 分表示膳食中既不存在摄入不足问题又不存在摄入过量问题，1~19 分为较适宜，20~38 分为低度膳食失衡，39~57 分为中度膳食失衡，57 分以上为高度膳食失衡。如果没有饮水量数据，分值范围为 0~84 分。1~17 分为较适宜，18~34 分为低度膳食失衡，35~50 分为中度膳食失衡，50 分以上为高度膳食失衡。

（三）营养评估

1. 概念

营养评估就是对个体营养状态进行全面的评估，是对营养状况的定量评价，通过营养评定，可以判定机体的营养状况。对目标人群进行早期营养筛查及评估是开展规范化营养干预的起始依据。筛查工具应具备简单、易行、符合成本/效益的特点，其结果用于收集营养相关的危险因素，决定是否需要进一步营养干预。营养评估是解释和扩展在营养筛查过程中得到的资料，由营养专业人员分析、评价相关信息，综合判断营养摄入史、消化吸收能力、体格检查、人体测量和体成分分析、生化指标等营养相关问题得出营养诊断。常用的营养评估方式主要有单一指标和复合指标。

2. 单一指标

单一指标即客观指标，包括体重指数（BMI）、去脂体重（FFM）、生化指标等，但目前尚无一种单一指标可准确反映个体的营养状况。

（1）体重或体重指数（BMI）。体重变化可直接反映营养状态，但应排除脱水或水肿等影响因素。标准体重与性别、身高及体型有关，可用以下公式推算。女性标准体重 =（身高 - 100）× 0.8；男性标

准体重 =（身高 - 100）× 0.9。其中，体重的计量单位为 kg，身高的计量单位为 cm。根据实际体重与标准体重比值评定营养状态。轻度营养不良比值在 80% ~ 90%，中度营养不良比值在 70% ~ 80%，重度营养不良比值低于 70%。

BMI 可作为衡量人体胖瘦程度及是否健康、营养状况的常用指标，缺点是不能反映机体肌肉的损耗状况及脂肪、非脂肪成分。

（2）去脂体重（FFM）。FFM 能反映机体非脂肪成分（肌肉、骨骼、水分、内脏等）含量，常用的测量方式通过测量肱二头肌、肱三头肌、肩胛下、髂前上棘的皮褶厚度，进而估算体脂含量，FFM 减去体脂含量，得到去脂体重指数（fat-free mass index，FFMI）。FFMI 作为一种方便可行间接反映人体成分的方式，其判断界点为 $FFMI \leqslant 15 \ kg/m^2$（女性）或 $FFMI \leqslant 16 \ kg/m^2$（男性）。

①肱三头肌皮肤褶皱厚度（TSF）。TSF 指肱三头肌皮下脂肪的厚度，是衡量个体营养状况和肥胖程度的常用指标。测量方法：个体站立，右臂自然下垂，也可卧床，右前臂横置于胸部，应采用同一位置多次测量。取肩峰尺骨与鹰嘴间的中点，测试者用拇指和食指捏起皮肤和皮下组织，使皮肤皱褶方向与上臂长轴平行，卡尺固定接触皮肤 3 s 后再读数，取 3 次平均值。正常参考值：女性 14.9 ~ 18.1 mm，男性 11.3 ~ 13.7 mm。低于 60% 为重度营养不良，低于 60% ~ 80% 为中度营养不良，低于 80% ~ 90% 为轻度营养不良。

②上臂肌围（AMC）。AMC 可反映肌蛋白贮存和消耗程度，是快速而简便的评价指标。测量方法：按上述姿势测量上臂中点的周长，$AMC = $ 上臂中点周径 $- 0.314 \times TSF$。其中，上臂中点周径和 TSF 的计量单位为 cm。男性 AMC 平均为 27.5 cm。测量值大于标准值的 90% 为营养正常，测量值为标准值的 90% ~ 80% 为轻度营养不良，测量值为标准值的 80% ~ 60% 为中度营养不良，测量值小于标准值的 60% 为严重营养不良。

（3）血清生化指标。临床上一般采用血清生化指标反映个体营养状况，如清蛋白、前清蛋白（PA）、血红蛋白（Hb）、淋巴细胞计数、转铁蛋白、视黄醇结合蛋白等。生化指标是不受体位、主观因素影响得到的客观指标。每个指标具有不同的临床意义，如清蛋白主要由肝脏合成，可较好地反映机体内脏蛋白含量。而前清蛋白与清蛋白代谢途径一致，但其代谢较早，是反映急性营养不良及早期营养不良的良好指标。

（4）氮平衡测定。氮平衡是反映机体摄入氮和排出氮之间的关系，其计算公式为：氮平衡 = 氮摄入量 - 氮排出量。其值分别代表零氮平衡、正氮平衡和负氮平衡，可用于指导营养支持治疗。氮平衡 > 0，机体处于合成代谢状态；氮平衡 < 0，机体处于分解代谢状态。

3. 复合指标

单一指标在进行个体营养评估时存在一定的局限性，很难准确地反映个体的营养状况。近年来出现许多复合指标的评估工具，实现个体营养状况的整体评估。

（1）微型营养评估量表（MNA）。MNA 是一种针对老年人的营养状况筛查量表，目前在护理院、社区及住院、门诊老年人中均可使用，是一种简单、可行性高的营养评估方法。其评价内容包括：基本人体测量指标（近 1 ~ 3 个月 BMI 变化范围、上臂围、小腿围等）、药物、精神心理、活动能力变化、患病情况、饮食习惯、摄食习惯及食物类型等 18 项，总计 30 分，耗时 10 ~ 15 min。评定标准：总分 < 17 分提示营养不良，总分 17 ~ 24 分提示存在营养不良风险，总分 ≥ 24 分提示营养状况良好。该工具既包括躯体、精神、日常生活能力测评，又包括精神心理，内容较复杂，存在主观性问题，需要经过专业培训方可完成评估。

MNA - SF 是在 MNA 的基础上简化而来，共 6 项，总分 14 分（表 9 - 1）。12 ~ 14 分为正常营养状况，8 ~ 11 分为有营养不良的风险，0 ~ 7 分为营养不良。

表 9-1　MNA-SF 评估

	指标	分值	标准	分值	标准	分值	标准	分值	标准
1	近 3 个月体重下降	0	>3 kg	1	不知道	2	1~3 kg	3	无
2	BMI	0	<19	1	19~21	2	21~23	3	>23
3	近 3 个月有应激或急性疾病	0	否	2	是				
4	活动能力	0	卧床	1	能活动但不愿活动	2	外出活动		
5	神经精神疾病	0	严重痴呆或抑郁	1	轻度痴呆	2	没有		
6	近 3 个月有无食欲减退、消化不良、咀嚼吞咽困难等原因引起食量减少	0	食量严重减少	1	食量中度减少	2	食量没有改变		

（2）主观全面营养评价法（SGA）。SGA 是 Detsky 在 20 世纪 70 年代提出的一种包括体重变化、进食量改变、日常活动能力、消化道症状、肌肉消耗状况、有无水肿及腹腔积液、疾病变化情况 8 项指标的营养评估量表，主要应用于临床患者。评定结果为 A、B、C 3 个等级，即营养正常、中等营养不良、严重营养不良。有研究报道，SGA 与 BMI、肌肉皮褶厚度等评估指标具有较好的一致性，其阳性率达 90% 以上，是一种可结合患者既往病史简单易行的评估工具。

（3）老年营养风险指数（GNRI）。GNRI 是由 Cereda 等提出的评估老年人营养状况的工具，即 $GNRI = 1.489 ×$ 人血清清蛋白 $+ 41.7 ×$ （体重/理想体重），若质量大于理想体重，体重/理想体重按 1 计算。其中，人血清清蛋白的计量单位为 g/L，体重的计量单位为 kg。这里男性理想体重 $= 0.5 ×$ 身高 -62.5；女性理想体重 $= 0.60 ×$ 身高 -40，其中，身高的计量单位为 cm。评定结果分为 4 个等级：较大风险（$GNRI < 82$），中度风险（$82 ≤ GNRI < 92$），低风险（$92 ≤ GNRI ≤ 98$），无风险（$GNRI > 98$）。GNRI 专门针对老年患者的特殊性，提出一些不易获得指标的估算值，非常适用于老年患者的营养评估，可以很好地预测老年患者肌肉功能障碍。

二、体力活动评估

（一）相关概念

1. 定义

体力活动或称身体活动（physical activity，PA），是指骨骼肌收缩导致机体能量消耗增加的任何身体动作。因此，凡由骨骼肌收缩引起的，使身体在基础代谢水平上产生能量消耗增加的一切身体运动或身体活动，统称为体力活动。根据身体活动的特点和内容，现代人生活中的身体活动可分为职业有关身体活动、交通行程身体活动、家务有关身体活动和闲暇时间身体活动 4 类。运动或体育锻炼是体力活动中重要的组成部分，但是却有别于日常的体力活动，是指有计划的、有组织的、重复的、以保持和（或）提高体适能为目的的体力活动。这里体适能是指个人除足以胜任日常工作以外，还能有余力享受休闲，以及能够应付突如其来的变化及压力的身体适应能力。其代表的是一种状态，是在进行长期体育运动或体力活动之后所表现出来的一种较为理想的状态，一般包含心肺功能、肌肉力量、肌肉耐力、柔韧性和体成分。体适能除了受遗传因素影响之外，与体力活动水平关系密切。

2. 组成要素

体力活动的组成要素主要包括频率、持续时间、强度及类型等。

（1）频率。频率是指在指定的时间内体力活动的次数，一般指每周活动的次数。体力活动频率与健康之间存在着相关性，在相同的能量消耗量情况下，体力活动频率越大，越有利于提高健康效应。

（2）持续时间。体力活动的持续时间，可以指一次活动时间，也可以指几次间歇活动总累积时间。在同等体力活动量或活动时间的前提下，一次长时间体力活动和分成几次短时间间歇体力活动，其效益是否一样并没有充足的证据。

（3）强度。强度是指参加体力活动的生理努力程度，也是身体活动对人体生理刺激的程度。适宜的体力活动强度能有效地促进身体功能的提高，增强体质，但如果强度过大，超过身体的承受能力，反会使身体功能减退，甚至损害身体健康。

（4）其他因素：主要指体力活动类型和环境现状。

3. 健康剂量

健康剂量是指达到促进健康的最佳效果的运动量，即人们进行一次体力活动时进行的适宜运动量，也称体力活动推荐量。运动量的推荐随时间的推移和国家地域差异有所区别，它们的共同之处是：建议每人每周进行一定时间的体力活动，以促进人体的身心健康，特别是对以静坐方式为主的人群极具实用意义。但是每个个体要根据推荐量表来科学且实际地确定自己的运动量，选择自己喜欢且适宜的体力活动项目，合理调控锻炼时间、强度，以达到运动促进健康的最佳效果。

（二）体力活动评估

体力活动的评估或测量主要包括两个方面：一是行为的测量，通过主观性的观察或客观性仪器测量体力活动行为信息，包括频率、强度、时间、类型。二是能量消耗的测量。准确测量或评估体力活动水平，对于了解体力活动情况、明确体力活动与健康指标之间的量效关系，乃至准确评估体力活动干预方案的效果等均有重要作用。常用的评估方法有以下几种。

1. 行为观察法

观察受试者的行为信息，包括活动类型、频率、时间。根据采集的信息，对照各种活动的能力消耗表，计算出受试者在特定时间段内的能量消耗。优点：便捷，适用于青少年或小样本量的日常体力活动检测。缺点：观察结果与观察者的经验有关，长时间观察可能降低精度；时间长。

2. 热量测量法

热量测量法包括直接热量测定法和间接热量测量法。

（1）直接热量测定法。通过仪器精确测量和记录受试者在一个完全密闭的隔热房间内运动时所产生的热量。优点：精准。缺点：成本高，青少年活动不宜使用。

（2）间接热量测定法。通过气体代谢分析仪记录测试体力活动过程中的耗氧量及二氧化碳产生量，用公式间接推算出能量消耗。优点：适合短时热量测定，运动传感器和心率测量步行或跑步的有效性和可靠性均以这种方法做参照。缺点：价格高，不能长时间测量。

3. 心率测试法

采用心率来估测运动的频率、强度、时间、类型和总的能力消耗，对心率与摄氧量之间存在的线性关系进行分析。优点：简单，适合儿童体力活动测量。缺点：易受环境温度、湿度、个体情绪变化、活动类型等诸多因素影响，高强度体力活动较准确。

4. 双标水法

摄入一定量已知浓度非放射性同位素^2H和^{18}O标记物的双标水，新陈代谢后通过分析尿液中标记物的峰度值变化，计算出体内CO_2的生成率，进而推算能量消耗。优点：测量精确，适用范围广、无不良反应。缺点：测试费用高，过程长，难以了解体力活动强度、频率等指标，不适合大规模人群。

5. 运动传感器

运动传感器是一种电子设备或仪器，可装置在人体的特定部位，用以记录身体某一部位或躯干的运动情况，目前主要分为计步器和加速度计两种。

（1）计步器是一种简便实用的体力活动测量技术，其工作原理是感应垂直加速度，其输出结果即累计步数。由于其具有体积小、价格便宜及携带方便的特点，是目前年轻人锻炼中最受欢迎的一款记录自己运动情况的仪器，它可以准确地记录每一次参与运动的步数，其缺点是不能提供给使用者对于运动强度及能量消耗特点的数据。

（2）加速度计步器是一种更为复杂的运动传感器，它可以测量人体在进行体力活动时的加速度。人体进行运动时的加速度可以反映出人体肌肉用力的大小，从而可计算出人体进行体力活动时的能量消耗。

优点：体积小、使用方便，且能提供体力活动强度及模式方面的信息。缺点：计算人体能耗的精确度还有待提高。

6. 调查法

调查法的形式包括日记、日志、活动回忆、定量化回顾、访谈等。时间期限从 1 天到数年不等。内容包括不同职业人群在工作中的身体活动量、家庭劳动中的身体活动量、选择交通工具所产生的身体活动量及参加体育锻炼的身体活动量等。优点：调查简单方便，成本低，适用于流行病学研究。缺点：受认知和语言能力限制，儿童少年不适用。

（1）国际体力活动量表（international physical activity questionnaire，IPAQ）是根据运动频率、强度、时间、类型，从大强度、中等强度、步行和静坐 4 个方面评价体力活动水平，于 1998 年由世界卫生组织制定，被推荐为是一种经济有效地评价体力活动的量表而被广泛使用。IPAQ 分为长卷与短卷两种类型：短卷是调查每周从事某种强度体力活动累积的时间，其参照是活动时间，通过已知的每周活动频率和时间长短，乘以个体从事某种强度体力活动时所对应的代谢当量赋值，就可以推算出个体每周从事某种强度体力活动水平。长卷询问受试者在 4 个领域（工作有关身体活动、交通行程身体活动、家务有关身体活动和闲暇时间身体活动）中的身体活动情况；同时再询问在各个领域中进行各种强度身体活动（步行、中等强度和高等强度身体活动）的时间和天数。长卷是按照体力活动项目询问频率和时间，后续数据分析仍需参照体力活动项目进行。个体每周从事某项体力活动水平的计算方法与短卷一致，但强调每种强度的体力活动按 180 min 截断。

IPAQ 的评分方式有两种：①连续性评分，即采用代谢当量（MET）来评价各种类型身体活动的活动量。当人体处于安静状态时，代谢当量为 1.0 MET，约等于耗氧量水平为 3.5 mL/（kg·min），工作时与交通出行相关的步行代谢当量约为 3.3 MET，生活中进行中等强度的劳动代谢当量约为 3.0 MET，闲暇时间参加高强度的体育活动所产生的代谢当量约为 8.0 MET。②分类性评价，采用活跃、不活跃来评价各种类型身体活动水平，可根据运动频率、强度、时间、类型，从大强度、中等强度、步行和静坐 4 个方面评价体力活动水平。

（2）青少年体力活动问卷（physical activity questionnaire for adolescents，PAQA）由加拿大萨斯喀彻温大学编制，在加拿大儿童青少年中显示了良好的内部一致性信度、结构效度。该问卷能够敏感区分性别和年龄差别，反映青少年过去 7 天整体的体力活动水平及中等到较大强度体力活动。该问卷题目清晰易懂，容易填写，完成整个问卷只需 8~10 min，并且无须详细回忆运动时间和运动强度，明显减轻受试者负担，减少回忆性偏倚。此外，问卷使用 5 分制的等级变量，计算简单，便于大样本横断面调查及纵向追踪，具有较好的信度和效度，是评估青少年体力活动水平的有效工具。

三、睡眠质量评估

（一）相关概念

1. 定义

睡眠的确切定义，随着时代的变迁而有着不同的内涵。最初法国学者认为，睡眠是由于身体内部的需要，使感觉活动和运动性活动暂时停止，给予适当刺激就能使其立即觉醒的状态。人们认识了脑电活动后认为，睡眠是由于脑的功能活动而引起的动物生理性活动低下，给予适当刺激可使之达到完全清醒的状态。现代医学大致认为，睡眠是一种主动过程，睡眠是恢复精力所必需的休息，有利于精神和体力的恢复，而适当的睡眠是最好的休息，既是维护健康和体力的基础，也是取得高度生产能力的保证。人的身体健康和寿命，与深睡眠时间的长短密切相关。在睡眠最深的时候，也是身体内免疫物质释放最多的时候，能提高机体免疫力，使身体防病、抗病、疾病康复的能力增强。

2. 睡眠周期

按照 2007 年美国睡眠医学学会修正过的睡眠分期标准，睡眠周期由快速眼动（rapid eyes movement，REM）期和非快速眼动（Non-rapid eyes movement，NREM）期组成。非快速眼动期分别有 1 期、2 期、3 期、4 期，依序为第 1 期入睡期（stage Ⅰ），第 2 期浅睡期（stage Ⅱ），第 3 期熟睡期（stage Ⅲ），第 4 期深睡期（stage Ⅳ）或称慢波睡眠期（slow wave sleep，SWS），交互更迭又由第 4 期深睡期回至第 3 期熟睡期，第 3 期回至第 2 期浅睡期，第 2 期至快速动眼期。正常的睡眠周期都会依次经历 N1、N2、N3 和 N4 这几个睡眠阶段，接着进入 REM 期，此过程大约需要 90~120 min。之后再从第 1 个阶段开始，如此重复，一般约有 4~6 个周期。在睡眠阶段的周期性重复中 REM 期的持续时间会逐渐增长。非快速动眼期可恢复肉体力量；快速动眼期，又称做梦期，是最难叫醒阶段，可恢复精神的力量，帮助学习、记忆与心理调适。深睡期时人脑对外界的反应不敏感，是身体修复极为关键的阶段。

3. 睡眠的反应机制

睡眠与觉醒是人体所处的两种不同状态，两者夜昼交替张合运动而形成睡眠 - 觉醒周期。睡眠与觉醒是大脑神经中枢的一种生理过程，涉及多系统、多中枢，具有复杂的神经调节机制。正常生理情况下，在大脑中存在众多的神经中枢参与睡眠与觉醒的调控，它们形成促睡眠和促觉醒两个系统，二者之间相互促进、相互制约，调节睡眠 - 觉醒周期和张合运动不同状态的相互转化，而睡眠障碍是促睡眠和促觉醒两个系统之间相互作用功能异常的表现。在大脑中存在众多的神经中枢，促睡眠系统和促觉醒系统的神经中枢存在一种相互抑制的调节功能，而睡眠的过程就是防止大脑促觉醒系统神经中枢的过度兴奋。

4. 正常睡眠的生理意义

正常睡眠对于每个人的生活、工作、健康等非常重要。正确认识正常睡眠与睡眠障碍不仅是医务人员的工作，也是健康人群和患者的事情，所有人都应高度重视个人睡眠状况，都要对睡眠问题有深刻的认识。

（1）正常睡眠是人体的第一需要，是维持机体平衡的最基本条件。

（2）正常睡眠属于休息的一种基本方式，是正常新陈代谢不可缺少的条件。

（3）正常睡眠的医疗意义在于抗衰老、防病与治病。

（4）正常睡眠的保健意义在于维持机体健康。

5. 睡眠障碍

睡眠障碍是大脑调节功能异常的表现，是大脑不受意识的控制而出现的自主性亢奋。睡眠障碍的"病位"在大脑，往往没有明确的病理改变，多属于功能性失调，表现为一个或多个入睡困难特征：入睡困难，睡眠维持困难，早醒，无舒爽睡眠。失眠也包括白昼的结果，如疲劳、缺乏精力、注意力不集中、兴奋性降低。

（二）睡眠质量评估

睡眠质量是个人对于睡眠的经验所评价的被满足感的程度。这种满足感可通过主观的感受和客观计算的睡眠量所获得，也可通过睡眠质量指针来体现。睡眠质量指针是指个人评估其睡眠相关特性是否能满足个人需求程度，通常所评估的睡眠特性包括 3 个方面：①质的方面，即主观陈述对睡眠的评价、睡眠中曾发生的睡眠困扰、睡眠充足感；②量的方面，即睡眠时数的长短、睡眠潜伏期的长短、睡眠效率；③与睡眠有间接相关者：如使用安眠药物。在实际应用中，睡眠质量指针多以睡眠的时间及结构为主，包含睡眠结构及依顺序进行的周期和每一期所花的时间。正常成人的入眠时间（sleep latency）通常少于 15 min，快速动眼期通常为 80 min，正常睡眠效率（sleep efficiency）须超过 85% 以上，正常睡眠第 1 期约占全部睡眠时间的 5%，第 2 期约占全部睡眠时间的 45%~55%，第 3 期和第 4 期约占全部睡眠时间的 20%~25%，快速动眼期约占全部睡眠时间的 20%~25%。良好的睡眠是指个体应在 15 min 内入睡，在床上入睡时间至少占 85%，并且总睡眠时间应不能少于 7 h。

现代医学将睡眠质量评估分为客观睡眠质量评估和主观睡眠质量评估。

1. 客观睡眠质量评估

在临床睡眠医学和睡眠呼吸医学中，主要通过影像学技术，以对睡眠的分期为基础，评估睡眠质量。例如，核磁共振技术（functional magnetic resonance imaging，fMRI）、正电子成像术（positron emission tomography，PET）、体动记录仪（actigraphy）、多导睡眠监测技术（Polysomnography，PSG）。其中，核磁共振技术和正电子成像术成本高，使用推广受限。体动记录仪是睡眠监测的一项新技术，需要依靠肌电扫描，体积小、使用方便，目前正在大力推广使用。

（1）多导睡眠监测技术能够监测整夜的脑电图、眼动图、肌电图、血氧饱和度、呼吸参数、腿动、体位变化等，且成本相对较低，使用方便，最为常用。睡眠分期标准便是建立在 PSG 的电生理技术基础上，依靠脑电图、眼电图和肌电图 3 种核心信号来判定各种睡眠状态和睡眠阶段的分期。多导睡眠图（polysomnogram）是经过 PSG 监测记录下来的生理指标的实测图。经过计算机对实测图的自动分析和睡眠技师进一步处理后，可得到各种睡眠参数和生理指标用于睡眠质量的数据统计和分析。

记录睡眠的生理指标有：①睡眠进程及连续性指标，包括总卧床时间、总睡眠时间、睡眠效率、睡眠潜伏期、觉醒次数、觉醒时间；②睡眠结构指标，包括快速眼动期睡眠占总睡眠时间比、非快速眼动期睡眠占总睡眠时间比例等。睡眠报告包括多个睡眠参数，关灯时间、卧床时间、总睡眠时间、入睡潜伏时间、REM 期潜伏时间、入睡后清醒时间、睡眠效率、REM 期和 NREM 期睡眠时间及其所占百分比，可直观反映受试者的睡眠质量。

（2）心肺耦合（cardiopulmonary coupling，CPC）分析技术是由哈佛大学医学院睡眠研究中心 Thomas 团队研制出的一种新睡眠监测技术。该技术通过记录分析睡眠期间收集的心电信号推算呼吸信号，之后将心电、呼吸两种信号进行耦合分析，利用傅里叶转换技术计算耦合频率，根据耦合频率的不同判断不同的睡眠状况。CPC 睡眠报告结果不同于传统 PSG，将睡眠分为浅睡（不稳定睡眠）、熟睡（稳定睡眠）及觉醒或 REM 期睡眠，同时分析出睡眠呼吸暂停事件，并可以计算出基于 CPC 的睡眠呼吸暂停低通气指数及呼吸紊乱指数。该技术的睡眠监测设备佩戴简便，可用作家庭式睡眠监测工具，可计算受试者心率、呼吸率、副交感神经强度，在多生理综合数据分析方面具有优势。但存在无法区别睡眠期间的觉醒和 REM 期的缺陷。

2. 主观睡眠质量评估

在主观评价睡眠质量时，可通过睡眠日志、调查问卷等方式，也可使用匹兹堡睡眠质量指数量表（Pittsburgh sleep quality index，PSQI）、失眠严重程度指数量表（insomnia severity index，ISI）、阿森斯失眠量表（Athens insomnia scale，AIS）等。

（1）匹兹堡睡眠质量指数量表 1989 年由美国匹兹堡大学 Buysse 等编制，用以评价近 1 个月的总体睡眠质量。PSQI 由 19 个自评和 5 个他评条目构成，其中，第 19 个自评条目和 5 个他评条目不参与计分；计分的 18 个条目分为 7 个部分，分别是主观睡眠质量、入睡时间、睡眠时间、睡眠效率、睡眠障碍、催眠药物和日间功能障碍，每个部分按 0~3 分评分，各部分得分之和为总分，得分范围为 0~21 分。总分得分越高，表明睡眠质量越差。根据中国人常模分析，当 PSQI 总分大于 7 分时，则认为睡眠质量差。由于其良好的信效度，现已成为较为常用的临床量表。

（2）失眠严重程度指数量表可用于评价最近一周时间失眠症状的严重程度，不同治疗阶段的得分可以进行比较，或者不同人的评分间进行比较。其内容包含 7 个条目，分别为初期睡眠自我感觉、中期睡眠自我感觉、后期睡眠自我感觉、睡眠满意度、日间功能损伤程度、可觉察性的变化程度和对睡眠问题的关注程度。每个条目按照 0～4 分五级评分，各条目得分之和为总分，其范围为 0～28 分，总分越高，说明失眠严重程度越高。经检验，中文版失眠严重程度指数量表（C-ISI）的 Cronbach's 系数为 91，且重测信度达到心理测量学标准，对中国人口睡眠质量与失眠状态的评估筛查具有较高的灵敏度和特异度。该量表为自评量表，笔答，完成时间约 5 min。受试者应用 Likert 式量表评分法对量表各条目进行评分，评分范围为 0～4 分，分数越高表明失眠症状越严重。总分为所有 7 个条目评分相加，总分为 0～28 分，0～7 分表示没有临床意义的失眠，8～14 分表示亚临床失眠，15～21 分表示临床失眠（中度），22～28 分表示临床失眠（重度）。

（白洁，郑国华）

参考文献

［1］COLLEY R, GORBER S C, TREMBLAY M S. Quality control and data reduction procedures for accelerometry-derived measures of physical activity［J］. Health reports, 2010, 21（1）：63-69.

［2］KENNEDY E T, OHLS J, CARLSON S, et al. The healthy eating index: design and applications［J］. Journal of the American dietetic accociation, 1995, 95（10）：1103-1108.

［3］PATTERSON R E, HAINES P S, POPKIN B M. Diet quality index: capturing a multidimensional behavior［J］. Journal of the American dietetic accociation, 1994, 94（1）：57-64.

［4］曹坤鹏，银小芹，杨冠强，等. 青少年体力活动问卷（PAQ-A）中文版区域适用性的影响因素分析［J］. 当代体育科技，2018，8（2）：241-243.

［5］段莹，孙书臣. 睡眠障碍的常用评估量表［J］. 世界睡眠医学杂志，2016，3（4）：201-203.

［6］顾叶青，夏阳，张顺明，等. 营养流行病学队列研究中的膳食营养调查方法及应用［J］. 中华流行病学杂志，2020，41（7）：1145-1150.

［7］郭娜娜，刘学军，杜毓锋，等. 老年病人营养状况及评估的研究进展［J］. 中西医结合心脑血管病杂志，2019，17（8）：1184-1187.

［8］贾延昆，朱宇清. 客观睡眠评估方法的研究进展［J］. 医学综述，2018，24（21）：4265-4269.

［9］李新，王艳，李晓彤，等. 青少年体力活动问卷（PAQ-A）中文版的修订及信效度研究［J］. 北京体育大学学报，2015，38（5）：63-67.

［10］卢启冉，王利凯，邓蕊. 睡眠障碍的发生机制及其治疗研究进展［J］. 山西中医药大学学报，2021，22（4）：291-297.

［11］石瑞. 食品营养学［M］. 北京：化学工业出版社，2012.

［12］汤强，盛蕾，朱卫红. 体力活动研究中加速度计的应用［J］. 体育科学，2009，27（1）：77-82.

［13］杨洁，姜平. 体力活动的测量与评价［J］. 继续医学教育，2019，33（3）：163-164.

［14］于潇. 用膳食平衡指数评价老年人膳食质量及肌肉减少症的膳食影响因素［D］. 济南：山东大学，2020.

［15］赵文华，李可基. 中国成人身体活动指南［M］. 北京：人民卫生出版社，2011.

［16］周热娜. 上海市青少年和中青年身体活动的影响因素研究［D］. 上海：复旦大学，2013.

第十章
中医体质评估

中医体质学理论体系的构建是近 40 年以来，在历代医家有关体质理论与临床应用经验积累，形成大量文献资料的基础上，经近代医家的挖掘整理与理论凝练，逐渐形成并得到完善。自 20 世纪 70 年代始，王琦等明确提出了"中医体质学说"的概念，并于 1982 年出版了第一部专著《中医体质学说》，奠定了现代中医体质研究的理论与实践基础。随着《中医体质分类与判定》标准的建立，中医体质辨识法被纳入卫生部 2009 年 10 月 10 日颁布的《国家基本公共卫生服务规范》，成为唯一一项中医体检内容，实现了中医药首次进入国家公共卫生体系。2013 年被纳入国家基本公共卫生服务项目"老年人中医药健康管理服务技术规范"。全国 30 省（区、市）235 家"治未病"中心及港台地区应用体质辨识开展疾病预防与健康管理，取得良好效果。

第一节　概述

中医体质学是一个复杂的理论体系，它以阴阳、五行、藏象、气血津液等基础理论为指导，以《黄帝内经》及历代医家的体质理论为依据，界定了中医体质及其相关概念，确立了中医体质的基本原理，明确了中医体质的 3 个关键科学问题。中医体质学理论体系的构建，为中医基础理论的发展与应用拓展了新的学术领域，为中医学与世界医学的接轨搭建了平台。

一、中医体质的概念

体质，有身体素质、形体质量、个体特质等多种含义。体，指身体、形体、个体；质，指素质、特质。在中医体质学中，体质的概念是指人体生命过程中，在先天禀赋和后天获得的基础上所形成的形态结构、生理功能和心理状态方面综合的、相对稳定的固有特质，是人类在生长、发育过程中所形成的与自然、社会环境相适应的人体个性特征。表现为结构、功能、代谢及对外界刺激反应等方面的个体差异性，对某些病因和疾病的易感性，以及疾病传变、转归中的某种倾向性。它具有个体差异性、群类趋同性、相对稳定性和动态可变性等特点。这种体质特点或隐或现地体现于健康和疾病过程之中。

中医体质学中的体质概念一方面强调人体体质的形成基于先天禀赋和后天调养两个基本因素，先天因素是人体体质形成的重要基础，而体质的转化与差异性在很大程度上还取决于后天因素的影响；另一方面也反映了机体内外环境相统一的整体观念，说明个体体质在后天生长、发育过程中是与外界环境相适应而形成的个性特征，即人与社会的统一、人与自然的统一。可以看出，中医学的体质概念与其他学科体质概念的不同点就在于，充分体现出中医学"形神合一"的生命观和"天人合一"的整体观。

"形神合一"是生命存在的基本特征。形，即形体；神，即生命功能。中医学认为，人体的体质既包括形体要素，又包括心理要素，并且二者高度统一。一定的形态结构，可表现出其特有的生理功能和心理特征；良好的生理功能和心理特征是正常形态结构的反映，并具有相对的稳定性。二者相互依存，不可分离，在体质的固有特征中综合体现出来。

"天人合一"是生命存在的客观规律。人既存在于社会之中，也存在于自然之中，所以，每一个人的体质就必然烙上社会和自然环境因素的印迹。个体对社会和自然环境的适应能力、适应程度往往表现在其个体体质特征之中。例如，对待同一事件的态度，有人开朗乐观，有人忧郁烦恼；对自然气候的适应能力也是一样，有人"能冬不能夏"，有人"能夏不能冬"，这些生理反应都表明人与自然环境密切相关，而这一现象在中医学的体质概念中得到了充分体现。

二、中医体质的基本原理

（一）生命过程论

体质是一种按时相展开的生命过程。其基本观点是：①体质是一种按时相展开的，与机体发育同步的生命过程。②体质发展的过程表现为若干阶段，幼年（稚阴稚阳）—青年（气血渐盛）—壮年（气血充盛）—老年（五脏气衰）。其中，每个阶段的体质特性也有相应的差异，这些不同的体质阶段依机体发育的程序相互连续，共同构成个体体质发展的全过程。③不同个体的体质发展过程，由于先天禀赋的不同而表现出个体间的差异性，其中影响较大的因素是性别差异、某些生理缺陷与遗传性特禀质。

（二）形神构成论

体质是特定躯体素质与一定心理素质的综合体。形神构成论是中医"形神统一"思想在中医体质学中的具体体现，其基本内涵是：①体质是特定躯体素质（包括形态和功能两个方面）与相关心理素质的综合体；②构成体质的躯体素质和心理素质之间的联系是稳定性与变异性的统一；③体质分型或人群个体差异性的研究应当注意到躯体—心理的相关性。

（三）环境制约论

环境对体质的形成与发展始终起着重要的制约作用。在个体体质的发展过程中，生活条件、饮食构成、地理环境、季节变化及社会文化因素都可产生一定的制约性影响，有时甚至可起到决定性的作用。

（四）禀赋遗传论

禀赋遗传是决定体质形成和发展的主要内在因素。毫无疑问，体质差异、个体体质的形成在很大程度上是由遗传所决定的，不同个体的体质特征分别具有各自不同的遗传背景，这种由遗传背景所决定的体质差异，是维持个体体质特征相对稳定性的一个重要条件。

三、中医体质研究的3个科学问题

（一）体质可分论

体质的形成与先天和后天的多种因素相关。遗传因素的多样性与后天因素的复杂性使个体体质存在明显的差异；而即使同一个体在不同的生命阶段其体质特点也是动态可变的，所以体质具有明显的个体差异性，呈现多态性特征。此外，处于同一社会背景、同一地方区域或饮食起居比较相同的人群，其遗传背景和外界条件类同，使特定人群的体质形成群体生命现象的共同特征，从而又表现了群体的趋同性，不同时代的人群也呈现不同的体质特点。个体差异性与群体趋同性是相互统一的，没有个体的差异性就无"体"可辨；没有群体的趋同性就无"类"可分，因此，二者形成了"体质可分论"的理论基础。

有关人类全基因组表达谱的研究发现，阳虚质、阴虚质、痰湿质与平和质比较具有独特的基因表达谱，对 PPARD、PPARG、APMI 和 UCP2 4 个基因多态性进行检测，发现这 4 种体质类型分别具有特定的 SNPs 多态性分布和特定的单倍型分布。其中，阳虚质者甲状腺激素受体 P（TRp）表达下调，为阳虚质不耐寒冷的表现提供了分子生物学解释；通过基因组 DNA 检测，发现与平和质相比，痰湿质存在拷贝数变异和差异表达基因单核苷酸多态性特征，进一步对相关基因功能分析显示了痰湿体质者具有代谢紊乱的总体特征；生理生化指标的检测也发现，阳虚质、阴虚质与下丘脑－垂体－肾上腺轴、下丘脑－垂体－甲状腺轴功能减退及环核苷酸系统和免疫功能紊乱具有一定的关联性。

（二）体病（证）相关论

不同个体的体质特征分别具有各自不同的遗传背景，它与许多特定疾病的产生有密切关系。体质状态反映正气强弱，决定发病与否。由于受先天因素或后天因素的影响，个体体质的差异性对某些致病因素有着易感性，或对某些疾病有着易罹性、趋向性，形成某些（类）疾病发生的背景或基础，如研究发现痰湿质与高脂血症、高血压病、冠心病、糖尿病、脑卒中密切相关，慢性前列腺炎患者的体质类型以湿热质、气郁质多见。古代中医"要知易风为病者，表气素虚；易寒为病者，阳气素弱""肥人多中风，瘦人易痨嗽"等认识，反映了体质与疾病的相关性。体质状态也是预测疾病发展、转归、预后的重要依据。不同地域人群的体质特点与一定的疾病谱相关，因而产生发病差异。

体质与证候既有区别，亦有联系。体质是生命、健康、疾病的载体，体质可综合反映机体整体的状态特征，证候是疾病状态下的临床类型，反映疾病演进过程中的病理特征。

（三）体质可调论

体质既禀成于先天，亦关系于后天。体质的稳定性由相似的遗传背景形成，年龄、性别等因素也可使体质表现出一定的稳定性。然而，体质的稳定性是相对的，由于每一个体在生长壮老的生命过程中，因受环境、精神、营养、锻炼、疾病等内外环境中诸多因素的影响，而使体质发生变化，从而使得体质只具有相对的稳定性，同时也具有动态可变性。这种特征是体质可调的理论基础。

药物及有关治疗方法可纠正机体阴阳、气血、津液失衡，是体质可调的实践基础。针对痰湿质创制的化痰祛湿方能减少体内脂肪积聚，改变脂质代谢，降低血液黏稠度，改善痰湿质，使病理性脂肪肝得到逆转，并能防止肝纤维性变。针对特禀质的过敏康胶囊改善过敏性疾病的实验研究与美国 Johns Hopkins 大学合作，证明该药可降低小鼠抗原特异性 IgE，抑制致敏小鼠肥大细胞组胺释放，对过敏性疾病的治疗与预防复发有良好作用，证实干预体质可改善体质偏颇。

重视不同体质对疾病与证候的内在联系及对方药等治疗应答反应的差异，是实施个体化诊疗、贯彻"因人制宜"思想的具体实践。根据不同体质类型或状态，或益其气，或补其阴，或温其阳，或利其湿，或开其郁，或疏其血，以调整机体的阴阳动静、失衡倾向，体现"以人为本""治病求本"的治疗原则。及早发现、干预体质的偏颇状态，进行病因预防、临床前期预防、临床预防，实现调质拒邪、调质防病及调质防变，以实践中医"治未病"。

第二节　中医体质分类

划分体质的不同类型，有助于把握不同个体的体质差异性。从古希腊"医学之父"希波克拉底的"体液说"到中国的《黄帝内经》"阴阳二十五人"，人们一直在研究个体差异现象如何分类的问题。

中医体质学既重视人群中不同个体的体质差异性，也非常重视环境因素对体质的影响。因此，体质存在的形态结构、脏腑功能、阴阳气血及生存环境之间的差异性与特殊性，就成为中医学对人类体质进行分类的理论与方法学基础。

由于体质形成因素的多样性，使个体在生理、病理方面的差异也是错综复杂的。《黄帝内经》以阴阳五行、脏腑气血形志作为分类依据，主要包括阴阳分类法、五行分类法、形态与功能特征分类法和心理特征分类法等不同的分类方法。后世医家在此基础上，结合临床实践，丰富和发展了中医体质类型学说，形成了中医体质分类方法上的病理学分类法，如明代张介宾的藏象阴阳分类法，清代叶桂和华岫云的阴阳属性分类法、章楠的阴阳虚实分类法，近代医家陆晋生的病性分类法和金子久的虚弱体质阴阳分类法。也有现代学者从临床实践角度，将常见的体质类型进行分类，如六分法、七分法、九分法、十二分法和小儿体质分类法。

《中医体质分类与判定》标准的制定工作于 2006 年 6 月正式启动，由国家中医药管理局主管，中华中医药学会体质分会编制完成。标准共分为范围、术语和定义、中医体质 9 种基本分类和特征、中医体质分类的判定、附录（《中医体质分类与判定表》）5 个部分。2009 年 4 月 9 日，《中医体质分类与判定》标准正式发布，该标准是我国第一部指导和规范中医体质研究及应用的文件，旨在为体质辨识及与中医体质相关疾病的防治、养生保健、健康管理提供依据，使体质分类科学化、规范化。该标准应用了中医体质学、遗传学、流行病学、心理测量学、数理统计学等多学科交义的方法，经中医体质专家、临床专家、流行病学专家多次讨论论证而建立，并在全国范围内进行了 21 948 例流行病学调查，显示出良好的适应性、可行性。

王琦采用文献研究、流行病学调查分析等研究方法，结合临床观察，提出了 9 种中医体质分类法，即平和质、气虚质、阳虚质、阴虚质、痰湿质、湿热质、血瘀质、气郁质和特禀质 9 种基本类型。

一、平和质

（一）定义

先天禀赋良好，后天调养得当，以体态适中、面色红润、精力充沛、脏腑功能状态强健壮实为主要特征的一种体质类型。

（二）体质特征

（1）形体特征：体形匀称健壮。
（2）心理特征：性格随和开朗
（3）常见表现：面色、肤色润泽，头发稠密有光泽，目光有神，鼻色明润，嗅觉通利，唇色红润，不易疲劳，精力充沛，耐受寒热，睡眠良好，胃纳佳，二便正常，舌色淡红，苔薄白，脉和缓有力。
（4）发病倾向：平素患病较少。
（5）对外界环境适应能力：对自然环境和社会环境适应能力较强。

（三）成因

先天禀赋良好，后天调养得当。

（四）体质分析

平和质先天禀赋良好，后天调养得当，故其神、色、形、态、局部特征等方面表现良好，性格随和开朗，平素患病较少，对外界环境适应能力较强。

二、气虚质

（一）定义

由于一身之气不足，以气息低弱、脏腑功能状态低下为主要特征的体质类型。

（二）体质特征

（1）形体特征：肌肉松软不实。

（2）心理特征：性格内向，不喜冒险。

（3）常见表现：平素语音低弱，气短懒言，容易疲乏，精神不振，易出汗，舌淡红，舌边有齿痕，脉弱。

（4）发病倾向：易患感冒、内脏下垂等；病后康复缓慢。

（5）对外界环境适应能力：不耐受风、寒、暑、湿邪。

（三）成因

先天禀赋不足，后天失养，如孕育时父母体弱、早产、人工喂养不当、偏食、厌食，或因病后气亏、年老气弱等。

（四）体质分析

由于一身之气不足，故出现气短懒言，语音低怯，精神不振；气虚不能固护肌表，故易出汗；气血不充则舌淡红、舌边有齿痕；气虚鼓动血行之力不足，则脉弱。气虚之人能量不足，心理活动低下，故性格偏内向，不喜冒险；气虚卫外失固，故易感冒；气虚升举无力。

三、阳虚质

（一）定义

由于阳气不足，失于温煦，以形寒肢冷等虚寒现象为主要特征的体质类型。

（二）体质特征

（1）形体特征：肌肉松软不实。

（2）心理特征：性格多沉静、内向。

（3）常见表现：平素畏冷，手足不温，喜热饮食，精神不振，舌淡胖嫩，脉沉迟。

（4）发病倾向：易患痰饮、肿胀、泄泻等；感邪易从寒化。

（5）对外界环境适应能力：耐夏不耐冬；易感风、寒、湿邪。

（三）成因

先天不足，或后天失养，如孕育时父母体弱或年长受孕、早产，或年老阳衰等。

（四）体质分析

由于阳气亏虚，机体失却温煦，故肌肉松软，平素畏冷，手足不温；阳虚神失温养，则精神不振，睡眠偏多；阳气不能蒸腾、气化水液，则见舌淡胖嫩；阳虚鼓动无力，则脉象沉迟；阳虚不能温化和蒸腾津液上承，则喜热饮食。阳虚阴盛，故性格沉静、内向，发病多为寒证，或易寒化，不耐受风、寒邪，耐夏不耐冬；阳虚失于温化，故易感湿邪，易病痰饮、肿胀、泄泻。

四、阴虚质

（一）定义

由于体内津液精血等阴液亏少，以阴虚内热等表现为主要特征的体质类型。

（二）体质特征

（1）形体特征：体形偏瘦。
（2）心理特征：性情急躁，外向好动，活泼。
（3）常见表现：手足心热，口燥咽干，鼻微干，喜冷饮，大便干燥，舌红少津，脉细数。
（4）发病倾向：易患虚劳、失精、不寐等；感邪易从热化。
（5）对外界环境适应能力：耐冬不耐夏；不耐受暑、热、燥邪。

（三）成因

先天不足，如孕育时父母体弱或年长受孕、早产，或后天失养，纵欲耗精，积劳阴亏，或曾患出血性疾病等。

（四）体质分析

阴液亏少，机体失却濡润滋养，故体形偏瘦，平素易口燥咽干，鼻微干，大便干燥，舌少津，脉细；同时由于阴不制阳，阳热之气相对偏旺而生内热，故表现出手足心热，喜冷饮，舌红脉数等。阴亏燥热内盛，故性情急躁，外向好动，活泼；阴虚失于滋润，故平素易患有阴亏燥热的病变，或感邪易从热化，平素耐冬不耐夏，不耐受暑、热、燥邪。

五、痰湿质

（一）定义

由于水液内停而痰湿凝聚，以黏滞重浊为主要特征的体质类型。

（二）体质特征

（1）形体特征：体形肥胖，腹部肥满松软。
（2）心理特征：性格偏温和，稳重，多善于忍耐。
（3）常见表现：面部皮肤油脂较多，多汗且黏，胸闷，痰多，口黏腻或甜，喜食肥甘甜黏，苔腻，脉滑。
（4）发病倾向：易患消渴、中风、胸痹等。
（5）对外界环境适应能力：对梅雨季节及湿重环境适应能力差。

（三）成因

先天遗传，或后天过食肥甘。

（四）体质分析

痰湿泛于肌肤，则见体形肥胖，腹部肥满松软，面部皮肤油脂较多，多汗且黏；痰浊停肺，则胸闷，痰多；痰浊上泛于口，则口黏腻或甜；苔腻，脉滑，为痰湿内阻之象。痰湿内盛，阳气内困，不易升发，故性格偏温和，稳重多善于忍耐；痰湿内阻易患消渴、中风、胸痹等；痰湿内盛，同气相求，对梅雨季节及湿环境适应能力差。

六、湿热质

（一）定义

以湿热内蕴为主要特征的体质类型。

（二）体质特征

（1）形体特征：形体中等或偏瘦。
（2）心理特征：容易心烦急躁。
（3）常见表现：面垢油光，易生痤疮，口苦口干，身重困倦，大便黏滞不畅或燥结，小便短黄，男性易阴囊潮湿，女性易带下增多，舌质偏红，苔黄腻，脉滑数。
（4）发病倾向：易患疮疖、黄疸、热淋等。
（5）对外界环境适应能力：对夏末秋初湿热气候、湿重或气温偏高环境较难适应。

（三）成因

先天禀赋，或久居湿地，喜食肥甘，或长期饮酒，湿热内蕴。

（四）体质分析

湿热泛于肌肤，则见形体中等或偏瘦，平素面垢油光，易生痤疮；湿热上蒸，则口苦口干；湿热内阻，阳气被遏，则身重困倦；热重于湿，则大便燥结；湿重于热，则大便黏滞；湿热下注，则阴囊潮湿，或带下量多。小便短赤，舌质偏红苔黄腻，脉象滑数，为湿热内蕴之象。湿热内郁则心烦急躁，易患黄疸、热淋等湿热病证；湿热郁于肌肤则易患疮疖；湿热内盛之体，对湿环境或气温偏高，尤其夏末秋初，湿热交蒸气候较难适应。

七、血瘀质

（一）定义

体内有血液运行不畅的潜在倾向或瘀血内阻的病理基础，以血瘀表现为主要特征的体质类型。

（二）体质特征

（1）形体特征：胖瘦均见。
（2）心理特征：易烦，健忘。
（3）常见表现：肤色晦暗，色素沉着，容易出现瘀斑，口唇黯淡，舌黯或有瘀点，舌下络脉紫黯或增粗，脉涩。

（4）发病倾向：易患癥瘕、痛证和血证等。
（5）对外界环境适应能力：不耐受寒邪。

（三）成因

先天禀赋，或后天损伤，忧郁气滞，久病入络。

（四）体质分析

血行瘀滞，则血色变紫变黑，故见肤色晦暗，口唇黯淡；脉络瘀阻，则见皮肤色素沉着，容易出现瘀斑，舌质黯有瘀点，舌下络脉紫黯或增粗，脉涩，瘀血内阻，气血不畅，故易烦，健忘，不耐受寒邪；瘀血内阻，血不循经，外溢，易患血证；瘀血内阻，不通则痛，则易患癥瘕、痛证等。

八、气郁质

（一）定义

由于长期情志不畅、气机郁滞而形成的以性格内向不稳定、忧郁脆弱、敏感多疑为主要表现的体质类型。

（二）体质特征

（1）形体特征：形体瘦者为多。
（2）心理特征：性格内向不稳定，敏感多疑。
（3）常见表现：神情抑郁，情感脆弱，烦闷不乐，舌淡红，苔薄白，脉弦。
（4）发病倾向：易患郁证、脏躁、百合病、梅核气等。
（5）对外界环境适应能力：对精神刺激适应能力较差，不适应阴雨天气。

（三）成因

先天遗传，或因精神刺激，暴受惊恐，所欲不遂，忧郁思虑等。

（四）体质分析

长期情志不畅，气机郁滞，故平素忧郁面貌，神情多烦闷不乐；气郁化火，耗伤气阴，则形体消瘦；舌淡红，苔薄白，脉弦，为气郁之象。情志内郁不畅，故性格内向不稳定，忧郁脆弱，敏感多疑，易患郁证、脏躁、百合病、梅核气等，对精神刺激适应能力较差，不适应阴雨天气。

九、特禀质

（一）定义

由于先天禀赋不足和禀赋遗传等因素造成的一种特殊体质，包括先天性、遗传性的生理缺陷与疾病及过敏反应等。

（二）体质特征

（1）形体特征：过敏体质者一般无特殊；先天禀赋异常者或有畸形，或有生理缺陷。

（2）心理特征：随禀赋不同而情况各异。

（3）常见表现：过敏体质者常见哮喘、风团、咽痒、鼻塞、喷嚏等；患遗传性疾病者有垂直遗传、先天性、家族性特征；患胎传性疾病者具有母体影响胎儿个体生长发育及相关疾病特征。

（4）发病倾向：过敏体质者易药物过敏，易患花粉症；遗传疾病如血友病、先天愚型及中医所称"五迟""五软""解颅"等；胎传性疾病如胎寒、胎热、胎惊、胎肥、胎痫、胎弱等。

（5）对外界环境适应能力：适应能力差，如过敏体质者对过敏季节适应能力差，易引发宿疾。

（三）成因

先天禀赋不足、遗传等，或环境因素、药物因素等。

（四）体质分析

由于先天禀赋不足、遗传等因素，或环境因素、药物因素等的不同影响，故特禀质的形体特征、心理特征、常见表现、发病倾向等方面存在诸多差异，病机各异。

第三节　中医体质辨识方法

中医体质量表是按照量表开发的科学程序和方法，所研制出的评价中医体质类型的标准化测量工具，根据中医体质分类判定标准，可评判平和质和 8 种偏颇体质，为体质辨识提供了科学的适于自评的测量工具。

一、中医体质量表

研制中医体质量表的目的，是应用量表测评的方法，对中医体质类型进行科学评价和量化分类，对受试者做出体质分类或体质类型的倾向性评价。

在量表编制原则指导下，从充分体现中医体质类型内涵入手，以中医体质理论为指导，按照确定研究目的、体质类型概念框架的建立、条目的收集和条目库的形成、条目的精选、问题的形式多次预调查及调查和测评的过程，严格按照量表编制的方法和程序，编制了平和质、气虚质、阳虚质、阴虚质、痰湿质、湿热质、血瘀质、气郁质、特禀质 9 种体质量表（平和质之外的 8 种体质为偏颇体质）。

二、判定方法

回答《中医体质分类与判定表》中的全部问题，每一问题按 5 级评分，计算原始分及转化分，依标准判定体质类型。

原始分 = 各个条目分值相加。

转化分数 = ［（原始分 – 条目数）/（条目数 × 4）］× 100。

三、判定标准

平和质为正常体质，其他 8 种体质为偏颇体质。判定标准如表 10 – 1 所示。

表 10 - 1 平和质与偏颇体质判定标准

体质类型	条件	判定结果
平和质	转化分≥60 分	是
	其他 8 种体质转化分均 < 30 分	
	转化分≥60 分	基本是
	其他 8 种体质转化分均 < 40 分	
	不满足上述条件者	否
偏颇体质	转化分≥40 分	是
	转化分 30 ~ 39 分	倾向是
	转化分 < 30 分	否

四、示例

示例 1：

某人各体质类型转化分如下：平和质 75 分，气虚质 56 分，阳虚质 27 分，阴虚质 25 分，痰湿质 12 分，湿热质 15 分，血瘀质 20 分，气郁质 18 分，特禀质 10 分。根据判定标准，虽然平和质转化分≥60 分，但其他 8 种体质转化分并未全部 < 40 分，其中气虚质转化分≥40 分，故此人不能判定为平和质，应判定为是气虚质。

示例 2：

某人各体质类型转化分如下：平和质 75 分，气虚质 16 分，阳虚质 27 分，阴虚质 25 分，痰湿质 32 分，湿热质 25 分，血瘀质 10 分，气郁质 18 分，特禀质 10 分。根据判定标准，平和质转化分≥60 分，且其他 8 种体质转化分均 < 40 分，可判定为基本是平和质，同时，痰湿质转化分在 30 ~ 39 分，可判定为痰湿质倾向，故此人最终体质判定结果基本是平和质，有痰湿质倾向。

五、《中医体质分类与判定表》

《中医体质分类与判定表》如表 10 - 2 至表 10 - 10 所示。

表 10 - 2 平和质

请根据近一年的体验和感觉，回答以下问题	没有（根本不）	很少（有一点）	有时（有些）	经常（相当）	总是（非常）
1. 您精力充沛吗？	1	2	3	4	5
2. 您容易疲乏吗？*	1	2	3	4	5
3. 您说话声音无力吗？*	1	2	3	4	5
4. 您感到闷闷不乐吗？*	1	2	3	4	5
5. 您比一般人耐受不了寒冷（冬天的寒冷，夏天的冷空调、电扇）吗？*	1	2	3	4	5
6. 您能适应外界自然和社会环境的变化吗？	1	2	3	4	5
7. 您容易失眠吗？*	1	2	3	4	5
8. 您容易忘事（健忘）吗？*	1	2	3	4	5

判断结果：□是 □倾向是 □否

注：标有*的条目需先逆向计分，即 1→5，2→4，3→3，4→2，5→1，再用公式计算转化分。

表 10 – 3　气虚质

请根据近一年的体验和感觉，回答以下问题	没有 （根本不）	很少 （有一点）	有时 （有些）	经常 （相当）	总是 （非常）
1. 您容易疲乏吗？	1	2	3	4	5
2. 您容易气短（呼吸短促，接不上气）吗？	1	2	3	4	5
3. 您容易心慌吗？	1	2	3	4	5
4. 您容易头晕或站起时晕眩吗？	1	2	3	4	5
5. 您比别人容易患感冒吗？	1	2	3	4	5
6. 您喜欢安静、懒得说话吗？	1	2	3	4	5
7. 您说话声音无力吗？	1	2	3	4	5
8. 您活动量稍大就容易出虚汗吗？	1	2	3	4	5

判断结果：□是　　□倾向是　　□否

表 10 – 4　阳虚质

请根据近一年的体验和感觉，回答以下问题	没有 （根本不）	很少 （有一点）	有时 （有些）	经常 （相当）	总是 （非常）
1. 您手脚发凉吗？	1	2	3	4	5
2. 您胃脘部、背部或腰膝部怕冷吗？	1	2	3	4	5
3. 您感到怕冷、衣服比别人穿得多吗？	1	2	3	4	5
4. 您比一般人耐受不了寒冷（冬天的寒冷，夏天的冷空调、电扇等）吗？	1	2	3	4	5
5. 您比别人容易患感冒吗？	1	2	3	4	5
6. 您吃（喝）凉的东西会感到不舒服或者怕吃（喝）凉东西吗？	1	2	3	4	5
7. 你受凉或吃（喝）凉的东西后，容易腹泻（拉肚子）吗？	1	2	3	4	5

判断结果：□是　　□倾向是　　□否

表 10 – 5　阴虚质

请根据近一年的体验和感觉，回答以下问题	没有 （根本不）	很少 （有一点）	有时 （有些）	经常 （相当）	总是 （非常）
1. 您感到手脚心发热吗？	1	2	3	4	5
2. 您感觉身体、脸上发热吗？	1	2	3	4	5
3. 您皮肤或口唇干吗？	1	2	3	4	5
4. 您口唇的颜色比一般人红吗？	1	2	3	4	5
5. 您容易便秘或大便干燥吗？	1	2	3	4	5
6. 您面部两颧潮红或偏红吗？	1	2	3	4	5
7. 您感到眼睛干涩吗？	1	2	3	4	5
8. 您感到口干咽燥、总想喝水吗？	1	2	3	4	5

判断结果：□是　　□倾向是　　□否

表 10 - 6　痰湿质

请根据近一年的体验和感觉，回答以下问题	没有 （根本不）	很少 （有一点）	有时 （有些）	经常 （相当）	总是 （非常）
1. 您感到胸闷或腹部胀满吗？	1	2	3	4	5
2. 您感到身体沉重不轻松或不爽快吗？	1	2	3	4	5
3. 您腹部肥满松软吗？	1	2	3	4	5
4. 您有额部油脂分泌多的现象吗？	1	2	3	4	5
5. 您上眼睑比别人肿（上眼睑有轻微隆起的现象）吗？	1	2	3	4	5
6. 您嘴里有黏黏的感觉吗？	1	2	3	4	5
7. 您平时痰多，特别是咽喉部总感到有痰堵着吗？	1	2	3	4	5
8. 您舌苔厚腻或有舌苔厚厚的感觉吗？	1	2	3	4	5
判断结果：□是　　□倾向是　　　□否					

表 10 - 7　湿热质

请根据近一年的体验和感觉，回答以下问题	没有 （根本不）	很少 （有一点）	有时 （有些）	经常 （相当）	总是 （非常）
1. 您面部或鼻部有油腻感或者油亮发光吗？	1	2	3	4	5
2. 您易生痤疮或疮疖吗？	1	2	3	4	5
3. 您感到口苦或嘴里有异味吗？	1	2	3	4	5
4. 您大便黏滞不爽、有解不尽的感觉吗？	1	2	3	4	5
5. 您小便时尿道有发热感、尿色浓（深）吗？	1	2	3	4	5
6. 您带下色黄（白带颜色发黄）吗？（限女性回答）	1	2	3	4	5
7. 您的阴囊部位潮湿吗？（限男性回答）	1	2	3	4	5
判断结果：□是　　□倾向是　　　□否					

表 10 - 8　血瘀质

请根据近一年的体验和感觉，回答以下问题	没有 （根本不）	很少 （有一点）	有时 （有些）	经常 （相当）	总是 （非常）
1. 您的皮肤在不知不觉中会出现青紫瘀斑（皮下出血）吗？	1	2	3	4	5
2. 您两颧部有细微红丝吗？	1	2	3	4	5
3. 您身体上有哪里疼痛吗？	1	2	3	4	5
4. 您面色晦暗或容易出现褐斑吗？	1	2	3	4	5
5. 您容易有黑眼圈吗？	1	2	3	4	5
6. 您容易忘事（健忘）吗？	1	2	3	4	5
7. 您口唇颜色偏暗吗？	1	2	3	4	5
判断结果：□是　　□倾向是　　　□否					

表 10 –9　气郁质

请根据近一年的体验和感觉，回答以下问题	没有（根本不）	很少（有一点）	有时（有些）	经常（相当）	总是（非常）
1. 您感到闷闷不乐吗？	1	2	3	4	5
2. 您容易精神紧张、焦虑不安吗？	1	2	3	4	5
3. 您多愁善感、感情脆弱吗？	1	2	3	4	5
4. 您容易感到害怕或受到惊吓吗？	1	2	3	4	5
5. 您胁肋部或乳房胀痛吗？	1	2	3	4	5
6. 您无缘无故叹气吗？	1	2	3	4	5
7. 您咽喉部有异物感，且吐之不出、咽之不下吗？	1	2	3	4	5

判断结果：□是　　□倾向是　　□否

表 10 –10　特禀质

请根据近一年的体验和感觉，回答以下问题	没有（根本不）	很少（有一点）	有时（有些）	经常（相当）	总是（非常）
1. 您没有感冒时也会打喷嚏吗？	1	2	3	4	5
2. 您没有感冒时也会鼻塞、流鼻涕吗？	1	2	3	4	5
3. 您有因季节变化、温度变化或异味等原因而咳喘的现象吗？	1	2	3	4	5
4. 您容易过敏（对药物、食物、气味、花粉或在季节交替、气候变化时）吗？	1	2	3	4	5
5. 您的皮肤容易起荨麻疹（风团、风疹块、风疙瘩）吗？	1	2	3	4	5
6. 您的皮肤因过敏出现过紫癜（紫红色瘀点、瘀斑）吗？	1	2	3	4	5
7. 您的皮肤一抓就红，并出现抓痕吗？	1	2	3	4	5

判断结果：□是　　□倾向是　　□否

第四节　中医体质与疾病

　　现代中医学认为体质是个体生命过程中，在先天遗传和后天获得的基础上表现出来的形态结构、生理功能及心理状态等方面综合的相对稳定的特质。这种特质反应在生命过程中的某些形态特征和生理特性，对自然环境、社会环境的适应能力和疾病的抵抗能力，发病过程中对某些致病因素的易患性和病理过程中疾病发展的倾向性等方面。体质是疾病发生发展的内在基础。因而，对任何疾病发生发展的分析，必须包含足够的体质内容，才可能真正地清楚明白。

一、体质与疾病及健康有着密切的关系

　　在临床工作中我们发现，因为病因不明确疾病就无法根治。临床流行病学和现代分子流行病学研究

表明，除细菌、病毒感染和中毒性疾病外，心脑血管、高血压、高血脂、糖尿病、肿瘤、自身免疫性疾病、神经精神疾病等大多数疾病，其发生的根本原因，是发病前就早已存在于患者体内的自身基本生命结构和功能的失常，即体质的异常。这就可以回答为什么接受相同的外因刺激（如吸烟），只有特定的人发病，且不同的人可能会得不同的病；相同疾病的发病人群有共同的生命特征，有相同或相似的细胞遗传学和分子遗传学特征；没有外在诱发因素，有些人却可以在不知不觉中起病；特定年龄、性别、种族多发某一种疾病等问题。

二、体质与疾病的治疗及预防有着密切的关系

任何疾病的发生都会有明确的原因，因而会在发病前的日常生命活动中有明显体现。很多疾病的初期"无证可辨"，如肿瘤、少白头、青年痤疮等，若将诊断指标的收集扩展到生理范围，必然会找到异常的生命现象，进而找到病因。如复发性口腔溃疡多是长期湿伏中焦，慢性鼻炎可能是素体中气不足，十二指肠球部溃疡可能是素体木气过盛、克土太过等。这些素体异常的发现与诊断，必须依靠发病前的体质检测，才能搞清楚疾病的来龙去脉、正邪多少、谁是主证等。

目前中医将诊断着眼点由发病后扩展到发病前，诊断指标的收集由病理性的症状、体征扩展到生理范围。诊断的理论依据仍然是中医基本理论。体质学检测方法便为"未病""亚健康"状态的中医诊断提供了解决手段。早在2000多年以前《灵枢·五变》里就用以树喻人的方法描述了树木质脆者易伤，人之质弱者易病，说明了人的体质有强弱之别，受邪抗病的能力也有不同。所以要想根治、预防疾病，必须从调整体质入手。

三、中医学关于体质与疾病的研究

研究人类的健康问题，不能单纯地研究形态结构、生理功能、心理状态或能否适应环境，应该把这些因素有机地结合起来，进行综合性研究。世界卫生组织对健康问题提出了新的定义：①躯体无异常。②心理活动正常。③能适应外界环境。类似的观点，中医早在2000多年以前《灵枢·本藏》里就提出"血和""卫气和""意志和""寒温和"。这样才能保持健康状态。

人的健康不单纯是形体结构、生理功能的正常，还应包涵心理健康与环境的适应能力。当今社会，各种竞争非常激烈，人们的生活节奏普遍加快，压力日益增大，由此所产生的心理障碍及心理疾病也逐渐增多。据国内外调查资料显示，人的身体健康很大程度上取决于精神因素。疾病不仅表现于身体的异常，也往往表现在心理的异常。人对外界环境的刺激会产生不同的反应，这些心理因素既能致病又能治病。

《素问·举痛论》提出："怒则气上，喜则气缓，悲则气消，恐则气下，寒则气收，炅则气泄，惊则气乱，劳则气耗，思则气结。"这说明中医学早就认识到了心理因素在发病学上的意义。

目前研究证明，长久的情绪的不良变化，导致内脏功能的失调。因内脏的活动受大脑的控制，兴奋与抑制保持平衡，才能使其功能正常，否则就会引发疾病。例如，妇女的月经失调，病因在生理上是内分泌失调引起的，而在临床上由于心理因素导致月经失调的经常可见。突然的惊吓、精神创伤等，都可以影响内分泌失调而导致月经不调。

据研究表明，高血压、心肌梗死、动脉硬化、冠心病等疾病，与心理上的负性情绪有着密切的关系。但心理因素对人体的作用是双向的，也就是说如能对事物采取乐观态度，即心理学上的利导思维可以减少疾病或使疾病趋于康复。

总而言之，体质学说是中医理论的一个重要组成部分，是先天禀赋与后天饮食、年龄、性别、劳逸、情志等多种因素共同作用的结果，对健康与疾病起着极其重要的作用。疾病是否发生，发病的倾向

及转归等，都是由不同的体质所决定的。因此，掌握个体的体质特征，同时针对不同的体质采取相应的措施，对于增强体质，减少疾病，保障健康有着重要的意义。人类的健康与人的体质及疾病有着密切的关系。要保持健康，不仅要注重摄生，保养正气，以避免邪气的侵袭，还得保持良好的心理状态。不同的体质有其不同的内在病因，而且引起疾病的病理机制也不完全一致，其心理状态也大不一样，易患的疾病和临床上表现的病症也不完全一样，所以只有正确认知不同体质的病因病机及他们的心理状态和疾病的关系，才能在临床工作中取得良好的疗效。

不同的体质类型往往对应不同的易患疾病，现将各类体质的易患疾病列举如下。

1. 平和质

总体特征：阴阳气血调和，体态适中，面色红润，精力充沛等。

疾病：平素患病较少。

2. 阳虚质

总体特征：怕冷，阳气不足，常感到手脚发凉，衣服比别人穿得多，夏天不喜欢吹空调，不喜冷饮。

疾病：类风湿性关节炎、鼻咽癌、糖尿病肾病、脑中风、痤疮、胃溃疡、原发性肝癌、高血压、支气管疾病、胃肠癌、肺癌等。

3. 阴虚质

总体特征：缺水，以阴液亏少、口燥咽干、手足心热、总想喝水等虚热表现为主要特征；皮肤干燥，常大便干结，容易失眠。

疾病：更年期综合征、忧郁症、高血压、原发性血脂异常、鼻咽癌、2型糖尿病、缺血性脑卒中、支气管疾病、蛋白尿、血尿等。

4. 气虚质

总体特征：疲乏，元气不足，以乏力、气短、自汗等气虚表现为主要特征。

疾病：痛经、忧郁症、子宫肌瘤、原发性肝癌、冠心病、高血压、鼻咽癌、2型糖尿病、缺血性脑卒中、糖尿病肾病、乳腺增生、脂肪肝、胃肠道疾病、胃溃疡、肠易激综合征、胆囊疾病、肝炎、胃肠癌、肺癌、蛋白尿、血尿、静脉曲张等。

5. 痰湿质

总体特征：肥胖，膏脂凝聚在腹，肚大腰圆，腹部肥满而松软；口黏苔腻、经常感觉脸上有一层油，易出汗，鼾声如雷。

疾病：月经量少、不孕症、带下、子满、子肿、多囊卵巢综合征、冠心病、高血压、原发性血脂异常、2型糖尿病、缺血性脑卒中、脂肪肝、胆囊息肉、胃肠道疾病、胃溃疡、胃肠癌、肠易激综合征、胆囊疾病、支气管疾病、食管癌、静脉曲张、哮喘等。

6. 湿热质

总体特征：长痘，面部和鼻尖总是油光发亮，脸上易生粉刺，皮肤易瘙痒；常感到口苦、口臭，脾气较急躁。

疾病：带下病、慢性盆腔炎、胆囊息肉、胃溃疡、胃肠癌、胆囊炎、胆囊疾病、原发性肝癌、肝炎、胃病、肠炎、肝胆疾病等。

7. 气郁质

总体特征：郁闷，体形偏瘦，常感到闷闷不乐、情绪低沉，常有胸闷，易失眠，经常无缘无故地叹气，神情抑郁、忧虑脆弱。

疾病：失眠、抑郁症、焦虑症、抑郁性神经症、胃肠神经官能症、癔症、精神分裂症、经前期综合征、更年期综合征、乳腺增生、胃肠道疾病、肠易激综合征、胰腺癌等。

8. 血瘀质

总体特征：长斑，皮肤较粗糙，眼睛里的红丝很多，牙龈易出血，易失眠。

疾病：痛经、闭经、癥瘕、黄褐斑、慢性盆腔炎、子宫肌瘤、妇科恶性肿瘤、冠心病、原发性血脂异常、2 型糖尿病、糖尿病肾病、脑中风、胆囊炎、肝炎、食管癌等。

9. 特禀质

总体特征：这是一类体质特殊的人群，其中过敏体质的人易对药物、食物、气味、花粉、季节等过敏。其表现为打喷嚏、咳嗽、皮肤起疹子、荨麻疹，引起全身瘙痒。以先天失常、生理缺陷、过敏反应等为主要特征。

疾病：哮喘、荨麻疹等。

慢性非传染性疾病实质上是生活方式、行为、情绪等造成的身心整体失调的局部体现。临床上，对高危人群的防治面临着"临界状态无人管、临界状态无法管"的尴尬境地。因此，对慢性非传染性疾病高危人群的筛选、预防是防止这些疾病发生、降低病死率、减轻医疗卫生经济负担的重要途径。研究表明，从调整生活方式入手，能够改善体质偏颇，预防慢病的发生。例如，痰湿质与冠心病、高血压、高脂血症、糖尿病、肥胖等疾病的发生密切相关。因此，掌握不同体质的特点，根据体质类型建立辨体防治方案，对高危人群进行生活、饮食、运动、方药干预，纠正体质偏颇，对预防各类疾病有着重要意义。

（郭慧宁）

参考文献

［1］马晓峰，王琦．论体质辨识在健康管理中的应用及意义［J］．中华中医药学刊，2007，25（11）：2265-2266.
［2］王琦．中国人九种体质的发现［M］．北京：科学出版社，2011.
［3］王琦．中医体质学［M］．北京：人民卫生出版社，2005.
［4］希波克拉底．希波克拉底文集［M］．赵洪钧，武鹏，译．合肥：安徽科学技术出版社，1990.

第十一章
常用生理生化指标的检测与评估

生理生化活动是生命体基本的过程，我们通过测定生理生化指标来发现生命活动规律，揭示生命现象的本质，认识生物体的物质代谢、能量转化和生长发育等的规律与机制、调节与控制，以及生物体内外环境条件对其生命活动的影响。

第一节　临床血液检验

血液是由细胞成分包括红细胞、白细胞、血小板和非细胞成分血浆组成。血液不断地在血管内流动，输送氧气并运出二氧化碳，直接或间接地与全身各个组织器官相联系，参与机体的各项生理活动，维持机体新陈代谢、调节机体内外环境的平衡。所以血液系统及其他组织器官发生病变时，可直接或间接地引起血液成分变化。临床上可通过血液成分的变化，来判断或确定血液系统疾病或其他组织器官疾病。

血液常规检验，包括红细胞、白细胞及血小板参数测定。五分类血细胞计数仪测定提供 22 项参数，三分类血细胞计数仪测定提供 18 项参数。血液常规检验是最常用的检查项目，可为医生诊断血液系统疾病提供线索和依据。

一、红细胞（RBC）和血红蛋白（Hb）

红细胞是血液中数量最多的一种血细胞，直径为 6~9 μm，呈双凹性圆盘形，里面装有血红蛋白，起着输送氧气、运出二氧化碳的功能，对维持机体生理活动起着重要作用。红细胞的平均寿命约为 120 天，在各种生理或病理情况，会引起红细胞数量和血红蛋白含量的减少或增多。红细胞和血红蛋白减少称为贫血，是一种常见病，通过血液常规检验，可以协助诊断。

贫血程度诊断指标如表 11-1 所示。

表 11-1　贫血程度诊断指标

单位：g/L

贫血程度	轻度贫血	中度贫血	重度贫血	极重度贫血
血红蛋白浓度（男性）	90~120	60~90	30~60	<30
血红蛋白浓度（女性）	90~110	60~90	30~60	<30

【参考范围】

成年男性：红细胞 $(4.0 \sim 5.8) \times 10^{12}/L$；血红蛋白 120~175 g/L。成年女性：红细胞 $(3.5 \sim 5.1) \times$

10^{12}/L；血红蛋白 110～150 g/L。新生儿：红细胞（6.0～7.0）×10^{12}/L；血红蛋白 170～200 g/L。

【异常结果解读】

1. 红细胞和血红蛋白减少

生理性减少：3 个月的婴儿至 15 岁的儿童，由于生长发育快，造血原料相对不足；妊娠中后期的孕妇，血容量快速增长，引起血液稀释；老年人造血功能逐渐减退，使红细胞和血红蛋白减少。

病理性减少：

（1）各种血液系统疾病所引起的贫血，例如，再生障碍性贫血，是由于骨髓造血功能受损，制造红细胞减少而产生的；各种白血病所引起的贫血，是由于骨髓大量制造白细胞以后，制造红细胞的骨髓减少所致。

（2）造血原料缺乏所致的贫血：如铁缺乏引起的缺铁性贫血或叶酸、维生素 B_{12} 缺乏引起的巨幼细胞贫血。

（3）溶血性贫血：由于各种原因引起的红细胞膜的结构和红细胞内血红蛋白结构异常，导致红细胞在血液流动中容易破坏、寿命缩短引起的贫血。

（4）急性或慢性失血所致的贫血：由于大量血液流失，超过了骨髓造血的补偿能力而引起的贫血。

2. 红细胞和血红蛋白增多

相对性增多：由于各种原因使血液浓缩，如连续剧烈呕吐、严重腹泻、大量出汗、发热等，因为大量水分丢失，使血液浓缩，红细胞相对增多，补充水分后可恢复正常。

绝对性增多：由于机体缺氧导致机体产生促红细胞生成素增高，使骨髓制造红细胞增多。

生理性增多：见于高原环境，由于氧气稀薄，当地居民红细胞代偿性增多。

病理性增多：见于发绀型先天性心脏病、后天性肺源性心脏病，由于患者血液中含氧量减少，使红细胞代偿性增多。

比较少见的红细胞增多，主要见于一些恶性疾病，如真性红细胞增多症，以及某些肿瘤如肾癌、肾胚胎瘤等。

二、白细胞计数（WBC）

白细胞是人体的"忠实卫士"，有很强的吞噬细菌的能力，是抵御病原微生物入侵的重要防卫系统。白细胞计数就是测定血液中各类白细胞的总数，在不同病理情况下，可引起各类白细胞的数量和质量发生改变。临床上检查白细胞计数及白细胞分类计数及其形态学改变，对各种疾病的诊断有着重要的参考价值。

【参考范围】

新生儿：（15～20）×10^9/L。6 个月至 2 岁：（11～12）×10^9/L。儿童：（5～12）×10^9/L。成年人：（3.5～9.5）×10^9/L。

【异常结果解读】

1. 白细胞计数增多

（1）急、慢性感染：特别是细菌性感染，如肺炎、脑膜炎、扁桃体炎、痢疾、猩红热、败血症、尿路感染、丹毒等。

（2）广泛的组织损伤：如大面积烧伤、心肌梗死等。

（3）急性大出血：如肝破裂、脾破裂、消化道大出血、宫外孕等。

（4）急性溶血：如血型不合的输血，导致大量红细胞破坏引起的急性溶血。

（5）急性中毒：如有机磷中毒、糖尿病酮症酸中毒、尿毒症、食物中毒、毒蛇咬伤等。

（6）白血病：由于骨髓内白细胞大量增殖，并释放进入外周血液，使白细胞数量明显增加，还可见到大量幼稚细胞。

2. 白细胞计数减少

（1）长期接触放射线：可损伤骨髓造血细胞引起白细胞减少。因此不要经常做 X 线透视、全身 CT、PET-CT 等接触放射线的检查。

（2）应用某些药物：如磺胺药、**氯霉素**、苯妥英钠，以及抗肿瘤药，如环磷酰胺、甲氨蝶呤、阿糖胞苷等。

（3）接触某些有毒有害化学物质：如苯、铅、汞等。

（4）血液系统疾病：如再生障碍性贫血、粒细胞减少症等。

三、白细胞分类计数（WBC-DC）

白细胞分类计数是指计数 5 类白细胞（中性粒细胞、淋巴细胞、嗜酸性粒细胞、嗜碱性粒细胞和单核细胞）的百分数和绝对值，对各种疾病的诊断有着重要的参考价值。

【参考范围】

参考范围如表 11-2 所示。

表 11-2　5 类白细胞分类计数的参考范围

细胞类型	比值	百分数	绝对值/（×10⁹/L）
中性粒细胞（N）	0.40 ~ 0.75	40 ~ 75	1.8 ~ 6.3
淋巴细胞（L）	0.20 ~ 0.40	20 ~ 50	1.1 ~ 3.2
单核细胞（M）	0.03 ~ 0.10	3 ~ 10	0.1 ~ 0.6
嗜酸性粒细胞（E）	0.004 ~ 0.08	0.4 ~ 8.0	0.02 ~ 0.52
嗜碱性粒细胞（B）	0 ~ 0.01	0 ~ 1.0	0 ~ 0.06

数据来源：《血细胞分析参考区间》，中华人民共和国卫生行业标准（WS/T 405—2012）。

【异常结果解读】

1. 中性粒细胞增多

生理性增多：一般下午较早晨为高；饱食、情绪激动、剧烈运动、高温或严寒、新生儿、妊娠 5 个月以上及分娩阵痛等都可使白细胞一过性增高。

病理性增多：

（1）反应性增多：①急性感染或炎症；②广泛的组织损伤或坏死，如严重烧伤、心肌梗死等；③急性大出血，见于脾破裂、宫外孕；④急性溶血；⑤急性中毒，如安眠药中毒、有机磷中毒及代谢性中毒（尿毒症、糖尿病酮症酸中毒）等；⑥恶性肿瘤。

（2）异常增生性增多：①粒细胞白血病；②骨髓增殖性疾病，如真性红细胞增多症。

2. 中性粒细胞减少

（1）感染性疾病：革兰阴性杆菌感染，如伤寒、副伤寒；某些病毒感染，如流感、水痘；某些原虫感染，如疟疾、黑热病等。

（2）血液系统疾病，如再生障碍性贫血、巨幼细胞贫血、粒细胞减少症等。

（3）慢性理化损伤：长期接触放射线；应用某些化学药物，如氯霉素、磺胺药、抗肿瘤药；接触某些化学物质，如笨、铅、汞等。

（4）自身免疫性疾病：如系统性红斑狼疮等。

（5）单核 – 巨噬细胞系统功能亢进：如脾功能亢进、类脂质沉积病等。

（6）当中性粒细胞绝对值 $<1.5 \times 10^9/L$ 时，称为粒细胞减少症，要寻找原因，及时治疗。

3. 淋巴细胞增多

生理性增多：7 岁以前的儿童淋巴细胞百分率偏高，而中性粒细胞相对偏低，7 岁以后恢复与成人一样，中性粒细胞比例比淋巴细胞高。

病理性增多：

（1）病毒感染性疾病。

（2）恶性肿瘤，如急、慢性淋巴细胞性白血病，恶性淋巴瘤。

（3）慢性炎症、急性传染病的恢复期。

（4）器官移植后的排斥反应。

（5）其他：再生障碍性贫血、粒细胞缺乏症时，淋巴细胞比例相对增高。

4. 淋巴细胞减少

主要见于长期接触放射线、应用肾上腺皮质激素、抗淋巴细胞球蛋白等治疗，以及先天性免疫缺陷病、艾滋病等。

5. 单核细胞增多

生理性增多：儿童阶段可较成人稍多。

病理性增多：

（1）某些感染：如疟疾、黑热病、亚急性感染性心内膜炎、活动性肺结核等；急性感染的恢复期。

（2）某些血液病：如单核细胞白血病、粒细胞缺乏症恢复期、恶性组织细胞病、淋巴瘤、骨髓增生异常综合征等。

6. 嗜酸性粒细胞增多

（1）过敏性疾病：如支气管哮喘、荨麻疹、药物和食物过敏、血管神经性水肿、血清病等。

（2）寄生虫病：如蛔虫、钩虫感染、血吸虫、肺吸虫、丝虫、包囊虫等。

（3）某些皮肤病：如湿疹、剥脱性皮炎、天疱疮、银屑病等。

（4）血液病：如嗜酸性粒细胞白血病、慢性粒细胞性白血病、多发性骨髓瘤等。

7. 嗜酸性粒细胞减少

见于长期使用肾上腺皮质激素。

8. 嗜碱性粒细胞增多

临床上较少见。如慢性粒细胞白血病、嗜碱性粒细胞白血病（罕见）、骨髓纤维化、某些严重的过敏性疾病等。

［注：目前我国常规体检大部分使用的是三分类血细胞分析仪。它是通过电阻抗原理来测量细胞体积，然后根据细胞体积的大小将白细胞分为 3 类：第 1 类在小细胞区（35 ~ 90 fl），主要为淋巴细胞。第 2 类在中间细胞区（90 ~ 160 fl），包括单核细胞、嗜酸性粒细胞及嗜碱性粒细胞。第 3 类在大细胞区（160 ~ 450 fl），包括中性分叶核粒细胞和杆状核粒细胞等。］

四、血小板计数（PLT）

血小板是无核细胞，由骨髓中的成熟巨核细胞产生，直径 2 ~ 4 μm，寿命 10 天左右。血小板的数量和质量与止血和凝血功能密切相关。血小板减少容易发生各种出血，包括鼻出血、牙龈出血、皮肤紫癜、瘀斑等，严重者可出现呕血，甚至内脏出血而危及生命；血小板增多容易发生血栓，导致深静脉血栓或脑血栓等。

【参考范围】

$(100 \sim 350) \times 10^9/L$。

【异常结果解读】

1. 血小板减少

PLT $< 100 \times 10^9/L$ 为血小板减少，见于：

（1）骨髓造血功能受损：如再生障碍性贫血、放射性损伤、巨幼细胞贫血、急性白血病等。

（2）血小板破坏或消耗过多：如原发性血小板减少性紫癜（ITP）、弥漫性血管内凝血（DIC）、进行体外循环手术等。

（3）血小板分布异常：如脾肿大、脾功能亢进等，大量血小板积聚在脾脏内，使外周血液中血小板减少。

（4）血小板 $< 20 \times 10^9/L$ 时，可发生自发性内脏出血，如发生在脑部将导致死亡，值得注意。

2. 血小板增多

PLT $> 400 \times 10^9/L$ 为血小板增多，见于：

（1）原发性增多：如原发性血小板增多症，真性红细胞增多症，慢性粒细胞性白血病等。

（2）反应性增多：如急性感染、急性大出血、急性溶血等。

（3）血小板 $> 600 \times 10^9/L$ 时，血液容易凝固，可导致血管内血栓形成，包括深静脉血栓或脑血栓及血栓性并发症等。

第二节　临床生物化学检验

临床生物化学检验是运用物理、化学、免疫学、生物学等技术和方法，对人体的血清、血浆等标本进行检测，以了解人体的肝功能、肾功能、胃功能、心脏功能、甲状腺功能及血脂、血糖、激素和微量元素的水平。其目的是为疾病诊断和预防提供有效的信息。

一、肝功能检验

肝脏是人体的化工厂，是蛋白质和各种酶合成的器官，是生物转化和解毒的器官，又是消化液分泌与解毒物质的排泄器官。临床上把了解肝脏功能状况的试验称为肝功能检验，它可以帮助我们了解肝脏是否有损伤、损伤的程度、种类、轻重等。

肝功能检验指标很多、很复杂，这里主要介绍和解读健康体检中常做的一些指标，如血清蛋白质、血清酶、胆红素等检验。

（一）健康体检肝功能项目的选择

肝功能检验主要用于检查肝脏是否有损伤，发现是否有隐性黄疸，估计肝细胞损伤的程度，判断肝病的种类，评估疗效等。

健康体检肝脏疾病实验室检验项目的选择如下。

1. 血清酶检测

首选转氨酶（ALT 和 AST），它是肝脏受损最敏感的指标。如需做进一步检查，可增加 ALP，它是胆道系统受损和骨病的重要指标；GGT 是酒精性肝病、肝癌、胆囊炎的重要指标。因此，肝脏酶学检查，最好的配伍是 ALT、AST、ALP 和 GGT。

2. 血清蛋白质检测

首选白蛋白，它是肝脏合成的主要蛋白质，对人体有重要作用，白蛋白降低是肝脏严重受损或机体营养不良的重要指标。如需做进一步检查，可增加总蛋白和球蛋白，特别是白蛋白和球蛋白比值（A/G比值），白蛋白和球蛋白比值<1是肝脏严重受损的指标。

3. 胆红素检测

首选总胆红素，如果总胆红素在正常范围（<21 μmol/L），不管直接胆红素偏高，还是间接胆红素偏高，意义都不大。如果总胆红素在21~34.2 μmol/L，属于隐性黄疸，此时若转氨酶也升高，肝炎可能性大，应去医院做进一步检查，查找原因。

（二）血清蛋白质检验

肝脏是合成蛋白质最重要的器官，可合成白蛋白、糖蛋白、脂蛋白、凝血因子及各种转运蛋白等。当肝细胞损伤时，体液中这些蛋白质的含量将会减少，因此测定血清蛋白含量对肝脏疾病的诊断有重大价值。

白蛋白几乎都由肝脏合成，是机体的营养物质，具有很多重要的生理功能，如维持血容量、血液胶体渗透压，当白蛋白减少时，可出现腹水。白蛋白又是转运各种维持生命必需物质如激素、离子、微量元素的载体，也是转运各种有害物质如胆红素、毒素的载体，还是各种药物的载体。球蛋白包括各种具有抗体活性的免疫球蛋白，以及肝脏合成的补体、糖蛋白、脂蛋白、酶等物质。总蛋白是白蛋白和球蛋白相加的总和。

【参考范围】

总蛋白（TP）：65~85 g/L（双缩脲法）。白蛋白（ALB）：40~55 g/L（溴甲酚绿法）。球蛋白（GLB）：20~40 g/L（总蛋白－白蛋白＝球蛋白）。白蛋白/球蛋白比值（A/G比值）：（1.2~2.4）:1。

【异常结果解读】

（1）白蛋白降低：①肝细胞病变，蛋白质合成减少；②蛋白质丢失过多，如肾病综合征、严重烧伤等；③蛋白质摄入不足，如营养不良；④慢性消耗性疾病，如恶性肿瘤、慢性结核、甲状腺功能亢进等。

（2）球蛋白增高：①慢性肝脏疾病，如肝硬化；②自身免疫性疾病，如风湿病；③慢性感染性疾病，如结核、麻风等；④恶性疾病，如多发性骨髓瘤、巨球蛋白血症等。

（3）总蛋白降低：病因基本同白蛋白降低。

（4）总蛋白增高：①急性失水所致血液浓缩；②多发性骨髓瘤、巨球蛋白血症等。

（5）A/G比值<1：提示有慢性肝脏实质性损伤，如慢性肝硬化。

（三）血清酶测定

肝脏是人体含酶最丰富的器官，当肝脏有损伤时，许多酶便从受损肝细胞中大量逸出，进入血液中；另外一些酶在肝细胞受损时生成减少。因此，血清酶浓度的变化能反映肝脏的受损情况。

1. 丙氨酸氨基转移酶

丙氨酸氨基转移酶（ALT）俗称谷丙转氨醇（GPT），广泛存在于身体组织细胞内，以肝细胞内含量最多，只要有1%的肝细胞损伤，即可使血清中酶活性增高一倍。因此，ALT是最敏感的肝功能检测指标之一，任何原因引起肝细胞损伤，均可导致ALT增高。

【参考范围】

速率法（底物中含磷酸吡哆醛）：男性9~60 U/L；女性7~45 U/L。

【异常结果解读】

增高见于：

（1）肝胆系统疾病：急慢性肝炎、中毒性肝炎、脂肪肝、胆石症、胆囊炎等。

（2）心血管疾病：心肌梗死、心肌炎、充血性心力衰竭伴肝大等。

（3）骨骼疾病：多发性肌炎、肌营养不良等。

（4）药物中毒性肝炎：如服用异烟肼、利福平、氯丙嗪、甲巯咪唑等。

注意：健康人在剧烈运动、重体力劳动、熬夜后 ALT 有可能升高，若出现该情况，应在充分休息后复查。

2. 门冬氨酸氨基转移酶

门冬氨酸氨基转移酶（AST）俗称谷草转氨酶（GOT），存在于全身各种组织中，以心肌中的含量最丰富，在肝脏中含量居第 2 位，当心肌细胞和肝细胞有损伤时，血清中 AST 活性明显升高。AST 曾是心肌酶谱中的一种酶，但由于其特异性较差，加上已有许多更好的心肌损伤标志物出现，故目前 AST 很少用于心肌酶的检测。

【参考范围】

速率法（底物中含磷酸吡哆醛）：男性 15～45 U/L；女性 13～40 U/L。

【异常结果解读】

增高见于：

（1）肝胆系统疾病：如急、慢性肝炎，中毒性肝炎，酒精性脂肪肝，胆囊炎，胆石症等。

（2）心肌梗死、心肌炎时 AST 升高。一般心肌梗死后 6～8 h 开始升高，18～24 h 达高峰，3～6 日降为正常。由于 AST 并非心肌细胞所特有，肝细胞受损时 AST 也有明显升高，所以要结合临床进行判断。

（3）其他疾病：如骨骼肌损伤、肌炎、胸膜炎、肾炎、肺炎等也可轻度升高。

（4）AST/ALT 比值：急性病毒性肝炎时 <1；肝硬化、重症肝炎、肝坏死时 >1。

3. 碱性磷酸酶

碱性磷酸酶（ALP）广泛存在于机体各组织器官，主要于肝、肾、骨、小肠和胎盘等。ALP 在碱性环境下能水解多种磷酸单酯化合物。血清中 ALP 主要来自于肝脏和骨骼。在儿童骨骼的生长阶段、妇女妊娠等情况下，ALP 活性可显著增高。肝脏合成的 ALP 经胆管排入十二指肠，当胆汁排出障碍时 ALP 升高。

【参考范围】

速率法：成年男性 45～125 U/L。女性（20～49 岁）35～100 U/L；女性（50～79 岁）50～135 U/L。

【异常结果解读】

增高见于：

（1）生理性增高：妊娠和生长发育中的儿童。

（2）肝胆系统疾病：阻塞性黄疸、胆管炎、胆石症、肝炎、肝硬化、肝癌等。

（3）骨骼系统疾病：佝偻病、骨质疏松症、骨癌、恶性肿瘤骨转移、骨折恢复期等。

（4）内分泌性疾病：甲状腺功能亢进症、肢端肥大症等。

4. γ-谷氨酰转移酶

γ-谷氨酰转移酶（GGT 或 γ-GT）在肝脏的活性强度居第 3 位（肾>胰>肝），而胚胎期则以肝内为最多。一般认为成人血清中 GGT 主要来自肝脏，大部分酶分布于肝细胞、毛细胆管上皮细胞和整个胆道系统，在胆汁淤滞、胆道炎症时肝内合成亢进。酒精性肝损伤时血清 GGT 明显升高。

【参考范围】

速率法：男性 10～60 U/L；女性 7～45 U/L。

【异常结果解读】

增高见于：

（1）胆道系统疾病：各种原因致肝内、外梗阻，如胆结石、胆囊炎、胆管炎、胰腺炎等，使 GGT 合成增加，排出受阻，反流入血，使血清 GGT 明显升高。

（2）肝脏疾病：急性肝炎 GGT 中度升高（＜200 U），慢性活动性肝炎及肝硬化进展期 GGT 大多升高，可作为肝炎活动的指标。

（3）酒精性肝病：急性酒精性肝炎、酒精性肝硬化，GGT 是升高最明显的或唯一升高的酶指标，是酒精性肝病的重要特征。

（4）原发性和继发性肝癌：肝内胆汁淤滞，诱使肝脏产生大量 GGT，肝癌细胞也能产生 GGT，因而血清 GGT 升高明显可达几倍甚至几十倍。

（四）胆红素测定

正常人血液中的胆红素绝大部分是由衰老红细胞中的血红蛋白衍化而成，这种胆红素（称未结合胆红素）与血液中的白蛋白结合后被运输到肝脏，在肝细胞中与葡萄糖醛酸结合，形成水溶性的结合胆红素，再排至胆汁中，并随胆汁进入肠道。结合胆红素在肠道经细菌作用下还原为尿胆原，随粪便排出。一部分尿胆原自肠道吸收进入门静脉，大部分被肝细胞摄取再排至胆汁中，形成胆红素的肠肝循环；一小部分从门静脉进入体循环，经肾脏从尿中排出。

血清胆红素（Bil）分为结合胆红素（CB）也称直接胆红素（D-Bil）和未结合胆红素（UCB）也称间接胆红素（I-Bil），两者之和为总胆红素（TB）。正常人血清中 80% 以上是未结合胆红素，为脂溶性，不能通过肾脏排出，对人体有一定的毒性；结合胆红素是经过肝脏处理的，为水溶性，可通过肾小球滤过随尿排出。当胆红素生成过多或肝脏摄取、结合、转运能力下降，或胆红素排泌障碍时，均可引起血中胆红素的升高，临床表现为黄疸。

【参考范围】

重氮反应法：总胆红素（TB）5.1～21 μmol/L；结合胆红素（CB）1.7～6.8 μmol/L；未结合胆红素（UCB）3.4～13.6 μmol/L。

【异常结果解读】

血清总胆红素 ＞21 μmol/L 为总胆红素增高，但在 21～34.2 μmol/L 时，眼睛不易观察出皮肤、巩膜发黄，称为隐性黄疸；34.2～171 μmol/L 为轻度黄疸；171～342 μmol/L 为中度黄疸；＞342 μmol/L 为重度黄疸。

血清胆红素增高：

（1）总胆红素、结合胆红素和未结合胆红素都增高，常见于肝细胞性黄疸，如急性黄疸型肝炎、重症肝炎、慢性活动性肝炎、中毒性肝炎、肝硬化等。

（2）总胆红素和结合胆红素增高，见于阻塞性黄疸，如胆结石、胆道梗阻、肝癌、胰头癌等。

（3）总胆红素和未结合胆红素升高，常见于溶血性黄疸，如血型不合的输血、溶血性贫血、恶性疟疾等。

二、肾功能检验

肾脏具有排泄废物、调节体液酸碱平衡，维持机体内环境稳定，保持新陈代谢正常进行等重要作用。选择合适的肾功能检查，有助于了解病变部位、病程及治疗监测。常用的肾功能检查有肾小球滤过功能试验，如血清尿素氮（BUN）、血清肌酐（Cr）和尿酸（UA）等测定。

1. 血清尿素氮

人体内蛋白质代谢的过程中会产生氨，氨是有毒的，必须在肝脏经过鸟氨酸循环，将 2 个分子的氨合成为尿素，再经血液，从肾小球滤过后随尿排出。因此有人说人体是氮肥的加工厂。当肾脏实质受损害时，肾小球滤过率降低，尿素从尿中清除减少，使血中浓度增加。

【参考范围】

酶偶联速率法（以尿素表示）：1.8～7.1 mmol/L。

【异常结果解读】

血清尿素氮升高见于：

（1）**肾脏损伤**：如慢性肾炎、严重肾盂肾炎、糖尿病肾病、肾结核和肾脏肿瘤等。由于人体有2个肾脏，因此肾脏的代偿功能非常强，一般要到肾功能受损较严重时（>70%的肾单位破坏），血清尿素才会升高。故 BUN 不能作为肾功能早期受损的指标。

（2）**肾前性少尿**：如严重脱水、水肿、腹水、循环功能衰竭时，由于血液流经肾脏减少，从肾小球滤过的尿素、肌酐、尿酸等也减少，使它们滞留在血液中而升高。

（3）**蛋白质摄入或分解过多**：如高热、上消化道出血、大面积烧伤、甲状腺功能亢进、摄入大量蛋白食物等，均可致蛋白代谢活跃，尿素生成增多，出现非肾脏因素的高尿素血症。

因此，尿素氮测定并不能完全反映肾脏的功能情况，它受到血液循环功能的影响，还受到蛋白质代谢的影响，所以不是检测肾功能的首选指标。

2. 血清肌酐

肌酐是人体肌肉代谢的产物，每20 g 肌肉代谢可产生1 mg 肌酐。肌酐主要由肾小球滤过随尿排出体外。血液中的肌酐有外源性和内源性两种，外源性肌酐是肉类食物在体内代谢后产生的；内源性肌酐是体内自身肌肉组织代谢后产生的。人们在肉类食物摄入量稳的情况下，人体肌肉代谢产生的肌酐是比较恒定的，故临床认为血液中肌酐的浓度是衡量肾功能比较好的指标。

由于肌酐是一种不和血浆蛋白结合的小分子终末产物，绝大部分均由肾小球滤过进入原尿，并且不被肾小管重吸收。因此，若能控制外源性肌酐摄取，肌酐可作为较理想的肾脏清除率试验的内源性物质。当肾脏实质受损害时，肾小球滤过率降低，血清肌酐浓度就会升高。因此，血清肌酐是肾小球滤过功能受损的较好指标。

【参考范围】

苦味酸法：男性53～132 μmol/L；女性44～106 μmol/L。

【异常结果解读】

血清肌酐升高见于：

（1）**肾脏本身的问题**：慢性肾炎肾功能不全、肾衰竭，以及肾小球滤过功能下降到正常人的1/3时，血清肌酐升高，故肌酐不是肾功能早期受损的指标。

（2）**肾前性少尿**：如心力衰竭、脱水、肾血流量减少、血肌酐浓度升高，但一般不超过200 μmol/L；肾血流改善后，血清肌酐可恢复正常。

（3）**血清肌酐和尿素同时增高**：表示肾功能已严重受损；尿素升高，血清肌酐正常，可能不是肾脏本身的问题，而是由于蛋白质摄入或分解过多导致的。

3. 尿酸

尿酸来源于机体嘌呤代谢和食物中核酸的分解代谢，是嘌呤代谢的最终产物。肝脏是尿酸主要生成场所，除小部分尿酸可在肝脏进一步分解或随胆汁排泄外，大部分从肾脏排泄。尿酸可自由透过肾小球，但进入原尿的尿酸90%左右被肾小管重吸收，有小部分可经肾小管排泌。因此，尿酸浓度受肾小球滤过功能和肾小管排泌、重吸收功能的综合影响。

【参考范围】

酶法：男性150～416 μmol/L；女性89～357 μmol/L。

【异常结果解读】

尿酸升高见于：

（1）肾功能减退：如急、慢性肾炎，晚期肾结核，严重肾盂肾炎，肾盂积水等。

（2）核酸分解代谢增加：如白血病、多发性骨髓瘤、真性红细胞增多症及其他恶性肿瘤等。在肿瘤化疗时尿酸明显升高。

（3）痛风和高尿酸血症：痛风是一种因嘌呤代谢异常，使尿酸累积升高而引起的代谢性疾病。临床特点为高尿酸血症和痛风性急性关节炎。

急性痛风发作时表现为受累关节剧烈疼痛、肿胀、发红、发热，且症状发作比较突然，诱发因素可能与高嘌呤饮食、过度劳累、外伤有关。首次发作部位以大脚趾关节为主，慢性患者可累及踝关节、膝关节，甚至手指关节等。含嘌呤高的食物摄入增多，肾脏排泄尿酸减少，是尿酸升高的重要原因。

随着人们生活水平的提高，我们的饮食越来越丰富，很多人经常大鱼大肉，抽烟、喝酒，这样就很容易引起嘌呤代谢紊乱和尿酸升高，从而导致痛风的发生。故有人称痛风为富贵病。目前尚无根治的好方法，所以预防是最重要的。控制饮食，少吃动物内脏和海鲜；限制白酒和啤酒；多喝水，约 1500 mL/d，促进尿酸排出是预防痛风的好方法。

三、幽门螺杆菌检测

幽门螺杆菌（HP）是一种单极、多鞭毛、末端钝圆、螺旋形弯曲的细菌，是人体胃内唯一能产生高活性尿素酶的细菌，有很强的抗酸能力，能在 pH 2.5 胃酸的环境下生存。幽门螺杆菌进入胃内后，借助菌体的鞭毛提供动力进入胃黏膜，分泌空泡毒素，引起慢性胃炎、胃溃疡等，也是胃癌发生的危险因素之一。1994 年世界卫生组织（WHO）和国际癌症研究机构（IARC）将幽门螺杆菌定为 I 类致癌原。幽门螺杆菌在我国的感染率很高（约50%），从而引起了医学界的广泛关注。

【参考范围】
幽门螺杆菌抗体（HP-Ab）检测法：阴性；碳 13 和碳 14 尿素呼气试验（TUBT）：阴性。
【异常结果解读】
1. 幽门螺杆菌感染阳性
会造成多种胃病，如慢性胃炎、胃溃疡、十二指肠溃疡、萎缩性胃炎等。也是胃癌的致病原，幽门螺杆菌感染可使胃癌发病的危险性增加2.8~6倍，是发生胃癌的高危因素。
2. 幽门螺杆菌传染途径
（1）经口传染：如同桌吃饭，幽门螺杆菌会从感染者口腔经筷子到菜或菜汤中，然后进入一起吃饭的其他人的胃里（当然并不是一起吃一次饭就会传染上的）。有些大人喜欢先将食物嚼碎再喂给孩子，因此使小孩感染上幽门螺杆菌。此外，异性之间的接吻，也是传染途径之一。
（2）粪口途径传染：粪便中的幽门螺杆菌污染了水源或食物，这会使饮用者或食用者感染幽门螺杆菌，有研究表明低温能延长幽门螺杆菌的存活期，因此冰箱保存的食物若被幽门螺杆菌污染会增加幽门螺杆菌的传播机会。所以，日常生活中要养成良好的卫生习惯，饭前要洗手，不要喝生水、吃生食。一句话，幽门螺杆菌是吃进去的。

四、血脂检验

血脂是血浆中的三酰甘油、胆固醇和少量磷脂、糖脂、类固醇的总称，广泛存在于人体内。它们是机体细胞的重要成分和基础代谢的必需物质。血脂不溶于水，在体内必须与载脂蛋白结合成脂蛋白的形式才能在血液循环中转运。血脂和脂蛋白的测定是早期发现高脂血症，协助诊断动脉粥样硬化症，评估患冠心病和脑梗死等疾病的风险，监测药物疗效的重要指标。

血清脂质测定包括血清总胆固醇（TC）、血清三酰甘油（TG）、低密度脂蛋白胆固醇（LDL-C）、高密度脂蛋白胆固醇（HDL-C）、载脂蛋白和脂蛋白（a）[Lp(a)]等。

（一）血清总胆固醇

血清总胆固醇是指各种脂蛋白所含胆固醇的总和，来源于食物摄入和肝脏合成。胆固醇是生成肾上腺皮质激素、胆汁酸及维生素 D 等生理活性物质的重要原料，也是构成细胞膜的主要成分。总胆固醇在血液中有两种形式：一种是以酯化形式存在的，称为胆固醇酯，占 60%~70%；另一种为游离胆固醇，占 30%~40%。血清中总胆固醇的浓度可作为脂类代谢的指标。

血清胆固醇水平取决于饮食、体力活动、性别和年龄等。随年龄增长胆固醇含量也随之增高。女性绝经后会明显升高。

【参考范围】

酶法：3.1~5.2 mmol/L（<200 mg/dL）为合适范围；5.2~6.2 mmol/L（200~240 mg/dL）属边缘升高；≥6.2 mmol/L（240 mg/dL）为升高。

【异常结果解读】

胆固醇增高见于：

（1）胆固醇 >6.2 mmol/L 为高胆固醇血症，是导致冠心病、心肌梗死、动脉粥样硬化的高度危险因素之一。

（2）肾病综合征、甲状腺功能减退、糖尿病可见胆固醇升高。

（3）胆总管阻塞，如胆道结石，肝、胆、胰的肿瘤等，由于胆总管阻塞，胆固醇随胆汁排出障碍而升高。

（4）高胆固醇饮食，妊娠期，总胆固醇也可升高。

胆固醇降低见于：

（1）严重肝脏疾患，如重症肝炎、肝硬化、肝坏死等，肝脏合成胆固醇减少。

（2）严重营养不良，胆固醇摄入减少。

（二）血清三酰甘油（TG）

三酰甘油（TG）是由三分子脂肪酸与一分子甘油结合而成，是人体的脂肪成分，能量的贮存形式。肝脏、脂肪组织及小肠是合成三酰甘油的主要场所，以肝脏合成能力最强。高脂肪、高碳水化合物饮食，可使体内三酰甘油升高。

目前随着人们生活水平的提高，血清三酰甘油升高是较为普遍的现象，而三酰甘油升高又是冠心病、脑血管疾病的重要危险因素，所以控制三酰甘油是减少心脑血管疾病发生的重要措施之一。

【参考范围】

酶法：0.56~1.70 mmol/L（<150 mg/dL）为合适范围；1.70~2.26 mmol/L（150~200 mg/dL）属边缘升高；≥2.26 mmol/L（200 mg/dL）为升高。

【异常结果解读】

（1）正常情况下高脂肪饮食后 2~4 h 三酰甘油升高至高峰，8 h 后基本恢复空腹水平，三酰甘油随年龄的增长而有上升趋势，体重超过标准者也往往偏高。

（2）血清三酰甘油增高：见于家族性高三酰甘油血症、糖尿病、肥胖症、脂肪肝、高血压、动脉粥样硬化、甲状腺功能低下和口服避孕药等。

（3）当三酰甘油升高至 11.3 mmol/L（>1000 mg/dL）以上时，可诱发急性胰腺炎，要特别注意。

（三）高密度脂蛋白胆固醇

高密度脂蛋白胆固醇主要是在肝脏合成，由载脂蛋白 A、磷脂、胆固醇和少量脂肪酸组成。高密度脂蛋白胆固醇具有从外周组织获取多余的胆固醇，输送到肝脏处理（胆固醇的逆转运），合成胆汁酸盐，通过胆道排泄出去，从而防止动脉粥样硬化的形成，俗称为"好"胆固醇。

高密度脂蛋白胆固醇被认为是一种抗动脉粥样硬化的血脂，是冠心病的保护因素。一般情况下，绝经前的女性高于男性，绝经后女性与男性接近。长期适量运动可使 HDL-C 升高。

【参考范围】

酶法：1.04 ~ 1.55 mmol/L（40 mg/dL）。

【异常结果解读】

高密度脂蛋白胆固醇降低：常见于冠心病、脑血管病、高三酰甘油血症、吸烟、缺少运动等，其降低可作为动脉粥样硬化和冠心病的危险因子。肝功能损伤，如慢性肝病、肝硬化等因合成减少而出现降低。

（四）低密度脂蛋白胆固醇

低密度脂蛋白胆固醇的主要功能是将胆固醇转运到肝外组织细胞，满足它们对胆固醇的需要。但 LDL-C 升高会使血脂沉积于血管壁上，形成粥样硬化，造成血管逐渐被阻塞，导致冠心病的发生。它是动脉粥样硬化的独立危险因素，故被称为"坏"胆固醇。其中起坏作用的是氧化修饰的低密度脂蛋白胆固醇（Ox-LDL-C）。

【参考范围】

酶法：<3.37 mmol/L（<130 mg/dL）为合适范围；3.37 ~ 4.14 mmol/L（130 ~ 160 mg/dL）属边缘升高；≥4.14 mmol/L（160 mg/dL）为升高。

【异常结果解读】

低密度脂蛋白胆固醇增高：见于高脂蛋白血症、脂肪肝、冠心病、心肌梗死、中风、肾病综合征、慢性肾功能衰竭、慢性肝病和糖尿病等。

（五）载脂蛋白 A1

血浆脂蛋白中的蛋白质部分称为载脂蛋白，主要在肝脏合成，按 ABC 系统命名，各类载脂蛋白又可细分为几个亚类，以罗马数字表示。载脂蛋白 A1（ApoA1）是体内游离胆固醇的载体，是高密度脂蛋白的主要成分，基本功能是运载脂类物质，参与胆固醇的逆转运，稳定脂蛋白的结构，其水平与冠心病的发生呈显著负相关。载脂蛋白 A1 的功能与高密度脂蛋白胆固醇（HDL-C）相似，是"好"脂蛋白。

【参考范围】

免疫比浊法：ApoA1 1.0 ~ 1.6 g/L。

【异常结果解读】

载脂蛋白 A1 降低见于：

（1）肝脏功能严重受损，肝细胞合成载脂蛋白 A1 减少，如慢性肝病、肝硬化等。

（2）动脉粥样硬化、冠心病、脑血管病、糖尿病、肾病综合征等。

（六）载脂蛋白 B

载脂蛋白 B（ApoB）是血浆脂蛋白中的蛋白质，由肝脏合成，其基本功能是运载脂类，是低密度脂蛋白胆固醇（LDL-C）的主要结构蛋白，ApoB 的测定可间接反映低密度脂蛋白胆固醇的水平。载脂蛋白 B 与动脉粥样硬化呈正相关。

【参考范围】

免疫比浊法：ApoB 0.6 ~ 1.12g/L。

【异常结果解读】

载脂蛋白 B 升高：见于高脂蛋白血症、动脉粥样硬化、冠心病、肾病综合征等。

（七）载脂蛋白 A1/载脂蛋白 B 比值

ApoA1/ApoB 比值在预测心脑血管疾病上优于单项载脂蛋白测定结果，是预测心脑血管疾病风险的敏感指标，与心血管病变严重程度显著相关。

【参考范围】

ApoA1/ApoB 比值：1~2。

【异常结果解读】

ApoA1/ApoB 比值的测定，对于早期诊断及预防高脂血症所致的心血管疾病有重要参考价值，ApoA1/ApoB 比值 <1，是冠心病的高危因素。

（八）脂蛋白（a）

脂蛋白（a）是由肝脏合成的一种特殊的血浆脂蛋白，结构复杂，富含胆固醇，与动脉粥样硬化有关。人群中 Lp(a) 浓度的个体差异极大，范围为 0~1000 mg/L，主要由基因位点所决定。Lp(a) 不受饮食、运动等影响，与高密度脂蛋白胆固醇、低密度脂蛋白胆固醇等因素无明显相关性，故被认为是动脉粥样硬化的独立危险因子。

一般认为 Lp(a) 在同一个体是相当恒定的，但个体间差异很大，水平高低主要由遗传因素决定。

【参考范围】

免疫比浊法：<300 mg/L。

【异常结果解读】

脂蛋白（a）增高：见于缺血性心、脑血管疾病，如心肌梗死、脑梗死等；也可见于肾病综合征、尿毒症、家族性高胆固醇血症、糖尿病等。Lp(a) 与急性时相蛋白一样，在急性创伤和急性炎症时可升高。

五、糖尿病及相关指标检测

食物中的淀粉、蔗糖、乳糖等在肠道消化成为葡萄糖，经肠道吸收进入血液，然后运送到全身组织细胞，经氧化糖以糖原形式储存在肝脏或转变成脂肪作为能量的储备。糖不但是机体供能的主要物质之一，还与核苷酸、蛋白质、糖蛋白、糖脂等共同成为机体的重要组成部分。血糖的浓度受胰岛素和肝脏的调节，任何环节发生障碍都可引起糖尿病。

糖尿病是一组由于胰岛素分泌缺陷和（或）胰岛素作用障碍所引起的以慢性高血糖为特征的代谢性疾病。长期持续高血糖和脂肪、蛋白质代谢紊乱可导致全身组织器官，特别是眼、肾、心血管及神经系统的损伤及功能减退，成为致残、病死的重要原因。

糖尿病分为 1 型糖尿病和 2 型糖尿病。

1 型糖尿病：是指由于胰岛 β 细胞破坏，数量减少或功能缺失导致胰岛素绝对缺乏所引起的糖尿病。常与自身免疫有关，体内存在自身抗体。1 型糖尿病多在 30 岁以前起病，起病比较急，多食、多饮、多尿和体重减少的"三多一少"症状比较明显。

2 型糖尿病：是指由于胰岛素抵抗和胰岛素分泌不足所致的糖尿病。胰岛素抵抗是指必须以高于正常的胰岛素释放水平来维持人体正常的糖代谢，表示机体组织对胰岛素处理葡萄糖的能力减退，也就是胰岛素降糖作用的敏感性和效率降低了。2 型糖尿病多发生在 40 岁以上的成年人，起病较缓慢，病情较轻，症状不典型，我们常通过血液检测来早期发现和协助诊断。

（一）空腹血糖

血糖是指血液中的葡萄糖。正常人血糖浓度比较恒定，依赖于肝脏和内分泌激素的调节。当任何调节因素发生障碍时，血糖将出现增高或降低，导致疾病的产生。

一般体检测定空腹血糖（FPG），要求从晚上晚饭后开始禁食，到第二天早上 8 点钟左右抽血（禁食至少 8 h）。

【参考范围】

己糖激酶法：空腹血糖（血清）3.9~6.1 mmol/L。

【异常结果解读】

生理性增高：见于餐后 1~2 h 的血糖升高和情绪紧张时的血糖升高。

病理性增高：①1 型糖尿病和 2 型糖尿病；②血糖升高的内分泌疾病，如嗜铬细胞瘤、肾上腺皮质功能亢进症、肢端肥大症、甲状腺功能亢进等；③应激性高血糖，如颅脑外伤、颅内压增高、重症脑炎、心肌梗死等。

生理性降低：见于饥饿，剧烈运动后。

病理性降低：①胰岛素分泌过多，如胰岛 β 细胞瘤或降血糖药用量过大；②垂体前叶功能减退、肾上腺皮质功能减退、甲状腺功能减退；③肝糖原储存不足，如重症肝炎、肝硬化等；④长期营养不良。

（二）餐后 2 h 血糖

正常人进餐后 0.5~1 h 血糖达到高峰，2~3 h 恢复至餐前水平。2 型糖尿病患者餐后胰岛素分泌峰值延迟，糖利用能力下降，致餐后血糖持续升高，到 2 h 仍明显增高。因此，餐后血糖作为糖尿病的诊断标准敏感性更高。

【参考范围】

血糖 <7.8 mmol/L。

【异常结果解读】

增高见于：①糖尿病：餐后 2 h 血糖（2 h PBG）作为糖尿病的早期发现指标比空腹血糖更敏感；②餐后血糖升高也是心血管并发症发病的独立危险因素。

（三）糖化血红蛋白

红细胞内的血红蛋白与血糖结合的产物即糖化血红蛋白（GHb），它比较稳定并且与血糖浓度成正比。由于红细胞的寿命为 120 天左右，所以糖化血红蛋白测试通常可以反映患者 6~8 周的血糖控制情况。

糖化血红蛋白有很多种，临床上常测定 HbA_{1c} 来代表糖化血红蛋白。

【参考范围】

亲和层析法：HbA_{1c} <6.5%。

【异常结果解读】

糖化血红蛋白 HbA_{1c} 的含量能反映体内 6~8 周血液葡萄糖的平均水平。升高见于糖尿病及其他高血糖患者，用于糖尿病的诊断和疗效监控。但 HbA_{1c} 不能反映瞬间血糖水平及血糖波动情况。

六、甲状腺疾病相关标志物检验

甲状腺激素具有重要的生理作用，参与人体的生长、发育和糖、蛋白质、脂肪的代谢，对神经系统、内分泌系统、心血管系统及生殖系统有重要的影响。甲状腺激素的分泌受下丘脑－垂体的调控，甲状腺激素又可对下丘脑－垂体进行反馈调节，从而维持各种甲状腺激素水平的动态稳定。

甲状腺激素的实验室检测有助于对甲状腺疾病或甲状腺功能障碍的诊断，是目前最常用的内分泌测定项目。

（一）促甲状腺素

血液中的促甲状腺素（TSH）是脑垂体释放的调节甲状腺素合成和释放的重要激素，TSH 可促使血中浓度增高；而增高的 TS、T_4 又可反馈抑制垂体 TSH 的分泌，使 TSH 维持在正常水平。血清 TSH 测定是反映甲状腺素功能变化的一项非常敏感的指标。

【参考范围】

化学发光法：成人 0.27 ~ 4.2 mIU/L。

【异常结果解读】

（1）增高见于：甲状腺功能减退、地方性缺碘性甲状腺肿。此时由于 T_3、T_4 分泌减少，反馈调节使垂体分泌 TSH 增加。慢性淋巴细胞性甲状腺炎时 TSH 也升高。

（2）降低见于：甲状腺功能亢进。此时由于 T_3、T_4 分泌增加，反馈调节使垂体分泌 TSH 减少。

（二）总甲状腺素和游离 T_4

甲状腺激素是促进人体新陈代谢和生长发育的重要内分泌激素，由甲状腺合成和分泌，受垂体 TSH 调节。外周血液循环中99%以上的甲状腺素（TT_4）与甲状腺结合球蛋白（TBG）结合，还与血浆白蛋白（ALB）等结合。仅约 0.04% 是有生物活性的游离 T_4（fT_4）。由于血液中运输 T_4 的蛋白浓度易受外源性和内源性因素的影响，而 fT_4 是有生物活性的，不受其影响，因此 fT_4 是反映甲状腺激素活性的更好指标。

【参考范围】

参考范围如表 11 - 3 所示。

表 11 - 3　血清 TT_4 和 fT_4 的参考范围（化学发光法）

年龄	TT_4/（nmol/L）	fT_4/（pmol/L）
<1 岁	124 ~ 244	13.9 ~ 26.1
1 ~ 6 岁	118 ~ 194	12.1 ~ 22.0
7 ~ 12 岁	97 ~ 175	13.9 ~ 22.1
13 ~ 17 岁	82 ~ 171	13.6 ~ 23.2
成人	66 ~ 181	12.0 ~ 22.0

【异常结果解读】

（1）增高见于：甲状腺功能亢进、某些急性甲状腺炎、妊娠、口服避孕药等。

（2）减低见于：甲状腺功能减退、肾病综合征等。

（三）总三碘甲状腺原氨酸和游离 T_3

三碘甲状腺原氨酸（TT_3）由 T_4 经酶解脱碘生成，是甲状腺激素对各种靶器官作用的主要激素。与 T_4 类似，99%以上的 T_3 与运输蛋白结合，有生物活性的游离 T_3 约占 0.4%。游离 T_3（fT_3）测定的优点是不受其结合蛋白质浓度和结合特性变化的影响，是诊断甲状腺功能亢进较灵敏的指标之一。

【异常结果解读】

（1）增高见于：甲状腺功能亢进，特别是 T_3 型甲亢的重要指标，妊娠也见升高。

（2）减低见于：甲状腺功能减退。

【参考范围】

参考范围如表 11-4 所示。

表 11-4　血清 TT_3 和 fT_3 的参考范围（化学发光法）

年龄	TT_3/（nmol/L）	fT_3/（pmol/L）
<1 岁	1.2~5.0	4.5~10.5
1~6 岁	1.3~6.1	3.8~8.2
7~12 岁	1.2~5.4	3.8~8.6
13~17 岁	1.8~4.0	3.7~7.7
成人	1.3~3.1	2.8~7.1

第三节　感染免疫检验

病原体如病毒、细菌、支原体、衣原体、寄生虫等感染人体后，能刺激人体免疫系统产生相应的抗体，我们可通过抗原抗体反应，利用凝集试验、免疫荧光试验（IFA）、酶联免疫吸附试验（ELISA）和放射免疫试验（RIA）等手段来进行检测。近年来，还可采用多聚酶链式反应（PCR）和 DNA 探针杂交技术等来对病原体进行诊断，提高了检出敏感性、特异性和阳性率。

血清肿瘤标志物检验。肿瘤标志物是在恶性肿瘤的发生和增殖过程中，由肿瘤细胞本身所产生的或是由机体对肿瘤细胞反应而产生和升高的，反映肿瘤存在和生长的一类物质，包括蛋白质、激素、酶（同工酶）、多胺及癌基因产物等，存在于患者的血液、体液、细胞或组织中，可用生物化学、免疫学及分子生物学等方法进行测定，对肿瘤的辅助诊断、鉴别诊断、观察疗效、监测复发及评估预后具有一定的价值。

一、蛋白类肿瘤标志物

1. 甲胎蛋白

甲胎蛋白（AFP）是胎儿发育早期由肝脏和卵黄囊合成的一种糖蛋白，新生儿时期 AFP 很高，到 1 岁时降至 10~20 μg/L，在成人血清中 AFP 的含量很低。当肝细胞发生恶性变时，AFP 含量明显升高，是临床上诊断原发性肝癌的重要指标。

【参考范围】

血清 <20 μg/L。

【异常结果解读】

（1）原发性肝细胞癌患者血清中 AFP 明显升高，阳性率为 67.8%~74.4%。约有 50% 的肝癌患者 AFP >300 μg/L。但不是每个肝癌患者 AFP 都升高，大约有 30% 的肝癌患者 AFP 不升高，值得警惕。

（2）血清 AFP 联合肝脏 B 超可用于原发性肝癌高危人群的筛查。筛查以乙型肝炎病毒（HBV）和（或）丙型肝炎病毒（HCV）感染者、嗜酒者及有原发性肝癌家族史者为主，筛查年龄男性从 40 岁开始，女性从 50 岁开始，一般宜每隔 6 个月检查一次。

筛查中如果血清 AFP 检测值 >400 μg/L，而 B 超检查未发现肝脏有占位性病变者，应注意排除妊娠、活动性肝病及生殖系胚胎源性肿瘤等。如能排除，应及时进一步做电子计算机 X 线断层扫描（CT）或磁共振成像（MRI）等检查。如血清 AFP 升高但未达到 400 μg/L 水平，在排除上述可能引起 AFP 增高的情况后，应密切追踪 AFP 的动态变化，并将肝脏 B 超检查间隔时间缩短至 1 ~ 2 个月一次，需要时进行 CT 和（或）MRI 动态观察。

（3）病毒性肝炎、肝硬化患 AFP 有不同程度的升高，但其水平常 <300 μg/L。AFP 升高的原因，主要是受损伤的肝细胞再生而幼稚化，此时肝细胞便像胎儿期一样具有重新产生 AFP 的能力，随着受损肝细胞的修复，AFP 逐渐恢复正常。

（4）生殖腺胚胎性肿瘤患者血清中 AFP 可见升高，如睾丸癌、畸胎瘤等。

（5）妇女妊娠 3 个月后，血清 AFP 开始升高，7 ~ 8 个月时达到高峰，一般在 400 μg/L 以下，分娩后 3 周恢复正常。妇女在怀孕期间血清中 AFP 异常升高，应考虑胎儿有神经管缺损畸形的可能性，要进一步检查。

2. 癌胚抗原

癌胚抗原（CEA）是一种结构复杂的酸性糖蛋白，主要存在于成人癌组织及胎儿的胃肠管组织中。在结肠癌、肺癌、乳腺癌等肿瘤患者中可见升高，是一种较广谱的肿瘤标志物。

【参考范围】

血清 <5.0 μg/L。

【异常结果解读】

（1）升高主要见于：结肠癌、直肠癌、肺癌、乳腺癌、胰腺癌、胃癌、转移性肝癌等，其他恶性肿瘤也有不同程度的阳性率。

（2）CEA 可用于恶性肿瘤疗效观察及预后判断。一般情况下，肿瘤治疗有效时血清 CEA 浓度下降，病情恶化时升高。

（3）结肠炎、结肠息肉、肠道憩室炎、肝硬化、肝炎和肺部疾病也有不同程度的升高，但阳性的百分率较低。

（4）吸烟者中约有 33% 的人 CEA >5 μg/L。

3. 前列腺特异性抗原

前列腺特异性抗原（PSA）是一种由前列腺上皮细胞分泌的蛋白酶，正常人血清内含量极微。前列腺癌患者，正常腺管结构遭到破坏，PSA 可通过受损的腺管进入血液，使血液中 PSA 含量升高。目前，PSA 测定已在临床上广泛用于前列腺癌的筛查和辅助诊断，但良性前列腺疾如前列腺增生时 PSA 也可轻度升高，限制了 PSA 作为前列腺癌标志物的应用。

【参考范围】

血清总 PSA（tPSA）<4.0 μg/L。

【异常结果解读】

（1）前列腺癌患者可见血清 PSA 升高。以血清 tPSA >4.0 μg/L 判断为阳性，则其阳性率在 50% ~ 80%。tPSA 的血清浓度和阳性率随病程的进展而增高。前列腺癌手术后，tPSA 浓度可逐渐下降至测不出来，若手术后 tPSA 浓度不降或下降后再次升高，应考虑肿瘤转移或复发，因此 PSA 测定可作为监测前列腺癌病情变化和疗效的重要指标。

（2）PSA 可用于前列腺癌的个体化筛查，筛查以中、老年男性为主，筛查年龄可从 55 岁开始；前列腺癌高位人群，如有前列腺癌家族史的男性可从 45 岁开始。前列腺癌筛查应包括 PSA 检测和直肠指检。

4. 鳞状细胞癌抗原

鳞状细胞癌抗原（SCC 或 SCCA）是一种糖蛋白，它是从子宫颈鳞状细胞癌组织中分离出来的，属于肿瘤相关抗原 TA－4 的亚单位，存在于子宫颈、肺、头颈部等鳞状细胞的胞质内，是一种特异性较好的测定鳞状细胞癌的肿瘤标志物。

【参考范围】

ELISA 法：血清 <3 μg/L。

【异常结果解读】

（1）SCC 是最早用于诊断鳞癌的肿瘤标志物，宫颈癌、肺鳞状细胞癌、头颈部癌、食管癌时，血清中 SCC 升高，其浓度随病期的加重而增高。宫颈癌的阳性率较高，为 45%～83%；头颈部癌阳性率为 34%～78%；肺鳞状细胞癌阳性率为 39%～78%；食管癌为 30%～39%。临床上还用于监测这些肿瘤的疗效、复发和转移。

（2）肝炎、肝硬化、肺炎、结核、肾衰竭、银屑病、湿疹等，SCC 也有一定程度的升高。

（3）血液标本应避免汗液、唾液和其他体液的污染，否则会引起测定值的假性升高，导致错误的结论。

二、糖链抗原类肿瘤标志物

糖链抗原是利用杂交瘤技术研制出的单克隆抗体来识别肿瘤特异性大分子糖蛋白类抗原。糖链抗原可分为两大类：一是高分子黏蛋白类，如 CA125、CA15-3、CA27-29、CA549 等；二是血型类抗原类，如 CA19-9、CA50、CA72-4 等。糖链抗原即 CA 系列肿瘤标志物，在有些书上称糖蛋白抗原、糖类抗原、癌抗原等，实际上多是同一类物质。

1. 糖链抗原 125

糖链抗原 125（CA 125）是很重要的卵巢癌相关抗原，是 1981 年 Bast 等用卵巢囊腺癌细胞系作抗原制备单克隆抗体 OC125 所发现的。CA125 是一种大分子多聚糖蛋白，存在于上皮性卵巢癌组织和患者的血清中，主要用于辅助诊断恶性浆液性卵巢癌、上皮性卵巢癌，同时也是卵巢癌手术和化疗后疗效观察的指标。

【参考范围】

化学发光法：血清 <35 kU/L。

【异常结果解读】

（1）卵巢癌患者血清 CA125 水平明显升高，但早期阳性率较低，<60%，Ⅲ期卵巢癌为 68%，Ⅳ期卵巢癌为 68%～100%。手术和化疗有效者 CA125 水平很快下降，若有复发时，CA125 升高可先于临床症状出现，因此是观察疗效、判断有无复发的良好指标。

（2）其他非卵巢恶性肿瘤也有一定的阳性率，如乳腺癌 40%、肺癌 41.4%、胰腺癌 50%、胃癌 47%、结直肠癌 34.2%、其他妇科肿瘤 43%。

（3）非恶性肿瘤，如子宫内膜异位症、慢性盆腔炎、卵巢囊肿、胰腺炎、肝炎、肝硬化等疾病也有不同程度升高，诊断时应注意鉴别。

（4）月经期、妊娠早期可有 CA 125 升高，故应避免在这段时间内检测。

2. 糖链抗原 15-3

糖链抗原 15-3（CA15-3）是一种乳腺癌相关抗原，属糖蛋白，是 1984 年用一对单克隆抗体 115-D8 和 DF-3 进行双抗体夹心法而发现的，对乳腺癌的诊断和术后随访监测有一定的价值。

【参考范围】

化学发光法：血清 <28 kU/L。

【异常结果解读】

（1）乳腺癌患者常有 CA15-3 升高，但在乳腺癌的早期阳性率较低，晚期乳腺癌、转移性乳腺癌阳性率较高，可达80%，是手术后随访，监测复发、转移的指标。CA15-3 和 CEA 联合检测，可提高乳腺癌检出的灵敏度。

（2）其他恶性肿瘤，如肺癌、肾癌、结肠癌、胰腺癌、卵巢癌、宫颈癌、肝癌等，也有不同程度的阳性率。

（3）肝脏、胃肠道、肺、乳腺、卵巢等良性疾病，也有不同比例的升高，但阳性率较低。

（4）CA15-3 对蛋白酶和神经酰胺酶很敏感，因此血清标本应避免微生物的污染，以免影响测定结果。

3. 糖链抗原 19-9

糖链抗原19-9（CA19-9）又称胃肠癌相关抗原。用结肠癌细胞株 SW1116 细胞表面分离出来的单唾液酸神经节糖苷脂作抗原，制成相应的单克隆抗体 1116-NS-19-9，用此单克隆抗体识别的肿瘤相关抗原即称为 CA19-9。在正常人的分泌物如唾液、精液、乳汁、消化液中也存在。

【参考范围】

化学发光法：血清 <37 kU/L。

【异常结果解读】

（1）血清 CA19-9 可作为胰腺、胆道等恶性肿瘤的辅助诊断指标，胰腺癌、胆囊癌、胆管壶腹癌时，血清 CA19-9 水平明显升高，但特异性尚不够强。CA19-9 对监测病情变化和复发有较大价值。

（2）胃癌阳性率约为50%，结直肠癌阳性率约为59%，肝癌的阳性率约为51%。

（3）肝炎、胰腺炎、胆囊炎、胆管炎、肝硬化、甲状腺等疾病，CA19-9 也有不同程度的升高，注意与恶性肿瘤的鉴别。

4. 糖链抗原 50

糖链抗原50（CA50）是一种以唾液酸酯和唾液酸糖蛋白为主的糖脂抗原，当细胞恶变时，胚胎期的糖基转化酶被激活，造成细胞表面糖基结构改变，抗原性质也发生改变。

【参考范围】

放射免疫法：血清 <23 kU/L。

【异常结果解读】

（1）胰腺癌、结肠癌、直肠癌、胃癌等恶性肿瘤时血清 CA50 升高，特别是胰腺癌患者升高明显。

（2）肝癌、肺癌、宫颈癌、卵巢癌、肾癌、乳腺癌等也可见 CA50 升高。

（3）溃疡性结肠炎、肝硬化、胆管炎、自身免疫性疾病等也有 CA50 升高现象。

第四节　临床体液检验

临床体液检验主要是运用物理学、化学和生物学等的实验方法对各种体液标本进行定性或定量分析，以获得反映机体功能状态、病理变化或病因等的客观资料。

一、尿液检验

尿液是机体代谢产生的终末产物，是一种从人体排出代谢废物和毒素的液体。当血液流经肾脏时将血液中的尿素、尿酸、尿胆原、肌酐、酮体、无机盐、水和少量葡萄糖等物质通过肾小球的滤膜，过滤到肾小囊中，形成原尿。原尿流经肾小管时，肾小管会将人体有用的成分如所有的葡萄糖、大部分的水和部分钠、钾、钙等无机盐重新吸收，回到血液。剩下的水、无机盐、代谢废物和毒素等就形成尿液，排出体外。

尿液的组成和性状可反映机体的代谢状况，且受到机体各系统功能状态的影响，尤其与泌尿系统直接相关。因此，尿液的变化不仅反映泌尿系统的疾病，而且对其他系统疾病的诊断、治疗及预后均有重要意义。

（一）尿液一般检验

1. 颜色和透明度

正常新鲜尿液外观清澈透明，颜色受食物成分、尿色素、药物等的影响可有较大变化，一般随尿量多少呈淡黄至深黄色。

新鲜尿放置后会发生混浊，但加热后又马上变清是由于尿酸盐、磷酸盐沉淀析出所致。脓尿和菌尿可引起尿混浊，如尿内含有大量脓细胞或细菌等炎性渗出物时，排出的新鲜尿会混浊。菌尿呈云雾状，静置后不下沉；脓尿放置后可有白色絮状沉淀，此两种尿液无论加热或加酸，其混浊均不消失。

【参考范围】

淡黄色至深黄色。

【异常结果解读】

（1）淡黄色至无色：见于大量饮水、尿崩症、糖尿病等。

（2）橙色至黄褐色：为胆红素尿，见于肝细胞性黄疸、阻塞性黄疸；或服用大黄、核黄素、呋喃唑酮（痢特灵）等药物引起；进食较多胡萝卜时也可见。

（3）棕褐色或浓茶色：为血红蛋白尿，常见于溶血性贫血、蚕豆病、阵发性睡眠性血红蛋白尿、血型不合之输血、恶性疟疾等。

（4）红色或洗肉水样：为血尿，见于急性肾小球肾炎、肾结核、肾肿瘤、肾结石、膀胱结石、膀胱肿瘤、肾创伤、泌尿系统感染等。

（5）乳白色：见于乳糜尿（如丝虫病）、脂肪尿；或由肾盂肾炎、膀胱炎引起的脓性尿。

2. 尿酸碱度

正常尿液一般为弱酸性，pH 为 6 左右，有时也可呈中性或弱碱性。尿液的酸碱改变可受饮食、疾病、药物的影响，肉食者尿液偏酸性，素食者尿液偏碱性。尿液放置过久细菌分解尿素，可使尿液的酸性减弱。

【参考范围】

正常尿 pH 为 6 左右，范围为 4.6~8.0。

【异常结果解读】

尿酸度增高见于代谢性酸中毒、糖尿病酮症酸中毒、痛风、发热及服用酸性药物后。尿碱性增高见于膀胱炎、代谢性碱中毒及应用碱性药物后。

3. 尿比密

尿比密又称尿比重，指在 4 ℃条件下尿液与同体积纯水的重量之比，常用比重计测量。正常成年人在普通膳食情况下，尿比密波动在 1.015~1.025。尿液的比密受肾小管的浓缩和稀释功能影响，与尿中可溶解物质的浓度成正比，与尿量成反比。大量饮水尿比密可降低至 1.003 以下，机体缺水时尿量减少，尿液浓缩，尿比密可高达 1.030 以上。尿比密是衡量肾脏浓缩稀释功能的有用指标。

【参考范围】

正常成人：1.015~1.025。

【异常结果解读】

（1）尿比密降低：尿比密 <1.010 时为低渗尿，见于肾脏浓缩功能受损，如尿崩症、慢性肾小球肾炎、急性肾炎多尿期、尿毒症多尿期等。

（2）尿比密增高：见于脱水、蛋白尿、糖尿、急性肾小球肾炎、高热等。

（3）等张尿：尿比密固定于 1.010±0.003 时称为等张尿，常见于慢性肾功能不全的终末期。

（二）尿蛋白检验

蛋白尿：正常人尿液蛋白质含量甚微，仅 20~80 mg/d，常规检查呈阴性反应。尿蛋白质含量持续超过 120 mg/d，蛋白质定性试验呈阳性反应时称为蛋白尿。正常肾小球滤液中含有一些小分子量的蛋白质（<70 kD），可通过肾小球滤膜的微小孔隙滤出。但当此种蛋白质通过近端肾小管时，绝大部分又被重吸收，故正常尿液中的蛋白质含量很少。

【参考范围】

随机尿定性试验：阴性；24 h 尿蛋白定量：20~80 mg/24 h 尿。

【异常结果解读】

生理性蛋白尿：是针对泌尿系统无器质性病变，尿内暂时出现的一过性蛋白而言的，又称功能性蛋白尿，多见于青少年，常由剧烈运动、发热、受寒或精神紧张等因素引起，尿蛋白定性一般不超过 1+。

体位性蛋白尿又称直立性蛋白尿，常见于瘦高体形的青少年，由于长久直立而引起，卧位休息后消失。

病理性蛋白尿：病理状态下尿蛋白定性试验阳性或定量试验 >120 mg/24 h 尿，称蛋白尿。根据尿蛋白产生的机制可分为以下几类。

（1）肾小球性蛋白尿：主要因肾小球毛细血管受炎性损伤，通透性增高，血浆蛋白特别是白蛋白大量进入肾小囊，超过近端肾小管对蛋白的重吸收能力所形成的蛋白尿，称肾小球蛋白尿。尿中以白蛋白等中、高分子蛋白为主，占 70%~80%，蛋白量常 >2 g/24 h 尿，主要见于急性肾小球肾炎。定性可 >2+。

（2）肾小管性蛋白尿：因炎症、中毒导致肾小管损伤，但肾小球滤过膜尚正常，以至肾小球滤过的小分子量蛋白不能被近曲小管充分回吸收而产生的蛋白尿，常见于肾盂肾炎、间质性肾炎、肾小管重金属盐损伤及药物损伤等。定性多 <2+。

（3）混合性蛋白尿：肾小球、肾小管同时受损出现的蛋白尿称混合性蛋白尿，尿中大、中、小分子蛋白质同时出现，蛋白量与肾病程度明显相关，多见于慢性肾病，如慢性肾炎、慢性肾盂肾炎、肾病综合征、系统性红斑狼疮等。

（4）溢出性蛋白尿：肾小球滤过及肾小管重吸收均正常，但由于血中有多量异常小分子、特殊形式的蛋白质如免疫球蛋白轻链、血红蛋白、肌红蛋白等，可经肾小球滤出，超过肾小管的重吸收能力而产生的蛋白尿，称为溢出性蛋白尿，如本周蛋白尿、血红蛋白尿等。

（三）尿糖检验

尿糖检查主要是测定尿液中的葡萄糖。葡萄糖的分子小，可自由从肾小球滤过，进入原尿。但生理情况下，绝大部分尿葡萄糖均在近端肾小管被重吸收，仅有微量随尿排出。当血液葡萄糖浓度升高，超出肾小管重吸收阈值（8.88 mmol/L），或肾小管受到损伤，重吸收阈值下降，则尿中可检测到葡萄糖，尿糖呈阳性。

【参考范围】

定性试验：阴性；定量试验：<2.78 mmol/24 h 尿。

【异常结果解读】

（1）血糖增高性糖尿：常见于糖尿病，是糖尿病的诊断依据之一。尿糖的含量受到饮食的影响，波动范围大，与病情平行。某些内分泌疾病如库欣综合征、甲状腺功能亢进、肢端肥大症、嗜铬细胞瘤等也可见尿糖阳性。

（2）血糖正常性糖尿：血糖含量正常，但由于肾糖阈值下降，近曲小管对葡萄糖重吸收能力下降，出现糖尿，又称肾性糖尿。常见于遗传性家族性糖尿病、慢性肾小球肾炎、肾间质性疾病及药物所致肾损伤等。

（3）暂时性糖尿：如大量进食甜点或输入大量葡萄糖时发生的糖尿；部分中、晚期孕妇发生的妊娠性糖尿；使用糖皮质激素、茶碱、咖啡因等发生的药物性糖尿等。

（四）酮体

酮体（KET）是β-羟丁酸、乙酰乙酸、丙酮三者的总称，是脂肪酸分解过程中的产物。在机体胰岛素缺乏时，糖代谢发生紊乱，脂肪分解代谢加强，使酮体生成增多，当超过了肝外组织的利用速度时，血中酮体增加，形成酮血症。血液中的酮体以β-羟丁酸最多（约占78%）、乙酰乙酸次之（约占20%）、丙酮最少（约占2%）；过多的酮体从尿中排出，形成酮尿症。血、尿酮体的测定主要用于糖尿病酮症酸中毒的诊断。

糖尿病酮症酸中毒是由于糖尿病没有控制好而出现的严重代谢紊乱的综合征，以高血糖、酮症和酸中毒为主要临床症状。表现为头痛、恶心、呕吐、嗜睡、呼吸深快、呼气中有烂苹果味，严重者有血压下降、心率加快、四肢厥冷、意识模糊等。糖尿病酮症酸中毒是最常见的糖尿病急诊，本病以发病急、病情重、变化快为特点，若不及时抢救，会导致死亡，值得引起高度重视。实验室检查时可见血糖升高到 16.7 ~ 33.3 mmol/L，甚至可达 55.5 mmol/L，血酮体达 1 ~ 3 mmol/L，血 pH 下降，尿酮阳性，尿糖阳性等。

尿酮的测定采用硝基氰酸盐法，它能与尿液中的酮体（乙酰乙酸和丙酮）发生反应而进行定性测定。

【参考范围】

尿酮：定性试验为阴性。

【异常结果解读】

尿酮阳性和升高见于：糖尿病酮症酸中毒；各种原因所致的长期饥饿、妊娠毒血症和营养不良等。儿童在发热、呕吐、腹泻而未能进食时也可出现尿酮阳性，进食后即可消失。

（五）尿沉渣检验

尿沉渣检测是将尿液进行离心后对沉淀物中的有形成分（细胞、管型等）进行测定。是一种简单、无创、有价值的检查手段。主要用来检查肾实质性疾病，常可为疾病的活动性和严重性提供线索。

【参考范围】

离心沉淀后：红细胞 <3 个/HP；白细胞为 0 ~ 5 个/HP；上皮细胞为少许/HP。

【异常结果解读】

（1）红细胞：红细胞 >3 个/HP，而尿外观无血色者，为显微镜血尿。不同来源的红细胞可出现不同形态，肾小球性血尿，红细胞出现多形性。肾以下部位出血时红细胞形态常正常。常见血尿的原因有急性肾小球肾炎、慢性肾炎、急性肾盂肾炎、泌尿系统结石、结核、肿瘤、外伤等。

（2）白细胞：尿中白细胞多为炎症感染时出现的中性粒细胞，已发生退行性改变，形态不规则，结构模糊，又称脓细胞，常见于急、慢性肾盂肾炎，膀胱炎等泌尿道感染。

（3）上皮细胞：正常人尿中可出现少量扁平上皮细胞和移行上皮细胞，通常无临床意义。肾小球肾炎、肾小管损伤等肾实质性病变时可出现多量肾小管上皮细胞。

（4）管型：管型是尿中具有重要临床意义的有机物有形成分。管型是由 T-H 糖蛋白、血浆白蛋白、肾小管分泌物、变性的肾小管上皮细胞等成分聚集于肾小管集合管中形成的圆柱体物质。正常人尿中偶见透明管型，剧烈运动、发热、麻醉时一过性出现。急性肾小球肾炎早期及恢复期常见透明管型，急性肾盂肾炎、充血性心功能不全时可见。

尿 11 联试条检查项目和参考范围如表 11-5 所示。

表11-5 尿11联试条检查项目和参考范围

分析项目英文名（缩写）	分析项目中文名	参考范围
pH	尿酸碱度	4.6~8.0
specific gravity（SG）	尿比密	1.015~1.025
protein（PRO）	蛋白质	阴性
glucose（GLU）	葡萄糖	阴性
occult blood（OB）	隐血	阴性
bilirubin（BIL）	胆红素	阴性
urobilinogen（URO）	尿胆原	阴性或弱阳性
nitrite（NIT）	亚硝酸盐	阴性
ketone bodies（KET）	尿酮体	阴性
white blood cell（WBC/LEU）	尿白细胞	阴性（<5个/HP）
VitC	维生素C	阴性

二、生殖系统分泌物检验

（一）阴道分泌物（白带）

阴道分泌物为女性生殖系统分泌的液体，俗称白带。正常健康妇女阴道分泌物呈酸性，pH为4~4.5，具有自净作用。当机体防御机制遭到破坏后，导致阴道炎等病变。

【标本采集】

由妇科医师用棉签采集白带后，均匀涂抹在专用的玻片上。

1. 一般性状

【参考范围】

正常阴道分泌物为白色稀糊状，一般无气味，量多少不等，与雌激素水平高低有关。近排卵期白带量多，稀薄；排卵期2~3天后白带量少、混浊、黏稠，行经前量又增加，妊娠期白带量较多。

【异常结果解读】

白带异常可表现为色、质、量的改变。

（1）大量无色透明黏白带：常见于应用雌激素药物后及卵巢颗粒细胞瘤。

（2）脓性白带：黄色或黄绿色有臭味，多为滴虫或化脓性细菌感染引起；泡沫状脓性白带常见于滴虫性阴道炎；其他脓性白带见于慢性宫颈炎、老年性阴道炎、子宫内膜炎、阴道异物等。

（3）豆腐渣样白带：为真菌阴道炎所特有，常伴有外阴瘙痒。

（4）血性白带：内混有血液，血量多少不等，有特殊臭味。对这类白带应警惕恶性肿瘤的可能。

（5）黄色水样白带：由于病变组织的变性、坏死所致。常发生于子宫黏膜下肌瘤、宫颈癌、子宫体癌等。

2. 清洁度检验

根据阴道分泌物中上皮细胞、白细胞、阴道正常菌群（阴道杆菌）与病原菌的多少，可将阴道清洁度划分为4个等级。

【参考范围】

Ⅰ、Ⅱ度为正常。

【异常结果解读】

阴道分泌物在炎症感染时，清洁度发生改变。其中Ⅰ～Ⅱ度为正常。Ⅲ～Ⅳ度为异常，很大可能为阴道炎，同时常可发现病原菌、真菌、阴道滴虫等，做清洁度检查时应同时做滴虫、真菌检查。

（二）人乳头瘤病毒

人乳头瘤病毒（HPV）是一种DNA病毒，呈球形，直径为45～55 nm，主要感染上皮细胞，人是唯一宿主。HPV有100种以上的亚型，与宫颈癌发生相关的亚型，主要有HPV16、HPV18、HPV31、HPV33、HPV35、HPV39、HPV45、HPV51、HPV52、HPV56、HPV58、HPV59和HPV68型等，其中高危型以HPV16、HPV18和HPV58型最重要，性接触感染是常见的传染途径。

【标本采集】

由妇科医师进行，在充分暴露子宫颈后，用棉签采集宫颈分泌物。

【参考范围】

PCR法：阴性。

【异常结果解读】

HPV是目前已知的唯一一个证实由病毒直接引起的癌症即宫颈癌。99.8%的宫颈癌患者体内可以检测到高危型HPV，而HPV阴性者几乎不会发生宫颈癌。但要说明的是，并不是HPV感染阳性者都会得宫颈癌，她们只是一个高危人群，发生宫颈癌的可能不到1%。小于30岁的女性感染HPV后，由于免疫功能比较强，大部分会在1～2年内被自动清除。大于30岁的女性，HPV就不易被自动清除，如果感染持续超过2年，有可能发生宫颈上皮内瘤变（CIN），需每年复查HPV并做宫颈刮片，以了解宫颈是否有病变。由于感染HPV后没有明显症状，也无特殊药物治疗，因此，定期复查是最好的办法。

（三）液基薄层细胞学检测

液基薄层细胞学检测（TCT）是一种宫颈细胞学涂片技术，TCT检测宫颈细胞并进行TBS细胞学分类诊断，与传统的宫颈刮片检查相比，明显提高宫颈癌细胞的检出率。

TCT检测主要用于宫颈癌的筛查，同时还能发现癌前病变，达到早期诊断，早期治疗，检出率达95%以上。

【标本采集】

由妇科医师进行，在充分暴露子宫颈后，用宫颈刷在宫颈外口及宫颈管内同方向旋转3～5圈，收集宫颈脱落细胞，迅速将刷头置入细胞保存液中搅拌、洗净细刷上的细胞，然后送检。经液基薄层制片机制成薄层涂片，用95%乙醇固定，经巴氏染色、封片，在显微镜下阅片，按TBS细胞学分类法做出诊断报告。该方法明显提高了标本的满意度及宫颈异常细胞检出率。

【参考范围】

阴性（无上皮内病变细胞）。

【异常结果解读】

根据TBS细胞学分类，医学上将子宫颈上皮非典型增生至原位癌这一系列癌前病变的连续过程统称为CIN，即宫颈上皮内瘤变。根据非典型增生的程度和范围，将CIN分为Ⅰ、Ⅱ、Ⅲ级。

CIN Ⅰ级（轻度非典型增生）：异型细胞局限于上皮层的下1/3区，细胞核增大，核质比例略大，核染色稍加深，核分裂象少，细胞极性正常。CIN Ⅰ级约60%会自然消退，若细胞学检查为低度鳞状上皮内病变（LSIL），需门诊随访。

CIN Ⅱ级（中度非典型增生）：异型细胞占上皮层的1/2～2/3，细胞核明显增大，核质比例增大，核染色加深，核分裂象较多，细胞极性尚存。CIN Ⅱ级属于高度鳞状上皮内病变（HSIL），应尽早去医院诊治。

CIN Ⅲ级（重度非典型增生及原位癌）：异型细胞超过上皮层的 2/3 者为重度非典型增生；达全层者为原位癌；异型细胞较Ⅱ级明显增多，核型不规则，核染色较深，核分裂象多见，原位癌可出现病理性核分裂象。被检者如是Ⅲ级，应及时去医院诊治。

（郭慧宁）

参考文献

［1］李惠梅，常峪文 . 体检报告解读与健康指导［M］. 北京：中国医药科技出版社，2019.
［2］吴健民 . 健康体检检验报告解读［M］. 北京：人民卫生出版社，2015.

第十二章
健康体检项目及其评估

"健康体检"概念最早可以溯源到西方,"体检"二字来源于医学体格检查。健康检查不仅可以使健康人群加深对自我身体功能的了解,改变不良生活习惯,避免导致疾病的危险因子产生,更重要的是可以帮助人们科学地了解和维护健康,最大限度地降低疾病的困扰与经济负担。健康体检与健康管理的理念在我国可以追溯到 2000 年前,唐代孙思邈在医著《千金要方》中提到"上医治未病,中医治欲病,下医治已病"。

20 世纪 60—70 年代,美国保险业最先提出"健康管理"的概念,随着健康管理在健康体检中的应用与发展,社会性体检的内涵与目的已经向健康体检发展,也属于健康体检范畴。

第一节 健康体检概述

一、健康体检的概念

健康体检(health examination)是依据现代健康新概念与现代医学模式,通过医学手段和方法对受检者进行心身整体检查,了解受检者整体健康状况、早期发现疾病线索和健康隐患的诊疗行为;是用于个体和群体健康状况评估与疾病风险预测、预警及早期筛查的一种医学行为、方法与过程,是以健康为中心的心身整体医学检查。

健康体检有别于"诊疗性体检"(diagnostic examination)。诊疗性体检是以临床疾病诊治为目的、针对症状或疾病及其相关因素的诊察行为与过程,主要通过临床医学手段和方法对受检者的躯体生理等进行检查,以确诊或排除疾病。健康体检是指受检者在"身体健康"时,主动到医院或专业体检中心对整个身心进行的医学检查,目前,具备成熟理论体系支撑的健康体检内涵包括躯体生理健康体检(传统的辨病体检)、心理健康体检与中医健康体检(体质辨识与四诊合参),与诊疗性体检相比在理论体系、方法体系、体检目的、服务对象、指导思想、项目等方面有不同。

二、健康管理与健康体检的关系

(一)健康体检是健康管理的重要内涵和基础

健康体检是健康管理信息收集的主要途径。通过健康体检收集健康信息及体格检查、相关实验室检查、健康问卷、心理测评、中医体质辨识、仪器设备检查信息等。高质量、全方位的健康体检是保证高质量健康管理顺利实施的前提与基础。

（二）健康体检的目标是健康管理

健康体检的目的是为健康管理提供科学依据，即根据健康体检所收集的健康信息，通过健康管理专家及各种健康风险评估工具对受检者的健康状况及未来患病或死亡的危险性进行定性或定量评估，系统分析受检者健康状况及在未来患病的危险程度、发展趋势及相关危险因素，从而制订个性化的健康管理计划。

（三）健康管理指导与规范健康体检行为

健康管理理念与思想需要贯彻到健康体检的全过程。在进行健康体检之前，首先需根据受检者的特点进行全面的健康分析，指导受检者挑选合适的体检套餐或体检项目，规范体检行为。

（四）健康管理与健康体检相互促进、互为一体

健康管理是一个系统化工程，从信息采集、体检、分析、预测、评估、干预、落实、跟踪、总结等每个细节的连贯性来看，任何环节不能缺少，才能达到健康管理的目的。健康管理不是在进行完信息采集—健康评估—健康教育—健康促进等环节后便完成了它的使命，它是一个循环往复、螺旋式上升的连续动态管理过程。健康体检与健康管理相互交替、相互推动，健康体检数据的动态变化牵动着健康干预计划的变化，同时，健康体检信息指标也是健康管理效果评估的重要指标；健康管理又反过来指导健康体检的计划及项目，从而周而复始，不断完善健康管理，实现健康管理效益最大化。

第二节　健康体检的基本项目和实施

健康体检一般应根据年龄、性别、生活习惯、个人既往的健康状况及家族遗传病史、近况、生活方式等综合因素考虑，决定选择较适合于本人体检项目的检单。特殊情况可以适当增加项目，以便得到较为全面的健康信息。规范体检都会有所选择地做一些检查，通常称为"筛查"。通过筛查，如发现有异常的项目，可再做进一步的检查，所以正确的做法是，受检者在体检之前将个人的有关信息及需求详细向医师说明，由健康管理师进行综合分析后，根据受检者的身体状况"量体裁衣"，做出既符合受检者的体检项目又比较经济实惠的个性化方案。

一、健康体检基本项目科学依据与原则

（一）背景

健康体检是对无症状人群的医学检查行为，其目的是对各种非传染性疾病早期筛查、风险因素进行甄别评估、指导健康干预。健康体检项目设置以严重危害国民健康的非传染性疾病筛查为优先原则，突出慢性病早期筛查和风险因素的分层评估。健康体检的标准数据可用作国民健康档案的建立和作为慢性病防控的依据。为建设和规范健康管理发展，建立科学有序的健康体检服务标准体系，特制定健康体检基本项目，适用于从事健康体检的医疗机构参考执行。

（二）体检基本项目相关政策与法规

健康体检管理办法制定的依据是《中华人民共和国执业医师法》、《医疗机构管理条例》及原卫生部《健康体检管理暂行规定》等有关法律法规，健康体检基本项目需满足原卫生部《健康体检基本项

目目录》的要求。

（三）体检基本项目科学依据与原则

遵照相关法规和规定指示精神，中华医学会健康管理学分会和《中华健康管理学杂志》编委会基于健康体检循证医学证据和 10 年来健康体检服务实践，同时借鉴国内外成功经验制定体检基本项目。健康体检项目的选择充分考虑到不同年龄、性别、地域特点和相关循证医学研究证据，以 WHO 多维健康标准为依据，生理与心理并重。

体检基本项目制定的原则如下。

1. 基本项目的设置遵循科学性、适宜性及实用性的原则

采用"1 + X"的体系框架。"1"为基本体检项目，包括健康体检自测问卷、体格检查、实验室检查、辅助检查、体检报告首页等 5 个部分。"X"为专项体检项目，包括健康体能检查和主要慢性非传染性疾病风险筛查项目。备选慢性病提出了每个专项检查的适宜人群和年龄范围，以满足当前我国民众对健康体检及健康管理服务多样化的要求，为我国健康管理（体检）机构的体检项目及套餐设置提供了基本学术遵循，并为进一步研究制订相关技术标准与操作指南打下基础。

2. "基本项目（必选项目）"与"专项检查（备选项目）"的关系

"必选项目"是基础，是开展健康体检服务的基本检测项目，也是形成健康体检报告及个人健康管理档案的必需项目；"备选项目"是个体化深度体检项目。主要针对不同年龄、性别及慢性病风险个体进行的专业化筛查项目。

二、健康体检的项目内容及实施要求

体检基本项目主要内容包括健康体检自测问卷、体格检查、实验室检查、辅助检查、体检报告首页等 5 个基本项目，以及健康体能检查和慢性非传染性疾病风险筛查等 2 个专项项目。

1. 健康体检自测问卷

主要内容除基本信息采集外，包括健康史、躯体症状、生活方式和环境、心理健康与精神压力、睡眠健康、健康素养 6 个维度和 85 个具体条目。

2. 体格检查

主要内容包括一般检查和物理检查两个部分。一般检查包括身高、体重、腰围、臀围、血压、脉搏；物理检查包括内科、外科、眼科、耳鼻咽喉科、口腔科、妇科等。体格检查的内容设置依据为《诊断学》（第 8 版），其中血压、体重、腰围及体重指数等指标均具有较高级别的循证医学研究证据，是健康体检和健康管理的重要指标和数据。

3. 实验室检查

主要内容包括常规检查、生化检查、细胞学检查 3 个部分。常规检查包括血常规、尿常规、粪便常规＋潜血，其中血、尿、粪便常规检查是《诊断学》（第 8 版）规定的检查内容，而粪便潜血试验是美国癌症协会推荐的《结直肠癌早期风险筛查指南》中推荐的筛查项目；生化检查包括肝功能、肾功能、血脂、血糖、尿酸，其中肝、肾功能是《诊断学》（第 8 版）规定的检查内容，而血脂、血糖和尿酸等检查项目具有较高的循证医学证据并被国内外慢性病风险预防指南推荐；宫颈刮片细胞学检查是女性宫颈癌的早期初筛项目。

4. 辅助检查

主要内容包括心电图检查、X 线检查、超声检查 3 个部分。

5. 慢性非传染性疾病风险筛查

包括心脑血管、内分泌疾病、恶性肿瘤占位。

6. 健康体能检查

包括骨密度、人体成分等。

三、健康体检项目选择与体检套餐制定

(一) 健康体检基本项目和一般群体套餐制定

健康体检基本项目，是适用于所有团体和个人健康体检的最基础项目。在此基础可根据团体和个人需求制定套餐。健康体检一般群体套餐可以分为男性健康查体套餐和女性健康查体套餐。

1. 健康体检套餐制定可参考的原则

（1）整体化原则。任何体检套餐的制定都应首先把人体作为一个整体，所设定和选择的项目，应该能涵盖对机体主要器官和系统生理状况的检测和评估。

（2）循证原则。套餐中项目的选择应有循证医学证据，检查项目和方法应参照相关指南和共识，力求做到科学规范。

（3）无创优先原则。健康体检作为一种疾病早期筛查预防性诊疗行为，要最大限度地减少医源性伤害，在项目的选择上要以无创、无辐射优先选择为原则。

（4）辨病体检和功能评估兼顾的原则。要想对机体做出科学全面的健康评估，必须跳出"辨病体检"的圈子，在项目的选择上除了疾病诊断的检查项目外，还应该加上一些机体功能评估的项目，这样才能对机体的健康状况做出全面科学的评估。

（5）效益最大化原则。健康管理的目的是以最小的投入获取最大的健康收益，这就要求在体检项目的制定和选择上要注重投入产出比，体现卫生经济学健康体检成本效益最优原则，要以花费小效益高的项目为首选。

2. 健康体检套餐采用的模式

健康体检套餐制定采用"1 + X"模式，"1"为基本体检项目，"X"为可选择项目。备选检查项目包括心血管病（高血压、冠心病、脑卒中、外周血管病）、糖尿病、慢阻肺（COPD）、慢性肾脏疾病、骨质疏松症、部分恶性肿瘤（食管癌、胃癌、结直肠癌、肺癌、乳腺癌、宫颈癌、前列腺癌）等。基本项目是健康体检的基础，专项体检套餐 X 是体检的延伸和深度慢性病早期筛查。

(二) 个性化体检项目选择与套餐制定

个性化体检项目，是为满足受检者的进一步需求而设立的，除了体格检查外，是健康体检基本项目检查发现受检者存在某种疾病风险，或健康体检前已经出现相关症状体征，或者有疾病家族史，或者有已明确诊断的疾病，或者为受检者本人要求，特殊人群体检项目选择也属于个性化体检项目选择，经由主检医师同意和受检者共同选择的临床检查项目。

（1）根据年龄不同有不同的多发病。各年龄段相关疾病应据此选择相应的体检项目。儿童：多见先天性疾病、营养发育不良、各种急性病等；青壮年：传染病、早期代谢综合征、癌症等；老年人：各器官功能减退、心脑血管疾病、癌症、代谢性疾病等。

（2）根据家族史糖尿病、高血压及某些癌症有家族性遗传倾向，在选择体检项目时应充分考虑，进行相关项目的检查。

（3）根据既往史或既往体检异常发现，选择必要的复查。例如，过去患乙肝，应检查乙肝五项、肝功能、肝脏 B 超、甲胎蛋白、乙肝病毒 DNA 等；如过去 B 超发现肾囊肿，应复查 B 超，并注意肾囊肿大小的变化。

（4）根据现有症状，选择必要的检查。例如，胸闷应选择心脏、肺等相关检查；胃痛应选择胃镜

或胃肠钡透等检查。

（5）根据职业选择必要的检查。如银行、财务等长期伏案工作者宜加做颈椎数字拍片。

（6）根据性别选择必要的检查。女性宜加做乳腺和妇科方面的检查，如乳腺彩超、人乳头状瘤病毒检查（HPV-DNA），男性40岁以上者可加做前列腺检查，如PSA（前列腺特异性抗原）、FSA（游离前列腺特异性抗原）。

（7）根据需求情况选择项目。如选择婚前检查和孕前检查等。

（8）根据个人心理健康状况选择心理及精神压力监测与评估。

四、健康体检项目的临床意义

1. 体重

体重是代表一个人身体健康状况的重要指标之一。通过称体重，可以发现有无疾病。体重超标或肥胖者往往患有肥胖症、早期糖尿病、代谢综合征，高体重是心血管疾病的重要危险因素。而体重在短时间内下降过多（未刻意减肥），往往提示有恶性肿瘤、结核病、糖尿病的可能。

2. 血压

如果发现耳鸣、头晕、失眠、眼花等情况，应随时注意血压变化，千万不要认为是神经衰弱而不予理睬。血压是了解动脉血管弹性大小的最简便方法，定期测血压，可以早期发现高血压和动脉硬化。因为许多高血压患者早期并没有头痛、眩晕等症状，只有通过测血压才能发现异常。

3. 外科触诊

可以发现有无浅表淋巴结肿大、甲状腺及乳房肿块。

4. 眼科检查

除检查视力外，还要检查眼底及眼压，可以发现青光眼、白内障、动脉硬化等疾病。查眼底动脉可反映脑动脉硬化的程度。

5. 化验

主要检查项目如下。

（1）血常规。通过检查可提示部分血液系统疾病及感染性疾病，进行性贫血提示有肿瘤的可能。

（2）查尿常规。可了解有无尿路感染、肾炎、泌尿系统结石、肿瘤等。

（3）大便常规+隐血试验。检查大便隐血可早期发现消化道肿瘤。

（4）血脂、血糖等生化项目检查。可以早期发现高血脂、糖尿病、肝炎、消化道肿瘤等疾病。

（5）癌胚抗原（CEA）和甲胎蛋白（AFP）。CEA升高往往提示部分消化道肿瘤及肺癌可能。AFP升高提示肝癌可能。

（6）肝功能。对于慢性乙肝患者尤其要经常检查肝功能，如异常，应进一步检查乙肝两对半、丙肝抗体等，了解有无急慢性肝炎。

6. X线检查

通过正、侧位X线胸片，可早期发现肺癌，尤其吸烟者应每半年检查一次。可以早期发现肺结核、肺癌、消化道肿瘤。近年低剂量肺部CT扫描已经逐步成为体检的一个常规检查项目，通过扫描能发现早期肺部肿瘤。

7. 心电图

可早期发现心肌缺血、心律失常、冠心病等疾病。如有较多危险因素及心前区不适症状，可进一步做24 h动态心电图或运动心电图检查，必要时可行冠脉造影，了解冠状动脉供血情况。

8. 超声波

对肝胆、胰腺、肾脏、子宫、附件的超声检查，可早期发现肝、胆、胰腺肿瘤，妇科肿瘤，肿瘤与其他疾病，如脂肪肝、胆石症、肝硬化等。

中老年可增加检查男性前列腺、心脏超声、颈动脉超声检查。

9. 肛门指检

有助于发现直肠癌、前列腺癌。如有明显消化道症状、反复大便隐血阳性者应进一步检查胃镜、肠镜；如果进行全身体检经济条件不允许，可根据身体出现的异常情况，有针对性地进行系统检查。

10. TCT 和 HPV

女性要着重进行妇科检查。TCT 检查目前已经作为宫颈癌筛查的一个重要检测方法，有条件的女性可进行 HPV 的检查。女性检查还需要针对乳腺进行重点筛查，乳腺超声检查，钼靶检查（40 岁以上已婚已育女性做）。

五、常规体检时检验项目的选择

（一）三大常规检验

三大常规检验指的是血液常规检验、尿液常规检验和粪便常规检验。一个人患有某种疾病时，机体的内外环境平衡受到破坏，往往能在血液、尿液和粪便中发现一些变化。例如，患了大叶性肺炎、急性扁桃体炎等炎症性疾病，血常规项目中白细胞会增高，细胞分类会有改变。发生尿路感染时，出现尿频、尿急、尿痛等症状，尿常规检验就会出现白细胞、红细胞、管型等改变。患有上消化道疾病，发现粪便黑色，潜血试验会出现阳性；患有寄生虫病时，在粪便常规检验时，可发现寄生虫虫卵。

三大常规检验简便快速，有助于临床医师对疾病做出及时、正确的诊断和鉴别诊断。

（二）血液生化检验

血液生化检验的项目较多，常规体检中常常选择肝功能检查、肾功能检查、血糖和血脂检查。通过这些项目的检查，可提供身体健康状况的指标，或疾病诊断的依据。

1. 肝功能检查

肝脏是人体内最大的器官，被比喻为人体内的一座"化工厂"，是体内几乎一切物质代谢的重要场地，还具有分泌、排泄、生物转化（灭活、解毒）等重要功能。正常情况下，肝脏的各种功能有条不紊地进行，人体受到体内外各种致病因子的侵犯，包括摄入体内经吸收入血的药物、毒物、致癌物等，首先抵达肝脏，所以肝脏往往会首当其冲；或者当它的负重超过了它的处理能力时，就会出现一些情况，使其功能受到不同程度的损害。肝功能检查的目的，就是要及时发现这种损害。实际上肝功能检查中有许多项目不是检测肝脏的"功能"，而是反映肝细胞损伤、肝细胞纤维化和肝病病因的。

因此肝功能检查是常规体检中应用最为广泛的必查内容，每一个项目代表了不同的功能检查，有的是反映合成功能的，有的是反映解毒功能的，有的是反映分泌与排泄功能的，有的是反映肝细胞受损及其程度的。

常规体检套餐一般选择有关胆色素代谢、蛋白质合成代谢、肝细胞受损和（或）肝细胞恶变的一些项目。小套餐包括总胆红素（T-BIL）测定、结合胆红素（直接胆红素，D-BIL）测定、总蛋白（TP）测定、白蛋白（ALB）测定、白蛋白/球蛋白比值（A/G）、丙氨酸氨基转移酶（ALT 或 GPT）测定、门冬氨酸氨基转移酶（AST 或 GOT）测定、丙氨酸氨基转移酶/门冬氨酸氨基转移酶比值（ALT/AST）；大套餐再加上碱性磷酸酶（ALP 或 AKP）测定、γ 谷氨酰氨基转移酶（γ-GT 或 GGT）测定等，有时还会加上甲胎蛋白（AFP）测定。

2. 肾功能检查

进入人体的食物和各种营养物质经过消化吸收后产生的废物，可称为人体垃圾。肾脏则被比喻为

"垃圾处理厂"，它通过生成尿液可以排出废物和将超过机体需要的物质及进入人体的外源性异物包括药物和毒物排出体外（通过肾小球的滤过功能），又可以回收有用的物质（通过肾小管的重吸收功能）。肾小球和肾小管扮演着城市环卫工人的角色，不断地清除一切垃圾又回收有用物质。当肾小球和肾小管出现问题时，就是"环卫工人"生病了，无法及时清理垃圾，使人体的氮和肌酐等废物不能及时运走，沉积在血液中，这就有问题了。肾脏不仅是机体内最重要的排泄器官，也是重要的内分泌器官，通过其内分泌的途径，参与机体水和电解质代谢调节、维持血压等。由此可知肾脏在维持机体内环境稳定和平衡中的作用举足轻重，因此肾功能也是常规体检中的必查项目。包括尿素（UREA）测定、肌酐（CRE）测定、尿酸（UA）测定3项。

3. 血糖检查

人体生命活动中离不开能量，血糖就是机体最重要的能源。血液中必须随时保持相对稳定的血糖浓度，血糖过低可引发头晕、心慌甚至昏迷，血糖过高则可能是糖尿病，尤其是中老年人。目前全世界糖尿病的发病率越来越高，据统计，在我国平均每65个人中就有1个糖尿病患者。因此在常规体检中做血糖（GLU）检查显得十分必要，这对于及时、早期发现糖尿病是大有好处的。

4. 血脂检查

血脂是血液中脂类物质的总称，包括三酰甘油、胆固醇（胆固醇酯）、磷脂和游离脂肪酸等，其中含量最多的是胆固醇和三酰甘油。胆固醇和磷脂是构成细胞膜的结构成分，三酰甘油是在空腹情况下最重要的能量来源。正常人血脂含量保持相对恒定，仅在较小范围内波动。当来源过多（如饮食习惯）或去路减少（缺乏运动）时都可导致高血脂。高脂血症是指血浆中胆固醇和（或）三酰甘油水平升高。由于血脂在血液中以脂蛋白形式运输，实际上高脂血症也可认为是高脂蛋白血症。

脂类成分对身体而言是有益的，只是过量堆积时可以致病。从"冠心病"的角度来说，医学界认为与低密度脂蛋白结合的胆固醇和载脂蛋白B，与肥胖、吸烟、高血压等一起都是冠心病的"危险因素"，而与高密度脂蛋白结合的胆固醇和载脂蛋白A1则是冠心病的"保护因素"，通俗地讲，这胆固醇也有"好""坏"之分而并非一味的"坏"。

血脂检查有两种套餐，小套餐包括总胆固醇（TC）、三酰甘油（TG）、高密度脂蛋白胆固醇（HDL-C）、低密度脂蛋白胆固醇（LDL-C）；大套餐再增加载脂蛋白A1（ApoA1）、载脂蛋白B（ApoB）和脂蛋白a[Lp(a)]。

（三）血液免疫检验

1. 乙型肝炎病毒五项标志物检查

在常规体检套餐中，血液免疫检验项目最常被选择的是乙型肝炎病毒的五项标志物，俗称乙肝三系或乙肝两对半，即乙肝病毒表面抗原（HBsAg）、乙肝病毒表面抗体（HBsAb或抗–HBs）、乙肝病毒e抗原（HBeAg）、乙肝病毒e抗体（HBeAb或抗–HBe）、乙肝病毒核心抗体（HBcAb或抗–HBc）。

乙型肝炎病毒五项标志物的检查，有3个方面的作用：①判断有无乙肝病毒感染；②判断乙肝病毒感染者的传染性大小；③若是慢性乙型病毒性肝炎患者，可作为抗病毒治疗效果评价的依据之一。

2. 免疫球蛋白三项检查

免疫球蛋白由浆细胞合成并分泌，它是一组具有抗体活性的蛋白质，分为免疫球蛋白G（IgG）、免疫球蛋白A（IgA）、免疫球蛋白M（IgM）、免疫球蛋白D（IgD）、免疫球蛋白E（IgE）5类。主要存在于血液中，约占血清中蛋白质总量的20%，5类免疫球蛋白在血清中的含量各不相同。免疫球蛋白检测可以反映机体的免疫功能。健康体检时通常选择的是IgG、IgA、IgM 3项。

（四）血沉检验

血沉是常被选择而又缺乏特异性的一项指标。有疲倦、乏力、低热、纳差等亚健康表现而又没有明确的原因时，血沉检查可供选择。要评估病情是不是处于活动期，也可以选择血沉检查。

（五）血型检查

血型检查是目前健康体检时常被人们选择的项目。人类有20多个血型系统。其中最主要的是ABO血型系统，所以血型检查通常就做ABO血型检查。其次是Rh血型，中国人Rh血型阳性的占到总人口的99%以上，所以在我国Rh血型阴性的人，就属于稀有血型。

六、优生优育体检套餐

（一）孕前男性优生体检套餐

1. 基础套餐

包括血型（ABO + Rh）、乙肝五项、丙肝、艾滋病病毒（HIV）+梅毒、衣原体+支原体+淋球菌、精液常规分析。检查是为了了解是否存在新生儿溶血的潜在危险、肝脏功能及肝脏传染性疾病；及时了解传染性疾病，指导选择受孕时机，避免给婴儿和母亲造成不必要的痛苦；了解男性的精子质量，分析生育力的变化。

2. 特殊套餐

包括基础套餐+染色体检查。检查是为了了解是否家族中有遗传病史，女方有不明原因的自然流产、分娩异常儿等历史，婚后不育夫妇，以便遗传咨询。

（二）孕前女性优生体检套餐

1. 孕前检查

主要检测生殖器官及与之相关的免疫系统、遗传病史等，一般健康体检并不能代替孕前检查。

2. 基础套餐

包括生殖系统检查：白带常规+支原体+衣原体+淋球菌检查。检查目的是及时发现无症状传染病患者，给予及时治疗，防止对胎儿造成伤害。

3. 优生五项检查

包括巨细胞病毒（CMV）+弓形虫病毒（TOX）+风疹病毒（RUV）+单纯疱疹病毒（HSV-Ⅰ）+单纯疱疹（HSV-Ⅱ）IgM、IgG检查。检查目的是排除致畸病毒及原虫的感染，为接种疫苗提供依据。

4. 肝功能及传染性疾病检查

包括肝功能常规+血糖+乙肝五项+HBV-DNA+丙肝+HIV+梅毒。检查目的是了解肝功能和血糖情况，了解传染性疾病，指导选择受孕时机，降低母婴垂直传播，并进行孕期监测。

5. 血型检查

ABO血型+Rh血型。目的是了解是否存在新生儿溶血的潜在危险。

6. 细胞内外叶酸+维生素 B_{12} +同型半胱氨酸检查

目的是为补充叶酸提供依据。

（三）孕早期体检套餐

1. 时间

末次月经开始的前3个月。

2. 尿妊娠实验检查

目的是确定妊娠。

3. 早期产前筛查

妊娠相关血浆蛋白 A + β-hCG（妊娠第 8 ~ 第 13 周）。目的是筛查唐氏综合征和 18 - 三体综合征，发现高风险孕妇。

4. 黄体酮检查

目的是了解激素水平。

（四）孕中期体检套餐

1. 时间

妊娠第 4 ~ 第 6 个月。

2. 中期产前筛查

包括甲胎蛋白（AFP）+ β-hCG［或 + 雌三醇（E_3）］（妊娠第 15 ~ 第 20 周）。检查目的是筛查唐氏综合征、18 - 三体综合征、神经系统开放（脑积水、脊柱裂）等畸形，结合早期筛查可提高筛查检出率和准确率。

3. 1 h 血糖或糖耐量检查

口服 50 g 糖，1 h 后测定血糖，如糖筛查异常，则口服 75 g 糖做 OGTT，目的是糖筛查。

4. 肝功能检查

了解妊娠后肝功能情况。

（五）孕晚期体检套餐

1. 时间

妊娠第 7 ~ 第 9 个月。

2. 尿常规

了解肾脏负重情况。

七、成年女性体检套餐

成年女性常受到一些妇科感染性疾病的侵袭，表现为外阴瘙痒、疼痛、灼热感，阴道分泌物增多，甚至尿急、尿频、尿痛，或伴有腰酸及下腹部坠痛，或出现泡沫样白带，或出现性交痛，性交后出血等。尤其是中年女性往往需要承担工作与家庭的双重压力，慢慢地进入多事之秋，妇科炎症、内分泌失调、肿瘤等疾病可能会乘虚而入。女性最常见的恶性肿瘤是宫颈癌，防治宫颈癌的关键是早期发现和治疗宫颈癌的癌前病变和早期宫颈癌。宫颈疾病普查是发现和诊断宫颈癌前病变和早期宫颈癌的主要手段。下面这些项目是针对女性体检时适用的套餐。

（一）阴道分泌物检查

1. 阴道清洁度检查

阴道分泌物中检查白细胞或脓细胞、上皮细胞、阴道乳杆菌（属正常菌群）及杂菌的多少，判断是否患有阴道炎。

2. 阴道菌群和阴道毛滴虫检查

患阴道炎时，可见到正常菌群以外的各种杂菌；真菌性阴道炎则多由白色念珠菌引起；由阴道毛滴虫所致的滴虫性阴道炎，则可检到阴道毛滴虫。

（二）激素检查

激素检查包括垂体激素类黄体生成激素、尿促卵泡素、催乳激素，性激素类睾酮、雌二醇、黄体酮等。

（三）肿瘤相关项目检查

1. 宫颈细胞学检查

宫颈癌是最常见的妇科恶性肿瘤。据报道，宫颈癌的 5 年生存率是 67%，宫颈早期癌是 90%，宫颈原位癌几乎是 100%。宫颈癌是一种可预防、可治愈的疾病，其关键是早期发现和治疗宫颈癌的癌前病变和早期宫颈癌。宫颈疾病普查是发现和诊断宫颈癌前病变和早期宫颈癌的主要手段。宫颈刮片细胞学检查则是目前对宫颈癌最简便有效的诊断方法。宫颈刮片，是指从子宫颈部位轻轻刮取该处的黏膜及分泌物，涂在玻片上，通过巴氏染色或 TCT 在显微镜下观察细胞是否异常。通过简单的宫颈涂片，可以监测到子宫颈细胞微小的极早期变化，使致命的癌症在还没真正发生之前就被检测并治疗。

2. 人乳头瘤病毒核酸检测

宫颈癌的发生与人乳头瘤病毒（HPV）感染密切相关。以宫颈脱落细胞做 HPV 检测与细胞学检查联合筛查宫颈癌，其效果高于单独使用细胞学检查。从宫颈感染 HPV 到宫颈癌前病变，再到宫颈癌，大约需要 8~10 年时间，且宫颈癌前病变有向好与向坏双向发展的可能性，关键是及时。中年女性常做这方面的检查，很有必要。

3. 其他肿瘤标志物检查

如血清鳞状上皮细胞癌相关抗原（SCCA）、癌胚抗原（CEA）、糖蛋白抗原 125（CA125）等。肿瘤标志物检测有一定价值，但特异性、灵敏度不高，相对来说，SCCA 在宫颈鳞状上皮癌诊断上有较高的价值。

八、防癌体检套餐

与其他疾病比较，肿瘤有两个特征：一是肿瘤的转移性，就是肿瘤从原发病灶扩散到其他组织和脏器，手术切除原发部位肿瘤后，其他脏器又出现新的肿瘤病灶，这也是大多数肿瘤治疗失败的主要原因。二是肿瘤的早、中期并无症状，等到医院就诊时，或肿瘤已经太大无法切除，或已经转移，到了晚期。因此，早期发现、早期诊断、早期治疗至关重要。早期发现的肿瘤，不仅体积小，而且较少转移，若及时手术就能彻底清除病灶，有效控制肿瘤。

为了早期发现肿瘤，医学界设想了很多措施和途径，在实践中，通过健康体检时肿瘤标志物检查阳性而发现和确诊早期肿瘤的病例是很多的。所以，应该重视肿瘤标志物的检查。

1. 肺癌

癌胚抗原、铁蛋白、神经元特异性烯醇化酶（NSE）、细胞角蛋白 19 片段（CYFRA21-1）、鳞癌细胞抗原（SCC-Ag）。

2. 胃癌

癌胚抗原（CEA）、CA19-9、CA12-5、CA24-2、甲胎蛋白（AFP）、铁蛋白（SF）、CA50。

3. 肝癌

AFP、AFU、AFP 异质体、GGT。

4. 结直肠癌

CEA、CA242、CA199 + TPS。

5. 胰腺癌

CA199、CA242、CA50、CA72-4、CEA。

6. 乳腺癌

CA153 + CEA + CA199。

7. 卵巢癌

CA125、CA724、TPS、AFP、HCG。

8. 宫颈癌

SCC + CYFRA21-1 + TPS。

9. 甲状腺癌

降钙素、CEA。

九、常见疾病体检套餐

（一）高血压

高血压患者可通过体检了解自己的高血压病情控制情况，了解心脑血管和肾脏等重要器官是否受到高血压的损害，了解自己是否合并有高血脂、糖尿病等其他危险因素。建议选择做下列项目的检查。

1. 尿液常规和肾功能检查

高血压患者若血压不被控制，病情持续发展，可在5~10年甚至更短的时间内出现轻到中度的肾小球动脉硬化。尿液常规检查有少量蛋白尿。若肾小球动脉硬化进一步发展，则出现大量蛋白尿，肾脏病变加重，体内代谢废物排泄受阻，血液中肌酐、尿素大量增加，反过来又促进高血压的进展形成恶性循环，即高血压引起肾脏损伤，肾脏损伤又加重高血压病，最终导致肾实质坏死、尿毒症、肾衰竭。因此，高血压患者应每隔一定时间，最好每2个月检查一次，做尿液常规和肾功能检查。

2. 血液生化检查：血糖、血脂、血液流变学

高血压易合并糖尿病，这两者又是引发冠心病的危险因素。糖尿病与动脉硬化、肾脏血管病变及糖尿病肾病密切相关。胆固醇、三酰甘油增高和高密度脂蛋白降低，可引发动脉粥样硬化，促进冠心病的发生。因此，高血压患者的血糖、血脂应作为常规检查的项目。此外，多数高血压患者，血液黏度升高，当合并高脂血症时，血液的黏稠度更高，致使血流缓慢，容易形成血栓，导致严重后果。因此，中晚期高血压患者应注意血流变异常。

（二）糖尿病

糖尿病已经成为继肿瘤、心脑血管疾病之后的第三大严重威胁人类健康的慢性疾病。而且有资料表明，在我国能够自己发现患上糖尿病的患者只占1/4，多数患者因病情被忽视而延误诊治，失去最佳治疗时机，且引起长期的视网膜、肾脏、血管及神经组织并发症和后遗症，导致预后不良。因多数早期的糖尿病患者并没有明显的症状，所以最好定期进行体检，以便尽早发现糖尿病，若家属中已有人患糖尿病的，就更要经常检查。

1. 空腹血糖、餐后2h血糖、口服葡萄糖耐量试验、尿液常规

糖尿病的检查手段很多，最终诊断糖尿病的依据是血糖测定。空腹血糖（FSG）、餐后2h血糖、口服葡萄糖耐量试验（OGTT）表示的是不同时段的血糖浓度。尿液常规中要注意尿糖、尿蛋白、尿酮体的情况。血糖和尿液常规每半个月应该检查一次。

2. 糖化血红蛋白、糖化血清蛋白

糖化血红蛋白（GHb；HbA_{1c}）反映的是过去2~3个月的平均血糖浓度。糖化血清蛋白（GSP）反映的是过去1~2周内的平均血糖浓度。这两项测定都作为糖尿病控制的监测指标。前者每2~3个月检查一次，后者每半个月可以检查一次，以监控糖尿病的治疗效果。

3. 血清胰岛素、C肽

胰岛素（INS）、C肽（CP）测定，用于区分1型和2型糖尿病，同时用于确定是否需要采用胰岛素治疗。C 肽也可用于鉴别低血糖是由于胰岛素瘤过度分泌还是患者自己注射了胰岛素引起的。还可用于判断胰岛素瘤切除是否完整或是否转移，以及用于胰岛移植手术后的监测。

4. 尿液微量白蛋白、尿液转铁蛋白

在糖尿病的多种并发症中，只有糖尿病肾病是唯一可用实验室指标来长期评价的并发症。糖尿病患者发生肾脏损伤时，尿液中排出的白蛋白就会增加，若 24 h 尿液中白蛋白排出量达到 30 ～ 200 mg 时，说明肾脏已有病变。尿中转铁蛋白排泄增加也可以敏感地反映糖尿病患者早期肾脏损伤。尿液微量白蛋白（mALB）、尿液转铁蛋白（MTFU）测定是早期诊断、早期介入从而大大推迟肾并发症发生的敏感指标。建议应每半年到 1 年检查一次。

5. 肾功能、血脂、肝功能

每半年检查一次，以了解病情进展和并发症的情况，便于及时采取相应医疗措施。

（三）肝病

病毒感染、食物中毒、药物中毒、酗酒等各种导致肝损伤的因素都可以导致肝病。常见的肝病有肝炎、肝硬化、脂肪肝、原发性肝癌和继发性肝癌。肝炎还包括病毒性肝炎、自身免疫性肝炎、药物性肝炎、酒精性肝炎等。病毒性肝炎包括甲肝、乙肝、丙肝、丁肝、戊肝、庚肝。肝炎病毒尤其是乙肝病毒，被认为是肝脏第一"杀手"（还有丙肝病毒），很多肝硬化和肝癌患者都是由病毒性肝炎发展而来的，所以要引起高度重视，不忘经常做一些检查。不同的肝病可选择不同的检验套餐，肝功能试验常常是多个项目的联合检查、综合分析。

1. 常规肝功能套餐

可供选择的、适用于各种类型肝病的一般套餐：包括总胆红素、结合胆红素、总蛋白、白蛋白、白蛋白/球蛋白比值、前白蛋白、血清蛋白电泳、总胆汁酸、丙氨酸氨基转移酶、门冬氨酸氨基转移酶、门冬氨酸氨基转移酶/丙氨酸氨基转移酶比值、碱性磷酸酶、γ谷氨酰氨基转移酶、乳酸脱氢酶（LDH 或 LD）及其同工酶、血清胆碱酯酶（SChE）、腺苷脱氨酶（ADA）。有出血倾向时，增加凝血酶原时间（PT）测定等。

根据这些指标检查的结果，可以做出肝病的诊断和鉴别诊断，并综合判断病情处于什么阶段及病情的严重程度。通常这些指标每 3 ~ 6 个月检查一次。

2. 乙肝病毒检查指标

包括乙肝病毒表面抗原、乙肝病毒表面抗体、乙肝病毒 e 抗原、乙肝病毒 e 抗体、乙肝病毒核心抗体、乙肝病毒核心抗体 IgM、乙肝病毒前 S1（PreS1）、乙肝病毒抗前 S1（抗 – PreS1）、乙肝病毒前 S2（PreS2）、乙肝病毒抗前 S2（抗 – PreS2）。也可以选择乙型肝炎病毒核酸扩增（乙型肝炎病毒基因，HBV-DNA）定量检测、YMDD 变异检测，用于乙肝诊断和疗效观察，以及对治疗药物拉米夫定的耐受检测。目前有些医院检验科已开展乙肝病毒突变测序分析，可检测到包括 YMDD 在内的多个突变点，有助于了解患者对拉米夫定、替比夫定等抗病毒药物的耐受性。

3. 其他病毒性肝炎的检查指标

丙型肝炎病毒抗体（抗 – HCV）、丙型肝炎病毒基因（HCV – RNA）；丁型肝炎病毒抗体（抗 – HDV）、丁型肝炎病毒抗体 IgM（抗 – HDV-IgM）、丁型肝炎病毒抗原（HDV – Ag）。

4. 肝纤维化标志物检测指标

各种病因所引发的反复或持续的慢性肝脏实质性炎症和坏死，可导致肝脏持续不断的纤维增生而形成肝纤维化。肝纤维化和肝硬化是连续的发展过程，两者难以截然分开。目前肝纤维化标志物有所谓"肝纤维化四项"，即Ⅲ型前胶原（PCⅢ）、Ⅳ型胶原（CⅣ）、层粘连蛋白（LN）、透明质酸（HA）。

5. 原发性肝癌与继发性肝癌检查指标

甲胎蛋白、AFP 异质体、碱性磷酸酶、γ谷氨酰氨基转移酶、乳酸脱氢酶及其同工酶、血清胆碱酯

酶、腺苷脱氨酶、a-L 岩藻糖苷酶（AFU）等。

6. 血常规检查

注意白细胞、红细胞、血小板等变化。慢性肝炎病情一旦进入肝硬化阶段，血常规检验结果的改变，常可以提示病情严重程度。早期的肝硬化阶段，常有血小板轻度降低；中晚期肝硬化时，因脾功能亢进，导致白细胞、红细胞、血小板三系均有下降；若单纯血红蛋白降低，应注意有无消化道出血。

（四）常见肾脏疾病

肾脏疾病包括肾小球疾病、肾小管间质疾病、肾脏感染性疾病、肾血管疾病、肾功能不全等。这里主要介绍急性肾小球肾炎、慢性肾小球肾炎、隐匿性肾小球肾炎、肾病综合征和区分不同来源蛋白尿的检验指标套餐。

1. 急性肾小球肾炎

即急性肾炎，主要表现是血尿、蛋白尿、高血压、水肿等。尿常规检查可见肉眼血尿和显微镜下血尿；尿蛋白增加，24 h 可达 1~3 g；尿沉渣出现颗粒管型和红细胞管型，红细胞沉降率加快。由于急性肾小球肾炎常常发生在链球菌感染以后，所以抗链球菌溶血素"O"效价升高。尿液微量白蛋白增高、尿液转铁蛋白增高。因此，患有急性肾小球肾炎者，可选择尿常规检查、尿沉渣检查、尿蛋白定量、红细胞沉降率测定、抗"O"测定、尿液微量白蛋白和尿液转铁蛋白测定。

2. 慢性肾小球肾炎

简称慢性肾炎，病程数年甚至数十年。常做血常规测定、尿液常规测定、尿沉渣测定、肾功能检查。血常规提示贫血的程度与肾功能减退有密切关系，肾功能不全者可见正细胞正色素性贫血；尿液常规有蛋白尿、血尿、尿比重降低和管型尿；肾功能检查可以正常或有轻度受损。

3. 隐匿性肾小球肾炎

又称无症状性血尿和（或）蛋白尿，其肾功能正常，有不少患者是在健康体检时偶然从尿液常规检查中被发现，或者因感冒发热等疾病做尿液检查时才首次被发现。这种病要通过长期观察，发现有持续性尿液改变或反复发作性血尿，且在排除其他疾病后才能做出诊断。检验套餐包括尿液常规测定、尿沉渣检查、尿红细胞形态检查、24 h 尿蛋白定量测定、尿液微量白蛋白测定、尿蛋白圆盘电泳等。这些检查主要用来检出尿液中的蛋白质、蛋白量的多少及尿蛋白分子量的大小，以鉴别蛋白尿的来源；根据尿液中红细胞形态观察，用来定位血尿的来源。

4. 肾病综合征

肾病综合征最基本的特征是大量蛋白尿，并伴有低蛋白血症、水肿、高脂血症。检验项目包括：①血常规：可见血小板增多，有贫血；②尿常规：尿蛋白常在 3 + 以上、有程度不同的红细胞和管型；③尿蛋白定量测定：≥3.5 g/24 h；④血清总蛋白、白蛋白测定：两者均见降低，因为蛋白质丢失过多；⑤血清蛋白电泳：可见 α2 球蛋白和 β 球蛋白增高；⑥血脂检查：常与低蛋白血症同时存在胆固醇、三酰甘油、低密度脂蛋白胆固醇、极低密度脂蛋白胆固醇增高；⑦血清补体 C_3 测定：原发性肾病综合征血清 C_3 持续降低，对提示本病很有价值；⑧肾功能检查：原发性肾病综合征患者随着病情由轻到重，肾功能损伤概率增加，可选择尿素、肌酐、肌酐清除率等项目；⑨其他：可见纤维蛋白原增加、转铁蛋白和免疫球蛋白减少。

5. 肾小球滤过功能、屏障功能检测套餐

泌尿是肾脏最基本的功能，泌尿过程包括肾小球滤过和肾小管选择性重吸收及排泌。尿素（氮）、肌酐等机体代谢产生的终端废物，在正常情况下由肾小球过滤和肾小管排泌排出体外。当肾小球和肾小管出现问题时，使人体的氮和肌酐等不能及时运走，沉积在体内血液中，导致血液中的浓度增高；另外，肾小球、肾小管病变又使它们所承担的屏障功能和重吸收功能发生障碍，在正常情况下不应该从尿液中排出的中、高分子蛋白质和低分子蛋白质在尿液中超限量出现。实验室通过检查这些指标就可以了

解肾功能状况。

肌酐清除率、尿素、肌酐、尿酸、胱抑素 C（CysC）测定属于肾小球滤过功能检查。屏障功能检测主要是肾小球性蛋白尿的测定，包括尿液白蛋白、微量白蛋白、转铁蛋白、免疫球蛋白、补体 C3、α2 巨球蛋白（α2-MG）等中、高分子蛋白质。

6. 肾小管性尿蛋白检查套餐

肾小管的重吸收功能障碍，尿液中排出的是低分子蛋白质。包括 β2 微球蛋白（β2-mG）、α1 微球蛋白（α1-mG）；还有维生素结合蛋白（RBP）、尿蛋白－1（Protein-1；CC16）、TH 糖蛋白（THP）、纤维蛋白原降解产物（FDP）等。

（五）甲状腺功能紊乱

在内分泌疾病中，最常见的是甲状腺功能紊乱，而且是至今仍容易被漏诊的疾病。甲状腺功能紊乱又分为甲状腺功能亢进（简称"甲亢"）和甲状腺功能减退（简称"甲减"）两种，且都有各自不同的病因。

甲亢的临床表现不一，轻重差别很大，病情轻者可能会与神经官能症相混淆。患者主要表现为怕热多汗，有低热、心悸、胃口大增而体重下降，疲倦无力，烦躁、易动，突眼症，甲状腺肿大，等等。

甲减的临床表现多样，如容易疲劳，怕冷，厌食而体重增加，表情淡漠，眼睑和面颊有非凹陷性水肿，嗜睡，记忆力减退，反应迟钝，等等。

甲亢和甲减除症状典型者以外，主要依赖检验指标的变化，这些指标对诊断和鉴别诊断、病情变化、治疗效果判断都很有价值。经常选择的套餐如下。

1. 血清甲状腺激素套餐

包括血清总甲状腺素（TT$_4$）、血清总三碘甲腺原氨酸（TT$_3$）、血清游离甲状腺素（FT$_4$）、血清游离三碘甲腺原氨酸（FT$_3$）、血清反三碘甲腺原氨酸（rT$_3$）。TT$_4$ 是判断甲状腺功能最基本的筛选指标。甲亢患者 TT$_4$ 明显升高，符合率可达95%左右；TT$_3$ 与 TT$_4$ 常平行变化，轻型甲亢或甲亢早期 TT$_3$ 比 TT$_4$ 更灵敏。TT$_4$ 与 TT$_3$ 测定结果易受甲状腺结合球蛋白浓度改变的影响，所以同时测定 FT$_4$ 与 TT$_3$ 更能反映甲状腺功能状态。甲亢患者 rT$_3$ 含量升高，在治疗中 T$_3$ 下降快而 rT$_3$ 下降缓慢，若 rT$_3$ 低于正常往往提示用药过量。

2. 血清促甲状腺激素

在反映甲状腺功能紊乱的项目上，促甲状腺激素（TSH）是比甲状腺激素更敏感、更可靠的指标，其干扰因素少。因此目前都推荐以血清 TSH 测定作为甲状腺功能紊乱的首选筛查项目。

3. 血清甲状腺素结合球蛋白

甲状腺素结合球蛋白（TBG）浓度改变对 TT$_4$、TT$_3$ 的影响很大，为排除影响，可以用 TT$_4$/TBG 比值做判断：比值3.1~4.5提示甲状腺功能正常；比值0.2~2.0应考虑甲减；比值7.6~14.8应考虑为甲亢。

4. 甲状腺自身抗体

多数甲状腺功能紊乱发病机制与自身免疫反应有关，可以选择相关的自身抗体检测，包括抗甲状腺微粒体抗体（TMAb）、抗甲状腺过氧化酶抗体（TPOAb）、抗甲状腺球蛋白抗体（TGAb）。

5. 血常规检查

甲减患者常有轻中度贫血。

6. 血脂检查

甲亢患者体内胆固醇合成增加，分解排泄也相应增加，而且胆固醇分解排泄大于合成，故血清胆固醇水平降低；甲减患者血清胆固醇、三酰甘油增高。

十、常见亚健康状态体检套餐

世界卫生组织一项全球性的调查结果显示，全世界真正健康的人只占 5%，患有各种疾病者占 20%，其余 75% 的人可能处于"吃饭不香，睡觉做噩梦，浑身乏力，烦躁不安""没有毛病却感觉不健康"的似病非病的亚健康状态。

出现亚健康状态，如硬撑硬扛，不引起重视，疾病就会接踵而来；如能重视自身保健，践行健康的生活方式，就可以转变成健康状态。有许多亚健康状态与疾病的早期表现密切相关，或者其本身就是某些疾病的临床表现。应该重视亚健康的种种表现，可以求助临床医师的检查，也可以通过医学检验加以识别。

（一）消瘦疲劳乏力

1. 与消瘦疲劳乏力相关的常见疾病

病毒性肝炎、肝硬化、结核病、恶性肿瘤、胃肠道病变、便秘、甲状腺功能紊乱、高血糖、低血糖等。

2. 可供选择的检验项目

血常规、红细胞沉降率（血沉）、肝功能、甲胎蛋白、乙肝两对半、尿常规、尿液微量蛋白、肿瘤标志物、结核抗体、甲状腺激素、血糖、糖化血红蛋白等。

（二）食欲缺乏

1. 与食欲缺乏相关的常见疾病

肝炎、肝硬化、结核病、甲状腺功能减退、尿毒症、胰腺炎、胆道疾病等。

2. 可供选择的检验项目

血常规、红细胞沉降率（血沉）、肝功能、甲胎蛋白、乙肝两对半、尿常规、粪便潜血、结核抗体、甲状腺激素、淀粉酶、脂肪酶等。

（三）心悸、胸闷、胸痛

1. 与心悸、胸闷、胸痛相关的常见疾病

冠心病、心律失常、心力衰竭、高血压、甲状腺功能亢进等。

2. 可供选择的检验项目

血脂、心脏标志物（天门冬氨酸氨基转移酶、乳酸脱氢酶及其同工酶、肌酸激酶及其同工酶、肌钙蛋白 I 或肌钙蛋白 T、肌红蛋白）、脑钠肽（BNP）、肝功能、甲状腺激素、血常规、红细胞沉降率（血沉）、肝功能、尿常规、尿液微量蛋白等。

（四）关节、腰背部疼痛

1. 与关节、腰背部疼痛相关的常见疾病

风湿性关节炎、类风湿关节炎、痛风性关节炎、骨关节炎、强直性脊柱炎等。

2. 可供选择的检验项目

尿酸、抗核抗体、抗链球菌溶血素"O"、类风湿因子、红细胞沉降率（血沉）、HLA-B27 等。

（五）尿不尽

1. 与尿不尽相关的常见疾病

前列腺炎、前列腺增生、前列腺癌等。

2. 可供选择的检验项目

前列腺液检查、前列腺特异性抗原（tPSA）、游离前列腺特异性抗原（fPSA）等。

（六）皮肤瘙痒

1. 与皮肤瘙痒相关的常见疾病

过敏（食物过敏、药物过敏、尘螨过敏、花粉过敏、化妆品过敏等）、妊娠、甲状腺功能亢进、血糖高、黄疸、肾病、贫血、真性红细胞增多症。

2. 可供选择的检验项目

妊娠试验、血常规、红细胞沉降率（血沉）、肝功能、尿常规、尿液微量蛋白、甲状腺激素、血糖、糖化血红蛋白等。寻找过敏原，可做皮内试验、贴斑试验；反复发作的过敏，又找不到过敏原，可选择专用的"过敏原试验"，其有多达几十种、上百种的试验用过敏原供测试。

（七）出血症状

1. 有出血症状的常见疾病

牙龈出血、鼻出血、咯血、呕血、便血、尿血、皮肤黏膜紫癜等。

2. 可供选择的检验项目

血常规（注意血小板嗜酸性粒细胞）、尿常规、粪便常规、潜血试验、痰液常规、出凝血功能、血小板功能、肝功能、肾功能、血糖、免疫功能（如免疫球蛋白）等。

第三节　健康体检注意事项

健康体检，是预防疾病的有效手段之一。通过健康体检，可以了解自身健康状况，发现一些不易察觉的早期疾病，以便及时干预、终止疾病的发生发展，收到事半功倍的效果。但有不少受检者由于对体检的一些关键环节重视不够，或认识偏差，出现种种疏漏，使体检的目的难以达到。

一、体检注意事项

1. 采血时间

体检化验要求早上 7：30—8：30 采空腹血，最迟不宜超过 9：00。太晚会因为体内生理性内分泌激素的影响，使血糖值失真（虽仍为空腹）。所以受检者应该尽早采血，不要轻易误时。

2. 体检前不要贸然停药

采血要求空腹，但对慢性病患者服药应区别对待。如高血压患者每日清晨服降压药，是保持血压稳定所必需的，贸然停药或推迟服药会引起血压骤升，发生危险。按常规服药后再测血压，体检医生也可对降压方案进行评价。服少量降压药对化验的影响是轻微的，可以忽略不计。所以高血压患者应在服完降压药后再来体检。对糖尿病或其他慢性病患者，也应在采血后及时服药，不可因体检而干扰常规治疗。

3. 不要随意舍弃检查项目

体检表内设定的检查项目，既有反映身体健康状况的基本项目，也包括一些针对恶性疾病和常见疾病的特殊检查项目。有些检查对疾病的早期发现有特殊意义，如肛门指诊检查，对 40 岁以上受检者直肠肿物的发现尤为重要。有的受检者因怕麻烦或害羞，自动放弃该项检查，若受检者真有病变，自然也就失去了治疗的最佳时机，其后果不言而喻。

4. 不能忽略重要病史陈述

病史，尤其是重要疾病病史，是体检医生判定受检者健康现状的重要参考依据，据此制定干预措施，对疾病的转归有极其重要的影响。例如，在对高血压患者进行治疗指导前，必须搞清楚其高血压的发病时间、治疗过程、用药情况等关键问题，才能有针对性地提出进一步的治疗意见，包括加减用药剂量、调整用药品种等，从而达到最佳治疗效果。如受检者记不住所服药物的名称，可以把药盒带来辨认。病史陈述要力争做到客观、准确，重要疾病不可遗漏。

5. 勿轻视体检结论

体检结论，是对受检者健康状况的概括和总结，是医生根据各科体检结果，经过综合分析对受检者开的健康处方，对纠正不良生活习惯，预防和治疗疾病有重要的指导意义。有些受检者对体检过程较为重视，却忽视了体检结论，没有仔细阅读和认真实施，使健康体检失去了意义。

二、体检全流程的注意事项

（一）检前注意事项

应在健康体检前提前告知受检者时间、陪伴、饮食、活动、用药、着装等方面的注意事项。例如，提前向受检者告知体检的时间及注意事项，避免精神过度紧张。对行动不便的老年人、残疾人、某些特殊检查（如无痛胃、肠镜检查）及精神敏感紧张者，应告知由家属等人陪伴体检，以免发生意外。体检时带上既往就诊或体检资料，指导此次健康体检项目选择，以及完善健康管理档案。在检前 3~5 日饮食宜清淡，不要吃过多油腻、不易消化的食物，勿食猪肝、猪血等血性的食物，不饮酒。体检前一天应告知受检者注意休息，避免剧烈的运动和情绪激动，保证充足睡眠，以免影响体检结果。告知受检者检查当天要穿轻便服装，勿穿有金属扣子的衣裤，勿携带贵重饰品，勿戴隐形眼镜。女性请勿化妆，勿穿连衣裙、连裤袜。对于既往有慢性疾病需服药者，可继续按规律服用，不可擅自停药。对于已婚的育龄期女性，体检前必须确定是否怀孕或正在备孕中。女性在月经期不宜做妇科检查及尿检。未婚女性不宜做妇科检查。有抽血及肝、胆 B 超检查者，须空腹进行；进行膀胱、前列腺、子宫、附件 B 超检查时，请勿排尿。

（二）体检中注意事项

体检过程中受检者需精神放松，向主检医生如实反映既往病史，详细了解留取标本的注意事项等。例如，受检者在体检时若精神紧张可引起血管收缩，以致采血困难、血压升高，有时还可能发生晕血，从而影响检查结果的真实性。在留取尿液标本时尽量留中段尿，避免污染；在大便检查的前 3 天，不进食含血食品，防止出现假阳性；如大便带有黏液或血液，应注意选取黏液及血液部分，以便提取准确的信息。B 超检查易受消化道气体干扰的深部器官时，需空腹检查或进行严格的肠道准备，同时尽量要求检查前 3 日禁食牛奶、豆制品、糖类等易于发酵产气的食物，检查前一天晚餐宜清淡，检前 8 h 内需禁食、禁水。

（三）检后注意事项

1. 及时出具健康体检报告

关于健康体检报告（health examination report）具体出具时间的限定，目前尚无相关医疗规范。但原卫生部颁布的《健康体检管理暂行规定》中明确规定健康体检报告属于病案范畴，因此，健康体检报告也应参照原卫生部在《病历书写基本规范》中对相关医疗文书的书写时间限定，在合理约定时间内及时出具体检报告。严禁因为工作人员的疏忽而拖延报告出具时间。

2. 保护受检者隐私权

健康体检机构应牢固树立尊重和保护受检者隐私权的服务意识和法制观念。通过健康体检，体检机构掌握了大量的受检者个人信息，这些关系到个人隐私的资料信息都应得到体检机构的有效保护，任何随意散布和泄露受检者个人信息的行为均视为对受检者隐私权的侵犯。

3. 受检者的知情权和自由选择权

体检结束后，体检机构应如实告知受检者的检查结果，检查结果的临床意义和临床价值，以及针对这种检查结果，受检者下一步有哪些选择、选择的利与弊是什么。其中，需要特别注意的是对于究竟采取何种应对方式，则应由受检者自行决定。

（王婷婷）

参考文献

［1］DALE B H, WAYNE A P, ELLEN B L. Focus on health［M］. New York：Mc Graw-Hill Companies Inc. , 2008.

［2］HASSON D, AMETZ B B, THEORELL T. Predictors of self-rated health：a 12-month prospective study of IT and media workers［J］. Population health metrics, 2006, 4：doi：10. 1186/1478-7954-4-8.

［3］SUBRAMANIAN, HUIJTS, AVENDANO, et al. Self-reported health assessments in the 2002 World Health Survey：how do they correlate with education［J］. Bulletin of the World Health Organisation, 2010, 88：131-138.

［4］武留信，强东昌，师绿江. 人体健康测量与指标体系［J］. 中华健康管理学杂志，2010，4（6）：326-329.

［5］许军，王斌会，胡敏燕，等，自测健康评定量表的研制与考评［J］. 中国行为医学科学，2000，9（1）：65-68.

［6］中华医学会健康管理学分会，中华健康管理学杂志编委会. 健康体检基本项目专家共识［J］. 中华健康管理学杂志，2014，8（2）：81-90.

［7］朱广谨. 中国人群生理常数与心理状况：21世纪初中国部分省（区）市人群调查报告［M］. 北京：中国协和医科大学出版社，2006.

第十三章

风险和风险管理

所谓风险，是指未来的不确定性。广义而言，人们使用"风险"来描述结果不确定的状况。当实际结果与预期结果存在差异时，风险就产生了。生活本身是充满风险的，健康风险又是生活中最常见的风险之一。人类始终在寻求保障，这种对安全保障的寻求推动着人类不断认识风险，规避风险，直至有意识地建立制度，使用管理技术，逐步实现风险管理。可以说，认识风险、规避风险、管理风险伴随人类进化和发展的整个过程，没有对风险的认识和有效的防范，就没有人类的昌盛。

第一节 风险与风险识别概述

一、概述

（一）风险

风险是由风险因素、风险事故和损失三者构成的统一体。风险因素（hazard）是使某一特定风险事故发生、增加损失机会或加重损失程度的原因或条件。它包括：物质风险因素是指有形的，并能直接影响事物物理功能的因素，如地震、恶劣的气候造成房屋的倒塌、因疾病传染导致人群的成批死亡等引起或增加人身或财产损失的机会和损失的幅度。实质风险因素：指某一标的本身所具有的足以促使风险事故发生、增加损失机会或加重损失程度的客观原因或条件。道德风险因素：故意行为促使风险事故发生、增加损失机会或加重损失程度，以致引起财产损失和人身伤亡的原因或条件。心理风险因素：人们不注意、不关心、存在某些侥幸或依赖心理，促使风险事故发生、增加损失机会或加重损失程度，以致引起财产损失和人身伤亡的原因或条件。

风险事故（peril），又称风险事件，是指风险的可能成为现实，以致造成人身伤亡或财产损害的偶发事件。例如，火灾、地震、洪水、龙卷风、雷电、爆炸、盗窃、抢劫、疾病、死亡等都是风险事故，也是损失的直接的或外在的事件。

风险事故发生的根源主要有 3 种：①自然现象，如地震、台风、洪水等。②社会政治、经济的变动，如战争、革命、暴乱等社会政治事件，以及通货膨胀、紧缩、金融危机等经济事件。③意外事故。由于人的疏忽过失行为，导致的损害事件，如汽车相撞、轮船倾覆、失足跌落等。风险事故是造成生命财产损失的特定事件，是造成损失的直接或外在的原因，是损失的媒介。例如，若台风造成房屋倒塌，交通事故造成人员伤亡，则台风、交通事故就是风险事故。损失是指非故意的、非预期的和非计划的经济价值的减少、健康的损害等。因此，风险因素引起或增加风险事故，风险事故发生造成损失。表 13 - 1 中所列的风险实例可以帮助理解风险与风险因素、风险事故和损失三者的关系。

表 13 - 1　风险实例和构成因素

风险实例	风险因素	风险事故	损失
酒后驾车发生交通事故，造成 3 人死亡，2 人重伤	酒后驾车	交通事故	人员伤亡
燃放鞭炮引起房屋大火	燃放鞭炮	大火	房屋烧毁
美国佛罗里达州发生闪电击中石块，石块击中 10 余人的事件	闪电、石块	撞击	10 余人受伤
房门未反锁，小偷入室偷走笔记本电脑	房门未反锁	盗窃	笔记本电脑被盗
台风造成电线杆倒塌，有路人触电身亡	台风	触电	路人死亡

"损失发生的不确定性"是风险管理中普遍采用的风险定义。它简单而明确，其要素为不确定性和损失这两个概念，排除了损失不可能存在和损失必然发生的情况。也就是说，如果损失发生的概率是 0 或 1，就不存在不确定性，也就没有风险。

（二）风险的种类

风险一般分为以下 3 类。

1. 纯粹风险和投机风险

当损失是否发生存在不确定性时，即纯粹风险。纯粹风险不会带来任何收益的可能性，而只有损失的可能性。纯粹风险的事例包括由于火灾或洪水造成的财产损坏的不确定性，或由于事故或疾病造成非自然死亡的预期。与纯粹风险相对，当某种既可能产生收益也可能造成损失的事件存在不确定时，则是投机风险。商业投资和赌博就是投机风险的事例。

2. 静态风险和动态风险

静态风险来自处于稳定均衡的不变社会。纯粹风险和投机风险都可以在一个相对稳定的环境下发生。例如，雷电、风暴和死亡等随机事件引起的不确定性，以及在稳定的社会经济环境中，商业行为引发的不确定性都属于静态风险。动态风险产生于变化了的环境。同样，在变化了的环境中可以发生纯粹风险和投机风险。新技术的普及带来的医疗费用上涨，药物不良反应引起的健康损失，以及治安恶化带来的投资减少等事例就是动态风险。

3. 主观风险和客观风险

主观风险指对于给定事件的结果有疑虑的人所处的心理状态，其本质是一种心理的不确定性，这种不确定性源于个人的思维方式或心理状态。客观风险是预期经验与现实可能之间的差异。对主观风险认识有助于解释那些面对相同形势却做出不同决定的人们的行为，在客观风险明确的情况下，人们却会采取截然不同的规避行为，这种现象的根源在于人和人心理的不确定性是不同的。

对风险的衡量是认识风险的重要内容。由于主观风险无法精确衡量，故对风险的衡量方面的认识主要集中在如何衡量客观风险。损失发生的概率和风险度是衡量客观风险的常用概念。损失发生的相对频率或根据长期的累计损失计算出的概率就是损失发生的概率。某种情况下客观风险存在的程度，即实际损失与预期损失的变化程度称为风险度。

二、风险的基本特征

1. 客观性

不管人们是否意识到，风险是客观存在的，风险是一种不以人的意志为转移，独立于人的意识之外的客观存在。因为无论是自然界的物质运动，还是社会发展的规律，都由事物的内部因素决定，由超过人们主观意识所存在的客观规律决定，所以，人们只能在一定范围、一定时期内改变风险形成和发生的机制，降低风险事故发生的概率，减少风险带来的损失，但无法彻底消除风险。

2. 损害性和不确定性

风险的发生总是伴随相应的损失，风险具有损害性。人们如此关注风险，很大程度上是由于风险会造成财产的损失和人员的伤亡。无论是地震、台风、洪水等自然灾害，还是恐怖袭击、传染病流行、交通事故，这些风险的后果都或多或少会造成人员伤亡和财产损失，但人员伤亡多少及财产损失大小具有不确定性，这就是风险的另一个基本特征：不确定性。不确定性有两个方面的含义，一方面表现为后果严重程度的不确定性；另一方面表现为风险发生的不确定性。例如，传染病疫情的流行，人们不能完全知道它什么时候流行、在什么地方流行、流行的强度有多大、会感染哪些人群、引起多少病例住院甚至死亡等情况。但可以通过监测、疫苗研究及高危人群接种、防控关键措施的落实等风险控制措施，来降低风险发生的可能性和后果的严重性。

3. 可变性和社会性

风险的可变性是指风险不是一成不变的，风险随着风险因素条件的改变是可以改变的。例如，道路加宽、车辆控制、行人分离等，可以降低交通事故的发生；安全带的使用在一定程度上可以降低交通事故中死亡的发生，即降低后果严重性。风险的社会性表现为风险的后果往往具有很大的社会影响。

从总体上看，有些风险是必然要发生的，但何时发生却是不确定的。例如，生命风险中死亡是必然发生的，这是人生的必然现象，但是具体到某一个人何时死亡，在其健康时却是不能确定的。

第二节　风险管理概述

一、概念

风险管理（risk management）是人们对各种风险的识别、估测、评价、控制和处理的主动行为。风险管理是社会组织或者个人用以降低风险的消极结果的决策过程，通过风险识别、风险估测、风险评价，并在此基础上选择与优化组合各种风险管理技术，对风险实施有效控制和妥善处理风险所致损失的后果，从而以最小的成本收获最大的安全保障。

风险管理含义的具体内容包括：①风险管理的对象是风险；②风险管理的主体可以是任何组织和个人，包括个人、家庭、组织（包括营利性组织和非营利性组织）；③风险管理的过程包括风险识别、风险估测、风险评价、选择风险管理技术和评估风险管理效果等；④风险管理的基本目标是以最小的成本收获最大的安全保障；⑤风险管理成为一个独立的管理系统，并成为一门新兴学科。

风险管理目标（risk management goal）是最小的风险管理成本，使预期损失减少到最低限度或实际损失得到最大补偿。风险管理是一项有目的的管理活动，只有目标明确，才能起到有效的作用，否则，风险管理就会流于形式，没有实际意义，也无法评价其效果。

二、主要内容

风险管理一般包括以下几方面的内容。

1. 识别风险

识别风险是衡量风险、控制风险的前提，没有发现风险，衡量风险、控制风险就无从谈起。对健康风险而言，早期发现具有非同寻常的重要意义，掌握风险识别标准和技术是识别风险的关键。

识别风险是风险管理的基础，是在进行了实际调查研究之后，运用各种方法对尚未发生的、潜在的及存在的各种风险进行系统归类，并总结出面临的所有风险。风险识别所要解决的主要问题是：风险因素、风险的性质及后果、识别的方法及其效果。

2. 评估风险

评估风险就是对风险存在及发生的可能性及风险损失的范围与程度进行估计和衡量。其基本内容是运用概率统计方法对风险的发生及其后果加以估计，得出比较准确的概率水平，为风险管理奠定可靠的数学基础。评估风险的具体内容包括3个方面：首先要确定风险事件在一定时间内发生的可能性，即概率的大小，并且估计可能造成损失的严重程度。其次，根据风险事件发生的概率及损失的严重程度估计总体损失的大小。最后，根据以上结果预测这些风险事件的发生次数及后果，为决策提供依据。

这一阶段的核心内容包括对每种已经被识别出来的风险进行评价，确定风险来源，衡量风险程度，预计风险造成的直接或间接损失。

3. 风险管理的实施与反馈

风险管理的要旨是在认识风险的基础上，对可能的风险加以防范和控制。因此制定和实施风险管理方案十分重要，没有方案，风险管理无的放矢。有了方案后，还要在实施过程中不断总结经验，在风险发生的全过程，即事前、事中和事后及时反馈信息，提高风险管理的效率。

第三节　风险评估概述

一、概念

风险评估（risk assessment）是指在某一突发事件发生前、发生后或发生期间，对该事件给人们的生活、生产或生命财产等各个方面可能造成影响的风险因素进行识别，对其发生可能性和影响大小进行分析，最终量化风险或确定风险等级的过程，包括风险识别、风险分析和风险评价3个步骤。突发事件公共卫生风险评估是指在自然灾害、事故灾难、突发公共卫生事件和社会安全事件等各类突发事件发生前、发生后或发生期间，对该事件引发的公共卫生风险可能性及其影响严重性进行评估，后者包括对人群健康、疾病负担、公众恐慌和社会稳定等多方面的影响。突发事件公共卫生风险评估遵循属地管理、分级负责、多方参与、科学循证的原则。

二、主要任务和目标

风险评估是风险管理的核心内容，《风险管理　原则与实施指南》（GB/T 24353—2009）把风险评估分为风险识别、风险分析和风险评价3个步骤，风险评估的主要任务如下。

（1）识别各种潜在风险。在实施风险评估前，人们对一些风险已经有一定的认识，通过对潜在风险的系统梳理，可以对既存风险有更深入的理解和认识，还可以发现一些新的风险。

（2）评价风险概率和可能带来的负面影响。对风险发生的可能性及严重性进行分析，并对现有控制措施的有效性、充分性进行评价。

（3）确定相关部门承受风险的能力。

（4）确定风险消减和控制的优先等级。

（5）推荐风险消减对策。

其中，（1）和（2）是风险评估的根本任务。

在《风险管理　风险评估技术》（GB/T 27921—2011）中，明确提出风险评估过程需要解决以下5个问题。

（1）现状是什么？可能会发生什么（事件）？为什么会发生？

（2）这些后果在以后发生的可能性有多大？

（3）事件发生后将会产生怎样的后果？对目标的影响有多大？

（4）是否存在可以减轻风险后果或降低风险发生可能性的因素？

（5）风险等级如何？是否可以被接受或可以容忍？是否需要进一步应对？

其中，（1）是"风险识别"过程需要回答的基本问题；（2）~（4）是"风险分析"过程需要回答的基本问题；（5）是"风险评价"过程需要回答的基本问题。按照风险评估的任务，在完成一个风险评估的全过程后，除弄清楚上述 5 个问题外，还要提出降低或消除风险的有关应对措施和建议。

突发事件公共卫生风险评估的任务：首先要识别所面临的各种公共卫生风险，如传染病输入或流行的风险、食品污染导致食物中毒事件发生的风险、职业危害因素暴露引发职业中毒的风险、地震或台风等自然灾害的发生及次生灾害造成的公共卫生问题等。其次对识别的风险进行分析和评价：①评估上述风险发生的概率有多大，以及可能造成哪些影响。例如，中东呼吸综合征（MERS）病例曾在中东地区、非洲、亚洲及北美洲陆续被发现，疫情波及范围不断扩大，首先需要评估 MERS 输入我国的概率有多大？在哪些地方输入较高？一旦病例输入后表现为轻症、重症还是死亡？输入后会引起本地传播吗？传播的人群和地域范围如何？等等。②评估我们现有的应对能力如何，以 MERS 为例，一旦 MERS 输入我国某地，就要评估当地现有的医疗机构能否及时识别，现有的实验室是否具备及时检测并准确报告结果的能力，医疗机构诊断后是否能及时进行疫情报告，当地疾控机构能否通过流行病学调查及时查明病例的来源和可能的传播途径，等等。③根据上述评估分析结果，进一步评估存在哪些可以减轻风险后果或降低风险发生的因素。MERS 输入风险大小与我国同中东地区等疫情发生地的贸易往来直接相关，所以前往疫情多发地的人员及从疫情多发地来到我国的人员为主要的输入人群；如果某地与上述地区的往来较少，通过旅游劝诫减少了输入人群或对可能的输入人群加强了健康宣教和检疫，则可降低相应的输入风险，从风险的承受能力来看，单个输入病例的发生容易被接受，但如果出现输入病例后引起的本地传播疫情，则可能会引起社会恐慌，因此，对于输入风险，可以提出对外出疫情多发地的人员进行健康教育，对从疫情多发地进入我国的人员进行健康筛查等建议；针对输入后的发现能力，可以采取提高医务人员的识别及诊疗能力、提高实验室检测能力等措施。总之，通过突发事件公共卫生风险评估，可以及早发现、识别和评价突发事件公共卫生风险，有效防范和应对各类突发公共卫生事件，从而降低事件造成的危害和影响，保障群众健康和生命安全。

三、风险评估流程

风险评估旨在为有效的风险应对提供基于证据的信息和分析。风险评估包括风险识别、风险分析和风险评价 3 个步骤。

1. 风险识别

风险识别是发现、列举和描述风险要素的过程。风险识别的方法包括：①基于证据的方法，如检查表法及对历史数据的评审；②系统性的团队方法，如一个专家团队遵循系统化的过程，通过一套结构化的提示或问题来识别风险；③归纳推理技术，如危险与可操作性分析等。

2. 风险分析

风险分析是要增进对风险的理解。它为风险评价、决定风险是否需要应对及最恰当的应对策略和方法提供信息支持。风险分析需要考虑导致风险的原因和风险源、风险事件的正面和负面的后果及其发生的可能性、影响后果和可能性的因素、不同风险及其风险源的相互关系、风险的其他特性，还要考虑控制措施是否存在及其有效性。风险分析有一些常用的方法，对于复杂的应用可能需要多种方法同时使用。用于风险分析的方法可以是定性的、半定量的、定量的或以上方法的组合。风险分析所需的详细程度取决于特定的用途、可获得的可靠数据和组织决策的需求。定性的风险分析可通过重要性登记来确定风险后果、可能性和风险等级，如高、中、低 3 个重要性程度。可以将后果和可能性两者结合起来，并对照定性的风险准则来评价风险等级的结果。半定量化可利用数字评级量表来测度风险的后果和发生的可能性，并运用公式将两者结合起来，确定风险等级。数字评级量表的刻度可以是线性的，或者是对数的，或其他形式。定量分析可估计出风险后果及其发生可能性的实际数值，并产生风险等级的数值。

3. 风险评价

风险评价活动包括将风险分析的结果与预先设定的风险准则相比较，或者在各种风险的分析结果之间进行比较，确定风险的等级。风险评价利用风险分析过程中所获得的对风险的认识，对未来的行动进行决策。

风险评估活动适用于组织的各个层级，可涵盖项目、单个活动或具体事项等。但是在不同的情境中，所使用的风险评估方法可能会有差异。

风险评估具体实施是在风险评估专业人员掌握风险管理基础知识后，按照风险评估的实施步骤、内容和要求开展的。实施前要进行充分的准备，具体流程如图 13 - 1 所示。

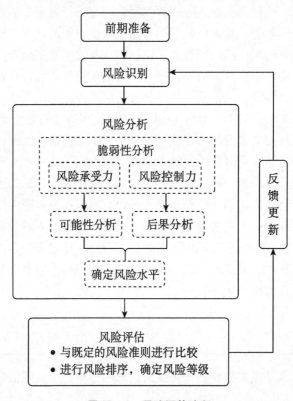

图 13 - 1 风险评估流程

第四节 风险识别和风险分析概述

一、风险识别的概念和主要内容

（一）概 念

风险识别（risk identification）是风险评估的第一步，只有在全面认识风险及其相关因素的基础上，才能进一步开展风险分析和评价，选择合理有效的方法进行处理，把风险降到最低限度。因此，风险识别是指在风险事故发生前，人们运用各种方法系统地、全面地认识所面临的各种风险及分析风险事故发生的潜在原因，实际上就是收集有关风险因素、风险事故和损失等各方面的信息，发现导致潜在损失的因素。

风险因素是引起或增加风险发生可能性，引发风险事故发生或产生损失机会的条件，是风险事故发生的潜在原因，它并不直接导致损失。风险因素包括实质风险因素、道德风险因素和心理风险因素 3 种类型，当风险因素增加到一定程度或遇到某一个特殊情况时，才会发生风险事故。风险事故是指促使风险可能变成现实的事件，是引起损失的直接原因。例如，导致死亡的风险因素有年龄、吸烟、醉酒、肥胖等，而导致死亡的直接原因是风险事故，如脑溢血、癌症、车祸等。

风险识别过程包括感知风险和分析风险两个环节。所谓感知风险就是识别，了解客观存在的各种风险，这是风险识别的基础，只有通过感知风险才能进一步在此基础上进行分析，寻找导致风险事故发生的各种因素，最终为制定风险处理方案，进行风险管理决策服务。分析风险是感知风险的延续，即分析引起风险事故的各种因素，是风险识别的关键。存在于人们周围的风险非常多样，有当前的也有潜在的，有内部的也有外部的，有静态的也有动态的，有即时的也有长期的，等等，风险识别的任务就是要从错综复杂的自然环境中找出所面临的主要风险。风险识别是一项持续性和系统性工程，要求风险管理者密切注意原有风险的变化，并随时发现新的风险。

（二）目的和特点

风险识别的目的是找出所有潜在的风险，以便进一步衡量风险的大小并采取合适的方案来降低或防范风险。

风险识别具有明显的系统性、连续性和制度性。所谓系统性是指风险识别不能局限在某个部门、某个地点、某个环节，而要研究与人类健康相关的所有风险：不仅涉及卫生系统，还要涉及农业部门、林业部门、工商部门等；不仅考虑本地，还要着眼全国乃至全球；不仅考虑疾病本身的风险，还要考虑人群特点、社会资源、经济发展、医疗救治等。任何事物都在不断变化中，风险的质和量也在不断变化着，新的风险不断出现，如果不是连续性的风险识别过程，就难以发现潜在的新的风险，另外，风险识别的连续性也要求我们对复杂和潜在的风险进行多次识别。风险管理作为一项科学的管理活动，其本身是有组织、有制度的，这决定了风险识别还具有制度性的特点。

（三）主要内容

1. 识别可能发生的潜在事件

在进入风险评估的第一阶段，即风险识别过程，就要发现、辨认和描述对评估目标可能有影响的潜在风险，这是风险识别过程的核心任务。通过风险识别，辨清风险因素，风险事件、原因和潜在后果，这里"风险事件"是核心，只有明确了是什么事件，才能针对特定事件去识别风险因素、发生原因和潜在后果。

2. 识别风险因素

这是风险识别过程中最重要、最困难的工作，包括各种可能对风险的发生及其后果有潜在影响的因素，如某种疾病的病原学、流行病学和临床特征，各种可能的薄弱环节，人群脆弱性，应对能力等。

3. 识别潜在后果

如上述提到的中东呼吸综合征输入风险评估中，潜在后果是：可能发生个别输入性散发病例、输入病例引起的局部聚集性疫情（可能是家庭聚集性，也可能是医院内感染的聚集性疫情）；如果传播更加容易实现，可能使更多的人感染，从而引起较大范围的流行。从疾病的严重程度分析，可能会有一定比例的病例住院治疗，并出现重症或死亡病例。因此潜在的后果包括疾病的发病率、住院率、重症发生率、病死率、致残率、危害的广泛性和持久性，以及对社会、经济与公众日常生活带来的影响等。

4. 识别控制措施

包括针对风险存在哪些控制措施，以及控制措施的具体实施过程等。

二、风险分析的概念和主要内容

（一）概念

风险分析（risk analysis）是指对风险发生的可能性和严重程度进行分析和估算，其目的是帮助回答风险发生的可能性有多大，造成的后果有多严重，它是风险评估的重要环节，是进一步开展风险评价、确定风险等级的基础，包括定性分析和定量分析。其中，定性突发事件公共卫生风险评估理论与实践分析是指运用归纳与演绎、分析与综合、抽象与概括等方法，对识别风险的可能性和影响进行"质"的描述与分析的过程；定量分析则是指借助合适的数理统计方法，量化分析风险的发生概率及其对评估目标造成的后果的过程。

（二）主要内容

从风险分析的概念，不难看出风险分析的主要内容就是对识别出来的风险潜在事件、潜在后果等进行定性或定量分析，具体如下。

1. 分析风险后果

分析风险后果的严重性，如传染病发生后带来的后果有发病、住院，甚至死亡和社会关注程度等，其风险分析就是对识别出来的这些后果进行定量或定性分析，分析可能有多少人发病、多少人住院和多少人死亡，可用发病率、住院率、病死率、死亡率等指标量化。

2. 分析发生的可能性

依据风险识别结果，分析并推测事件发生的可能性；进行可能性分析时应充分利用风险识别中获取的全部信息。一般分为极低、低、中等、高、极高 5 个等级，并可根据需要进行赋值（如分别对应 1 ~ 5 分）；相应地，发生可能性概率可按一定标准进行分级，如小于 5%、5% ~ 40%、40% ~ 60%、60% ~ 95% 及大于 95%。

3. 分析影响后果及可能性的相关因素

在分析影响后果时，不仅要考虑事件的直接影响，还要考虑事件的间接影响。例如，分析某传染病暴发导致的健康损害，在分析采取关闭学校措施时考虑停课给学生、家长带来的影响，分析采取禁止正常旅行措施时考虑对贸易等带来的影响。

4. 分析人群脆弱性和应对能力

即风险承受能力和风险控制能力，可从人群易感性、公众心理承受力、公众公共卫生意识和自救互救能力、医疗救援能力、技术储备、卫生资源及其公共卫生基础设施、生活用水、食品供应、卫生应急能力等方面综合考虑分析。控制措施分析要从现有控制风险的影响及控制措施的实施情况和效果两个方面进行分析。

第五节 风险评价概述

一、概念和主要内容

（一）概念

风险评价（risk evaluation）是指在风险识别和风险分析的基础上，将风险发生的概率、损失程度，结合其他因素进行全面分析，评估发生风险的可能性及危害程度，并与准则相比较，综合判定风险的程度，以决定是否需要采取相应措施的过程。它是风险评估3个子过程中的最后一个，这个子过程确定了风险等级，明确了此风险等级是否可以接受或可以容忍，是否需要进一步应对等问题。

综上所述，风险评价是建立在风险准则的基础上，将风险分析得到的发生可能性和后果与既定的风险准则进行比较，以确定风险等级或水平的过程，其中，风险准则是风险评价过程中确定风险等级的重要依据。

（二）目的

风险评价过程的目的是确定风险等级，协助风险应对决策。在风险评价的概念中就已经指出：与风险准则相比较，综合判定风险的程度，以决定是否需要采取相应措施。做出正确的风险应对决策是基于风险评价的结果，所以风险评价过程的目的是协助风险应对决策，而实施决策则是风险应对过程的内容。

（三）主要内容

1. 建立风险准则

风险准则应建立在风险评估开展之前。在突发事件公共卫生风险评估中，可能并没有明确的风险准则或者尚未设立明确的风险准则。在这种情况下，风险评价将主要依据风险分析结果与可能接受的风险水平进行对照，以确定具体的风险等级。

2. 确定风险等级

风险等级常被分为极高、高、中等、低4个等级，根据风险发生的可能性、严重程度、人群脆弱性和应对能力等方面进行综合判定，极高表示极易发生、潜在影响很大、脆弱性非常高、应对能力很差的风险，高表示容易发生、潜在影响大、脆弱性高、应对能力差的风险。中等是指居于高等级和低等级之间。低表示不容易发生、潜在影响小、脆弱性低、应对能力好的风险。

3. 提出风险管理建议

根据风险等级，充分考虑评估过程中的不确定性因素的影响，制定风险管理建议要求有针对性，所提出的控制措施应与评估结果及其相应的风险因素紧密结合；同时所提出的建议还要有可行性，可操作性，且切合实际，要求措施具体、职责明确。

二、风险评估方法的选择

选择合适的风险评估方法，有助于组织及时、高效地获取准确的评估结果。在具体实践中，风险评估的复杂及详细程度千差万别。风险评估的形式与结果应与组织的自身情况相适应。风险评估的方法有很多，既有定性分析，也有定量分析，这取决于不同风险评估方法的特点。

风险定性方法，往往带有较强的主观性，需要凭借分析者的经验和直觉，或者是以行业标准和惯例为风险各要素的大小或高低程度定性分级，虽然看起来比较容易，但实际上对分析者的经验和能力要求较高，否则会因操作者经验和直觉的偏差而使分析结果失准。

定量分析是对构成风险的各个要素和潜在损失的水平赋予数值或货币金额，当度量风险的所有要素都被赋值，风险分析和评估过程的结果就得以量化。定量分析比较客观，但对数据要求较高，同时还需借助数学工具和计算机程序，其操作难度较大。

本节主要介绍风险评估方法的特征和影响风险评估方法选择的因素。

（一）适宜的风险评估方法的特征

通常，适宜的风险评估方法应具备以下特征：①符合所建立的环境，满足环境的要求；②实施结果应加深对风险性质和如何应对风险的认识、理解；③有利于对风险评估基本问题的回答；④符合风险准则；⑤适用于组织的实际情况；⑥可追溯、可重复、可验证，具有可比性；⑦从简单到复杂。

（二）风险评估方法选择的影响因素

一旦决定进行风险评估并确定了风险评估的目标和范围，那么就可以依据以下因素，选择一种或多种风险评估方法。

1. 研究目标

风险评估的目标对于所选用的方法具有重要影响。

2. 决策者的需要

某些情况下做出有效的决策需要充分考虑细节，而某些情况下可能只需对总体进行大致了解。

3. 风险的类型及范围

评估风险的类型不同、评估的范围不同，可能导致选择不同的风险评估方法。

4. 风险发生的可能性、后果的严重程度

在选择风险评估方法时，要充分考虑风险的这两个突出特征。

5. 修改、更新风险评估的必要性

一些评估结果可能在将来需要修改或更新。某些评估方法比其他方法更易于调整。

6. 法律法规、合同的要求

风险评估方法的选择可能不仅取决于组织内部，还应关注外部法律法规的有关要求。与第二、第三方的合同可能影响方法的选择。

（三）风险评估方法选择的判断标准

1. 从简单到复杂

只要能满足评估的目标和范围，简单方法应优于复杂方法被选用。应从相关性及适用性角度说明选择该方法的原因。在综合不同研究的结果时，所采用的方法及结果应是可比较的。此外，其他几类因素对风险评估方法选择的影响也值得关注，例如，资源的可获得性，现有数据和信息中不确定性的性质和程度，以及在应用方面的复杂性。

2. 考虑资源和能力

可能影响风险评估方法选择的资源和能力包括：①风险评估团队的技能、经验及能力；②信息及数据的可获得性；③时间和组织内其他资源的限制；④需要外部资源时的可用预算。在选择风险评估方法时，应关注组织的资源情况。具体如下。

（1）人员及其能力。不同的方法对人员及其能力有不同的要求。组织应尽可能在自身人力资源允许的情况下选择适宜的方法。

（2）信息与数据。信息与数据是组织选择方法的重要资源，许多方法需要在原始数据输入的情况下方可实施。组织应对现有信息与数据的状况进行评估，为选择方法奠定基础。同时，应对未来信息与数据的管理提出要求、做出安排。

（3）时间。风险评估通常都有时间的要求，如频次、每次持续的时间等。对特殊的风险评估（如追加的、紧急的），可能还有特殊的时间要求。因此，在选择风险评估方法时，要考虑时间这一因素，不同的方法所需的实施时间是不同的。

（4）设施与成本。组织在选择风险评估方法时，要考虑到设施与成本这一重要因素。不同的风险评估方法对设施与成本的要求可能区别很大。特别是当需要进行外部风险评估时，应评估组织的设施与成本状况。

3. 不确定性的性质和程度

组织内外环境中常常存在不确定性。可获得的信息和数据并不总是可以对未来的预测提供可靠的基础。不确定性可能产生于信息的质量、数量和完整性，如较差的数据质量或缺乏基本的、可靠的数据；某些风险可能缺少历史数据或数据收集的有效性低；或者是不同利益相关者会对现有数据做出不同的解释。进行风险评估的人员应理解不确定性的类型及性质，同时认识到风险评估结果可靠性的重大意义，并向决策者说明这些情况。对不确定性，要考虑到两个方面：①不确定性的性质。由于以往风险概率的全负面性，所使用的方法几乎都是用于评估具有负面影响的负面风险，进而形成一种错误的偏见，似乎风险评估的方法只能用于负面风险。就概念而言，风险评估方法没有负面与正面之分，风险评估方法既可以用于具有负面影响的负面风险，又能应用于具有正面影响的正面风险。实践中，可能会以负面或正面为侧重点。②不确定性的程度。不确定性的程度影响风险评估方法的选择。通常，不确定性的程度相对较低时，可选择相对简单、易行的方法。当不确定性的程度较高时，就要考虑选择较为复杂、在技术上要求较高的方法。

4. 复杂性

复杂性包括两个方面：①风险事件的复杂性。它对选择风险评估方法具有重要影响。当事件较为单纯、简单时，就没有必要选择较为复杂、要求较多的方法。但如果事件本身就较为复杂，较为简单的方法不能满足其需要，就只能选择较为复杂的方法。②方法的复杂性。风险评估方法有些比较简单、易行，但有些方法就较为复杂，对使用的要求也较多（如需要较多的数据输入等）。风险自身经常具有复杂性的特征。例如，在复杂的系统中进行风险评估时，应对其系统总体进行风险评估，而不是孤立地对待系统中的每个部分，并忽视各部分之间的相互关系。在某些情况下，对某一风险采取应对措施可能会对其他活动产生影响。需要认识后果之间的相互影响和风险之间的相互依赖关系，以确保在管理一个风险时，不会导致在别处产生另一个不可容忍的风险。理解组织中单个或多个风险组合的复杂性，对于选择适当的风险评估方法至关重要。

5. 结果是否定量

有些方法能够提供定量的评估结果，有些方法则不能。需要指出的是，并不能以方法是否能输出定量的结果来判断所使用方法的优劣。对输出结果是否定量的要求取决于风险评估目标的需要及综合的效率考虑。

6. 风险评估在生命周期各阶段的应用

许多活动、项目和产品被认为具有生命周期，从最初的概念和定义，到实现直至最终的完结。风险评估可以应用于生命周期的所有阶段，而且通常以不同的详细程度被应用多次，以便为每一阶段需做出的决策提供帮助。生命周期各阶段对风险评估有不同的需求，并需要不同的风险评估方法。例如，在概念和定义阶段，当识别一个机会时，可以使用风险评估来决定是继续还是放弃。有多个方案可供选择时，风险评估可以用于评价替代方案，帮助确定哪种方案能提供最好的风险平衡。

（四）风险评估方法按影响因素选择

影响风险评估方法选择的因素有多种。在实践过程中，以下因素更应引起关注：①所需资源的程度，主要涉及时间、专业知识水平、数据需求或评估成本等；②不确定性的性质及程度；③问题和所需分析方法的复杂性；④方法是否可以提供定量结果。

三、风险评估的不确定性分析

（一）概念

不确定或不确定性（uncertainty）一词有多个含义。一般意义上，任何没有完全和彻底了解的事物对我们来说都存在不确定性。在风险评估领域，不确定一方面是风险的代名词；另一方面也可以表示我们对风险评估结果的信心。因为风险一词对于确定输出没有意义，不确定就与风险紧密相关。一般情况下，如果概念太过宽泛，我们就应该缩小它所涉及的范围，避免在沟通中出现误会。因此不确定性是风险的核心元素，是对缺乏确定性的常用说法。所以，不确定性是指对于风险评估结果所持信心的量度。这一概念涵盖了不确定性可以影响风险分析稳定性的很多方面。

（二）不确定性的类型

不确定性可以分成两大类。

1. 偶然不确定性

这种不确定性是由自然差异和内在随机性引起的。常见的例子如风速、降雨量和产品质量。偶然不确定性也可以称为随机或者不可降低的不确定性，这是因为即便可以获取更多的知识，这种不确定性也是无法降低的。偶然不确定性也可以称为变异、随机不确定性、内在不确定性和不可降低不确定性。如果在相同的条件下重复一个实验若干次，而每次的结果却不尽相同，我们可观察其偶然不确定性。增加实验的数量并不能减少这些变异的出现，但是却可以让我们更加准确地描绘出结果的概率分布。

2. 认知不确定性

这种不确定性源自知识缺乏。常见的例子包括转基因食物的健康影响及二氧化碳排放导致全球变暖的担忧。随着知识增加，认知不确定性可以因此降低，所以它也被称为可降低的不确定性。与偶然不确定性相反，认知不确定性依赖于评估者的知识水平，因此它还被称为主观不确定性。

尽管偶然不确定性一般是无法降低的，但是一个有意思的现象是，有些我们起先认为是偶然的不确定，随着时间的推移和科学技术的进步，会被重新定义为认知不确定。因此，对偶然不确定性和认知不确定性进行区分还是有意义的，因为这样做可以找出哪些不确定是可认知不确定，是否与无知的种类有关。人们对于自己的无知可能会有察觉，也可能完全认识不到。有意识的无知是指我们已经了解到缺乏相关的知识，并在进行分析的时候考虑到了这一点。而无意识的无知是指我们根本没有意识到自己不知道。

（三）来源

在风险评估当中，不确定性的来源包括以下 5 种。

1. 完整度的不确定性

与分析中没有考虑到的方面有关。比如，没有识别出的危险事件就不会包括在分析之中，因此可能会导致风险被低估。完整度的不确定性，与风险分析的流程质量、目标和范围、研究团队的能力、进行分析的方式等多种因素相关。影响这种不确定性的原因主要有两个。

（1）风险分析的背景资料正确并且及时更新吗？

（2）是否已经识别出了所有的潜在危险事件？

风险分析会使用大量的图纸和文件，如果这些文档有错误或者没有及时更新，风险分析研究的系统可能就会和真实的系统不太一样。

危险识别工作的目标是给出可能危险事件的完整列表，还需要了解这些事件之间的先后顺序，并确定哪些事件应该进一步分析。在这一步中，最可能出现的不确定性问题就是完整度的不确定。

（1）是否已经识别出所有可能会导致事故的危险事件？

（2）在选择危险事件进一步分析时，是否遗漏了任何重要的情况？

（3）是否有危险事件在风险分析中没有考虑？

前面介绍的危险识别方法是有效的，但是需要分析人员对研究对象的物理和运行等各方面都有充分的了解。除此之外，还会有一系列因为我们缺乏足够知识出现的问题。因为这样或者那样的原因，我们很难直接发现所有的潜在危险事件。

出现不确定性最大的一个原因，可能就是人们对于场景的定义不同。分析师判断和选择的泄漏模式，都有可能导致效果上的巨大差别。

没有识别出的危险事件当然不会得到分析，也不会出现在风险图中。由于未识别出的危险事件，风险计算的结果也不会很稳妥。

有时候风险分析也会受到时间和成本的严格限制，这就意味着研究团队必须要选择简单快速的方法，留给他们进行深入分析的空间很有限。因此，这也造成了风险分析结果巨大的不确定性。

风险分析中的很多方法都使用近似公式，这些公式中的绝大部分都会提供相对保守的结果，但是也有一些方法的近似并不保守。在计算的过程中出现不确定可能是由于以下原因。

（1）分析人员输入了错误的数值（打印或排版错误、数值弄混）。

（2）分析人员由于经验不足对输入或者输出的解释有误。与分析完整度有关的不确定性非常难以量化，因此也可能是不确定性最主要的来源。

2. 模型的不确定性

模型的不确定性是指模型不足以描述真实世界的现象。数学和逻辑模型通常是对现实的简化，因此会带来不确定性。风险分析需要使用很多模型，包括系统的结构模型、输入值的随机模型、人因模型、事故模型、分布模型、撤离模型等。这些模型通常都是对现实情况的简化，使用数学工具或者其他分析工具建立，以研究人们感兴趣的属性。

在风险分析中，通常会用到两类模型：确定性模型和概率模型（随机模型）。确定性模型主要用来描述物理现象，如压力形成和物理影响。而概率模型的例子包括人员分布、风向概率等。

然而，还有一些方面很难建模，包括：①关键情况下的人员行为。②人员可靠性和故障状况的人为恢复。③组织因素，如组织的安全文化。④违反规定和既定流程。⑤维护和老化的影响。⑥由于系统变更导致的危险。⑦无法量化的原因和因子。

3. 参数的不确定性

源自输入数据的准确性和实用性。例如，失效速率和人因错误对现实的简化，会带来不确定性。

如果要确定一系列参数是否已经足够，我们可能要问下面的几个问题：如果数据不同，决策会有所不同吗？如果收集到额外的数据，进行了其他研究，会导致不同的决策吗？收集信息需要多久，收集信息的成本如何，会造成结果的显著差异吗？

4. 参与评估专家的不确定性

风险评估方法多数都离不开专家的参与。然而，专家的专业特长、理论与经验的差异，都可能影响专家对结果的判断。因此，在选择专家时，需要综合考虑评估主题的专业方向、评估方法的特点、开展评估所具备的资源（时间、经费、专家库等），以确定需要邀请的专家数量和专业方向。同时，在开展评估时，也可对专家的积极性、结果的一致性、专家的权威性及其对风险的判定依据进行分析，以评价风险评估结果的稳定性。

5. 评估过程中的其他不确定性

其他的不确定性来源，还包括缺乏对可能出现后果的了解（后果不确定性）、近似计算的时候不够保守和计算误差（计算不确定性）、风险分析技术不足（能力不确定性）及分析在时间和成本等方面受到的限制（资源不确定性）。

某些特殊的背景因素、政府决策及某些难以预料的不可抗因素（自然灾害、突发性事故等）的变化等，都可能对风险评估结果造成影响。另外，疾病表现形式（如其在不同地区、人群、时间所表现出的流行病学和临床特征各异）及病原变异等因素，也是在风险评估过程中经常会遇到的不确定因素。

（王婷婷）

参考文献

[1] 洪倩. 社区健康风险干预与管理［M］. 北京：人民卫生出版社，2015.

[2] 拉桑德. 风险评估：理论、方法与应用［M］. 北京：清华大学出版社，2013.

[3] 林君芬. 突发事件公共卫生风险评估理论与实践［M］. 杭州：浙江大学出版社，2016.

[4] 张曾莲. 风险评估方法［M］. 北京：机械工业出版社，2017.

第十四章

健康危险因素识别

危险因素识别涉及寻找那些在特定的条件下，能引起不良健康结局的证据，这些证据与某一物质或特定的环境相联系，正具有或可能具有某些危害特性。为了实现该目的，有两种方法可以识别健康危险因素：流行病学方法和毒理学方法。

第一节　流行病学方法

一、统计测量

（一）关联测量方法

关联测量是指测量疾病或不良健康影响与未知因素（暴露）之间的统计学关联强度，相对危险度通常在流行病学中被用来提供这样的信息，即暴露于危害的人群比未暴露于危害的人群更容易发生某种疾病。这一指标通常用于评估健康影响的可能病因学因素，其数据可以用四格表表示（表14-1）。

表14-1　疾病与暴露关系

暴露	疾病		合计
	是	否	
是	a	b	$a+b$
否	c	d	$c+d$
合计	$a+c$	$b+d$	$a+b+c+d$

相对危险度是暴露人群发病率（I_e）与非暴露人群发病率（I_o）的比值。

$$RR = \frac{I_e}{I_o} = \frac{a(a+b)}{c/(c+d)}。$$

在一些研究中（如病例对照研究），因为病例与对照是分别在发生某种疾病和未发生某种疾病的人群中选择的，所以无法计算发病率。因此，这些抽样（病例和对照）不能用来估计普通人群中暴露者和未暴露者的发病率。作为替代，比值比（OR）用来计算病例组与对照组的暴露率，表示为 OR：

$$OR = \frac{a/c}{b/d} = \frac{ad}{bc}。$$

比值比和相对危险度一样，提供了暴露和疾病发生之间的关联程度。如果在人群中疾病的发病率很低（如在非暴露人群中的发病率 <1/100），那么比值比与相对危险度很接近。病例对照研究通常对那

些低发病率的疾病有较高的效率。

（二）潜在影响测量

潜在影响测量是指测量特定的两组人群之间危险因素的差异。风险差异（绝对风险或归因风险）代表与暴露相关的致病绝对效应的大小，并可对一个因果假说提供支持。这一测量提供了新病例中归因于危险因素（病因意义）或积极因素（预防意义）的比例的信息。队列研究中，绝对风险可以通过在暴露和非暴露人群中发病率的差异来计算，表示为 AR：

$$AR = I_e - I_o。$$

在病例对照研究中，绝对风险不能直接计算，在这些研究中，总人群中的发病率必须通过其他途径获得。

二、暴露测量

（一）暴露的定义

流行病学的重要使命之一是发现和确认导致人类疾病的各种病因或危险因素，以及时采取相应的干预措施，从而达到预防疾病发生的目的。这些影响及可能影响疾病发生及人们健康状态的因素，被称为"暴露"（exposure）。因此流行病研究中"暴露"的含义非常广泛，它包括个体特征、生活习惯、人赖以生存的各种微观与宏观环境。例如，遗传、生理、人文特征（如基因型、性别、年龄、身高、体重、职业及种族等），生活及健康习惯（如吸烟、饮酒、饮食及体育锻炼等）与其他外界因素（如社会及自然环境）。而"测量"，简单讲就是对这些因素的定性及定量评估。准确的暴露测量在流行病学病因推断中发挥着至关重要的作用。

暴露可以有不同的分类方法，例如，根据暴露与人体接触方式，可将其分为呼吸暴露（如大气污染）、食入暴露（饮食）及接触暴露（紫外线照射）；根据暴露的不同时期，可将其分为产前暴露、婴儿暴露、儿童暴露及成人暴露等；也可根据暴露的持续时间，将其分成单次暴露、多次暴露与持续暴露等。但流行病学中，通常根据暴露的本身特征，将其进行如下分类（表14-2）。

表14-2　流行病学研究中暴露分类

暴露类别名称	举例
人口社会学	教育程度、家庭收入、种族、年龄、性别、婚姻
饮食及生活习惯	高脂肪饮食、体育锻炼
人体及其相关生物指标	身高、体重、血压、血脂、血型、基因型
医药因素	药物及保健品使用，如抗生素、雌激素、维生素
生殖及性行为	怀孕史、产龄、产次、避孕工具使用、多个性伙伴
社会心理因素	长期抑郁或精神紧张
职业因素	职业类别、可能的职业暴露
社会，物理环境因素	医疗保险、居住环境
致病微生物	细菌、病毒、真菌等

（二）常用的暴露测量方法

1. 调查问卷

调查问卷（questionnaire survey）是流行病学研究中最常用的暴露测量手段。在实际应用中调查问卷通常是调查员与研究对象之间通过电话或面对面交流的方式进行的的调查。但也可以是调查者事先把调查表发送或邮寄给研究对象，让其自己完成。如果不能直接调查研究对象本人，如研究对象本人已去世或由于健康原因无法完成问卷时，也可以通过研究对象的代理人（proxy）代替完成调查。调查问卷，收集的暴露非常广泛，可以是当前也可以是过去的个人生活习惯、特征及居住和工作环境等。一般来讲调查问卷往往节省时间及费用，面对面问卷应答率较高，电话问卷及邮寄问卷可不受地域和交通的限制，但应答率较低。但不论是何种方式，因为调查问卷需要通过参加者提供相关信息，因此可能出现种种偏倚，如病例 - 对照研究中的回忆偏倚（recall bias）。在面对面或电话问卷调查中，受访者往往倾向于少报告某些敏感问题或一般被大家认为不好的行为习惯，如性伙伴数、饮酒量等。与之相反，过高估计或报告一些好的习惯，如参加体育锻炼次数、是否注意使用健康食品等。这种由受访者根据自我判断的社会价值规范影响引起的偏倚被称为社会期许偏倚（social desirability bias）。社会期许偏倚不仅仅局限于成人，研究表明该偏倚在儿童研究中也常见。例如，Klesges 等对 95 名 8 ~ 10 岁美国非洲裔女童进行了长达 12 周的观察。研究者通过比较女童监护人及女童本人的报告结果，发现女童显著过高估计了其做体育运动的情况，而对其吃甜食的习惯则过低报道。匿名自我填写的调查问卷方式（如邮寄或网络问卷）可以明显降低社会期许偏倚，但这种方式往往应答率低，且受研究对象文化程度的影响较大，因而在一定程度上影响数据的完整性及可靠性。

2. 直接观察与测量

直接观察与测量（direction observation and measurement）是研究人员运用自己的知识、判断和仪器设备收集研究对象及其环境的相关暴露信息。其中包括人文人体特征、病理生理指标、生物学及遗传特征，以及与研究对象相关的环境信息。例如，通过简单的观察，研究人员不难对研究对象的性别、人种、肤色及体型等进行判断。但这种表面的观察在实际应用中很有限，多数情况下需要借助特定的仪器设备进行直接观察和测量。即便是身高、体重等简单的指标也要借助于仪器设备。又如，通过让研究对象佩戴运动检测器，研究人员可以得到研究对象在一定时间内累计的运动量和单位时间内的平均运动量。直接测量在实验流行病学及临床流行病学研究中应用尤其广泛，可以说几乎所有的生理及临床指标都要通过直接测量得到，例如，通过对研究对象居住环境噪声或 PM2.5 的监测，估计研究对象对噪声与大气污染暴露的情况。

3. 档案及历史记录资料

档案及历史记录（archives and historical records）可以提供研究对象过去的暴露信息、健康状况、环境及职业暴露。它也是回顾性队列（retrospective cohort）研究的必备条件。目前档案及历史记录在流行病学研究中相对较少，尚有待于进一步挖掘其作用。而现有的大多数利用档案及历史资料数据进行的研究局限于职业流行病学。这是因为在 20 世纪 80 年代以前，病例档案及历史记录都是通过人工记录保存在纸张上的。因此其信息量及提取信息的手段非常有限。但随着信息交流、电子收集存取及数据库连接技术的发展，其作用日益明显，研究的范围也明显扩大。例如，2010 年 Anderson 等利用 1924—1976 年在丹麦与芬兰出生的 21 万婴儿的出生体重及其 7 岁时的 BMI 进行冠心病发病的回顾性队列研究。作者发现出生体重低及 7 岁时 BMI 高会增加冠心病发病危险。很明显，如果没有完整的资料，这样的研究是无法进行的。由于对暴露的估计主要依赖于过去的档案资料，因此，为保证研究的准确性（validity），应对过去资料的收集方式、质量控制、完整性等重要情况有充分的了解。

以上简单介绍了暴露测量数据的主要来源。最近 White 等对 2000—2002 年在《美国流行病学杂志》上发表的 300 多篇文章中的暴露估计方法进行了分类统计，发现绝大多数研究的暴露估计是基于流行病学问卷调查。

三、健康结局测量

亚临床健康可能代表紧随暴露后的急性效应或疾病发展的早期阶段。要发现这些细微的效应，通常需要使用生物标记，其有助于确定生化和生理变化（如肝功能不全、肾功能障碍、肺功能受损、血压变化、神经传导速度和细胞遗传学的变化）。这些应用方法依赖于基线水平、实验方法的灵敏性和个体差异。

症状可能是一些疾病的早期敏感指标，但单独的症状通常不会是非常可靠的、真正疾病的一个检测指标。症状的收集在很大程度上依赖于个人的体验，这种主观测量可导致系统测量误差。然而，这类研究的目的通常是要产生一种关于健康、疾病和危险因素之间的模式，并为推论假设、健康管理和环境或健康策略的改进提供基础。

（一）健康结局信息来源

1. 疾病登记和卫生监测

疾病登记和卫生监测最初是为了发现疾病和开展流行病学研究而建立的。这些数据主要依靠多种来源，包括医生的病例记录、医院记录、化验报告、出生记录和死亡记录。疾病统计部门可以提供疾病类型、诊断和人口学特征等信息，如全国癌症报告。这些登记的病例可以作为病例对照研究的病例来源。

2. 卫生信息系统

在很多研究中，卫生信息系统，包括生命记录（如死亡证明和全国/全省死亡统计）、医疗记录（如住院记录和出生证）和医疗检验报告（如医生记录、化验报告、验尸报告及病理报告）等，被广泛用于数据采集。这些数据通常能提供有关健康状况频率的粗略估计，并可以作为流行病学研究的数据来源。然而，这些数据通常缺乏细节和及时性。

（1）生命记录。定期收集的死亡证明是研究致死性疾病（如癌症）的最可靠数据来源。死亡证明包括人口信息和具体死因。然而，信息卡上变量的改变，如诊断准确性和死因编码随时间变化而改变，可能限制其作为流行病学研究数据来源的实用性。

（2）死亡率统计。作为一种粗略的疾病频率指标在人群中已被广泛应用于聚合风险（生态学）研究。这种类型的数据易于获得且可靠、经济。

（3）出生证明。出生证明上的信息包括家长和新生儿的人口特征信息、孕期情况、产科程序、分娩、生产方式、先天性畸形、妊娠时间和出生体重。出生体重和一些先天畸形资料，如神经管缺陷，比一些诸如胎龄等其他信息更可靠。

（4）医疗记录。医疗记录可以提供高质量的诊断、疾病的发生和人口学特征的信息。这些数据仅限于住院患者。记录本身可能不完整，并在各医院之间未必规范统一，浏览这些记录的信息费时费力。

（5）医学检查记录。医学检查记录偶尔在流行病学研究中使用以确认健康状况。一些自我报告的健康状态需要通过在诊所诊断的医生记录来证实，尸检记录和病理记录是诊断的准确信息来源。直接的医学检查，如测量儿童的身高、体重、血压或肺活量，能提供准确的医学数据，提高反应率和信息的生物学意义。

（6）国家卫生调查。美国国家卫生统计中心开展的调查常常为流行病学研究提供有用的信息。例如，1988 年在美国 48 个州进行的全国孕产妇和婴幼儿健康调查。这项调查搜集了有关的基本人口统计信息、产前保健、行为模式、产科史、目前怀孕状况、婴儿存活率和发病率及婴儿护理等信息。

3. 问卷调查和访谈

在大多数横断面研究中，症状信息往往是通过自填问卷或使用统一问卷的面谈获得的。使用自填问卷较经济，比面谈要求的时间更短。这两种方法可以提供多种流行病学研究资料，但这种方式获得的信息是主观的，必须注意盲法使用以避免偏倚。

（二）健康结局测量的有效性

1. 水平 Ⅰ

水平Ⅰ为最佳水平，健康结局测量依赖于最有效的措施，而且持续整个研究过程。只有使用严格、统一的诊断标准而开展的前瞻性研究，或使用标化诊断标准而开展的控制良好的注册、登记，才可以位于这一水平，如使用生化或病理学支持的诊断所获得的客观数据。

2. 水平 Ⅱ

在这个层面上，健康结局测量依赖于持续整个研究过程的合理、有效的措施，并一直使用客观数据，而数据缺乏生物或病理学支持。这些数据可通过一些回顾性研究获得。

3. 水平 Ⅲ

水平Ⅲ为最低水平，健康结局测量的价值有一定的局限性，例如，主观数据（自报症状和健康状况），而测量必须贯穿于研究始终。

第二节　暴露评估

在流行病学研究中，准确地估计暴露水平是正确推断因果关系的前提。有些暴露容易测量且不容易产生误差，有些急性暴露可在很短的时间内观察到对健康的影响，而另外一些暴露则相对较难测量，而且容易产生误差。例如，收集研究对象个体特征如性别、出生年月、种族等信息一般不会有很大的误差。因为这些暴露量是固定的，不会因为测量方法发生变化。同样，在遗传流行病学研究中的个体基因型也是可以通过常规的实验手段确认的。再如，在职业流行病学科研与实践中，化学物质的急性中毒可通过及时的现场调查及临床观察手段确认。

很多影响健康的长期暴露是在不断变化的，鉴于技术及实际的局限性，往往很难得到长期完整的暴露数据。因此，我们只能通过可以获得的有限数据，间接对所关心的暴露量进行估计。

对暴露的估计往往需要科学细致的实验设计。对于随时间变化而变化的暴露，推断其是否同疾病或健康有关往往要从3个方面入手：暴露程度或暴露量（exposure magnitude）、暴露频度（exposure frequency）及暴露时间与时段（exposure duration）。假设我们试图调查饮酒是否会增加成年人发生结直肠癌的风险，很难想象一个人的饮酒量及种类是一成不变的，因此对酒精摄入量的估计也会非常复杂。从科研假设方面着手，至少有3个问题必须考虑。第一，饮酒的年限，因为如果酒精的摄入增加结直肠癌发病的危险性，随着饮酒时间增加，危险性也会增加。第二，同样的关系也反映在酒精摄入量上。第三，结合结直肠癌的发病生理机制，饮酒可能导致结直肠癌发病的敏感暴露期。包括结直肠在内的许多肿瘤从致癌诱导期到出现临床症状可长达数年乃至数十年，如石棉与纵隔间皮瘤发病的关系。因此从理论上讲，如果试图推断饮酒是结直肠癌发病的危险因素，那么饮酒史应当包含肿瘤发病的诱导期。另外，对许多人来讲其饮酒习惯不是恒定的，不同时期可能饮酒量及酒的种类是不同的。这无疑又增加了暴露评估的复杂性。因此，在流行病学研究中对于像类似饮酒这样的暴露，一般采取几种不同的评估法。如果某种暴露确实是所研究疾病的危险因素，从不同方法评估得出来的结论往往是一致的。以下简单介绍几种在流行病学研究中常用的暴露估计方法。

一、单项指标暴露估计方法

单项暴露测量指标简单明了，但仅反映暴露的一个方面。因此往往用于描述性研究，或研究的一部分。常用的单项指标有：暴露时间、暴露频度、暴露量、最高暴露剂量（peak exposure）。暴露时间经常用于长期暴露的测量，如吸烟、饮酒、体育运动、雌激素替代疗法等。如果暴露是持续的且暴露剂量相对恒定，那么暴露时间是总暴露量或平均暴露的可靠的估计。例如，Feist 等怀疑在接受肺移植的患者中长期使用伏立康唑（voriconazole）增加患皮肤癌的危险性，并对 120 名患者进行了 6 次随访。因为患者的伏立康唑的用量相对持续稳定，他们用暴露时间的长短作为暴露量的估计，并发现长期食用该药显著增加患皮肤癌的危险性。

对于一些间断性且单次剂量接近的暴露，也可以通过频度估计总暴露量。例如，Memon 等 2010 年通过对 600 多名病例与对照的对比研究发现，随着口腔 X 线照射的次数增加，甲状腺癌的危险性也显著增加，并呈现剂量 - 反应关系。当然，该研究是基于回顾性设计，作者报道的这一关系有待进一步验证。

另外，有些疾病也可能受短期最高暴露剂量影响更大，在这种情况下平均剂量反而不能说明问题。例如，2002 年的一项美国前瞻性研究分别比较了妇女妊娠期流产与居住环境电磁场的平均暴露量，暴露时间及最高暴露量的关系。该研究发现只有最高暴露量与流产的危险性相关。

二、累计暴露量

鉴于单项暴露指标估计的不足，流行病学研究者往往通过各种单项指标估计累计暴露量（cumulative dose）。如前所述，这对于长期与变化的暴露尤为重要。一般长期累计暴露量可用以下公式表示：

$$累计暴露量 = \sum(暴露年限_i \times 暴露频度_i \times 暴露强度_i)。$$

这里"年"是观察对象暴露年数。暴露频度是在暴露期间接触所研究暴露因素的频数（每天、每周或每月几次等）。暴露剂量是每次暴露的量化指标。这里的年也可以是其他时间单位时间，右下角的 i 表示特定单位时间内的暴露频度与剂量可能的变化。

表 14 - 3 总结了在流行病学研究中常用的暴露估计方法及其主要用途。但在实际工作中各种方法往往是联合使用的。如表 14 - 3 所述，不同的暴露估计方法应当有其相应的理论基础。

表 14 - 3　流行学研究中常用的估计暴露量的方法

方法	描述	主要用途	范例
平均暴露	暴露数学或几何平均值	用于慢性连续暴露，其影响可部分逆转	吸烟对肺功能的影响
累计暴露	暴露量与相应暴露时间段的乘积累加	主要用于有不可逆转影响的暴露	石棉与矽肺关系的研究
暴露时间	暴露开始到发病或病理变化出现	是估计累积暴露的另一种形式	高分贝噪声对听力的影响
高峰暴露	各种时段、时间暴露，存在高强度时段	可逆性，往往有炎性反应	化学气体污染排放对呼吸道的影响

三、其他暴露估计

（一）社会人文因素暴露估计

根据世界卫生组织（WHO）的定义，健康不仅仅是没有疾病，而且是躯体、心理及社会功能 3 个方面状态良好。这个定义是 1946 年至今，最为权威且被广泛接受的健康的定义。很明显，社会人文因素对健康有重要影响。尽管流行病学的暴露测量包括社会人文方面，但在传统流行病学教科书中很少被提及，因此，在这里有必要做一下简单介绍。在介绍物理环境的暴露时，暴露通常可以通过一个或几个指标明确反映。例如，可以用单位体积中钙镁离子的含量指示水的硬度，用分贝的高低反映噪声的强度等。这些指标是可以直接准确测量的，对其解释很少受主观因素的影响。但人文社会因素就不同了，通常容易理解却不容易测量。例如，前面描述的世界卫生组织提出的健康的定义，尽管其很全面，很少有人不理解、不同意，但人们很难找到一种既简单又科学的指标来直接测量。归纳起来，社会人文因素暴露有以下几个特点。

（1）多数社会人文因素很难用一个或几个变量来客观量化和直接测量。因此往往只能通过一个或多个指标量表打分的方式来间接描述估计。例如，心理学研究显示幼儿受父母关爱程度会影响其未来的心理健康。由于我们很难直接测量父母对孩子的关爱程度，所以往往使用含有多个问题的量表计分的方式对其进行估计。例如，目前国内外常用的父母养育方式量表（parental bonding instrument，PBI）包含 25 个问题。人们把这类变量称为心理测量变量（psychometric variables），把其打分称为心理测量打分（psychometric score）。但需要指出的是，在文献中心理测量变量不仅仅局限于心理学研究，具有类似特征的变量均可统称为心理测量变量。

（2）很多社会人义因素旨在反映个体主观感受，而不是客观指标。例如，很多研究显示精神创伤（traumatic event）与肿瘤、心脏病等许多慢性疾病的发病有关。但精神创伤对不同个体的影响在很大程度上取决于个体对所经历事件的感受。一个乐观开朗的人可能把失去一份工作看作新机会的开始，因此对其身心的负面影响甚微。但对一个内向保守的人来讲，失去一份工作犹如天塌下来般难以承受。因此，简单地把失去工作作为衡量精神创伤的指标就有失偏颇。

（3）不同的研究者可能会用不同的指标来测量同样的社会人文因素。例如，在有关工作压力与健康的文献报道中，用于测量工作压力的指标或量表有很多种。这往往也给不同研究之间的相互比较造成困难。

（4）在一个人群中适用的测量指标，可能在另一人群中就不适用，或需要修正。基于西方人群得到的量表未必适用于中国人群。因此，在使用特定指标之前，首先应当对其准确度（validity）进行科学评估。例如，最近在一项由昆明医学院参加的国际合作中，研究人员通过科学评估认为，目前国际常用的付出与回馈失平衡（effects reward imbalance，ERI）工作压力量表适用于中国人群。

（二）借助分子生物学技术对环境暴露估计

随着过去 20 年分子生物遗传技术的飞速发展，分子与遗传流行病学已经成为现代流行病学大家庭的一个重要组成部分。与之相对应，这些发展与技术也逐渐应用于流行病学暴露测量的实践中。有关分子遗传流行病学的详细内容，在此只就与暴露测量相关的内容做一下简单介绍。

生物暴露物质本身及其在人体的血液、尿液、粪便、指甲、头发、细胞、组织及呼气等代谢产物的测量在流行病学病因探索中被广泛使用。而遗传因素测量包括基因及染色体改变的检测。基因突变所致的生理功能改变或者缺失，可以测量单基因或者多基因位点的多态性，目前应用较为广泛的检测方法是全基因组关联分析。染色体的改变可以通过检测染色体畸变、姐妹染色单体交换、微核等测量。家族史暴露打分是通过对研究参与者的各级家属的疾病状况进行相关调查从而产生的一种暴露评分。分子生物学标志物也可以反映环境暴露物质（包括生物、物理、化学等因素）、遗传因素（基因或者染色体）的相互作用，人体内的核酸及蛋白质的相互作用。

第三节　毒理学方法

毒理学是研究外源化学物对生物体损害作用的学科，Paracelsus 曾说："所有的物质都是毒物；没有一种物质不是毒物。毒物和药物的区别就在于剂量。"

毒理学是一门科学，也是一门艺术，前者在于观察和实验，而后者在于解释和预测。必须认识用毒理学方法识别危险因素的预测性和相应的不确定性。

健康危险因素的准确预测需要基于科学的外源化学物毒性作用机制和行为知识，由于不确定性和变异性，来自毒理学的高质量研究并不能保证预测健康风险的准确性。

一、获得剂量的方法

在毒理学研究中收集的不同类型的资料用于理解剂量 - 反应关系，反应水平随着毒物剂量增加而升高（图 14 - 1）。

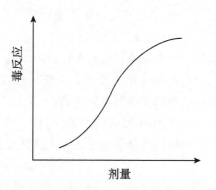

图 14 - 1　一般的剂量 - 反应关系曲线

在个体反应或群体反应的研究中可以假定这种关系。对于个体来说，反应是根据毒物剂量增加造成其严重程度的加深来进行分级的（图 14 - 2）。

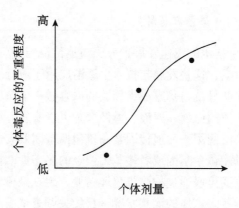

图 14 - 2　个体的剂量 - 反应关系曲线（量反应）

对于群体来说，在毒性生物分析中通常用质反应（全或无，生或死）进行评估，这个反应用暴露人群中出现质反应的比例来表示（图 14 - 3）。

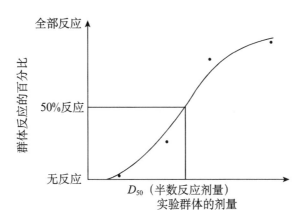

图 14 - 3　群体的剂量 - 反应关系曲线（质反应）

（一）致死剂量

半数致死量（LD_{50}）是指统计学意义上能引起 50% 实验动物死亡的毒物剂量。LD_{50} 的单位通常是单位动物体重或者单位动物体表面积的测试毒物的质量或摩尔数（mg/kg，mmol/kg，mg/m^2），对于吸入暴露途径，通常使用半数致死浓度（LC_{50}），即空气中能引起 50% 实验动物死亡的毒物浓度。这个剂量通常被用来描述毒物的致死反应，分级和比较不同毒物的毒力。其他反应指标如 LD_{01}（只引起 1% 的群体有反应的剂量）也常用于评价化学物品的危险程度。

（二）有效剂量

有效剂量是在动物生物分析中用来表示产生任何效应（通常是亚致死）的一个综合参数。半数有效剂量（ED_{50}）是统计学上的一个剂量，是指能使 50% 的实验动物引起特定的损害效应的毒物剂量，这种损害效应范围可以从轻微至严重。

（三）最大耐受剂量

最大耐受剂量（maximal tolerance dose，MTD）的定义并不完全一致，但是一般来说它指的是不会产生不可逆的损害、严重功能缺失，或者除了癌症以外的效应引起的生物寿命改变的最高剂量。美国国家毒理学计划定义 MTD 为在亚慢性毒理学试验中使实验动物体重（动物轻微改变的敏感指标）与对照相比减轻不到 10% 的剂量。

（四）未观察到有害作用剂量和观察到有害作用的最低剂量

未观察到有害作用剂量（no-observed-adverse-effect level，NOAEL）是指暴露群体和对照群体相比较，未观察到具有统计学意义的有害作用的最大剂量。观察到有害作用的最低剂量（LOAEL）是指暴露群体和对照群体相比较，仍可观察到具有统计学意义的有害作用的最低剂量。

（五）基准剂量

基准剂量（BMD）指化学物质在某一剂量水平作用下产生的效应在频率或严重程度方面都高于其背景效应的毒物剂量。这个剂量是由毒物在最适合的剂量 - 反应关系曲线（图 14 - 4）上特定的小的反应水平（1% 或 5%）和其 95% 可信区间的上限的交叉点决定的，其 95% 可信区间的下限就是产生基准反应所需要的量。BMD 与 NOAEL 相比反映了剂量 - 反应关系的全范围，NOAEL 是由两个数据点决定的——未见反应的最高剂量和有反应的次高剂量。BMD 的估计需要估计本底发生率和计算剂量 - 反应关系曲线上 95% 可信区间的下限值。目前在风险评估中 BMD 被推荐广泛使用，但是在过去 NOAEL 和 LOAEL 使用最为广泛。

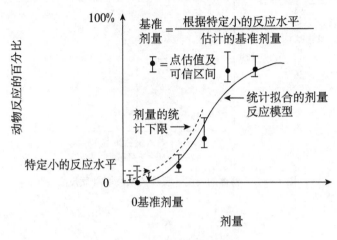

图 14 - 4　基准剂量的估计

二、毒理学实验

根据实验对象是否是活生物体，毒理学实验可分为体内实验和体外实验，体内实验的对象通常为实验动物或人，体外实验的对象通常为离体细胞或组织。

动物毒性实验，包括急性毒性实验、亚急性毒性实验、亚慢性毒性实验和慢性毒性实验。急性毒性是指实验对象一次（或 24 h 内多次）接触化学物后引起的中毒效应，甚至引起死亡。慢性毒性是指化学物对生物体长期低剂量作用后所产生的毒性，染毒期限 ≥6 个月。亚急性毒性指染毒期不长（一般为 3 个月），或接触毒物时间不长（数 10 天乃至数月）对机体引起功能和（或）结构的损害。亚慢性毒性是指实验动物连续多日接触较大剂量的外来化学物所出现的毒性效应。动物毒性实验还有发育和生殖毒性试验，用来研究雄性和雌性动物在受孕前或雌性动物在怀孕期暴露于实验物质而产生对子代动物子宫内发育的损害作用。

体外遗传毒性试验，包括体外基因突变试验、体外染色体损伤试验、体外非整倍体试验等。

第四节　生物利用度

一、生物利用度的概念

毒理学可分为两个部分：毒性和毒物代谢动力学（简称"毒代动力学"）。毒性是研究外源性化学物对身体的毒性作用，包括剂量 - 反应关系、受体相互作用及毒性机制研究。毒代动力学是研究身体对外来物质的反应，包括吸收、分布代谢和排泄（ADME）。在这个过程中，有多种数学模型被用于研究分析外源性化学物吸收、分布、代谢和排泄的进程。以生理为基础的药代动力学（PBPK）模型是用来表述外源性化学物在体内的完整行为过程，是最好的一个描述模型。PBPK 模型可以模拟外源性化学物在每个器官和组织的吸收、分布、代谢和排泄的进程，这些过程以生理生化指标的形式表现出来（如血液流速、组织体积和代谢率）。

生物利用度只是外源性化学物在模型中表现的一个环节。生物利用度一般是用来描述外源性化学物进入系统循环位点时吸收的程度和比例。这个概念一般包含 4 个方面：不变的形式、系统循环、生物利用度和生物利用率。

（一）不变的形式

根据这一概念，生物利用度描述的是外源性化学物在系统循环中的一种原始形式，而不是它的代谢产物。许多外源性化学物可能在接触部位（皮肤、肺或胃肠道壁）或在进入系统循环前的肝脏中代谢。在某些情况下，这些代谢产物会对机体产生不良影响。例如，苯在进入系统循环前主要在肝脏代谢，只有一小部分苯会进入系统循环，但苯的致癌性已经确认与在肝脏中代谢产生的 3 个代谢产物有关。因此，识别和量化肝代谢产物对评估苯致癌的风险很有必要。更进一步说，在这种情况下，内剂量应包括这些系统循环中的代谢产物。因此，对于一些环境污染物，限制外来物质的生物利用度并不能完全描述其剂量－反应关系。然而在一些情况下，生物利用度的数据不能代表系统循环中外来物质的原型，因为目前使用的技术尚无法分辨生物体液中代谢产物的原型。

（二）系统循环

系统循环又叫血液循环，是指除了部分流入肝脏血液外的动脉和静脉的血液循环，通过吸入或经皮肤直接进入体内的外来物质可直接进入血液循环。然而，通过胃肠道进入体内的外源性化学物首先到达门静脉，然后通过肝脏进入血液循环。与血液循环相关的因素包括：①外源性化学物在血液循环时可以到达所有的靶器官位点（除肝脏在摄入暴露时）；②大多数实验中，测量吸收剂量的实际位置是在血液循环中（大部分外来物质在人体血液中很难测量）；③外源性化学物的剂量－反应关系通常与在血液循环中的浓度有密切关系。目前，生物利用度一词通常指的是外源性化学物到达血液循环的那部分。这个概念也被称为"系统利用性"。

（三）生物利用度

吸收率和吸收度是生物利用度很重要的两个概念，它们具有 3 个基本的血液药代动力学测量参数，血浓度－时间曲线下面积（AUC，量 × 时间/体积）、峰高（C_{max}，数量/体积）、峰值浓度的时间（t_{max}）；由这 3 个参数构成的血液浓度－时间曲线（图 14 – 5）是外来物质暴露后血液中该物质浓度与时间形成的一条曲线。AUC 本身并不能反映生物利用度的本质，但它与生物利用度密切相关，因为它提供了一个完整的质量系统的剂量。

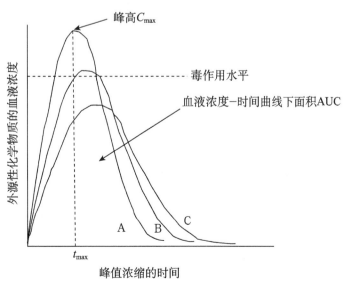

图 14 – 5　血液浓度－时间曲线

图 14-5 中的曲线 A、B、C 与 AUC 类似，只是外源性化学物在血中的峰值浓度（C_{max}）与需要到达高峰的时间是不同的，两者都是影响毒性的关键因素。曲线 A、B 和 C 在血液浓度-时间曲线（AUC）下有一个类似的面积，但峰值浓度（C_{max}）的峰高和时间是不同的。

C_{max} 和 t_{max} 与生物利用率紧密相关，t_{max} 的值与吸收速度呈负相关。在同等时间下，相比快速吸收外来物质，缓慢吸收外来物质可能需要较高的外部剂量才能达到同等效应的毒作用。然而，当外源性化学物在血液中的浓度达到最大值时，吸收过程并未结束。

虽然有很多数学模型可以确定生物利用度，如单隔段模型（Wagner-Nelson one-compartment）法、多隔段模型（Loo-Riegelman）法、非隔段模型法、统计矩理论、卷积和反卷积模型，而通常用 C_{max} 和 t_{max} 的测量值来估算吸收率。

（四）生物利用率

对外来物质的生物利用率既取决于绝对生物利用度也取决于相对生物利用度。

绝对生物利用度通常指到达血液循环的外部剂量的分数或百分比，也就是内部剂量与外部剂量的比值。这一比值就是所谓的生物利用率因子（通常用百分数表示）：

$$BF = \frac{内部剂量}{外部剂量}(\times 100\%)。$$

外部剂量表示外源性化学物在接触位点吸收的量，内部剂量表示外源性化学物吸收进入血液循环的量。

内部剂量也被称作"吸收剂量"或"生物利用剂量"，是指外源性化学物在接触部位直接穿过屏障（如皮肤和肺泡膜）的量。在经口摄入的情况下，外源性化学物穿透肠道壁进入门脉血，然后在肝脏中进行系统前代谢。如果在进入血液循环前发生了代谢，那么外源性化学物的量将会减少，因此内部剂量实际少于肝门脉血中的剂量，这一现象被称为"肝脏首过效应"或"肝脏系统前代谢"。这种情况下，必须判断代谢产物是否属于母体化合物。如果代谢产物能引起毒性，那它属于母体化合物，如果不会产生毒性那不认为它是母体化合物。

根据实验设计和分析方法的不同，外部剂量也有所差异，如应用剂量、给予剂量和暴露剂量。从理论上说，应用剂量指的是外源性化学物在接触部位表面的量（如肺泡、肠壁和皮肤），是准确评估生物利用度的一个理想参数。但在实际情况中（如体内实验），大多数外来物质的应用剂量（吸入、摄入和皮肤暴露的量）很难进行测量（除了皮肤接触蒸气和水源性污染物）。多数情况下，常用给予剂量（标记剂量、潜在剂量或暴露剂量）来描述生物利用度。给予剂量是外来物质实际吸入、摄入和皮肤接触的量。暴露剂量通常被定义为个人或人群暴露时段内环境介质中外来物质的总量。如果接触率（如吸入率和摄入率）是已知的，给予剂量可以由暴露剂量进行估计。

此外，在吸入具有轻微水溶性的气溶胶后，给予剂量和应用剂量可能会存在很大的差异。由呼吸进入到肠道或淋巴结的外来物质最初可通过呼气和（或）机械清除。在这种情况下，只有一小部分没有被清除而沉积在气道中的外来物质可以被吸收。一般来说，在大多数生物利用度的实验中，外部剂量就是指给予剂量。

有两种基本方法评估人类和动物体内的生物利用度。一种是测量外来物质在血液中的浓度；另一种是测量排泄物中外来物质的总量，如尿液、粪便、呼气。在这些研究中，通过血管外途径给予所得到的该外来物质在血液中的浓度或累积排泄物含量，通常会与血管内给予（静脉注射）的数值进行比较。静脉注射剂量提供了生物利用度因子等于 1 的一种参考。其他有用的体内方法被称作"质量平衡法"，但这只适用于动物实验，因为它需要分析所有外来物质分布的组织。有多种具体的体内和体外的方法确定每个特定暴露途径的生物利用度。

当静脉注射不大可行的时候（如由于溶解性低），生物利用度因子可以用相对生物利用度来计算。

相对生物利用度（BF_R）取决于同一外来物质多种剂量吸收程度的比较，或者是同一外来物质两种或两种以上的形式或同一物质的不同载体（食品、土壤和水）的比较。例如，当一个纯的外来物质被用作标准物质，那么该外来物质的其他任何形式都可用作测试物质。测试物质（f_2）的吸收程度与标准物质（f_1）可做比较：

$$BF_R = \frac{f_2}{f_1}(\times 100\%)。$$

如果该标准物质的绝对生物利用度（BF_1）是已知的，那么测试物质的绝对生物利用度（BF_2）也可以计算出来：

$$BF_2 = BF_R \times BF_1。$$

相对生物利用度的概念对环境暴露是非常重要的，因为与纯化合物所观察到的结果比较，基质效应能彻底改变生物利用度的本质。

二、环境健康风险评估中的生物利用度

环境健康风险评估由以下几个部分组成：危害识别、剂量－反应评估、暴露评估、风险特征分析。环境人群健康风险评估是出于环境污染造成对人体健康的不良影响。这种暴露评估是一个重要且复杂的过程，涉及暴露背景、暴露途径的识别、暴露量等特征。

为了识别环境暴露剂量是否对人类健康有潜在的风险，暴露剂量可与引起毒作用的剂量相比较，通常用每日剂量进行估计（平均或终生）。然而，各种类型的剂量都可用于定量风险评估（图14－6）。最能准确反映剂量－反应关系的应该是生物有效剂量参数。由于缺乏提供数学模型基础的生物测量手段，因此使用生物有效剂量通常是行不通的。

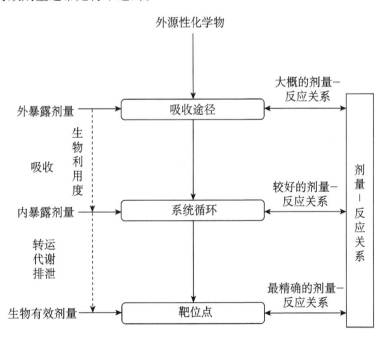

图14－6 各种剂量的关系及在定量风险评估中的角色和应用

最常见的剂量参数是外剂量，因为它能通过相对简易的方法确定（直接测量、生物监测和数学建模）。虽然外剂量使用更为普遍，但是外剂量与在理想状态下的生物有效剂量之间，还隔着内剂量，后者与毒性效应紧密关联。生物利用度反映外来物质的吸收率和吸收程度，主导内剂量。

第五节　危险因素识别的证据类型

用于认定危险因素的一系列资料证据的价值等级从高到低分别为人类资料（基于人群、个体和生物标记）、体内动物资料（长期和短期）、体外实验资料（图 14 −7）。

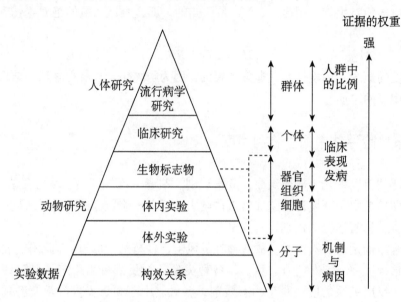

图 14 −7　人类健康危害认定的系列资料

这些可以作为代表性的用于危害认定的资料类型总结（参见附表 14 −1）。

在所有危险因素识别的证据中，基于人群获得的流行病学资料证据等级最高，但对于不同的流行病学研究设计类型，其对病因假设所提供的证据等级不同。一般流行病学的研究设计一般可分为生态学（聚合风险）设计、观察性设计（队列研究、病例对照研究和横断面研究）和实验设计 3 种类型。对于因果关系的推论，最重要的证据是如何开展研究设计（研究设计层次如图 14 −8 所示），分析性流行病学（实验流行病学研究、队列研究、病例 −对照研究）主要用来检验因果关系假设（解释性的目的）。

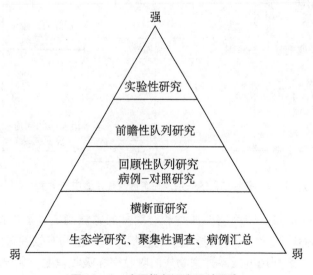

图 14 −8　病因推断研究设计层次

通过评估疾病之间可能的关系或健康状况和各种风险因素，病例－对照研究和回顾性队列研究偶尔用于探索性目的。横断面研究，俗称描述性流行病学研究，是产生假说，而不是解决病因学问题，除非病因暴露条件随着时间的推移不断变化。描述性流行病学研究（聚合风险或生态学研究）只适合生成假说（探索性的目的）。

（白洁）

参考文献

［1］卢迪，丁钢强 . 环境健康风险评估与管理 ［M］. 杭州：浙江人民出版社，2012.

［2］王建华 . 流行病学：第一卷 ［M］. 3 版 . 北京：人民卫生出版社，2015.

第十五章

健康危险因素评估

在人们的生产生活环境中有许多因素对健康产生威胁，它们与健康和疾病形成各种复杂的关系。不同健康危险暴露水平与疾病及死亡之间具有不同的因果关系，因此，对个体或群体进行健康危险因素评估，确定健康危险因素对健康的危害程度，对可改变危险因素进行有效健康干预，降低健康危险因素暴露水平，有助于提高个体和人群健康水平，促进人群健康。

第一节 健康危险因素评估的步骤

一、相关概念

1. 健康危险因素

健康危险因素（health risk factors）是指能使疾病或死亡发生的可能性增加的因素，或者是能使健康不良后果发生概率增加的因素，包括环境、生物、社会、经济、心理行为诸因素。

2. 健康危险因素评估

健康危险因素评估（health risk factors appraisal，HRA）是研究危险因素与慢性病发病及死亡之间数量依存关系及其规律性的一种技术方法。

健康危险因素评估是通过研究人们在环境、生活方式和医疗卫生服务中存在的各种危险因素对疾病发生和发展的影响程度，以及通过改变生产生活环境，改变不良的行为生活方式，降低危险因素的作用，可能延长寿命的程度。通过开展危险因素的评估，促进人们改变不良的行为生活方式，降低危险因素，提高生活质量和改善健康水平。

二、健康危险因素对人体健康影响的 6 个阶段

目前，将危险因素对人体健康的影响分为 6 个阶段。

1. 无危险阶段

此阶段是假设人们的周围环境和行为生活方式中不存在危险因素。预防措施是保持良好的生产生活环境和健康行为生活方式。通过健康教育使人们认识危险因素的有害影响，防止可能出现的危险因素。

2. 出现危险因素

随着年龄增加和环境改变，在人们的生产生活环境中出现了危险因素，由于作用时间短暂及程度轻微，危险因素并没有产生明显的危害，或者对人体危害作用还不易被检出，如果进行环境因素检测或行为生活方式调查，可发现危险因素的存在。

3. 致病因素出现

随着危险因素数量增加及作用时间延长，危险因素转化为致病因素，对机体产生危害的作用逐渐显现。这一时期人们处在可能发生疾病的危险阶段，由于机体防御机制的作用使致病因素弱化，疾病尚不足以形成。如果及时采取干预阻断措施，停止危险因素的作用，可以阻止疾病的发生。

4. 症状出现

此阶段疾病已经形成，症状开始出现：组织器官发生可逆的形态功能损害，用生理生化的诊断手段可以发现异常的变化。常用筛检手段在正常人群中及时发现无症状患者是有效的预防策略，通过早期发现、早期治疗，及时阻止危险因素的作用，使病程逆转、恢复健康是可能的。

5. 体征出现

症状和体征可能并行或程度不一地先后出现。患者明显感觉机体出现形态或功能障碍，并因症状和体征明显而主动就医。即使停止危险因素的继续作用，一般也不易改变病程。积极采取治疗措施可以改善症状和体征，推迟伤残和减少劳动能力的丧失。

6. 劳动力丧失

疾病自然发展进程的最后阶段。由于症状加剧，病程继续发展，丧失生活和劳动能力。这个阶段的主要措施是康复治疗。

三、健康危险因素评估的步骤

健康危险因素具有潜伏期长、特异性弱、联合作用、广泛存在的共同特点，对危险因素的分析和评估及慢性病的预防有着非常重要的意义。健康危险因素的评估方法主要有临床评价、健康过程与结果评价、生活方式和健康行为评价等，有对群体的健康危险因素评估和对个体健康危险因素评估。以下介绍个体健康危险因素评估的基本步骤。

（一）资料收集

1. 收集年龄、性别和疾病分类的发病率（患病率）或死亡率资料

通过死因登记报告、疾病检测等途径获得，也可以通过回顾性调查获得。

2. 收集个人健康危险因素资料

（1）行为生活方式：吸烟、饮酒、体力活动、使用安全带。

（2）环境因素：经济收入、居住条件、家庭关系、生产环境、心理刺激和工作紧张程度。

（3）生物遗传因素：年龄、性别、种族、疾病遗传史、身高、体重。

（4）医疗卫生服务：是否定期体格检查、X线检查、直肠镜检查、乳房检查、阴道涂片检查。

（5）疾病史：详细了解个人的患病史、症状、体征及相应检查结果。

（二）资料分析

1. 将危险因素转换成危险分数

这是评价危险因素的关键步骤，只有分数转换才能定量分析。危险分数转换方法有多元回归法、经验评估方法、查阅危险分数转换表法，表 15 - 1 列举了男性 40 ~ 44 岁组冠心病危险因素分数转换标准。危险分数的含义如下：

危险分数 = 1，评价对象所具有的危险因素相当于当地人群平均水平。

危险分数 > 1，个体发生某病死亡的概率大于当地人群死亡率平均水平。

危险分数 < 1，个体发生某病死亡的概率小于当地人群死亡率平均水平。

危险分数越高，死亡率越大。

表 15 -1　冠心病危险因素分数组合（男性 40 ~ 44 岁组）

危险指标	测量值	危险分数
收缩压/kPa（mmHg）	26.6（200）	3.2
	23.9（180）	2.2
	21.3（160）	1.4
	18.6（140）	0.8
	16.0（120）	0.4
舒张压/kPa（mmHg）	14.1（106）	3.7
	13.3（100）	2.0
	12.5（94）	1.3
	11.7（88）	0.8
	10.9（82）	0.4
胆固醇/（mg/dL）	280	1.5
	220	1.0
	180	0.5
糖尿病史	有	3.0
	已控制	2.5
	无	1.0
运动情况	坐着工作和娱乐	2.5
	有些活动的工作	1.0
	中度锻炼	0.6
	轻强度锻炼	0.5
	坐着工作，有定期锻炼	1.0
	其他工作，有定期锻炼	0.5
家族史	父母二人 60 岁前死于冠心病	1.4
	父母之一 60 岁前死于冠心病	1.2
	父母健在（ < 60 岁）	1.0
	父母健在（ > 60 岁）	0.9
吸烟	≥10 支/日	1.5
	< 10 支/日	1.1
	吸雪茄或烟斗	1.0
	戒烟（不足 10 年）	0.7
	不吸或戒烟 10 年以上	0.5
体重	超重 75%	2.5
	超重 50%	1.5
	超重 15%	1.0
	超重 10% 以下	0.8
	正常体重	1.0

数据来源：李鲁. 社会医学［M］. 5 版. 北京：人民卫生出版社，2017.

2. 计算组合危险分数

多项研究结果证明，一种危险因素有可能对多种疾病产生作用；多种危险因素对同一种疾病产生联合作用，这种联合作用对疾病的影响程度更趋强烈。以冠心病为例，高血压与吸烟对冠心病发病具有明显的联合作用。将不吸烟、无高血压史者冠心病发生的相对危险度定为1.0；有吸烟史、无高血压者冠心病发病的相对危险度为3.3；无吸烟史、有高血压者冠心病发病的相对危险度为5.9；两种危险因素并存者冠心病发病相对危险度为18.4。因此，在多种危险因素并存的情况下，计算组合危险分数可以较好地反映危险因素之间的联合作用。计算组合危险分数时分为两种情况。

（1）危险因素为一项时，组合危险分数 = 该项危险分数。

（2）危险分数为多项时，组合危险分数计算如下：

①＞1.0 的各项减去 1.0，剩余值相加（得相加项）。

②≤1.0 的各项相乘（得相乘项）。

③相加项和相乘项相加得到组合危险分数。

在表 15-2 中，该男性的冠心病健康危险因素的组合危险分数计算方法为：第一步，单项危险分数大于 1.0 的各项减去 1.0，剩余值相加，即（2.5-1.0）+（1.3-1.0）= 1.8；第二步，单项危险分数小于等于 1.0 的各项相乘，即 0.4×0.6×1.0×0.9×0.5 = 0.108；第三步，相加项和相乘项相加得到组合危险分数，即 1.8+0.108≈1.91。

表 15-2　某地一名 41 岁男性的冠心病健康危险因素

平均死亡概率/（1/10 万）	危险因素	指标值	危险分数	组合危险分数	存在死亡危险/（1/10 万）
1877	血压/kPa	16.0/9.3	0.4	1.91	3585
	胆固醇/（mg/dL）	192	0.6		
	糖尿病史	无	1.0		
	体力活动	坐着工作	2.5		
	家族史	无	0.9		
	吸烟	不吸烟	0.5		
	体重	超重30%	1.3		

3. 计算存在死亡危险

存在死亡危险说明在危险分数单独或联合作用下，某种疾病可能发生死亡的危险程度。计算方法为：存在死亡危险 = 平均死亡概率×组合危险分数，平均死亡概率一般已知，组合危险分数可通过计算得出。举例说明，如表 15-2 中计算该男性的冠心病存在死亡危险，计算方法为 1877/10 万×1.91≈3585/10 万，是当地平均水平的 1.91 倍。需要注意，进行评价的主要疾病因为有明确危险因素，可以计算和评价存在死亡危险。其余死因都归入其他原因一组，因为没有明确的危险因素，无法进行存在死亡危险评价，所以，处理方法为用平均死亡概率表示其存在死亡危险，即将其他死因的组合危险分数按 1.0 计算。

4. 计算评价年龄

依据年龄和死亡率之间的函数关系，从死亡率推算得出的年龄值称为评价年龄（appraisal age）。计算步骤：①将各种存在的死亡危险相加，得到总的存在死亡危险；②查健康评价年龄表（表 15-3），得到相应的评价年龄。

表 15 – 3   健康评价年龄表

男性存在死亡危险/ （1/10 万）	实际年龄末位数					女性存在死亡危险/ （1/10 万）
	0	1	2	3	4	
	5	6	7	8	9	
6160	41	42	43	44	45	3280
6830	42	43	44	45	46	3560
7570	43	44	45	46	47	3870
8380	44	45	46	47	48	4220
9260	45	46	47	48	49	4600

举例说明，如表 15 – 3 中计算某地一名 41 岁男子总的存在死亡危险为 7570/10 万，查健康评价年龄表，该男子实际年龄 41 岁，末位数为 1，健康评价年龄为 44 岁。如果某地一名 42 岁女性总的存在死亡危险为 3560/10 万，实际年龄末位数为 2，对应的健康评价年龄为 44 岁。

5. 计算增长年龄

增长年龄（achievable age）是指通过努力降低危险因素后可能达到的预期年龄，或者称其为干预预期年龄。是根据存在的危险因素，提出可能降低危险因素的措施后按相同步骤计算的评价年龄。对于存在的健康危险因素，有些是可以改变的，如吸烟、饮酒、体力活动等，有些是无法改变的，如年龄、性别、家族史等。通过危险因素干预后，计算新的危险分数和新的组合危险分数，以及新的存在死亡危险值，重新评价年龄。注意增长年龄这里不是实际年龄与评价年龄的差值，而是预期年龄。

举例说明，如果某地一名 46 岁男性在危险因素干预后，危险分数降低，组合危险分数降低，存在死亡危险值降低，重新计算的合计死亡危险为 6160/10 万，查健康评价年龄表，其增长年龄为 42 岁，不是 4 岁。

6. 计算危险降低程度

危险降低程度表示被测试者接受医生建议降低危险因素的程度，用存在死亡危险降低的百分比表示。计算方法为：改变了现有的危险因素后存在死亡危险可能降低的绝对量/改变前总的存在死亡危险值（%）。举例说明，对某个患者进行死亡危险评估，包括冠心病、车祸、自杀、肝硬化、脑血管病、肺癌等造成的综合的死亡危险为 7167.45/10 万，通过危险因素干预，危险因素评分下降，其中冠心病死亡危险从 3585/10 万降低到 206/10 万，降低的绝对量为（3585 − 206）/10 万 = 3378.60/10 万，那么，该患者死亡危险降低百分比为 3378.60/7167.45 × 100% = 47%。

第二节   健康危险因素的个体评估与群体评估

一、个体评估

个体评估主要通过比较实际年龄、评估年龄和增长年龄三者之间的差别，以了解危险因素对寿命可能影响的程度及降低危险因素之后寿命可能延长的程度。一般来说，评估年龄高于实际年龄，表明被评估者存在的危险因素高于平均水平，即死亡概率可能高于当地同年龄、性别组的平均水平。增长年龄与评估年龄之差，说明被评估者采取降低危险因素的措施后，可能延长的寿命年数。

根据实际年龄、评估年龄和增长年龄三者之间不同的量值，评估结果可以分为 4 种类型。

1. 健康型

个体的评估年龄小于实际年龄。例如，个体的实际年龄为 47 岁，评估年龄为 43 岁，说明个体危险因素低于平均水平，预期健康状况良好，即 47 岁的个体可能处于 43 岁年龄者的死亡概率，健康水平优于 47 岁的同龄人群。当然，进一步降低危险因素并不是没有可能，但进展有限。

2. 自创性危险因素型

个体的评估年龄大于实际年龄，并且评估年龄与增长年龄的差值大，说明个体危险因素高于平均水平。例如，个体的实际年龄为 41 岁，评估年龄为 43.5 岁，增长年龄为 36 岁，评估年龄与增长年龄相差较大。由于这些危险因素多是自创性的，可以通过自身的行为改变降低或去除，可较大限度地延长期望寿命。

3. 难以改变的危险因素型

个体的评估年龄大于实际年龄，但评估年龄与增长年龄之差较小。例如，个体实际年龄为 41 岁，评估年龄为 47 岁，增长年龄为 46 岁，评估年龄与增长年龄之差为 1 岁。这表明个体的危险因素主要来自既往疾病史或生物遗传因素，个人不易改变或降低这些因素，或者即使有改变，效果也不明显。

4. 一般性危险型

个体的评估年龄接近实际年龄，死亡水平相当于当地的平均水平，个体存在的危险因素类型和水平接近当地人群的平均水平，降低危险因素的可能性有限，增长年龄与评估年龄接近。

健康危险因素的个体评估除了上述方式外，还可以针对某一特殊危险因素进行分析。例如，仅减少吸烟的危险因素，或控制超体重的危险因素，用同样方法计算增长年龄，从它与评估年龄的差值大小说明某一种危险因素对个体期望寿命可能影响的程度。危险因素对个体期望寿命影响的程度同样可以用改变危险因素后危险因素降低程度来说明。

二、群体评估

健康危险因素群体评估是在个体评估的基础进行的，一般可以从以下几方面开展评估和分析。

1. 不同人群的危险程度

首先进行个体评估，根据实际年龄、评估年龄和增长年龄三者之间关系，将被评估者划分为上述 4 种类型。进行不同人群的危险程度分析时，可以根据不同人群危险程度的性质分为健康组、危险组和一般组 3 种类型。然后，根据人群中上述 3 种类型人群所占比重，确定不同人群的危险程度，将危险水平最高的人群列为重点防治对象。一般而言，某人群处于危险组的人越多，危险水平则越高。可以根据不同性别、年龄、职业、文化和经济水平等人群特征，分别进行危险水平分析。

2. 危险因素的属性

大多数与慢性病有关的危险因素是由行为生活方式所致，是自我行为选择的结果。这一类危险因素是可以通过健康教育和行为干预发生转变和消除的。计算危险型人群中难以改变的危险因素与自创性危险因素的比例，可说明有多大比重危险因素能够避免，以便有针对性地进行干预，提高人群的健康水平。例如，表 15 - 4 某社区居民健康危险因素调查显示，男性的危险因素多属于自创性的危险因素，可以通过改变不良行为生活方式而去除；而女性则主要是不易消除的危险因素。因此，对男性居民进行健康教育以建立健康的行为生活方式比女性更为适宜和重要。

表 15 - 4　不同性别人群危险因素的属性

	男性		女性	
	人数/人	占比/%	人数/人	占比/%
不易去除危险因素	15	13.51	78	70.27
可去除危险因素	96	86.49	33	29.73
合计	111	100.00	111	100.00

3. 分析单项危险因素对健康的影响

计算某一单项危险因素去除后，人群增长年龄与评估年龄之差的平均数，将其作为危险强度，以该项危险因素在人群中发生比例作为危险频度，将危险强度乘以危险频度作为危险程度指标，来表示该项危险因素对健康可能造成的影响。例如，表 15 – 5 某社区男性健康状况研究显示，去除饮酒这一危险因素后，被评估者的增长年龄与评估年龄之差的均数为 1.73 岁，在被调查人群中饮酒者所占比例为 44.78%，因此，饮酒的危险程度为 1.73 × 44.78% ≈ 0.77（岁）。由此可以看出，某一单项危险因素对整个人群健康状况的影响程度，不但与它对个体的影响程度有关，还与其在人群中的分布范围有关。有些危险因素虽然对个体影响较大，但这一因素在人群中分布范围有限，它对人群总体的危险程度并不严重；相反，有些危险因素对个体健康影响并不十分严重，但由于其在人群中分布范围较广，就成为值得重视的因素了。

表 15 – 5　单项危险因素对男性健康状况的影响

危险因素	危险强度/岁	危险频度/%	危险程度/岁
饮酒	1.73	44.78	0.77
吸烟	0.84	60.70	0.51
缺乏常规体检	0.33	83.08	0.27
常感压抑	0.94	17.91	0.17
常生闷气	0.89	12.44	0.11
血压高	0.34	11.44	0.04
缺乏锻炼	0.07	43.28	0.03

第三节　健康危险因素评估的应用

健康危险因素评估（HRA）是研究危险因素与慢性病的发病率及死亡率之间的数量依存关系及其规律性的一种技术。它研究人们生活在有危险因素的环境中发生死亡的概率，以及当改变不良行为，消除或降低危险因素时，死亡及危险改变的情况、可能延长的寿命。其目的是促进人们改变不良行为，减少危险因素，提高健康水平。

一、健康危险因素评估的应用范围

HRA 从它产生到目前已有 70 多年，具体应用如下。

1. 促进不良行为改变，加强个体健康管理

健康危险因素评估作为健康管理的核心部分，既是研究个体生活方式的重要途径，也是健康教育的实用工具及健康相关行为的促进手段。它可以快速便捷地对每一咨询个体的危险因素进行评价及反馈结果，通过在此基础上针对性地提出降低危险因素的相应建议和干预措施，可以在一定程度上改变个体的不良生活行为方式。Baier 等针对血压及血清总胆固醇对评价个体提供健康危险因素评估结果及心血管疾病危险因素，并进行健康教育，8 个月后随访结果显示，评价个体有积极的行为改变，部分评价个体血压及血清总胆固醇有所降低。

2. 筛选确定高危人群，降低慢性病发病率、死亡率

健康危险因素评估可以根据比较实际年龄、评价年龄和增加年龄之间的差异，将评价个体划分为健康型、自创性危险因素类型、历史危险因素类型及少量危险型。然后根据个体评价结果中不同类型在人群中所占比例，确定高危人群或防治重点人群，然后计算危险型人群中难以改变的危险因素与自创性危险因素的比例，能够说明有多大比重的危险因素可以避免，通过采取有针对性的干预及防治措施，可以提高人群的健康水平，降低慢性病发病率及死亡率。张晓方等 2008 年对某市交响乐团员工进行健康危险因素评估，确定了员工健康危险因素等级，筛选出高危个体，并采取了群体策略和高危个体策略相结合的健康干预，干预 3 个月后，员工平均健康危险因素个数显著减少，健康危险等级干预前与干预后呈负相关。

3. 提高工作效率，减少短期缺勤

研究表明，员工的健康状况可以影响企业的生产率，随着健康危险因素增多，生产率降低也随之增多。而导致生产率降低的最主要原因是工作效率低下和短期缺勤。Burton 等对一家公司的 28 375 名员工调查发现，生活满意度、工作满意度、健康差和压力与工作效率低下的关联最强。Musich 等研究显示，因病缺勤与超重、健康自评差和糖尿病有显著关联，其中，健康自评差、超重与缺勤的关联最强。因此，利用健康危险因素评估开展健康促进项目，可以有效减少健康危险因素，改善工作效率低下，减少短期缺勤，进而提高生产率。

4. 收集危险因素资料，合理配置卫生资源

如何合理、有效地配置卫生资源一直是卫生决策者关注的重点问题。而卫生资源配置方法是制定卫生资源配置标准的基础与根本。目前采用的卫生资源配置方法大多围绕疾病进行，重治轻防，具有严重的缺陷。而将卫生资源配置落脚点前移，以健康和危险因素为导向，以增加、增强促进健康因素的原因，减少、消灭诱发危险因素的原因这两个方面为基础进行卫生资源配置，可以体现预防为主的理念，提高卫生资源配置效果的可观测性，缩短区域卫生规划收效时间，起到事半功倍的效果。2012 年陈小嫦采用这种方法，对东莞市的卫生资源配置提出了科学评价保护因素和危险因素、预测疾病谱、重点发展社区卫生服务体系、加强全科医生培养、对慢性病人群进行定向行为干预等建议。

5. 降低医疗费用，减轻经济负担

2011 年，世界银行发布的题为《创建健康和谐生活：遏制中国慢性病流行》的研究报告指出，在 2010—2040 年的 30 年里，如果中国每年能够将心血管病死亡率降低 1%，其经济效益就会相当于 2010 年中国实际 GDP 的 68%，超过 10.7 万亿美元。美国许多医疗健康保险机构正在利用健康危险因素评估进行疾病管理，并作为一、二级预防的重要内容，减少客户健康风险，从而减少赔付，以控制不断上涨的医疗费用。对于个体而言，通过有效的控制健康危险因素，不但可以减少疾病发生的可能性，还可减少医疗费用，减轻个人经济负担，带来良好的成本效果和成本效益。

二、健康危险因素评估的应用效果

HRA 应用的主要效果表现为传播了健康知识，提高了人群对健康危险因素的认识，并促使其行为发生改变，通过改变的行为提高了健康水平，降低了医疗费用，提高了生产率，减少了缺勤等。

美国密歇根大学健康管理研究中心对 20 万人 10 多年健康危险因素资料的研究得出下列倾向：①医疗费用的 21%~31% 是由过量的危险因素所致，随着危险因素数目及年龄的增加，医疗费用增加；而危险因素减少，医疗费用下降，平均每一个危险因素增加导致增加的医疗费用（350 美元）是减少一个危险因素降低的医疗费用（150 美元）的 2 倍，参加健康促进计划者减少的医疗费用是未参加者的数倍；②有健康危险因素者，其缺勤率高于无健康危险因素者，而生产率低于无健康危险因素者；③对有多种危险因素者采取的降低其危险因素、提高其健康水平的项目将会给雇主带来最大的收益；④对那些健康状况感受较差且危险因素有聚集性者重点采取措施，会取得较好的效果；⑤一个公司的整体健康状况可结合总的危险因素水平与 HRA 参与率得以反映，并将此"企业的健康水平得分"提供给老板，有利于公司的发展。而通常认为，对评价个体给予了评价结果又进行了健康教育者，其效果好于只给予评价结果者；进行了 HRA 又给予了评价结果者，其效果好于只进行评价者。

三、健康危险因素评估的发展策略

1. 大数据助力健康危险因素评估发展

目前我国开展的健康危险因素评估大多出于个人研究方向选择，主要集中在小规模调查研究，且重复研究多，资源浪费严重。现在已经进入大数据时代，医疗数据激增且电子化、数字化，如电子健康档案、电子病历、大量电子化的在线健康信息和危险因素信息等。这些电子化信息的存在和数据分析手段的发展为从大数据中挖掘和提取有价值的健康相关信息提供了可能，为流行病预测、疾病诊断、治疗方案确定、医学科研和药物不良反应分析等医学研究及应用提供了可靠的科学依据。随着强大的数据存储能力、云计算平台及移动互联网的发展，为探索环境与生物遗传交互作用与健康和疾病关联的机制研究提供了强大的支持，推动健康危险因素评估的快速发展。

2. 健康危险因素评估研究的全面化、完整化

一方面，在疾病、死亡与健康危险因素的关系研究成果的基础上，还应加大对伤残及健康结局早期阶段与健康危险因素的关系及相关问题研究；另一方面，目前健康危险因素评估大多是以疾病或其他不健康结局为出发点寻找其影响因素，这种思路针对疾病或不良健康结局的影响因素虽然考虑得较为全面，但仍存在一定的局限性。未来评估的出发点将立足于危险因素，对每一个危险因素引起不同疾病的危险度进行量化评估，有助于健康危险因素评估研究的全面性、完整性。

3. 健康危险因素评估促进精准医疗、精准预防

健康危险因素评估在卫生领域需求较高，目前国内虽然有 5000 多家健康管理机构，但大多数仅从事单纯体检，缺乏与健康风险评估的结合，因而针对性差。同时，社区卫生服务的开展也迫切需要通过健康危险因素，评价筛选出社区居民中的高危人群和危险因素，为有针对性的个体和群体干预提供依据。随着对基因变异、蛋白变异和代谢变异与疾病因果关系研究的进展，医学开始步入精准医学时代。随着健康危险因素精准评估的发展，必将推进精准预防和精准医疗，能够快速、高效、准确地制定最佳的医学干预方案。

随着我国疾病谱的改变及人民健康需求的提高，预防性医疗卫生体系替代现有的"重治轻防"医疗卫生体系成为发展的必然趋势。而健康危险因素评估符合以预防为主的医学理念，与医疗卫生体系发展相匹配；另外，从卫生经济学的角度看，健康危险因素评估可以在满足健康促进的需求下降低医疗费用，具有较好的成本效益。因此，在新的医学模式下，健康危险因素评估无疑是健康管理的重要研究方向，具备广阔的发展前景。

（赵芳）

参考文献

[1] 李鲁. 社会医学 [M]. 5 版. 北京：人民卫生出版社，2017.

[2] 刘运泳，左婷婷，于连政，等. 沈阳市城市居民癌症风险评估及筛查结果分析 [J]. 中国公共卫生，2020，36（1）：15-18.

[3] 舒茜，申志祥，郑卉，等. 老年人群跌倒风险评估及相关危险因素分析 [J]. 实用老年医学，2019，33（2）：190-193.

[4] 王文慧. 基于哈佛癌症风险指数的脑卒中风险评估方法及应用研究 [D]. 乌鲁木齐：新疆医科大学，2020.

第十六章

风险评估基本方法

风险评估（risk assessment）一般是指在风险事件发生之前，对该事件给人们的生活、生命、财产等方面造成的影响和损失的可能性进行量化评估的过程，即量化测评某一事件或事物带来的影响或损失的可能程度。风险评估包括风险识别、风险分析和风险评价3个步骤，风险识别是发现、列举和描述风险要素的过程；风险分析是根据风险要素采用一定的方法定量估算风险发生的可能性，是风险评估的核心部分；风险评价则是将风险分析的结果与预先设定的风险准则相比较，或者在各种风险分析结果之间进行比较，以确定风险等级的过程。风险分析有一些常用的方法，包括定性的、半定量的和定量的方法，但对于复杂的风险评估可能需要多种方法同时使用。定性的风险分析可通过重要性登记来确定风险后果、可能性和风险等级，可将后果和可能性结合起来，并对照定性的风险准则来评价风险等级的结果。半定量的风险分析可利用数字评级量表来测评风险的后果和发生的可能性，并运用公式将两者结合起来，确定风险等级。定量的风险分析则可估计出风险后果及其发生的可能性的实际数值，并产生风险等级的数值。选择合适的风险评估方法，可有助于组织及时、高效地获取准确的评估结果。

第一节　定性评估方法

定性风险分析是评估已识别风险影响及其可能性的过程。通过对给定变量（如风险发生概率）的主观判断，使用主观成本 – 收益思考过程，由接受或降低、分担或转移风险这些选项构成一种评价。定性评估方法即根据风险的性质，以不希望事件（风险）的发生概率和发生后果的严重性等指标对风险进行定性评价的方法，为定量风险评估奠定基础。但不同项目成员由于知识和经验的不同，对同一项目所做的风险评价也可能不同。

一、专家调查法

专家调查法就是通过对多位相关专家的反复咨询及意见反馈，确定主要风险因素，然后制成风险因素估计调查表，再由专家和相关工作人员对各风险因素在项目建设期或分析期内出现的可能性及风险因素出现后对项目价值的影响程度进行定性估计，最后通过对调查表的统计整理和量化处理，获得各风险因素的概率分布和对项目价值可能的影响结果。评估单位组织各领域专家运用专业方面的知识和经验，根据评估对象的内外环境，通过直观的归纳，对评估对象过去和现在的状况、变化发展过程进行综合分析研究，找出评估对象运动、变化、发展的规律，从而对评估对象未来的发展趋势做出判断。由于这种方法的成本较高，大部分评估单位只采用其中的标准化调查法，即通过专业人员、咨询机构、协会等，就评估对象可能遇到的问题加以详细调查和分析，形成报告文件供评估对象参考。该方法的优点是标准化，缺点是对于特定评估对象而言，无法提供特定的问题，损失暴露的一些个性特征。

专家调查法应用广泛，多年来信息研究机构采用专家个人调查和会议调查完成了许多信息研究报告，为政府部门和企业经营单位做决策提供了重要依据。20世纪60年代中期，国外许多政府机构和公司企业热衷于建立电子计算机数据处理系统，但是，实践表明，利用专家头脑的直观判断仍具有强大的生命力，专家的作用和经验是电子计算机无法完全取代的。在许多情况下，只有依靠专家才能做出判断和评估。20世纪60年代以后，专家调查法被世界各国广泛用于评价政策、协调计划、预测经济和技术、组织决策等活动中。这种方法比较简单且节省费用，能把有理论知识和实践经验的各方面专家对同一问题的意见集中起来。它适用于研究资料少、未知因素多、主要靠主观判断和粗略估计来确定的问题，是较多地用于长期预测和动态预测的一种重要的预测方法。

专家调查法的特点如下。①函询：用通信方式反复征求专家意见，调查人与调查对象之间的联系是通过书信来实现的。②多向：调查对象分布于不同的专业领域，在同一个问题上能了解到各方面专家的意见。③匿名：通过调查组织者的整理，调查对象可以了解到其他专家的意见。但他们是背靠背、不记名的，互不了解对方为谁。这有助于他们发表独立的见解。④反复：有控制地进行反馈的迭代，使分散的意见逐步趋向一致，以发挥集体智慧。⑤集中：用统计方法集中所有调查对象的意见，把每个专家的个人判断尽可能反映在最后归纳的集体意见中。从上述特点可知专家调查法是比较科学的，有广泛的用途，但是交换信件耗费时间，不能面对面讨论，所提问题很难提得很明确且不需要进一步解释，最后得出的一致意见具有一定程度的人为强制性。若与其他调查方法配合使用，就能取得更好的效果。

下列3种典型情况下，利用专家的知识和经验是有效的，也是唯一可选用的调查方法。①数据缺乏：数据是各种定量研究的基础。然而，有时数据不足，或数据不能反映真实情况，或采集数据的时间过长，或付出的代价过高，因而无法采用定量方法。②新技术评估：对于一些崭新的科学技术，在没有或缺乏数据的条件下，专家的判断往往是唯一的评价根据。③非技术因素起主要作用：当决策的问题超出了技术和经济范围而涉及生态环境、公众舆论以至政治因素时，这些非技术因素的重要性往往超过技术本身的发展因素，因而过去的数据和技术因素就处于次要地位，在这种情况下，只有依靠专家才能做出判断。此外，由于原始信息量极大，决策涉及的相关因素（技术、政治、经济、环境、心理、文化传统等）过多，计算机处理这样大的信息量费用很高。这时，从费用效果考虑，也应采用专家调查法。

二、德尔菲法

1. 概念

德尔菲是Delphi的中文译名。美国兰德公司在20世纪50年代与道格拉斯公司合作研究出有效、可靠地收集专家意见的方法，以"Delphi"命名，之后，该方法广泛地应用于商业、军事、教育、卫生保健等领域。德尔菲法本质上是一种反馈匿名函询法。其大致流程是：在对所要预测的问题征得专家的意见之后，进行整理、归纳、统计，再匿名反馈给各专家，再次征求意见，再集中，再反馈，直至得到一致的意见。

2. 基本过程

一般包括以下基本步骤。

（1）确定调查题目，拟定调查提纲，准备向专家提供的资料（包括预测目的、期限、调查表及填写方法等）。

（2）组成专家小组。按照课题所需要的知识范围，确定专家。专家人数的多少，可根据预测课题的大小和涉及面的宽窄而定，一般不超过20人。

（3）向所有专家提出所要预测的问题及有关要求，并附上有关这个问题的所有背景材料，同时请专家提出还需要什么材料。然后，由专家做书面答复。

（4）各个专家根据他们所收到的材料，提出自己的预测意见，并说明自己是怎样利用这些材料并提出预测值的。

（5）将各位专家的第一次判断意见汇总，列成图表，进行对比，再分发给各位专家，让专家比较自己同他人的不同意见，修改自己的意见和判断。也可以把各位专家的意见加以整理，或请更权威的专家加以评论，然后把这些意见再分送给各位专家，以便他们参考后修改自己的意见。

（6）将所有专家的修改意见收集起来，汇总，再次分发给各位专家，以便做第二次修改。逐轮收集意见并为专家反馈信息是德尔菲法的主要环节。收集意见和信息反馈一般要经过三四轮。在向专家进行反馈的时候，只给出各种意见，但并不说明发表各种意见的专家的具体姓名。这一过程重复进行，直到每一个专家不再改变自己的意见为止。

（7）对专家的意见进行综合处理。

3. 注意事项

（1）并不是所有被预测的事件都要经过五步。可能有的事件在第三步就达到统一，而不必在第四步中出现。

（2）在第五步结束后，专家对各事件的预测也不一定都达到统一。不统一也可以用中位数和上下四分位点来做结论。事实上，总会有许多事件的预测结果都是不统一的。

（3）必须通过匿名和函询的方式。

（4）要做好意见甄别和判断工作。

4. 特点

（1）匿名性。因为采用这种方法时所有专家组成员不直接见面，只是通过函件交流，这样就可以消除权威的影响。这是该方法的主要特征。匿名性是德尔菲法极其重要的特点，从事预测的专家彼此互不知道有哪些人参加预测，他们是在完全匿名的情况下交流思想的。后来改进的德尔菲法允许专家开会进行专题讨论。

（2）反馈性。该方法需要经过 3~4 轮的信息反馈，在每次反馈中使调查组和专家组都可以进行深入研究，使得最终结果基本能够反映专家的基本想法和对信息的认识，所以结果较为客观、可信。小组成员的交流是通过回答组织者的问题来实现的，一般要经过若干轮反馈才能完成预测。

（3）统计性。最典型的小组预测结果是反映多数人的观点，少数派的观点至多概括地提及一下，但是这并没有表示出小组的不同意见的状况。而统计回答却不是这样，它报告 1 个中位数和 2 个四分位点，其中一半落在 2 个四分位点之内，一半落在 2 个四分位点之外。这样，每种观点都包括在这样的统计中，避免了专家会议法只反映多数人观点的缺点。

5. 优缺点

德尔菲法的优点包括：①能充分发挥各位专家的作用，集思广益，准确性高；②能把各位专家意见的分歧点表达出来，取各家之长，避各家之短。同时，德尔菲法又能避免专家会议法的如下缺点：①权威人士的意见影响他人的意见；②有些专家碍于情面，不愿意发表与其他人不同的意见；③出于自尊心而不愿意修改自己原来不全面的意见。德尔菲法的主要缺点是过程比较复杂，花费时间较长。

三、流程图分析法

流程图分析法是对流程的每一阶段、每一环节逐一进行调查分析，从中发现潜在风险，找出导致风险发生的因素，分析风险产生后可能造成的损失及对整个组织可能造成的不利影响。流程图是指使用一些标准符号代表某些类型的动作，直观地描述一个工作过程的具体步骤。

流程图分析法将一项特定的生产或经营活动按步骤或阶段顺序以若干个模块形式组成一个流程图系列，在每个模块中都标示出各种潜在的风险因素或风险事件，从而给决策者一个清晰的总体印象。在企业风险识别过程中，运用流程图绘制企业的经营管理业务流程，可以将与企业各种活动有影响的关键点清晰地表现出来，结合企业中这些关键点的实际情况和相关历史资料，就能够明确企业的风险状况。

企业的经营活动由多个流程组成，每个流程又由许多细节模块组成。一般将公司的流程分为三大类：客户流程、生产流程和管理流程。流程图分析法通过对公司业务过程的详细解读，将业务流程用图示的方法详细描述，然后据此分析影响每个细节模块的内部和外部因素，是寻找风险因素、把握风险敞口的有力工具。

要把风险管理融入企业的日常经营活动中，就必须对公司的业务流程进行认识和分析。从流程中来，到流程中去。从流程中寻找风险因素，并将风险应对措施细化加入流程之中，使风险管理和控制成为业务流程中不可缺少的组成部分。

流程图分析法是根据生产过程或管理流程来识别风险的方法。应用这种方法时，首先要将企业的生产运营过程按照各阶段的顺序绘制成图。流程图的类型有很多，按流程的内容划分，可分为内部流程图和外部流程图；按流程的表现形式划分，可分为实物流程图和价值流程图。

（1）内部流程图和外部流程图。只包含生产制造过程的流程图称为内部流程图；包含供货和销售过程的流程图称为外部流程图。

（2）实物流程图和价值流程图。实物流程图反映的是某种产品从原材料供应到成品完成的生产全过程，除了像上述流程图那样将各个生产环节按照顺序用带箭头的线连接起来以外，每个环节（如车间 A、仓库 B）中还标出产品名称，连线上则标出流动产品的数量，从实物流程图可以明显看出各个生产环节之间的依赖关系。例如，车间 A 的产品供给车间 C 和车间 D，车间 C 生产出的材料又供给车间 E 等。由于连线上标出了产品流动的数量，如果某个生产环节出现问题，其他环节所受的影响就很容易推断出来。价值流程图和实物流程图非常相似，所不同的是，在实物流程图中，各环节及环节之间的连线上标出的是物品的名称和数量，而价值流程图标出的是物品的价值。

流程图分析法的优点在于清晰、形象、较全面地揭示出所有生产运营环节中的风险，而且对于营业中断和连带营业中断风险的识别极为有效。但流程图只强调事故的结果，并不注重损失的原因，因此，要想分析风险因素，就要和其他方法配合使用。

通过流程图分析法，可以对企业生产或经营中的风险及其成因进行定性分析。

流程图分析法是识别风险最常用的方法之一。它清晰明了，易于操作，且组织规模、流程越复杂，流程图分析法就越能体现出优越性。通过业务流程分析，可以更好地发现风险点，从而为防范风险提供支持。

流程图分析法的局限主要表现在该方法的使用效果依赖于专业人员的水平。

第二节 定量评估方法

定量风险评估（quantitative risk assessment）指通过相关数据的量化分析来描述、推断某一事物发生事故的可能性和后果。定量评估方法是基于大量实验结果和事件资料，统计数据分析获得的指标、模式或规律，对事件系统各方面状况进行定量计算，得出定量的指标而进行风险评价的一类方法。

一、logistic 回归模型

logistic 回归（logistic regression）属于概率型非线性回归，它是研究二分类观察结果与一些影响因素之间关系的一种多变量分析方法。logistic 回归应用已有多年历史，最具代表性的是 Truett 等于 1967 年成功地用于冠心病危险因素的研究。目前，logistic 回归的应用已不局限在流行病学领域，还可以用于实验研究中药物或毒物的剂量－反应分析、临床试验评价、健康风险评估及疾病的预后因素分析等。

（一）logistic 回归模型

1. 模型构成

某一随机事件，应变量 Y 受一组自变量即因素 $X_1, X_2, \cdots, X_m$ 的影响，当出现阳性结果赋值 $Y=1$，出现阴性结果赋值 $Y=0$，记出现阳性结果的概率为 $P(Y=1|X)$ 或简记为 P，表示在 m 个自变量作用下阳性结果发生的概率，出现阴性结果的概率为 $1-P$，欲说明该事件发生的阳性率 P 与自变量间的关系，若按拟合一般线性回归模型的方法即拟合为：

$$P = \beta_0 + \beta_1 X_1 + \beta_2 X_2 + \cdots + \beta_m X_m。$$

其中，β_0 为常数项，β_j 为偏回归系数，X_j 为自变量，$j=1,2,\cdots,m$。

阳性率 P 的取值在 $[0,1]$ 范围内，而由上述拟合方程得到的 P 值有可能大于 1 或小于 0，这种矛盾使应变量为分类变量的资料不能进行一般多元线性回归。为此在构建 P 与自变量关系的模型时，不直接研究 P，而是研究 P 的一个严格单调函数 $G(P)$，并要求 $G(P)$ 在 P 接近两端值时对其微小变化很敏感。于是 logit 变换被提出来：

令 $\text{logit}(P) = \ln\left(\dfrac{P}{1-P}\right)$，则 $\text{logit}(P)$ 与自变量间呈线性关系，可表达为：

$$\text{logit}(P) = \ln\left(\dfrac{P}{1-P}\right) = \beta_0 + \beta_1 X_1 + \beta_2 X_2 + \cdots + \beta_m X_m。$$

这样，用 $\ln\left(\dfrac{P}{1-P}\right)$ 替代 P 进行模型的拟合称为 P 的 logit 变换，模型称为 logit 模型，$\ln\left(\dfrac{P}{1-P}\right)$ 简记为 $\text{logit}(P)$。logit 变换把在 $[0,1]$ 上取值的 P 变换到在 $(-\infty, +\infty)$ 上取值的 $\text{logit}(P)$。当 P 趋向于 0 时，$\text{logit}(P)$ 趋向于 $-\infty$；当 P 趋向于 1 时，$\text{logit}(P)$ 趋向于 $+\infty$。$\text{logit}(P)$ 值在 $(-\infty, +\infty)$ 间，对方程右边 $X_1, X_2, \cdots, X_m$ 取值没有任何限制。

如果把 $\text{logit}(P)$ 看成应变量，那么 logistic 回归模型与多元线性回归模型在形式上是一致的。此时我们称满足上面条件的回归方程为 logistic 线性回归。

2. 特点

（1）logistic 回归模型中因变量是分类变量，而不是连续的，其误差的分布是二项分布，并不是正态分布，所有的分析均是建立在二项分布的基础上进行的。

（2）logistic 变换的非线性特征采用极大似然估计方法寻求最佳的回归系数。因此评价模型的拟合度的标准变为似然值而非离均差平方和。即 logistic 回归系数的估计是采用极大似然法而不是最小二乘法，系数及模型的检验用的是 Ward 检验、似然比检验或记分检验而不是 t 检验和 F 检验。

（3）模型的等价表达形式：

① $\dfrac{P}{1-P} = e^{b_0 + b_1 X_1 + b_2 X_2 + \cdots + b_m X_m}$。

② $P = e^{b_0 + b_1 X_1 + b_2 X_2 + \cdots + b_m X_m}/(1 + e^{b_0 + b_1 X_1 + b_2 X_2 + \cdots + b_m X_m})$ 或者 $P = 1/\left[1 + e^{-(b_0 + b_1 X_1 + b_2 X_2 + \cdots + b_m X_m)}\right]$。

③ $1 - P = 1/(1 + e^{b_0 + b_1 X_1 + b_2 X_2 + \cdots + b_m X_m})$。

后 2 个公式分别是以阳性率与阴性率形式表达的 logistic 回归模型，可作为 logistic 回归的概率预测模型，用于对某种事件发生的概率进行预测和判别。

3. 相关概念

（1）事件发生与不发生的概率比称为优势比（比数比，odds ratio，简称 OR），形式上表示为：

$$OR = \frac{P}{1-P} = e^{\beta_0 + \beta_1 x_1 + \cdots + \beta_k x_k}。$$

（2）logistic 回归模型是通过极大似然估计方法得到的，故模型好坏的评价准则有似然值来表征，称 $-2\ln L(\hat{\beta})$ 为估计值 $\hat{\beta}$ 的拟合似然度，该值越小越好，如果模型完全拟合，则似然值 $L(\hat{\beta})$ 为 1，而拟合似然度达到最小，值为 0。其中 $\ln L(\hat{\beta})$ 表示 $\hat{\beta}$ 的对数似然函数值。

（3）记 $\text{Var}(\hat{\beta})$ 为估计值 $\hat{\beta}$ 的方差 - 协方差矩阵，$S(\hat{\beta}) = [\text{Var}(\hat{\beta})]^{\frac{1}{2}}$ 为 $\hat{\beta}$ 的标准差矩阵，则称

$$w_i = \left[\frac{\hat{\beta}_i}{S_{ii}}\right]^2, i = 1, 2, \cdots, k$$

为 $\hat{\beta}_i$ 的 Wald 统计量，在大样本时，w_i 近似服从 $\chi^2(1)$ 分布，通过它实现对系数的显著性检验。

（4）假定方程中只有常数项 β_0，即各变量的系数均为 0，此时称

$$\chi^2 = -2[\ln L(\hat{\beta}_0) - \ln L(\hat{\beta})]$$

为方程的显著性似然统计量，在大样本时，χ^2 近似服从 $\chi^2(k)$ 分布。

（二）logistic 回归参数的估计及其意义

1. logistic 回归参数的估计

logistic 回归参数的估计采用最大似然估计方法（maximum likelihood estimate，MLE）。其基本思想是先建立似然函数和对数似然函数，求似然函数或对数似然函数达到极大时参数的取值，即参数的最大似然估计值。

当各事件为独立发生时，n 个观察对象所构成的似然函数 $L(\theta)$ 是每一个观察对象的似然函数贡献量的乘积。即

$$L(\theta) = \prod_{i=1}^{n} p_i^{Y_i} (1 - p_i)^{1 - Y_i}, i = 1, 2, \cdots, n。$$

其中，$\prod$ 为 i 从观察对象 1 到观察对象 n 的连乘积，Y_i 为应变量，其取值为 0 或 1，p_i 为预测概率，它可由相应观察对象的自变量 $X_{1i}, X_{2i}, \cdots, X_{mi}$ 观察值及其相应参数 $\beta_j (j = 0, 1, \cdots, m)$ 的估计值 $b_j (j = 0, 1, \cdots, m)$，通过前式求得。为得到 logistic 回归的参数估计值，需使上述似然函数最大化，然而，使该似然函数最大化的实际过程是非常困难的。考虑对数似然函数 $\ln[L(\theta)]$ 是似然函数 $L(\theta)$ 的单调函数，使 $\ln[L(\theta)]$ 取得最大值的 θ 值同样使 $L(\theta)$ 取得最大值。通过分析 $\ln[L(\theta)]$，使上述似然函数中相乘各项转变为对数项的相加，于是使得数学运算变得较为容易。将上述似然函数 $L(\theta)$ 两边取自然对数，得对数似然函数 $\ln[L(\theta)]$ 为：

$$\ln[L(\theta)] = \sum_{i=1}^{n} [Y_i \ln p_i + (1 - Y_i) \ln(1 - p_i)]。$$

其中，$\sum_{i=1}^{n}$ 为 i 从 1 到 n 的连加。

用 $\ln[L(\theta)]$ 取一阶导数求解参数。相对于参数 β_j，令 $\ln[L(\theta)]$ 的一阶导数为 0，即 $\frac{\partial \ln[L(\theta)]}{\partial \beta_j} = 0$，采用 Newton-Raphson 迭代算法解此方程组，可得参数 β_j 的估计值 b_j。由于迭代计算复杂，而 SPSS、SAS 和 DPS 统计分析结果给出参数 β_j 的估计值 b_j。

2. 偏回归系数 β_j 的意义

logistic 回归分析中的偏回归系数 β_j 表示在其他自变量不变的情况下，X_j 增加一个单位引起的比数的自然对数的改变量。当应变量是二分类变量时，β_j 为相应比数比的自然对数，$\beta_j = \ln OR$，$OR = e^{\beta_j}$。

虽然 β_j 为 OR 或 RR 的自然对数值，但对同一资料分析时，因危险因素的取值形式不同，可能使 β_j 的含义、大小及符号发生变化。所以在解释结果时，一定要结合具体的资料来分析，不能僵硬地套用 β_j 的含义来解释。另外，由样本资料得到的 b_j 是参数 β_j 的估计值，比数比 $OR_j = e^{b_j}$。

（三）logistic 回归模型及其参数的假设检验

建立回归模型后，需要对模型是否有意义和总体回归系数是否为零做检验。通常可以选用下列 3 种

假设检验来完成。

1. 似然比检验

似然比检验（likelihood ratio test）的基本思想是比较在两种不同假设条件下的对数似然函数值，看其差别大小。即通过比较包含与不包含某一个或几个待检验观察因素的回归参数 β 的两个模型的对数似然值来进行的。具体做法是先拟合一个不包含准备检验的变量在内的 logistic 回归模型，求出它的对数似然函数值 $\ln L_0$，然后把需要检验的变量加入模型中去再进行配合，得到一个新的对数似然函数值 $\ln L_1$。假设前后两个模型分别包含 p 个自变量和 k 个自变量，似然比统计量 G 的计算公式为：

$$G = -2\ln L_p - (-2\ln L_k) \approx x^2_{k-p}。$$

其中，$\ln L_p$ 为未包含危险因素时的对数似然值，而 $\ln L_k$ 为包含危险因素时的对数似然值。当样本含量较大时，在零假设下得到的 G 统计量近似服从自由度为 $d = k - p$ 的 x^2 分布。若 $G \geqslant x^2_{\alpha,d}$ 时，表示新加入的 d 个自变量对回归方程有统计学意义。

2. 比分检验

用已知的未包含某一个或几个待检验的危险因素的模型为起点（模型中已有 p 个危险因素），假定待检验的危险因素在此模型基础上加入模型中，由此构成新模型（此时模型中的危险因素增加至 k 个），且在新模型中新加入的危险因素的回归系数值均为 0，而原有的危险因素的回归系数值保持不变。计算出在回归系数取以上值时的此似然函数的一阶偏导数（称为有效比分），同时计算此似然函数的信息阵（二阶偏导数），将此两阵相乘，即得比分检验（score test）统计量 S。当样本含量较大时，比分检验统计量 S 服从自由度为 $k - p$ 的 x^2 分布。

3. Wald 检验

Wald 检验（Wald test）即广义 t 检验，只需将各参数 β_j 的估计值 b_j 与 0 比较，并用它的标准误 S_{b_j} 作为参照，即 $H_0: \beta_j = 0$；$H_1: \beta_j \neq 0$。其统计量为：

$$u = \frac{b_j}{S_{b_j}} 或 x^2 = \left(\frac{b_j}{S_{b_j}}\right)^2。$$

其中，u 为标准正态统计量，b_j 为总体偏回归系数 β_j 的估计值，S_{b_j} 为偏回归系数估计值 b_j 的标准误。对于大样本资料，在零假设 u 近似服从标准正态分布，而 x^2 则近似服从自由度为 1 的 x^2 分布。

总体偏回归系数 β_j 的可信区间估计按如下公式进行：

β_j 的 95% 的可信区间为：$(b_j - 1.96 S_{b_j}) \sim (b_j + 1.96 S_b)$。

OR_j 的 95% 的可信区间为：$\mathrm{e}^{b_j - 1.96 S_{b_j}} \sim \mathrm{e}^{b_j + 1.96 S_{b_j}}$。

在上述 3 种方法中，一般认为，似然比检验最为可靠，它既适合单个自变量的假设检验，也适合多个自变量的同时检验；在小样本时，比分检验统计量的分布比似然比检验统计量更接近 x^2 分布，应用它犯 I 型错误的概率要小些；Wald 检验未考虑各因素间的综合作用，比较适合单个自变量的假设检验，在因素间有共线性时，结果不如前两者可靠。不过，在大样本时，使用三者得到的结果是一致的。

（四）筛选自变量

当自变量的数目较多时，为了建立稳定、可解释的回归模型，应尽可能把回归效果显著的自变量选入模型，而将不显著的自变量排除在模型之处。logistic 回归可对自变量进行筛选，只保留对回归方程具有统计学意义的自变量。采用的方法包括可向前选择法、向后剔除法、逐步回归分析法及所有可能回归法等。在多元 logistic 回归中，筛选自变量仍以逐步回归分析法多见，此时的检验方法不是方差分析，而是似然比检验、比分检验或 Wald 检验。如使用似然比统计量，即利用

$$G = -2\ln L_0^l - (-2\ln L_1^l)。$$

指在进行到 L 步时，通过比较含有某一自变量 X_j 和不含有 X_j 的模型，决定 X_j 是否引入模型或从模型中剔除。

（五）logistic 回归模型的类别

1. 二分类资料的 logistic 回归模型

如果应变量 Y 是二分类变量，其取值只有两种，如阳性（编码为 1）和阴性（编码为 0），这时要说明的问题是阳性率 $p = p_r(Y=1)$ 与自变量 X 间的关系，可进行应变量为二分类资料的 logistic 回归。二分类 logistic 回归对自变量没有特殊要求，自变量可以是分类变量（包括二分类和多分类变量）和数值变量。包括：

（1）一个二分类自变量的二分类资料的 logistic 回归：要拟合的 logistic 回归方程为：$\text{logit}(p) = \ln\left(\dfrac{p}{1-p}\right) = b_0 + b_1 X_1$。

（2）两个均为二分类自变量的二分类资料的 logistic 回归：要拟合的 logistic 回归方程为：$\text{logit}(p) = \ln\left(\dfrac{p}{1-p}\right) = b_0 + b_1 X_1 + b_2 X_2$。

（3）无序多分类自变量的二分类资料的 logistic 回归：自变量一个或多个为无序多分类变量，其 logistic 回归，在方法上同上述二分类资料的 logistic 回归，只是要对自变量的不同水平构造哑变。某一多分类无序自变量可构造的哑变量数等于该自变量的分类数减 1。将哑变量引入模型，其结果无论有无统计学意义，都是相对事先确定某一类为对照而言的。

（4）有序多分类自变量的二分类资料的 logistic 回归：有时，logistic 回归中自变量为有序多分类变量，即等级变量，如文化程度可分为文盲、小学、中学、大学及以上。这种资料的 logistic 回归可分两种情况处理，如果自变量的等级分组与 logit P 呈线性关系，即等级效应等比例增加或减少，则该自变量可以作为一个数值型自变量引入模型，否则，将等级变量当作无序多分类自变量，以哑变量的形式引入模型进行分析。

（5）引入数值型自变量的二分类资料的 logistic 回归：数值变量直接引入模型，得到相应的比数比 OR，即自变量增加一个单位（如年龄增加 1 岁）比数自然对数值的变化量。若将数值自变量分成几组，如自变量年龄按 10 岁间隔分组引入模型时，其 OR 值是指年龄每增加 10 岁比数自然对数值的变化量。特殊情况下，数值变量（或分组后的变量）与 logit P 不呈线性关系，例如，研究年龄与冠心病的关系，从理论上讲，年轻时年龄增加 10 岁，与年老时年龄增加 10 岁，患病风险变化不同，即 OR 的意义不等同。这种情况应将数值变量分组转变为分类变量，用哑变量进行分析。

2. 多分类资料的 logistic 回归

医药科研中常常会遇到应变量为多分类变量，包括有序多分类变量和无序多分类变量，对此进行 logistic 回归称为多分类资料的 logistic 回归。

（1）应变量为有序多分类资料的 logistic 回归：有序多分类资料也称为等级资料，如疗效评价分为显效、有效和无效；尿糖程度分为 −、+、+ +、+ + + 和 + + + + 等。这种资料的 logistic 回归分析，需拟合有序应变量水平数 −1 个 logit 模型。例如，对于一个有序三分类应变量，需拟合 2 个 logit 模型，即

①$\text{logit}(p_1) = \ln\left(\dfrac{p_1}{1-p_1}\right) = \ln\left(\dfrac{p_1}{p_2+p_3}\right) = b_{01} + B'X$。

②$\text{logit}(p_1+p_2) = \ln\left(\dfrac{p_1+p_2}{1-p_1-p_2}\right) = \ln\left(\dfrac{p_1+p_2}{p_3}\right) = b_{02} + B'X$。

应变量水平数 −1 个 logit 模型的回归系数相等，即自变量与应变量的关系相同，只是常数项改变。由于这种 logit 模型的构建是基于累加的概率，所以这类 logit 模型又被称为累加 logit 模型（cumulative logits model）。对此，SPSS 通过 oridinal 过程实现。

（2）应变量为无序多分类资料的 logistic 回归：应变量的水平数大于 2，且水平之间不存在等级递增或递减关系的资料为无序多分类资料，对这种资料所进行的 logistic 回归与一般的 logistic 回归方法不

同，是通过拟合一种叫作广义 logit 模型（generalized logits model）来实现的。若应变量有 K 个无序分类，则将其一个分类设为对照，其他分类与之比较，拟合 K 个广义 logit 模型。例如，有 m 个自变量，一个应变量且为 a、b、c 3 个无序分类的变量，以 a 为对照，可以得到如下 3 个 logit 模型：

$logit(p_a) = \ln(p_a/p_a) = \ln 1 = 0$。

$logit(p_b) = \ln[p(Y=b|X)/p(Y=a|X)] = \beta_{10} + \beta_{11}X_1 + \cdots + \beta_{1m}X_m$（b 与 a 比较）。

$logit(p_c) = \ln[p(Y=c|X)/p(Y=a|X)] = \beta_{20} + \beta_{21}X_1 + \cdots + \beta_{2m}X_m$（c 与 a 比较）。

SPSS 通过 multinomial logistic 过程实现广义 logit 模型拟合与分析。

（六）logistic 回归的应用

logistic 回归是一个概率型模型，它分为非条件 logistic 回归和条件 logistic 回归（又称配对 logistic 回归），适合应变量为分类资料的分析。它用于：①流行病学危险因素分析的病例对照研究、队列研究和横截面研究；②调整非处理因素影响的临床试验数据分析；③分析药物或毒物的剂量－反应关系；④对某种事件发生的概率进行预测和判别（风险评估）。

二、神经网络技术

人工神经网络（artificial neural networks，ANN）也简称神经网络（NN）或连接模型（connection model），它是一种模仿人或动物神经网络行为特征，进行分布式并行信息处理的算法数学模型。广泛应用于生物科学、认知科学、数理科学、计算机科学、自动控制、机器人、微电子学等多个学科，已成为一门涉及面极广的典型交叉科学。

（一）概述

神经系统的基本构造是神经元（神经细胞），它是处理人体内各部分之间相互信息传递的基本单元。神经生物学家研究的结果表明，人的大脑一般有多个神经元。每个神经元都由一个细胞体、一个连接其他神经元的轴突和一些向外伸出的其他较短分支——树突组成。轴突的功能是将本神经元的输出信号（兴奋）传递给别的神经元。其末端的许多神经末梢使得兴奋可以同时送给多个神经元。树突的功能是接受来自其他神经元的兴奋。神经元细胞体将接收到的所有信号进行简单处理后由轴突输出。神经元的树突与另外的神经元的神经末梢相连的部分称为突触。

人工神经网络，是借鉴人脑的结构和特点，通过大量简单处理单元（神经元或节点）互连组成的大规模并行分布式信息处理和非线性动力学系统。人工神经网络技术是对生物神经网络的理论抽象。它从神经生理学和心理物理学的研究成果出发，应用数学方法描述具有大脑功能的信息处理的本质和能力。人工神经网络是由许多相互连接的处理单元组成。这些处理单元通常线性排列成组，称为层。每一个处理单元有许多输入量，而对每一个输入量都相应有一个相关联的权重。处理单元将输入量经过加权求和，并通过传递函数的作用得到输出量，再传给下一层的神经元。

早在 1943 年精神病学家和神经解剖学家 McCulloch 与数学家 Pitts 总结了生物神经元的一些基本生理特征，提出了形式神经元的数学描述与结构，即 MP 模型。他们假定神经元模型遵循一种所谓"有或无"（all-or-none）规则。通过设置足够多神经元数目和突触连接并且同步操作，则可计算任何可计算函数，此模型标志着神经网络和人工智能学科的诞生。1949 年生理学家 D. O. Hebb 提出神经元连接强度的 Hebb 规则，为神经网络的学习算法奠定了基础，并使神经网络的研究进入了一个重要的发展阶段。后经过全球多位科学家的实践应用，使神经网络模型逐步完善。目前，神经网络的发展已到了一个新时期，它涉及的范围正在不断扩大，其应用渗透到各个领域。包括模式识别、图像处理、非线性优化、语音处理、自然语言理解、自动目标识别、机器人、专家系统等各个领域，并取得了令人瞩目的成果。神经网络理论也已成为涉及神经生理科学、认识科学、数理科学、心理学、信息科学、计算机科学、微电子学、光学、生物电子学等多学科的新兴的、综合性的前沿学科。

（二）类别

神经元的激活函数不同，拓扑结构不同，网络的学习算法、构成神经网络的方式不同，则神经网络对信息处理的方法和能力亦不同。根据其不同的拓扑结构，神经网络可分为以下几种。

1. 多层前向神经网络

多层前向神经网络（multilayer feedforward NN，MFNN）是目前应用较多的一种神经网络结构。它是由输入层、若干隐含层、输出层构成。各层神经元之间无连接。神经元为不同的非减函数，如 Sigmoid 函数、反正切函数、双曲函数等为激活函数。在一个相当宽的范围内，MFNN 具有以任意精度逼近任意非线性连续函数的能力，这一特点使其在信号处理、非线性油画及系统辨识、非线性控制等领域具有广泛的应用前景。本质上是一种多输入、多输出的非线性映射。多层前向神经网络结构如图 16 - 1 所示。

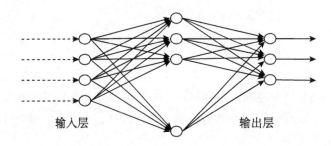

输入层　　　　　　　　　　　　输出层

图 16 - 1　多层前向神经网络结构

2. 径向基函数网络

径向基函数网络（radial basis function neural network，RBFNN）是一种特殊的神经网络，它是由 Moody 和 Darken（1988，1989）基于大脑皮层中存在局部、重叠的感受域这一特性提出的。RBFNN 网络与 MFNN 网络结构上十分相似。RBFNN 实际上可以看作只有一个隐含层的 MFNN，其主要区别是 RBFNN 的激活函数为径向基函数。

但输出的 RBFNN 网络模型为：

$$y = \sum_{i=1}^{N} w_i g(\| x - c_i \|_{R^n} / \sigma_i)。$$

其中，w_i 为第 i 个隐节点与输出节点之间的连接权，c_i 为第 i 个隐节点的中心，为感受域（敏感域）。

同 MFNN 一样，理论上 RBFNN 也具有广泛的非线性适应能力。

3. Hopfield 神经网络

Hopfield 神经网络（Hopfield neural network，HNN）是由美国物理学家 J. J. Hopfield 于 1982 年首先提出的。它主要用于模拟生物神经网络的记忆机制。Hopfield 神经网络是一种全连接型的神经网络。对于每一个神经元来说，自己的输出信号通过其他神经元又反馈到自己，所以 Hopfield 神经网络是一种反馈型神经网络。

Hopfield 神经网络有离散型（DHNN）和连续型（CHNN）两种。

Hopfield 神经网络状态的演变过程是一个非线性动力学系统，可以用一组非线性差分方程（对于 DHNN）或微分方程（对于 CHNN）来描述。系统的稳定性可用"能量函数"（李雅普诺夫函数或哈密顿函数）进行分析。在满足一定条件下，某种"能量函数"的能量在网络运行过程中不断减小，最后趋于稳定的平衡状态。

4. 小波网络

由 Zhang 等最先提出的小波网络（wavelet neural network），是以近年来出现的小波分析为理论依据，是小波变换的一种实现方式。小波网络实际上是一种局部基函数网络，结构与 RBF 网络相似，所不同的是它的基函数是由小波函数按分辨尺度伸缩与空间位置平移构成。所谓小波函数，就是由基函数经平移、伸缩形成的一簇函数，表示为：

$$\psi_{ab} = (x) \mid a \mid^2 \psi\left(\frac{x-b}{b}\right)。$$

其中，a、b 分别表示伸缩、平移系数。

其输出

$$f(x') = \sum_{i=1}^{N} w_i \psi\left(\frac{x-b_i}{a_i}\right)。$$

其中，$X = [x_1, \cdots, x_i, \cdots]$ 为输入向量，a_i、b_i 为第 i 个输入所对应的伸缩、平移参数。

（三）BP 神经网络的基本原理及模型

BP（back propagation）神经网络是 1986 年由 Rumelhart 和 McCelland 为首的科学家小组提出，是一种按误差逆传播算法训练的多层前馈网络，是目前应用最广泛的神经网络模型之 一。

1. 基本原理

BP 神经网络即误差反向传播算法（error back-propagation training），能学习和存贮大量的输入 - 输出模式映射关系，而无须事前揭示描述这种映射关系的数学方程。它的学习规则是使用最速下降法，通过反向传播来不断调整网络的权值和阈值，使网络的误差平方和最小。主要思想是把学习过程分为两个阶段：第一阶段（正向传播过程），给出输入信息通过输入层经隐含层处理并计算每个单元的实际输出值；第二阶段（反向过程），若在输出层未能得到期望的输出值，则逐层递归地计算实际输出与期望输出之差值（误差），以便根据此差值调节权值，具体来说，就是可对每一权重计算出接收单元的误差值与发送单元的激活值的积。BP 神经网络可以逼近任意连续函数，具有很强的非线性映射能力，而且网络的中间层数、各层的处理单元数及网络的学习系数等参数可根据具体情况设定，灵活性很大，所以它在许多应用领域中起到重要作用。

2. 基本结构

BP 神经网络模型拓扑结构包括输入层（input）、隐含层（hide layer）和输出层（output layer）。BP 神经网络从因变量（输出层输出结果）到自变量（输入层输入数据）的任意一种映射都可以由一个三层神经网络实现。BP 神经网络模型的拓扑结构如图 16 - 2 所示。

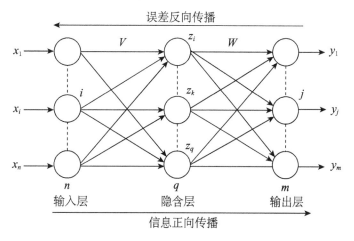

图 16 - 2　BP 神经网络模型的拓扑结构

输入层，这一区域相当于外界的刺激，是刺激的来源并且将刺激传递给神经元。隐含层，这一区域表示神经元相互之间传递刺激，相当于人脑里面。输出层，这一区域表示神经元经过多层次相互传递后，对外界的反应。

标准的 BP 神经网络模型的拓扑结构为：最下层为输入层，中间层为隐含层，最上层为输出层。各层间神经元形成全互连接，各层次内的神经元没有连接。BP 神经网络的学习过程由正向传播和反向传播组成。在正向传播过程中，输入信息从输入层经隐含层逐层处理，并传向输出层。每一层神经元的状态只影响下一层神经元的状态，如果在输出层不能得到期望输出，则转入反向传播，将误差信号沿原来的连接通路返回。BP 神经网络的输入层节点数目的确定相对简单，在因变量与自变量满足一定经济意义的框架下，可以采取主成分分析法，对指标进行筛选。对 p 值（概率）满足条件的指标保留，其他的予以剔除，从而确定每个样本的指标数目，即 BP 神经网络中输入层的节点数目。隐含层节点数目（神经元数目）的多少对网络的整体性能具有较大影响，其最直接的体现是在对网络进行训练时，网络收敛的速度在一定程度上受此影响。当隐含层节点数目过于充分时，会导致网络学习时间过长，甚至不能收敛；而当隐含层节点数目不足时，会导致网络的容错能力差。隐含层节点数目的选择较为复杂，可考虑的经验法则有：①隐含层节点数目不能是各层中节点数目最少的，也不是最多的；②较好的隐含层节点数目介于输入层节点和输出层节点数目之和的 50%~75%；③隐含层节点数目的理论上限由其训练样本数据所限定。输出层节点数目最简单，因为输出层节点数目即期望输出值的个数。

3. 算法

BP 算法是一种有监督式的学习算法，其主要思想是：输入学习样本，使用反向传播算法对网络的权值和偏差进行反复的调整训练，使输出的向量与期望向量尽可能地接近，当网络输出层的误差平方和小于指定的误差时训练完成，保存网络的权值和偏差（图 16-3）。BP 算法是在导师指导下，适合多层神经元网络的一种学习，它是建立在梯度下降法的基础上的。理论证明，含有一个隐含层的 BP 网络可以实现以任意精度近似任何连续非线性函数。

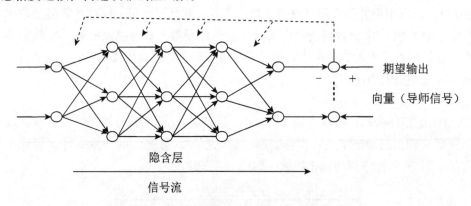

图 16-3　基于 BP 算法的多层前馈型网络的结构

这种网络不仅有输入层节点和输出层节点，而且有一层或多层隐含层节点。对于输入信息，首先向前传播到隐含层的节点上，经过各单元的激活函数（又称作用函数、转换函数）运算后，把隐含层节点的输出信息传播到输出层节点，最后给出输出结果。网络的学习过程由正向传播和反向传播两个部分组成。在正向传播过程中，每一层神经元的状态只影响下一层神经元网络。如果输出层不能得到期望输出，就是实际输出值与期望输出值之间有误差，那么转向反向传播过程，将误差信号沿原来的连接通路返回，通过修改各层神经元的权值，逐次地向输入层传播去进行计算，再经过正向传播过程，这两个过程的反复运用，使得误差信号最小。实际上，误差达到人们所希望的要求时，网络的学习过程就结束了。

传统的 BP 算法，包括两个方面：信号的前向传播和误差的反向传播。即计算实际输出时按从输入到输出的方向进行，而权值和阈值的修正则从输出到输入的方向进行。实质上是把一组样本输入/输出问题转化为一个非线性优化问题，并通过负梯度下降算法，利用迭代运算求解权值问题的一种学习方法。但其收敛速度慢且不能保证收敛到全局最小点，为此提出了一种新的算法，即高斯消元法。

基本步骤（图 16 - 4）如下。

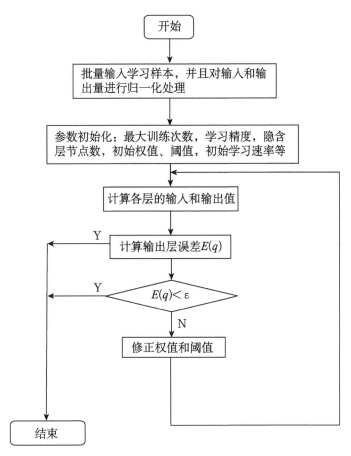

图 16 - 4　BP 算法基本步骤

（1）选定权系数初值。

（2）重复信号的向前传播和误差反向传播过程，直到误差指标满足精度要求，即

$$E = \frac{1}{2N}\sum_{k=1}^{N} E_k < \varepsilon。$$

其中，ε 为精度，E_k 为误差函数，且 $E_k = \frac{1}{2}\sum_l (y_{lk} - \bar{y}_{lk})^2$，其中 $\bar{y}_{lk}$ 为单元 j 的实际输出。

①对 $k = 1$ 到 N。

正向过程计算：计算每层单元的 o_{jk}^{l-1}，net_{jk}^l 和 $\bar{y}_k, k = 2, \cdots, N$。

此处，设给定 N 个样本 $(x_k, y_k)(k = 1, 2, \cdots, N)$，任一节点 i 的输出为 o_i，对某一个输入为 x_k，网络的输出为 y_k，节点 i 的输出为 o_{ik}，现在研究第 l 层的第 j 个单元，当输入第 k 个样本时，节点 j 的输入为：

$$o_{jk}^l = f(net_{jk}^l)。$$
$$net_{ij}^l = \sum_j w_{ij}^t o_{jk}^{l-1}。$$

其中，o_{jk}^{l-1} 表示 $l-1$ 层，输入第 k 个样本时，第 j 个单元节点的输出。

反向过程：对各层（$l = L - 1$ 到 2），对每层各单元，计算 δ_{jk}^l。

$$\delta_{jk}^l = \frac{\partial E_k}{\partial net_{jk}^l}。$$

②修正权值。

$$w_{ij} = w_{ij} - \mu \frac{\partial E}{\partial w_{ij}}, \mu > 0。$$

（3）结束。

BP 神经网络分为 3 个部分：模型的训练、模型的检测和模型反馈学习。模型的训练过程就是根据训练样本，系统地从中学习，不断调整各个权值，进而训练出分类模型；模型的检测属于系统应用环节，它利用第一步已经被训练的神经网络对检测样本进行分类评估；在最后的模型反馈学习部分，系统地通过反馈学习来不断提高系统性能（图 16－5）。

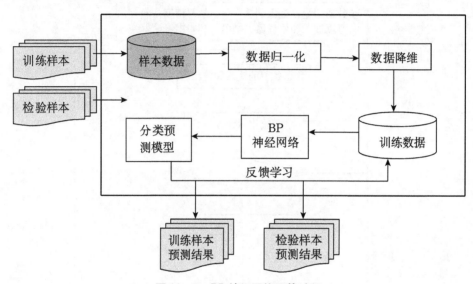

图 16－5　BP 神经网络运算过程

（四）特点

1. 有很强的自适应与自组织特性

人工神经网络也具有初步的自适应与自组织能力。在学习或训练过程中改变突触权重值，以适应周围环境的要求。同一网络因学习方式及内容不同可具有不同的功能。人工神经网络是一个具有学习能力的系统，可以发展知识，以致超过设计者原有的知识水平。通常，它的学习训练方式可分为两种：一种是有监督或称有导师的学习，这时利用给定的样本标准进行分类或模仿；另一种是无监督学习或称无为导师学习，这时，只规定学习方式或某些规则，具体的学习内容随系统所处环境（输入信号情况）而异，系统可以自动发现环境特征和规律性，具有更近似人脑的功能。

2. 泛化能力

泛化能力指对没有训练过的样本，有很好的预测能力和控制能力。特别是，当存在一些有噪声的样本，网络具备很好的预测能力。

3. 非线性映射能力

对于设计人员来说，当对系统很透彻或者很清楚时，则一般利用数值分析、偏微分方程等数学工具建立精确的数学模型，但当系统很复杂，或者系统未知，系统信息量很少，建立精确的数学模型很困难时，神经网络的非线性映射能力则表现出优势，因为它不需要对系统进行透彻的了解，但是同时能达到输入与输出的映射关系，这就大大简化了设计的难度。

4. 高度并行性

并行性具有一定的争议性。承认具有并行性理由：神经网络是根据人的大脑而抽象出来的数学模型，由于人可以同时做一些事，所以从功能的模拟角度上看，神经网络也应具备很强的并行性。

三、关联规则

关联规则最初提出的动机是针对购物篮分析（market basket analysis）问题提出的。假设分店经理想更多地了解顾客的购物习惯，特别是想知道哪些商品顾客可能会在一次购物时同时购买，可以对商店顾客的零售商品数量进行购物篮分析。该过程通过发现顾客放入"购物篮"中的不同商品之间的关联，分析顾客的购物习惯。这种关联的发现可以帮助零售商了解哪些商品频繁地被顾客同时购买，从而帮助他们开发更好的营销策略。

1993 年，Agrawal 等首先提出关联规则概念，同时给出了相应的挖掘算法 AIS，但是性能较差。1994 年，他们建立了项目集格空间理论，并依据上述两个定理，提出了著名的 Apriori 算法，至今 Apriori 算法仍然作为关联规则挖掘的经典算法被广泛讨论，以后诸多的研究人员对关联规则的挖掘问题进行了大量的研究。

（一）相关概念

数据关联是数据库中存在的一类重要的可被发现的知识。若两个或多个变量的取值之间存在某种规律性，就称为关联。关联可分为简单关联、时序关联、因果关联。

1. 项与项集

数据库中不可分割的最小单位信息，称为项目，用符号 i 表示。项的集合称为项集。设集合 $I = \{i_1, i_2, \cdots, i_k\}$ 是项集，I 中项目的个数为 k，则集合 I 称为 k – 项集。例如，集合 {啤酒，尿布，牛奶} 是一个 3 – 项集。

2. 事务

设 $I = \{i_1, i_2, \cdots i_k\}$ 是由数据库中所有项目构成的集合，一次处理所含项目的集合用 T 表示，$T = \{t_1, t_2, \cdots, t_n\}$。每一个 t_i 包含的项集都是 I 子集。

例如，如果顾客在商场里同一次购买多种商品，这些购物信息在数据库中有一个唯一的标识，用以表示这些商品是同一顾客同一次购买的。我们称该用户的本次购物活动对应一个数据库事务。

3. 项集的频数（支持度计数）

包括项集的事务数称为项集的频数（支持度计数）。

4. 关联规则

关联规则是指数据之间简单的使用规则，即数据之间的相互依赖关系。关联规则形如：$X \Rightarrow Y$；其中 X、Y 分别是 I 的真子集，并且 $X \cap Y = \Phi$。X 为规则的前提，Y 为规则的结果；关联规则反映了项目集 X 出现的同时项目集 Y 也会跟着出现的规律。

5. 支持度

支持度（support）是指交易集中同时包括的 X 和 Y 的交易数与所有交易数之比，记作 support($X \Rightarrow Y$)。对于关联规则 $X \Rightarrow Y$，其中 $X \in I$，$Y \in I$，并且 $X \cap Y = \Phi$，则 $X \Rightarrow Y$ 的支持度为交易集中同时包含 X 和 Y 的交易数与所有交易数之比，即 support($X \Rightarrow Y$) = count($X \cup Y$)/D = $P(X \cap Y)$。支持度表示项目集在事务集中出现的频率是多少。设 X 属于数据项目集，为事务数据库中包含 X 的记录条数，D 为事务数据库中记录的总个数，那么项目集 X 的支持度 = X/D。例如，事务数据库中总共 100 数据，其中含有矿泉水的记录有 10 条，那么矿泉水的支持度是 10/100 = 0.1。如果 Y 为另一项目集，则支持度 $X \Rightarrow Y$ 反映了 X 和 Y 中所含的项在事务中同时出现的频率。如果 X 与 Y 同时出现的概率小，说明 X 与 Y 的关系不大；如果 X 与 Y 同时出现得非常频繁，则说明 X 与 Y 是相关的。

6. 置信度

关联规则的置信度（confidence）是交易集中包含 X 和 Y 的交易数与所有包含 X 的交易数之比，记为 confidence $(X\Rightarrow Y)$，即

$$confidence(X\Rightarrow Y) = \frac{support(X\cup Y)}{support(X)} = P(Y\mid X)。$$

置信度反映了包含 X 的事务中，出现 Y 的条件概率。有关联规则 $X\Rightarrow Y$，其中 $X\in I$，$Y\in I$，并且 $X\cap Y=\Phi$，那么 $X\Rightarrow Y$ 的置信度为：confidence $(X\Rightarrow Y)$ =（包含 X 和 Y 的事务数量/包括 X 的事务数量）× $100\% = P(Y\mid X)$。置信度是反映在事务 X 中出现事务 Y 的条件概率，如在买了面包的顾客中有80%会买牛奶。

7. 最小支持度、大项集和最小置信度

从关联规则的定义可以看出任意两个数据项集都存在关联规则，只是其支持度和置信度不同而已。为了找出有意义的规则就需要规定最小支持度和最小置信度，前者描述了关联规则中数据项集的最低重要程度，记为 mins_up，后者规定了关联规则必须满足的最低可靠性，记为 min_conf。支持度大于最小支持度的数据项集称作大项集（large itemset），反之则称为弱项集（small iternset）。

通常用户为了达到一定的要求，需要指定规则必须满足的支持度和置信度阈限，当 support $(X\Rightarrow Y)$、confidence $(X\Rightarrow Y)$ 分别大于等于各自的阈限值时，认为 $X\Rightarrow Y$ 是有趣的，此两个值分别称为最小支持度阈值（min_sup）和最小置信度阈值（min_conf）。其中，min_sup 描述了关联规则的最低重要程度，min_conf 规定了关联规则必须满足的最低可靠性。

8. 频繁项集

设 $U=\{u_1,u_2,\cdots,u_n\}$ 为项目的集合，且 $U\subseteq I$，$U\neq\Phi$，对于给定的最小支持度 min_sup，如果项集 U 的支持度 support$(U)\geq$min_sup，则称 U 为频繁项集，否则，U 为非频繁项集。

9. 强关联规则

如果某条规则同时满足最小支持度和最小置信度则称为强关联规则。即 support$(X\Rightarrow Y)\geq$min_sup 且 confidence$(X\Rightarrow Y)\geq$min_conf，称关联规则 $X\Rightarrow Y$ 为强关联规则，否则称 $X\Rightarrow Y$ 为弱关联规则。

设 X 和 Y 是数据集 D 中的项目集：

（1）若 $X\subseteq Y$，则 support$(X)\geq$support(Y)。

（2）若 $X\subseteq Y$，如果 X 是非频繁项目集，则 Y 也是非频繁项目集，即任意弱项目集的超集都是弱项集。

（3）若 $X\subseteq Y$，如果 Y 是非频繁项目集，则 X 也是非频繁项目集，即任意大项集的子集都是大项集。

（二）关联规则分类

1. 基于规则中处理的变量的类别，关联规则可以分为布尔型和数值型

布尔型关联规则处理的值都是离散的、种类化的，它显示了这些变量之间的关系；而数值型关联规则可以和多维关联或多层关联规则结合起来，对数值型字段进行处理，将其进行动态分割，或者直接对原始的数据进行处理，当然数值型关联规则中也可以包含种类变量。

2. 基于规则中数据的抽象层次，可以分为单层关联规则和多层关联规则

在单层关联规则中，所有的变量都没有考虑到现实的数据是具有多个不同层次的；而在多层关联规则中，对数据的多层性已经进行了充分的考虑。

3. 基于规则中涉及的数据的维数，关联规则可以分为单维的和多维的

单维关联规则是处理单个属性中的一些关系；多维关联规则是处理各个属性之间的某些关系。

（三）基本原理和算法

1. 基本原理

关联规则是要找出在某一时间或数据中会同时出现的东西：如果项目 A 是某一事件的一部分，则

项目 B 也出现在该事件中的概率为 $X\%$。关联规则将特定的结论与一系列条件联系在一起。关联规则算法自动寻找那些可通过可视化技术手段找到的关联。它运用一种生成－检验的方法去寻找规则——最初生成简单的规则，并被数据集证明是有效的。好的规则被存储，所有的规则都受到不同的制约，然后被专门化。专门化是一个将条件加入规则的过程。这些新规则接着被数据证实是有效的，而后这个过程反复地存储寻找到的最佳或最有意义的规则。用户常对规则中可能的前提数目提出一些限制。基于信息论或有效索引机制基础上的各种技术，常被用于压缩存在众多规则的搜索空间。该过程生成的最佳规则由图展示出来，但这套规则不能直接用于预测，这是因为规则中有许多不同的结论。由关联算法得到的关联规则称为未精炼的模型。

2. 运行过程

关联规则是帮助发现大量数据库中项集之间的关联关系的。设 $I = \{i_1, i_2, \cdots, i_m\}$ 为所有项目的集合，D 为事务数据库，事务 T 是一个项目子集（T）。每一个事务都具有唯一的事务标识 Tid。设 A 是一个由项目构成的集合，称为项集。事务 T 包含项集 A，当且仅当 $A \leqslant T$。最小支持度 min_sup，即用户规定的关联规则必须满足的最小支持度，它表示一组物品集在统计意义上需要满足的最低程度。最小置信度 min_conf，即用户规定的关联规则必须满足的最小置信度，它反映关联规则的最低可靠度。关联规则是在事务数据库 D 中找出具有用户给定的最小支持度 min_sup 和最小置信度 min_conf 的关联规则。如果项集的支持度超过用户给定的最小支持度阈值（min_sup），则称该项集是频繁项集或大项集。步骤如下：①根据最小支持度阈值找出数据集 D 中所有频繁项集；②根据频繁项集和最小置信度阈值产生所有关联规则。

3. 算法

关联规则的算法原理如下：

（1）搜索算法：该类算法只适合于项集数量相对较小且数据集中的关联规则挖掘。

（2）分层算法（宽度优先算法）：Apriori 算法是这类算法的典型代表，该算法需扫描数据集的次数等于最大频繁项集的项目数。

（3）深度优先算法：此类算法中最新、最高效的是 J. Han 等提出的 FP-growth（frequent-pattern growth，频繁模式增长）算法。

（4）划分算法：其基本思想是将整个数据集划分成可以存放在内存中进行处理的数据块，以节省访问外存的 I/O（输入/输出）开销。

（5）抽样算法：如何计算负边界以找回部分遗漏的频繁项集是抽样算法的关键。

（6）复杂关联规则算法：多层次关联规则挖掘一般有两种途径，一种是把单层次关联规则挖掘算法直接应用于多层次；另一种是在不同的层次应用不同的支持度阈值和置信度阈值。

关联规则挖掘的基本模型如图 16 -6 所示。

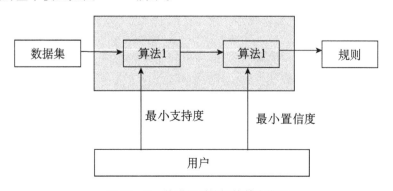

图 16 -6　关联规则挖掘的基本模型

（四）关联规则的 Apriori 算法

1. 基本思想

Apriori 算法是使用频繁项集的先验知识从而生成关联规则的一种算法，也是最有影响的关联规则挖掘算法。基本思想是通过对数据库的多次扫描来计算项集的支持度，发现所有的频繁项集从而生成关联规则。Apriori 算法对数据集进行多次扫描。第一次扫描得到频繁 1 - 项集的集合 L_1，第 k（$k>1$）次扫描首先利用第（$k-1$）次扫描的结果 L_k 来产生候选 k - 项集的集合 C_k，然后在扫描的过程中确定 C_k 中元素的支持度，最后在每一次扫描结束时计算频繁 k - 项集的集合 L_k，算法当候选 k - 项集的集合 C_k 为空时结束。

2. 基本步骤

Apriori 算法包括频繁项集的产生和关联规则的产生两步。产生频繁项集的过程主要分为连接和剪枝两步：①连接。为找 L_k，通过 L_{k-1} 与自身连接产生候选 k - 项集的集合 C_k。设 l_1 和 l_2 是 L_{k-1} 中的项集。记 $l_i[j]$ 表示 l_i 的第 j 个项。Apriori 假定事务或项集中的项按字典次序排序。对于（$k-1$）项集 L_i，将项排序，使 $l_i[1] < l_i[2] < \cdots < l_i[k-1]$。如果 L_{k-1} 的元素 l_1 和 l_2 的前（$k-2$）个对应项相等，则 l_1 和 l_2 可连接。即：如果 $(l_1[1]=l_2[1]) \cap (l_1[2]=l_2[2]) \cap \cdots \cap (l_1[k-2]=l_2[k-2]) \cap (l_1[k-1]<l_2[k-1])$ 时，l_1 和 l_2 可连接。条件 $l_1[k-1]<l_2[k-1]$ 仅仅是保证不重复。连接 l_1 和 l_2 产生的结果项集为 $(l_1[1],l_2[2],\cdots,l_1[k-1],l_2[k-1])$。②剪枝。由 Apriori 算法的性质可知，频繁 k - 项集的任何子集必须是频繁项集。由连接生成的集合 C_k 需要进行验证，去除不满足支持度的非频繁 k - 项集。

Apriori 算法使用层次顺序搜索的循环方法（逐层搜索的迭代方法）产生频繁项集，即用频繁 k - 项集探索产生（$k+1$）- 项集。首先，找出长度为 1 的频繁项集，记为 L_1，L_1 用于产生频繁 2 - 项集 L_2 的集合，L_2 用于产生频繁 3 - 项集 L_3 的集合，如此循环下去，直到不能找到新的频繁 k - 项集。找每一个 L_k 需要扫描数据库一次。然后产生关联规则，主要利用下面的公式来计算所获关联规则的置信度。

$$\text{confidence}(A{\rightarrow}B) = P(A \mid B) = \frac{\text{support\_count}(A \cup B)}{\text{support\_count}(A)} \text{。}$$

其中，support_count（$A \cup B$）是包含项集 $A \cup B$ 的交易记录数目，support_count（A）是包含项集 A 的交易记录数目。

具体步骤为：

①设定最小支持度 S 和最小置信度 C。

②Apriori 算法使用候选项集：首先产生出候选的项的集合，即候选项集。若候选项集的支持度大于或等于最小支持度，则该候选项集为频繁项集。

③在 Apriori 算法的过程中，首先从数据库读入所有的事务，每个项都被看作候选 1 - 项集，得出各项的支持度，再使用频繁 1 - 项集集合来产生候选 2 - 项集集合。因为先验原理保证所有非频繁的 1 - 项集的超集都是非频繁的。

④再扫描数据库：得出候选 2 - 项集集合，再找出频繁 2 - 项集。并利用这些频繁 2 - 项集集合来产生候选 3 - 项集。

⑤重复扫描数据库，与最小支持度比较；产生更高层次的频繁项集，再从该集合里产生下一级候选项集，直到不再产生新的候选项集为止。

3. Apriori 算法性质

任何非频繁的（$k-1$）- 项集都不可能是频繁 k - 项集的子集。这是因为：如果含有（$k-1$）- 项集的事务占事务总数的百分比不大于最小支持度阈值，那么含有该（$k-1$）- 项集与另外一项构成的 k 项集的事务占事务总数的百分比就更不可能大于或等于最小支持度阈值了。如果用概念来解释的话，含有 k - 项集的事务构成的概念的内涵比含有（$k-1$）- 项集事务所构成的概念的内涵增加了，那么它的外延必然会减小，所包含的事务数也必然减小。因此，根据这个性质可以在生成 k - 项集之前先将（k - 1）- 项集中的非频繁项集删除，通过删除候（$k-1$）- 项集中的非频繁项集得到（$k-1$）- 频繁项集。

（五）在健康风险评估中的应用

利用体检数据进行发病风险评估。例如，某研究者利用某医院体检数据，包括 2 型糖尿病（DM）、空腹血糖受损（impaired fasting glucose，IFG）及糖耐量受损（impaired glucose tolerance，IGT）患者的首次病程记录，信息数据为患者住院号、性别、年龄、既往病史、家族病史、饮食习惯、职业及生理数据等指标。利用 Apriori 算法，在 Clementine 中建立的关联规则模型如图 16 - 7 所示。

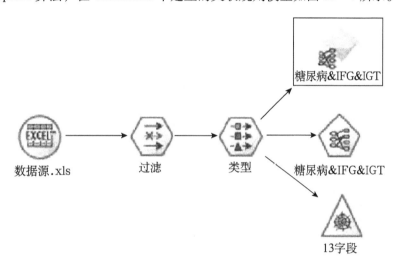

图 16 - 7　基于 Clementine 建立的关联规则模型

在进行关联分析时，设置的最小支持度阈值为 min_sup = 0.10，最小置信度阈值为 min_conf = 0.7 时，得到的关联规则最佳，如果关联规则的最小支持度和最小置信度不满足事先设置最小支持度和最小置信度的要求，则会被"剪枝"处理，最终得到的结果如图 16 - 8 所示。

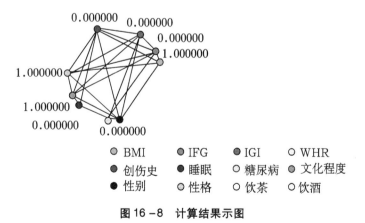

图 16 - 8　计算结果示图

四、决策树评估技术

决策树（decision tree）是在已知各种情况发生概率的基础上，通过构成决策树来求取净现值的期望值大于等于零的概率，评价项目风险，判断其可行性的决策分析方法，直观运用概率分析的一种图解法。由于这种决策分支画成图形很像一棵树的枝干，故称决策树。在机器学习中，决策树是一个预测模型，它代表的是对象属性与对象值之间的一种映射关系。

（一）概　述

决策树分析法是一种运用概率与图论中的树对决策中的不同方案进行比较，从而获得最优方案的风险型决策方法。决策树算法起源于 E. B. Hunt 等于 1966 年发表的论文"Experiments in Induction"，但真正让决策树成为机器学习主流算法的是罗斯·昆兰（Ross Quinlan，2011 年获得了数据挖掘领域最高奖——KDD 创新奖），昆兰在 1979 年提出了 ID3 算法，掀起了决策树研究的高潮。现在最常用的决策树算法 C4. 5 是昆兰在 1993 年提出的。

1. 决策树的基本概念

决策树是一个利用像树一样的图形或决策模型的决策支持工具，包括随机事件结果、资源代价和实用性。由一个决策图和可能的结果（包括资源成本和风险）组成，用来创建到达目标的规划。在决策树分析方法中，人们把决策问题的自然状态或条件出现的概率、行动方案、益损值、预测结果等，用一个树状图表示出来，并利用该图反映出人们思考、预测、决策的全过程。

2. 决策树的构成

决策树由结点和有向边组成。结点有两种类型：内部结点和叶结点，其中内部结点表示一个特征或属性，叶结点表示一个类。一般地，一颗决策树包含一个根节点、若干个内部结点和若干个叶结点；叶结点对应于决策结果，其他每个结点则对应于一个属性测试；每个结点包含的样本集合根据属性测试的结果被划分到子结点中；根结点包含样本全集，从根结点到每个叶子结点的路径对应了一个判定测试序列。在图 16 -9 中，圆和方框分别表示内部结点和叶结点。

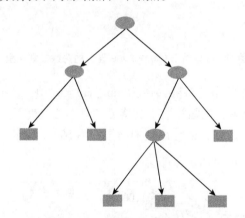

图 16 -9　决策树的基本模型

3. 决策树的性质

决策树是一种从无次序、无规则的样本数据集中推理出决策树表示形式的分类规则和方法。它采用自顶向下的递归方式，在决策树的内部节点进行属性值的比较，并根据不同的属性值判断从该节点向下的分支。在决策树的叶节点得到结论。因此从根节点到叶节点的一条路径就对应着一条规则，整棵决策树就对应着一组表达式规则。本质而言，决策树是一种基本的分类与回归方法，当决策树用于分类时称为分类树，用于回归时称为回归树。

4. 分类决策树模型

分类决策树是一种描述实例分类的树形结构。分类决策树的节点有两种类型：内部节点和叶节点。内部节点表示一个特征或属性，叶节点表示一个类。用决策树分类，从根节点开始，对实例的某一特征进行测试，根据测试结果，将实例分配到其子节点；这时，每一个子节点对应着该特征的一个取值。如此递归地对实例进行测试并分配，直到达到叶节点。最后将实例分到叶节点的类中。决策树算法是以实例为基础的归纳学习算法，本质上是从训练数据集中归纳出一组分类规则，与训练数据集不相矛盾的决策树可能有多个，也可能一个也没有。我们需要的是一个与训练数据集矛盾较小的决策树，同时具有很好的泛化能力。从另一个角度看，决策树算法是由训练数据集估计条件概率模型。基于特征空间划分的类条件概率模型有无穷个，我们选择的条件概率模型应该不仅对训练数据有很好的拟合，而且对未知数据有很好的预测。

（二）基本原理与算法

1. 基本原理

决策树分析法是常用的风险分析决策方法。该方法是一种用树形图来描述各方案在未来的收益的计算方法。其决策是以期望值为标准，进行比较及选择的方法。人们对未来可能会遇到好几种不同的情况，每种情况均有出现的可能，人们现无法确知，但是可以根据以前的资料来推断各种自然状态出现的概率。在这样的条件下，人们计算的各种方案在未来的经济效果只能是考虑到各种自然状态出现的概率的期望值，与未来的实际收益不会完全相等。其基本原理是用决策点代表决策问题，用方案分枝代表可供选择的方案，用概率分枝代表方案可能出现的各种结果，经过对各种方案在各种结果条件下损益值的计算比较，为决策者提供决策依据。

2. 基本算法

决策树算法是机器学习中的经典算法之一，既可以作为分类算法，也可以作为回归算法。决策树算法又发展出很多不同的版本，按照时间顺序分，目前主要包括 ID3、C4.5 和 CART 版本算法。其中 ID3 版本的决策树算法是最早出现的，可以用来做分类算法。C4.5 是针对 ID3 的不足出现的优化版本，也用来做分类。CART 也是针对 ID3 优化出现的，既可以做分类，又可以做回归。

决策树算法起源于概念学习系统（concept learning system，CLS），然后发展到 ID3 方法，最后又演化为能处理连续属性的 C4.5，有名的决策树方法还有 CART 和 Assistant、CHAID、SIiq、Sprint 等。最初利用信息论中信息增益方法寻找数据库中具有最大信息量的字段，作决策树的一个节点字段的某些值作门限建立树的分支；在分支下建立下层节点和子分支，生成一棵决策树。再剪枝，优化，然后把决策树转化为规则，利用这些规则可以对新事例进行分类。

（三）构建决策树基本步骤

构建决策树主要有 3 个步骤：分支节点选取，生成决策树，剪枝，即特征选择、决策树的生成与决策树的剪枝。决策树是一颗有向无环树。根节点没有父节点，所有其他节点都有且只有一个父节点，一个节点可以包含若干个子节点。若节点没有子节点，则称其为叶节点，否则称为内部节点。树的每个非叶节点包含一个分割点，由它决定数据如何划分。每个叶节点都对应一个类别标识 C 值；每个内部节点都对应一个用于分割数据集的属性 X_i，称为分割属性。由于决策树表示一个条件概率分布，所以深浅不同的决策树对应不同复杂度的概率模型。决策树的生成对应于模型的局部选择，决策树的剪枝对应于模型的全局选择。决策树的生成只考虑局部最优，相对地，决策树的剪枝则考虑全局最优。

1. 分支节点选取

即特征选择，指选取对训练数据具有分类能力的特征。决策树的每个内部节点（分支节点/树枝节点）表示一个特征或属性，每个树叶节点代表一个分类。分支节点选取，也就是寻找分支节点的最优解。既然要寻找最优，那么必须要有一个衡量标准，也就是需要量化这个优劣性。常用的衡量指标有熵和基尼系数。

（1）熵：在信息论与概率统计中，熵（entropy）是表示随机变量不确定性的度量。

设 X 是一个取有限个值的离散随机变量，其概率分布为：

$$P(X = x_i) = p_i, i = 1, 2, \cdots, n。$$

则随机变量 X 的熵定义为：

$$H(X) = -\sum_{i=1}^{n} p_i \log p_i 。$$

在上式中，若 $p_i = 0$，则定义 $p_i \log p_i = 0$。通常，上式中的对数以 2 为底或以 e 为底（自然对数），这时熵的单位分别称作比特（bit）或纳特（nat）。由定义可知，熵只依赖于 X 的分布，而与 X 的取值无关，所以也可将 X 的熵记作 $H(p)$，即

$$H(p) = -\sum_{i=1}^{n} p_i \log p_i 。$$

由此可见，熵越大，随机变量的不确定性就越大。从熵的定义可验证：

$$0 \leqslant H(p) \leqslant \log n 。$$

当随机变量只取两个值，如 1，0 时，则 X 的分布为：

$$P(X=1) = p, P(X=0) = 1 - p, 0 \leqslant p \leqslant 1 。$$

其熵为：

$$H(p) = -p \log_2 p - (1-p) \log_2 (1-p) 。$$

当 $p = 0$ 或 $p = 1$ 时，$H(p) = 0$，随机变量完全没有不确定，当 $p = 0.5$ 时，$H(p) = 1$，熵取值最大，随机变量不确定性最大。

（2）条件熵（conditional entropy）：指在已知随机变量 X 的条件下随机变量 Y 的不确定性。

设有随机变量 (X, Y)，其联合概率分布为：

$$P(X=x_i, Y=y_i) = p_{ij}, \begin{cases} i = 1, 2, \cdots, n \\ j = 1, 2, \cdots, m \end{cases} 。$$

条件熵 $H(Y|X)$ 表示在已知随机变量 X 的条件下随机变量 Y 的不确定性。随机变量 X 给定的条件下随机变量 Y 的条件熵 $H(Y|X)$，定义为 X 给定条件下 Y 的条件概率分布的熵对 X 的数学期望：

$$H(Y|X) = \sum_{i=1}^{n} p_i H(Y|X=x_i) 。$$

其中，$p_i = P(X=x_i)$，$i = 1, 2, 3, \cdots, n$。

当熵和条件熵中的概率由数据估计（如极大似然估计）得到时，所对应的熵与条件熵分别称为经验熵（empirical entropy）和经验条件熵（empirical conditional entropy）。

（3）信息增益（information gain）：表示得知特征 X 的信息而使得类 Y 的信息的不确定性减少的程度。特征 a_* 对训练数据集 D 的信息增益 $g(D, a_*)$，定义为集合 D 的经验熵 $H(D)$ 与特征 a_* 给定条件下 D 的经验条件熵 $H(D|a_*)$ 之差，即

$$g(D, a_*) = H(D) - H(D|a_*) 。$$

一般地，熵 $H(Y)$ 与条件熵 $H(Y|X)$ 之差称为互信息（mutual information）。决策树学习中的信息增益等价于训练数据集中类与特征的互信息。

决策树学习应用信息增益准则选择特征。给定训练数据集 D 和特征 a_*，经验熵 $H(D)$ 表示对数据集 D 进行分类的不确定性。而经验条件熵 $H(D|a_*)$ 表示在特征 a_* 给定的条件下对数据集 D 进行分类的不确定性。那么它们的差，即信息增益，就表示由于特征 a_* 而使得对数据集 D 的分类的不确定性减少的程度。显然，对于数据集 D 而言，信息增益依赖于特征，不同的特征往往具有不同的信息增益，信息增益大的特征具有更强的分类能力。根据信息增益准则的特征选择方法：对训练数据集（或子集）D，计算其每个特征的信息增益，并比较它们的大小，选择信息增益最大的特征。

（4）信息增益率：特征 a_* 对训练数据集 D 的信息增益率 $g_g(D, a_*)$ 定义为其信息增益 $g(D, a_*)$ 与训练数据集 D 的经验熵 $H(D)$ 之比：

$$g_g(D, a_*) = \frac{g(D, a_*)}{H(D)} 。$$

信息增益值的大小是相对于训练数据集而言的，并没有绝对意义。在训练数据集的经验熵大的时候，信息增益值会偏大。反之，信息增益值会偏小。使用信息增益率（information gain ratio）可以对这一问题进行校正。这是特征选择的另一准则。

2. 生成决策树

树的生长算法有以下 4 步：①对于训练集 T，若 T 是纯的，类别属性值为 $C1$，则选择 $C1$ 为叶节点，结束；否则把 T 作为当前数据集。②对于当前数据集，选择最佳测试属性作为节点，根据最佳测试属性的取值进行分枝，并把数据集划分为不同的子数据集。③逐个处理子数据集，若子数据集是纯的，类别属性值为 $C2$，则选择 $C2$ 作为叶节点，跳转至④；否则，把该子数据集作为当前数据集，跳转至②。④若子数据集处理完，结束；否则跳转至③。

生成决策树通常有 ID3、C4.5、CHAID 等算法，其中 CHAID 算法运用较多。CHAID 又称卡方自动交叉检验，由卡斯（Kass）于 20 世纪 80 年代提出，适用于分类和序次等级数据的分析，是一种以目标最优为依据，具有目标选择、变量筛选和聚类功能的分析方法。当预测变量是分类变量时，CHAID 方法最适宜。对于连续型变量，CHAID 在缺省状态下将连续型变量自动分为 10 段处理，但是可能有遗漏。CHAID 以原始数据处理为出发点，首先选定分类的目标变量，然后选定分类解释变量与分类目标变量进行交叉分类，产生一系列二维表。然后分别计算所生成二维表的卡方统计量或似然估计统计量，比较统计量 P 值的大小，以统计量 P 值最小的二维表作为最佳初始分类表。在最佳二维分类表的基础上继续使用分类解释变量对目标变量进行分类，重复上述过程直到分类条件满足 P 值大于拆分水准为止。具体步骤如下。

（1）建立交叉分类表：对每个解释变量 X_j（$1 \leqslant j \leqslant m$）与目标变量 Y 进行交叉分类，由此可产生 m 交叉分类表。

（2）计算统计量或者似然估计量。

（3）选择分类变量：比较 m 个交叉的卡方统计量或者似然统计量的大小，假定 Y 与 X_i 交叉分类的统计值最大，则选定 X_i 为最佳交叉分类方法，即 Y 与 X_i 交叉分类最能体现 Y 的分布差异。

（4）分类方向的确定：对已经分好的最优二维表，继续根据 X_i 对 Y 进行交叉分类（此时已经使用过的最优变量除外）形成三维交叉表。重复以上 3 个步骤就能得到对 Y 的最优分类。

（5）确定停止条件：设计统计量阈值，如果统计量小于设定的有统计意义的最小统计值，则分类停止；设置交叉分类维数，如果交叉分类维数大于预先设置的维数，则迭代停止；设置每组的最少样本数，如果继续进行交叉分类的组内样本数小于设定的样本数，则迭代停止。

3. 剪枝

利用决策树算法构建一个初始的树之后，为了有效地分类，还要对其进行剪枝。这是因为，由于数据表示不当、噪声等原因，会造成生成的决策树过大或过度拟合。因此为了简化决策树，寻找一颗最优的决策树，剪枝是一个必不可少的过程。

剪枝（pruning）是决策树学习算法对付"过拟合"的主要手段。在决策树学习中，为了尽可能正确对训练样本分类，结点划分过程将不断重复，有时会造成决策树分支过多，这时就可能因为对训练样本学习得"太好"了，以至于把训练集自身的一些特点当作所有数据都具有的一般性质而导致过拟合。因此，可通过主动去掉一些分支来降低过拟合的风险。

不同的算法，其剪枝的方法也不尽相同。常用的剪枝方法有预剪枝和后剪枝两种。

（1）预剪枝：是指在构建决策树之前，先制定好生长停止准则（如指定某个评估参数的阈值），在树的生长过程中，一旦某个分支满足了停止准则，则停止该分支的生长。停止决策树生长的常用方法：①定义一个高度，当决策树达到该高度时就停止决策树的生长。②达到某个节点的实例具有相同的特征向量，即使这些实例不属于同一类，也可以停止决策树的生长。这个方法对于处理数据的冲突问题比较有效。③定义一个阈值，当达到某个节点的实例个数小于阈值时就可以停止决策树的生长。④定义一个阈值，通过计算每次扩张对系统性能的增益，并比较增益值与该阈值大小来决定是否停止决策树的生长。

采用预剪枝的算法有可能过早地停止决策树的构建过程，但由于不必生成完整的决策树，算法的效率很高，适合应用于大规模问题。

（2）后剪枝：后剪枝则是先从训练集生成一棵完整的决策树，然后自底向上地对非叶结点进行考察，若将该结点对应的子树替换为叶结点能带来决策树泛化性能提升，则将该子树替换为叶结点。相较于预剪枝，后剪枝更常用，因为在预剪枝中精确地估计何时停止树增长很困难。

（3）其他剪枝方法：包括代价复杂性剪枝法（cost complexity pruning，CCP）、错误率降低剪枝法（reduced-error pruning，REP）、悲观错误剪枝法（pessimistic error pruning，PEP）和最小错误剪枝法（minimum error pruning，MEP）。

①代价复杂性剪枝法：CCP 选择节点表面误差率增益值最小的非叶子节点，删除该节点的子节点。若多个非叶子节点的表面误差率增益值相同，则选择子节点最多的非叶子节点进行裁剪。

②错误率降低剪枝法：是一种比较简单的后剪枝的方法。在该方法中，可用的数据被分成两个样例集合：一个是训练集，它被用来形成学习到的决策树；另一个是与训练集分离的验证集，它被用来评估这个决策树在后续数据上的精度，确切地说，是用来评估修剪这个决策树的影响。学习器可能会被训练集中的随机错误和巧合规律所误导，但验证集合不大可能表现出同样的随机波动。所以验证集可以用来对过度拟合训练集中的虚假特征提供防护检验。

③悲观错误剪枝法：是根据剪枝前后的错误率来判定子树的修剪。它不需要像错误率降低剪枝法那样，需要使用部分样本作为测试数据，而是完全使用训练数据来生成决策树，并进行剪枝，即决策树生成和剪枝都使用训练集。该方法引入了统计学中连续修正的概念弥补错误率降低剪枝法中的缺陷，在评价子树的训练错误公式中添加了一个常数，即假定每个叶子结点都自动对实例的某个部分进行错误的分类。

通常，决策树越小，就越容易理解，其存储与传输的代价也就越小，但决策树过小会导致错误率较大。反之，决策树越复杂，节点越多，每个节点包含的训练样本个数越少，则支持每个节点样本数量也越少，可能导致决策树在测试集上的分类错误率越大。因此，剪枝的基本原则就是，在保证一定的决策精度的前提下，使树的叶子节点最少，叶子节点的深度最小。要在树的大小和正确率之间寻找平衡点。

（四）构建决策树模型的基本要求与关键步骤

1. 基本要求

在应用决策树算法之前，必须满足以下要求。

（1）决策树算法是典型的有监督学习，因此需要预分类目标变量。必须提供一个训练数据集，该数据集为算法提供目标变量的值。

（2）训练数据集应是丰富多样的，为算法提供涉及不同方面的记录类型，以适应未来的分类需求。以决策树学习为例，如果示例记录缺乏系统定义的子集，那么对这个子集进行分类和预测将会存在问题。

（3）目标属性类必须是离散的。也就是说，决策树分析不适用于目标变量为连续型值的情况。当然，目标变量的值必须能明确界定属于或不属于某个特定的类型。

2. 关键步骤

（1）画出决策树：画决策树的过程也就是对未来可能发生的各种事件进行周密思考、预测的过程，把这些情况用树状图表示出来。先画决策点，再找方案分枝和方案点，最后再画出概率分枝。

（2）由专家估计法或用试验数据推算出概率值，并把概率写在概率分枝的位置上。

（3）计算益损期望值：从树梢开始，按由右向左的顺序进行，用期望值法计算。若决策目标是盈利时，比较各分枝，取期望值最大的分枝，其他分枝进行修剪。

（五）实例介绍

以下数据集（表 16 - 1）是根据一个人的年龄段、收入、是否为学生及信用等级来确定他是否会购买电脑，"是否购买电脑"是类标。

表 16 - 1　数据集示例

统计用户数/人	年龄段	收入	学生	信用等级	是否购买电脑
64	青年	高	否	良	不买
64	青年	高	否	优	不买
128	中年	高	否	良	买
60	老年	中	否	良	买
64	老年	低	是	良	买
64	老年	低	是	良	不买
64	中年	低	是	优	买
128	青年	中	否	优	不买
64	青年	低	是	良	买
132	老年	中	是	良	买
64	青年	中	是	良	买
32	中年	中	否	优	买
32	中年	高	是	良	买
64	老年	中	否	优	不买

1. 基于规则建树

（1）规则：依照特征出现的顺序进行建树。

（2）按年龄段、收入、学生、信用等级依次建立决策树。

（3）如果按年龄段不能把全部的数据分成买或者不买，这时候需要根据下一个收入特征继续判断，直到所有样本都已经分类。

（4）从定性角度画出决策树（图 16 - 10）。

2. 基于模型建树

ID3 算法。

（1）信息增益计算

计算对给定样本分类所需的信息熵。

类别标签 C 被分为两类：买或不买，其中：

$C1$（买）$= 640$；$C2$（不买）$= 384$；$C = C1 + C2 = 1024$。

$C1$ 的概率 $P_1 = 640/1024 = 0.625$；$C2$ 的概率 $P_2 = 384/1024 = 0.375$。

$I(C1, C2) = I(640, 384) = -P_1 \log(P_1) - P_2 \log(P_2) = 0.9544$。

计算每个特征的信息熵及信息增益。

1）计算"年龄段"特征的信息熵

年龄分为 3 组：青年（0）、中年（1）、老年（2）

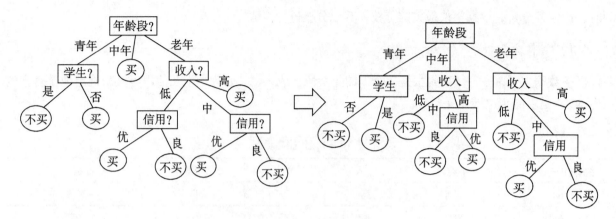

图 16-10 基于规则建树过程

①青年占总样本的概率

$P(0) = 384/1024 = 0.375$。

$C1(买) = 128$；$P_1 = 128/384$。

$C1(不买) = 256$；$P_2 = 256/384$。

$I1(C1,C2) = I(128,256) = -P_1\log(P_1) - P_2\log(P_2) = 0.9183$。

②中年占总样本的概率

$P(1) = 256/1024 = 0.25$。

$C1(买) = 256$；$P_1 = 256/256$。

$C1(不买) = 0$；$P_2 = 0/384$。

$I2(C1,C2) = I(256,0) = -P_1\log(P_1) - P_2\log(P_2) = 0$。

③老年占总样本的概率

$P(2) = 384/1024 = 0.375$。

$C1(买) = 257$；$P_1 = 257/384$。

$C1(不买) = 127$；$P_2 = 127/384$。

$I3(C1,C2) = I(257,127) = -P_1\log(P_1) - P_2\log(P_2) = 0.9157$。

则年龄段的信息熵为：

$$E(年龄) = P(0) \times I1(C1,C2) + P(1) \times I2(C1,C2) + P3 \times I2(C1,C2)$$
$$= 0.375 \times 0.9183 + 0.25 \times 0 + 0.375 \times 0.9157 = 0.6877$$。

则年龄段的信息增益为：$G(年龄) = 0.9544 - 0.6877 = 0.2667$。

2）计算"学生"特征的信息熵

$E(学生) = 0.7811$。

$G(学生) = 0.9544 - 0.7811 = 0.1733$。

3）计算"收入"特征的熵

$E(收入) = 0.9361$。

$G(收入) = 0.9544 - 0.9361 = 0.0183$。

4）计算"信用等级"特征的熵

$E(信用等级) = 0.9048$。

$G(信用等级) = 0.9544 - 0.9048 = 0.0496$。

（2）从定量的角度画出决策树（根据表格进行量化，图 16-11）。

决策树分析法尤其适用于序贯决策（多级决策），是描述序贯决策的有力工具。用决策树来进行决

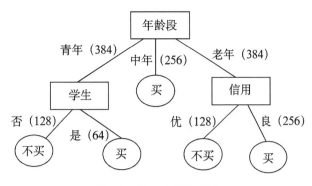

图 16-11 定量决策树

策，具有分析思路清晰、决策结果形象明确的优点。决策树分析法简便易学，具有广泛的实用价值。由于多阶段问题由若干单阶段问题构成，所以决策树分析法不仅可以解决多阶段问题，也可以解决单阶段问题。

五、概率风险评估

概率风险评价（probabilistic risk assessment，PRA）方法被提出和不断发展。它用基于事故场景的方法和思路分析研究实际系统，能够明确地描述系统的危险状态及潜在事故可能的发生和发展过程，通过结合运用多种安全性分析技术，鉴别出其可能后果，并计算出各种危险因素导致事故的发生概率，从而在系统的设计、制造、使用和维护过程中有力地支持安全风险的管理决策，采取经济有效的措施消除或减少人员伤亡、财产损失及对环境的破坏，达到安全的目的。

PRA 是一个综合过程，是各种安全性分析方法的集成运用。尽管对不同系统进行 PRA 的时机、范围、程序等具体要求不尽相同，但一般地，PRA 由以下几个步骤构成。

（1）研究熟悉系统：首先应全面熟悉所分析的系统，包括系统的设计、运行及其环境各方面的信息。这是进行其他工作的基础。

（2）分析初始事件：初始事件是事故场景的出发点。如果初始事件分析不完全，则无法分析出所有可能的事故场景，造成遗漏，因而也就无法得出正确全面的结论。初始事件的鉴别是一项复杂而重要的工作。可以使用包括检查表、初步危险分析、主逻辑框图等技术来分析初始事件。

（3）事件链分析：系统对初始事件存在不同的响应。因此，事件的发展过程及结果也不一样。必须就系统或人对事件的不同响应而导致的事件链的不同发展过程进行分析鉴别。采用事件树建立事件链模型是最普遍的事件链分析技术。

（4）初始事件和中间事件概率的评估：识别出来的一个事故场景对应一个事件链。在一个事件链中，初始事件和中间事件都可能由部件或设备失效而导致。若把这些事件作为顶事件，展开故障树分析，则可求出顶事件即事件链的初始事件或中间事件的发生概率。当某些事件不能展开故障树分析或展开分析也难以得到其发生概率时，则要采取其他的办法获得。

（5）后果分析：后果是风险的一个组成要素，不同的事件链将导致不同的后果。后果不仅包括当时影响，而且还包括事故对人员、环境和设备的长期影响。同一事故的后果也可因当时环境条件的不同而不同，所以要对不同环境条件下的后果进行分析。

（6）风险排序和管理：基于事件树技术可计算出事故的发生概率。对于同一后果，可以对不同危险因素的风险予以排序。PRA 不仅是一种风险评估方法，而且可以作为一项风险管理技术。所获风险评价结果与系统的安全目标之比较，可作为决策者选择或修改设计方案，或针对潜在事故采取预防措施的重要依据。当损失用货币表示时，PRA 能支持对设计纠正的费效评估。

第三节　半定量风险评估方法

半定量风险评价又叫相对风险评价。这种方法是在风险评价过程中，对导致事故发生可能性和后果的危险因素进行分级或打分，从而实施风险评价。这种分级或打分的量化方法又称为相对风险评价方法。

一、风险矩阵法

1. 概述

风险矩阵（risk matrix）是用于识别风险和对其进行优先排序的有效工具。风险矩阵可以直观地显示组织风险的分布情况，有助于管理者确定风险管理的关键控制点和风险应对方案。一旦组织的风险被识别，就可以依据其对组织目标的影响程度和发生的可能性等维度来绘制风险矩阵。风险矩阵图，是风险矩阵法使用过程中所参照的图表，风险矩阵法是一种能够把危险发生的可能性和伤害的严重程度进行综合评估的定性风险评估分析方法。它是一种风险可视化的工具，主要用于风险评估领域。

2. 用途

风险矩阵通常作为一种筛查工具对风险进行排序，根据其在矩阵中所处的区域，确定哪些风险需要更细致的分析，或是应首先处理哪些风险。风险矩阵也可以用于帮助在全组织内沟通对风险定性等级的共同理解。设定风险等级的方法和赋予它们的决策规则应当与组织的风险偏好一致。

3. 原理及使用步骤

（1）基本原理：在进行风险评价时，将风险事件的后果严重程度相对地定性分为若干级，将风险事件发生的可能性也相对地定性分为若干级，然后以严重性为表列，以可能性为表行，制成表，在行列的交点上给出定性的加权指数。所有的加权指数构成一个矩阵，而每一个指数代表一个风险等级。

（2）使用步骤：①危害识别：列出需要评估的危险状态；②危害判定：根据规定的定义为每个危险状态选择一个危险等级；③伤害估计：对应每个识别的危险状态，估计其发生的可能性；④风险评估：根据步骤②和③的结果，在矩阵图上找到对应的交点，得出风险结论。

4. 主要优点

风险矩阵的优点包括：①方法简便，易于使用；②显示直观，可将风险按重要性很快地划分为不同的水平。

5. 局限性

风险矩阵的局限性表现在：①必须设计出适合具体情况的矩阵，因此，很难有适用于组织各相关环境的通用系统；②很难清晰地界定等级；③该方法的主观色彩较强，不同决策者之间的等级划分结果会有明显的差别；④无法对风险进行累计叠加（如人们无法将一定频率的低风险界定为中级风险）。

二、层次分析法

层次分析法（analytic hierarchy process，AHP）是美国运筹学家萨蒂（T. L. Saaty）于 20 世纪 70 年代中期提出的一种系统分析方法。这是一种将与决策有关的元素分解成目标、准则、方案等一系列层次结构，在此基础上进行定性和定量分析，以确定多目标、多方案优化决策问题中各个指标权重的决策方法。这种方法的特点是在对复杂的决策问题的本质、影响因素及其内在关系等进行深入分析的基础上，利用较少的定量信息使决策的思维过程数学化，从而为多目标、多准则或无结构特性的复杂决策问题提供简便的决策方法，尤其适合对决策结果难以直接计量的场合。

1. 使用步骤

层次分析法的具体步骤如下：①通过对系统的深刻认识，确定该系统的总目标，弄清规划决策所涉及的范围、所要采取的措施方案和政策、实现目标的准则、策略和各种约束条件等，广泛地收集信息。②建立一个多层次的递阶结构，按目标的不同、实现功能的差异，将系统分为几个等级层次。③确定以上递阶结构中相邻层次元素间的相关程度。通过构造两两比较判断矩阵及矩阵运算的数学方法，确定对于上一层次的某个元素而言，本层次中与其相关元素的权重。④计算各层元素对系统目标的综合权重，进行总排序，以确定递阶结构中最底层各个元素在总目标中的重要程度。⑤根据分析计算结果，考虑相应的决策。

2. 用途

层次分析法以其系统性、灵活性、实用性等特点特别适合于多目标、多层次、多因素的复杂系统的决策，在目标因素结构复杂且缺乏必要数据的情况下使用更为方便，同时它也被广泛应用于社会、经济、科技、规划等很多领域的评价、决策、预测、规划等。

3. 主要优点

层次分析法较好地体现了系统工程学定性与定量分析相结合的思想。在决策过程中，决策者直接参与决策过程，并且其定性思维过程被数学化、模型化，还有助于保持思维过程的一致性。

4. 局限性

层次分析法的局限性主要表现在：①很大程度上依赖于人们的经验，因此主观因素的影响很大，它最多只能排除思维过程中的严重非一致性，却无法排除决策者个人可能存在的严重片面性；②比较、判断过程较为粗糙，不能用于精度要求较高的决策问题。

（郑国华，钱芝网）

参考文献

[1] LAROSE D T, LAROSE C D. 数据挖掘与预测分析 [M]. 王念滨，宋敏，裴大茗，译.2 版.北京：清华大学出版社，2017.
[2] 韦哲，于启炟，辛迈.基于 Apriori 算法的高危人群 2 型糖尿病预测研究 [J]. 中国医学装备，2015，12（1）：45-47.
[3] 张曾莲. 风险评估方法 [M]. 北京：机械工业出版社，2017.

第十七章
健康风险评估的原理和方法

健康风险评估（health risk appraisal，HRA）是通过所收集的大量个体健康信息，分析建立生活方式、环境、遗传和医疗卫生服务等危险因素与健康状态之间的量化关系，预测个体在一定时间内发生某种特定疾病（生理疾患和心理疾患）或因为某种特定疾病导致死亡的可能性，即对个体的健康状况及未来患病或死亡危险性的量化评估。健康风险评估是健康管理过程中关键的专业技术部分，是健康管理的核心。

第一节　概述

一、健康风险评估的发展史

现代健康风险评估的雏形形成于 20 世纪 40 年代。第二次世界大战后，随着生物医学技术的飞速发展，发达国家有效地遏制了传染病对人类健康的威胁，大大延长了居民平均寿命，实现了人们生活由温饱向小康的转变；同时生活和工作方式也发生了质的变化，一些与人们社会生活紧密相关的疾病，如心脏病、恶性肿瘤、中风，取代了传染病和感染，成为影响人类生存与长寿的最主要敌人，也导致了发达国家医疗经费飞速上涨。

在此背景下，美国路易斯·罗宾逊（L. C. Robbins）医生于 20 世纪 60 年代创立了预测医学（prospective medicine），首次提出了健康风险评估的概念，建立了弗莱明翰（Framingham）心血管疾病危险预测模型，估算出发生心脏病的可能性及死于心脏病的危险程度，为社区医生开展健康教育提供了支持。1970 年，罗宾逊医生与另一位心脏病医生杰姆斯·浩勒（James Hall）合著，出版了第一本有关健康风险评估的专著，确定了多种致病、致死的心脏病危险因素。他们通过生物统计学家 Harvey Geller 和健康保险学家 Norman Gesner 制定的 Geller-Gesner 心脏病的风险因素分数转换表，确定了心脏病的风险因素及量化标准，提出了以个人危险因素来预测其死于心脏病的概率的方法，奠定了预测医学的理论基础。接下来的 10 年，美国疾病控制和预防中心与加拿大卫生和福利部组织医学专家、流行病学专家、医学统计学专家，制定了健康风险评估表，将各种不同的危险因素和相关疾病罗列在一起，计算个体不同程度的危险因素对于主要疾病死亡率的影响。20 世纪 70 年代，随着计算机技术的发展，美国和加拿大总结了 10 年来健康风险研究的成果，研发了美国第一代成年人健康风险评估软件 Centers for Disease Control/Health Risk Appraisal（CDC/HRA）。

美国第一代成年人健康风险评估软件可计算不同性别、种族、年龄的 26 种主要疾病及未来 10 年总体的死亡率。在此基础上，根据个体的生理指标、环境暴露因素、心理因素、家族及个人病史、饮食习惯、生活方式等，分别计算 26 种主要疾病的估计死亡率，将其相加得到总体死亡率，也可根据不同疾病的致病、致死的危险因素，进行运算，指出生理指标、家族与个人病史及生活方式对于这 26 种主要疾病及疾病总体死亡率的影响及危害。第一代风险评估软件的关键指标为：实际年龄、健康年龄、可达最低年龄（可达到的健康年龄）。如果被评估者的健康年龄与其可达到的健康年龄的差别很大，则指出被评估者在降低健康危险因素方面有很大的潜力；反之，如果被评估者的健康年龄与可达到的健康年龄的差别很小，甚至为零，则说明被评估者已经较好地控制了自己的健康危险因素，其健康年龄也达到或接近了其最健康的状态。因此，通过计算健康年龄，能帮助公众认识个人可控制的健康风险因素，增强自我保健意识，选择健康的生活方式，保持健康的心理状态，提高自我健康管理的意识。第一代健康风险评估，是以纸笔为对话介质，通过问卷、答卷、计算、反馈与报告的过程，以通信方式完成的。推行健康风险评估，无须依托医疗卫生机构。做一份健康风险评估，是在医院或门诊部做一套简单体检费用的十几分之一，但可以使被评估人了解个人的健康风险与整体健康状况，是一个通俗易懂、物美价廉地进行自我健康教育与保健指南。

1981 年，美国埃默里大学卡特中心与美国疾病控制和预防中心携手合作，集合了 200 多位健康与医疗专家，对 300 多篇有关人口健康与疾病的科学论文进行了反复推敲及比较，对第一代健康风险评估计算系统及其风险评估技术进行了重大修改与更新，于 1989 年推出了由美国疾病控制和预防中心/卡特中心主编的第二代健康风险评估：把第一代健康风险评估所涉及的 26 种重大疾病的死亡率与致死原因增加到 43 种；强调了干预与改变健康行为的重要性；为被评估者提供了为不同健康需求服务的预防、保健与医疗资源。第二代健康风险评估中选用的 43 种不同疾病及致死原因的死亡率，通过 5 种不同的方法来计算：①估算心肌梗死、中风与乳腺癌的死亡率采用的方法是回归方程，而这 3 种疾病的死亡率占美国人口整体死亡率的 1/3 以上。②相对风险组合估算法是根据年龄、性别特定的某种疾病死亡率及其他健康危险因素的相对风险系数相乘而得到个人"健康估算"死亡率及将个人危险因素修正后算出的"最低"死亡率；采用相对风险组合估算法的 16 种疾病的死亡率占美国人口整体死亡率的 18.8%。③把年龄、性别特定的交通事故死亡率与多种健康危险因素组合风险相乘，估算出交通事故死亡率。交通事故是造成美国成年人夭折的第一位原因，为更精确估算交通事故死亡率，第二代健康风险评估问卷不仅保持了年驾车或乘车哩数与使用汽车安全带比率的问题，而且还增加了日常使用的交通工具、骑摩托车的哩数与使用头盔比例，以及自驾车或乘车的车型、驾车超速及酒后驾车频率等问题。④分类估算是与上述 3 种估算法分别结合使用的，使得对乳腺癌、宫颈癌及糖尿病的死亡率估算更精确。⑤ 43 种不同疾病及死因中的 23 种死亡率及死因，是根据年龄、性别的特定死亡率统计资料而决定的，其中包括 9 种癌症与除汽车事故死亡外的 8 种事故死亡或自杀与他杀的致死，这 23 种疾病及死因的死亡人数占美国死亡人口的 44.8%。

随着美国第一、第二代健康风险评估软件的研究和推广，发达国家（如美国、加拿大）造就了一批以健康风险评估为基础，开展健康管理、健康促进活动的公司和研究机构。为企业提供服务，以企业员工健康风险评估为基础，以健康教育、健康促进为手段，以遏制企业医疗卫生费用飞速上涨和提高企业员工生产力为目的，使健康管理在企业和事业单位中蓬勃发展。但这与美国疾病控制和预防中心最初期望的健康管理在社区里广泛开展不相符。

20 世界 90 年代以前，发达国家健康风险评估主要针对单纯疾病死亡率。随着人们对健康概念认识的深入，目前健康风险评估更大程度上针对患者的患病率和整体健康。例如，密西根大学健康管理研究中心推出的第三代健康风险评估，虽然仍沿用及更新以疾病死亡率计算方法为依据的风险评估软件，但是，死亡率不再是其风险评估的唯一依据，而以健康得分理念来计算患病率及反映不同患病率的个人医疗费用及医疗总费用。个人健康风险评估报告也用健康得分或风险得分取代了以往的估计年龄、健康年龄和可达到最低年龄等指标。健康（风险）得分是反映个体健康行为、疾病患病（死亡）风险及其参与预防措施程度的指标。一方面，这一转化反映了对不同疾病患病率的临床试验的进展与健康统计的长足进步。另一方面，增加了对患病率的风险评估，使得被评估者更容易重视与接受，有利于健康教育的成效。更重要的是生活方式对于患病率的影响要比死亡率更显著。第三代健康风险评估的核心技术包括：①以预测未来 1~3 年个人医疗消费状况、可控死亡率与使用预防医学保健措施情况的身心健康的得分；②以患病率、未来个人医疗消费数额的健康费用趋势管理技术；③以打破高危健康危险因素的干预方案；④以控制、降低死亡率为目的的健康风险可控因素的目标设定技术。

进入 2010 年以来，随着互联网已深入人们生活的各个角落，大数据及数据科学发展为独立学科，以大数据为导向，循证医学、预测医学为基础的健康管理前沿应用技术与产品的发展，使健康风险评估应用技术得到更快发展与应用，使得新一代的健康风险评估工具更具个体性、可比性、可行性和教育性。

发达国家越来越多的企业和事业单位依托健康管理机构，以健康风险评估作为基础措施，开展健康管理。通过风险评估，健康管理机构对中高危员工的健康危险因素进行追踪干预；对低危员工提供健康促进的资源，防止疾病发生。健康管理公司不仅为个体提供健康风险评估报告，也为企业和事业单位提供员工的健康状况总结报告，实现对所有员工群体健康的监控。

我国健康管理相关研究起步较晚，健康管理理念与发达国家差距很大。虽然我国健康管理机构已有 5000 多家，但其中多数仅从事体检。而发达国家健康管理机构所开展的以健康风险评估为基础的大规模体检活动，一般限于测量身高、体重、血压、胆固醇和血糖。国内健康管理机构一般不进行健康风险评估，仅提供若干固定搭配的"体检套餐"，体检缺乏针对性，造成医疗经费的浪费。

二、健康风险评估的基本步骤

主要包括个体健康信息的收集、危险度计算、风险沟通。

（一）个体健康信息的收集

1. 地域、性别、年龄

这些资料可以通过死因登记报告、疾病监测资料、居民的健康档案等途径获得，也可以通过回顾性的社区居民健康询问抽样调查获得。健康风险评估首先要掌握有关疾病的危险因素与死亡率或发病率之间的数量关系，因此选择哪一种疾病作为评估的具体病种，对获得结论并对其做出合理的解释是非常重要的。通常选择一些主要的病种作为调查的对象。选择一种疾病，而不是一类疾病，是因为一种疾病的危险因素一般较为具体明确，容易进行评估。而一类疾病由多种疾病组成，不易确定相应的危险因素。对目前不能明确危险因素的一些疾病也不宜作为评估的病种。一般选择影响当地目标人群最重要且具有明确危险因素的前 10~15 种疾病作为评估的病种。

2. 个体健康危险因素

这类资料一般用询问调查或自填式问卷方式收集。个体危险因素资料一般包括以下 5 类。

（1）行为生活方式：吸烟、饮酒、体育锻炼、体力活动和使用安全带等。

（2）环境因素：经济收入、居住条件、家庭关系、生产环境、工作环境、心理刺激和工作紧张程度。

（3）生物遗传因素：性别、年龄、种族、身高、体重、疾病遗传史等。

（4）医疗卫生服务：是否定期进行健康检查、X 线检查、直肠镜检查、乳房检查、宫颈涂片检查等。

（5）疾病史：详细了解个人的患病史、症状、体征及相应的检查结果。

3. 收集计算危险分数的有关资料

危险因素与死亡率之间的数量关系是通过将危险因素转换成危险分数这个关键环节来实现的。将个体具有危险因素的水平转换成相应的危险分数，是健康风险评估的关键步骤。危险分数是根据人群的流行病学调查资料，如各危险因素的相对危险度（RR）和各危险因素在人群中的发生率（P），经过一定的数理统计模型，如 logistic 回归模型、综合危险分数模型等计算得到。如果缺乏人群的流行病学调查资料或危险因素在人群中的发生率资料，可采用经验评估的方法，即邀请有关专家，参照目前病因学与流行病学的研究成果，对危险因素与死亡率之间的联系程度，提出将不同水平疾病存在危险因素转换成各个危险分数的指标。

（二）危险度计算

危险度的计算主要有两种方法：第 1 种是单因素加权法，是建立在单一危险因素与发病率基础上，将这些单一因素与发病率的关系以相对危险性表示其强度，得出的各相关因素的加权分数即患病的危险性。由于这种方法简单实用，不需要大量的数据分析，是健康管理发展早期的主要危险性评价方法。典型代表有 20 世纪 70 年代开始的美国 CDC 与卡特中心合作研究的健康危险评估方法，以及哈佛癌症风险指数。第 2 种是多因素模型法，是建立在多因素数理分析基础上，即采用统计学概率理论的方法得出患病危险性与危险因素之间的关系模型。所采用的数理方法，除常见的多元回归外，还有基于模糊数学的神经网络方法及基于 Monte Carlo 的模型等。这类方法的典型代表是 Framingham 心血管疾病危险预测模型，它是在前瞻性队列研究的基础上建立的。很多国家和地区也参照其研究方法进行了不同人群的心血管疾病评估模型的研究，并由此演化出适合自己国家、地区的评价模型。

风险评估或预测的结果主要用绝对风险和相对风险表示。绝对风险评估基于队列研究构建，估计未来若干年内患某种疾病的可能性，用以估计多个危险因素对疾病的效应。如 5 年患病的绝对风险为 10%，表示 5 年内将发生被评估疾病的概率为 10%。评估疾病绝对风险的主要目的在于确定干预措施的绝对效果。例如，如果人群平均 5 年绝对风险是 15%，意味着在未来 5 年内，整个人群中有 15% 的人需要进行被评估疾病的干预，也就是说，若未来 5 年内，在某一人群中采取有效的干预措施，则可能将人群被评估疾病的发病率降低 15%，如将人群被评估疾病发病率从 10% 降低至 8.5%。

相对风险是具有某一危险因素的个体与不具有这种危险因素的个体相比，发生某种疾病的概率之比。相对风险是对某一个危险因素单独表示，以提示人们对某些行为（如吸烟）或某种生理异常（如高血压）进行干预。这种表述方法在人群干预疗效的评价中存在一定问题，因为相对风险的降低程度与患者治疗前的绝对风险水平相关。例如，有研究显示：血压或血脂处于人群平均水平，而心血管疾病绝对风险高的个体，其降压或降脂治疗的绝对益处是血压或血脂处于较高水平，是心血管疾病绝对风险较低的个体的 2~3 倍。因此，目前相对风险评估通常是指个体危险性与同年龄同性别人群平均水平之比，或增减量。

（三）风险沟通

风险沟通是个体、群体及机构之间交换信息和看法的相互作用过程，是一个收集信息、组织信息、再现和修炼信息，并为决策服务的过程。这一过程涉及多侧面的风险性质及其相关信息，它不仅直接传递与风险有关的信息，也包括表达对风险事件的关注、意见及相应的反应。风险沟通贯穿风险管理的全过程，起到互动和交流信息的作用，是风险管理的最重要的途径之一。因此在疾病的风险管理中，恰当的风险沟通方式，将有助于健康管理人员和管理对象更好地理解健康风险的概念。

目前多数国家和地区在健康风险管理过程中存在的主要问题是多数人不能很好地理解健康绝对风险的含义。研究显示，近 80% 的实际处于高风险的个体过于乐观地认为自己处于低风险中，同时近 20% 的实际处于低风险的个体过于悲观地认为自己处于高风险中。多数人更易理解相对风险的概念，如吸烟者发生心血管病事件的风险是不吸烟者的两倍，但这一信息只有知道不吸烟者心血管病事件的绝对风险才有意义。其次，绝对风险是来自数学运算的抽象概念。对多数人而言，药物或其他干预降低血压或血脂的直接的、可理解的指标是血压和血脂水平，难以理解降压或降脂药能显著降低心血管疾病的风险。

因此风险评估报告中，用有利于多数人理解的工具来表示风险评估所给出的结果，将更有利于风险沟通，可直接传达风险程度。

第二节　健康风险评估的主要内容

健康管理中健康风险评估主要包括一般健康风险评估、疾病风险评估、行为生活方式评估及生活质量评估。

一、一般健康风险评估

一般健康风险评估（health risk appraisal，HRA）主要是对危险因素和可能发生疾病的评估。对危险因素的评估包括一般健康危险因素评估、生理指标危险因素评估，以及个体存在危险因素的数量和严重程度的评估，发现主要问题及可能发生的主要疾病。

（一）一般健康危险因素评估

广义上来说，任何影响健康"正常状态"的因素都是健康危险因素，是指机体内外存在的使疾病或死亡发生概率增加的一切因素，包括个人特征、环境因素、生理参数及卫生服务等。个人特征包括个人的不良行为，如吸烟、酗酒、体力活动缺乏、不平衡膳食、吸毒、迷信等，疾病家族史，遗传情况及心理因素等。环境因素是指以人为主体的外部世界，包括自然环境和社会环境。一个完整的个体，不仅是生物学意义上的人，而且还处在特定的自然环境和社会环境之内，是自然环境和社会环境中的一部分。因此，在考虑个体的健康和疾病时，不仅要考虑其生物学特性，更要考虑自然环境和社会环境的影响。一般健康危险因素的评估就是通过采集病史、体检和实验室检查等收集有关个体健康的危险因素，评价其对个体健康的影响，并提出规避或改善危险因素的建议以达到促进健康之目的的行为（详见第十五章）。

（二）生理指标危险因素评估

生理指标危险因素评估就是通过检测个体血压、血脂、血糖、体重、身高、腰围等生理指标，明确个体或人群各项生理指标的严重程度及同时存在其他危险因素的数量，评估个体或人群的危险度，以便进行危险度分层管理。

1. 高血压风险评估

根据《中国高血压防治指南》，成人正常血压为120/80 mmHg以下，对于在未使用降压药物的情况下，非同日3次测量血压，收缩压（SBP）/舒张压（DBPF）超过140/90 mmHg时，可诊断为高血压。尽管血压水平是影响心脑血管疾病发生的重要因素，但并非唯一因素。因此，需要全面、整体地评估高血压患者的心血管疾病风险并分层，有助于心血管风险的综合管理。分层前的评估如下。

（1）心血管危险因素评估：包括血压水平评估，根据血压水平可分为1级（收缩压140~159 mmHg或舒张压90~99 mmHg）、2级（收缩压160~179 mmHg或舒张压100~109 mmHg）和3级（收缩压≥180 mmHg或舒张压≥110 mmHg）；年龄（男性≥55岁，女性≥65岁）；吸烟；血脂固醇≥5.2 mmol/L（220 mg/dL）或低密度脂蛋白胆固醇≥3.4 mmol/L或高密度脂蛋白胆固醇<1.0 mmol/L；糖耐量受损（餐后2 h血糖7.8~11.0 mmol/L）和（或）空腹血糖异常（6.1~6.9 mmol/L）；早发心血管疾病家族

史（一级亲属发病年龄＜50 岁）；腹型肥胖（腰围：男性≥90 cm，女性≥85 cm）或肥胖（BMI≥28 kg/m²）。

（2）靶器官损伤筛查：筛查内容包括左心室肥厚（心电图或超声心电图检查室间隔或左室后壁厚度≥11 mm 或左心室质量指数男性≥115 g/m²，女性≥95 g/m²）；颈动脉内膜中层厚度增厚（超声检查 IMT≥0.9 mm 或动脉粥样斑块）；颈-股动脉脉搏速度≥12 m/s；踝/臂血压指数＜0.9；肾小球滤过率低 [＜60 mL/（min·1.73 m²）] 或血肌酐轻度升高（男性：115～133 μmol/L 或 1.3～1.5 mg/dL；女性：107～124 μmol/L 或 1.2～1.4 mg/dL）；微量尿蛋白 30～300 mg/24 h 或白蛋白-肌酐比值≥30 mg/g（3.5 mg/mmol）。

（3）并发症检查：主要包括心脏疾病（心绞痛，心肌梗死，冠状动脉血运重建术后，充血性心力衰竭）；脑血管疾病（脑出血，缺血性脑卒中，短暂性脑缺血发作）；肾脏疾病（糖尿病肾病；肾功能受损；血肌酐升高，男性＞133 μmol/L 或 1.5 mg/dL，女性＞124 μmol/L 或 1.4 mg/dL；蛋白尿（＞300 mg/24 h）；外周血管病；重度高血压性视网膜病变（出血或渗出，视盘水肿）；糖尿病 [空腹血糖异常≥7.0 mmol/L，餐后 2 h 血糖≥11.0 mmol/L，糖化血红蛋白（HbA$_{1c}$）≥6.5%]。

危险因素评估后，可根据个体的危险因素、病史及血压水平，将高血压患者分为低危、中危、高危、极高危，表示 10 年内将发生心、脑血管病事件的概率分别为＜15%、15%～20%、20%～30% 和＞30%，量化估计预后。具体分层标准根据血压升高水平（1、2、3 级）、其他心血管病危险因素、靶器官损伤及并发症情况，如表 17-1 所示。

表 17-1　高血压患者心血管危险分层标准

其他危险因素和病史	血压水平/mmHg		
	1 级	2 级	3 级
无其他危险因素	低危	中危	高危
1～2 个危险因素	中危	中危	极高危
3 个以上危险因素，或靶器官损伤	高危	高危	极高危
临床并发症或合并糖尿病	极高危	极高危	极高危

2. 血脂异常风险评估

血脂是血清中的胆固醇、TG 和类脂（如磷脂）等的总称，根据《中国成人血脂异常防治指南（2016 年修订版）》，血脂异常通常指血清中胆固醇和（或）TG 水平升高。临床上血脂检测的基本项目为 TC、TG、LDL-C 和 HDL-C，其他包括 Apo A1、Apo B、Lp（a）等项目，实际上血脂异常也泛指包括低 HDL-C 血症在内的各种血脂异常。血脂异常的主要危害是增加动脉粥样硬化性心血管疾病（ASCVD）的发病危险。

（1）血脂正常水平：我国人群血胆固醇（TC）的合适范围是＜5.18 mmol/L（200 mg/dL），低密度脂蛋白胆固醇（LDL-C）的合适范围是＜3.37 mmol/L（130 mg/dL）。TC 超过 5.18 mmol/L 或 LDL-C 超过 3.37 mmol/L。基于中国人群不同血脂水平对 ASCVD 发病危险的长期观察结果，各类血脂合适水平和异常分层标准如表 17-2 所示。

表 17 -2　中国人群血脂合适水平和异常分层标准

单位：mmol/L（mg/dL）

分层	TC	LDL-C	HDL-C	非-HDL-C	TG
理想水平		<2.6（100）		<3.4（130）	
合适水平	<5.2（200）	<3.4（130）		<4.1（160）	<1.7（150）
边缘升高	≥5.2（200）且<6.2（240）	≥3.4（130）且<4.1（160）		≥4.1（160）且<4.9（190）	≥1.7（150）且<2.3（200）
升高	≥6.2（240）	≥4.1（160）		≥4.9（190）	≥2.3（200）
降低			<1.0（40）		

（2）血脂危险分层：根据《中国成人血脂异常防治指南（2016 年修订版）》对血脂异常患者进行心血管疾病危险度分层，具体分层标准是根据血脂异常水平（边缘升高和升高）、其他心血管病危险因素的多少、有无高血压、有无冠心病及其等危症（图 17 -1）。冠心病等危症是指非冠心病者 10 年内发生主要冠脉事件的危险与已患冠心病者同等，新发和复发缺血性心血管病事件的危险 >15%。

符合下列任意条件者，可直接列为高危或极高危人群：
极高危：ASCVD患者
高危：（1）LDL-C≥4.9 mmol/L 或 TC≥7.2 mmol/L
　　　（2）糖尿病患者：1.8 mmol/L≤LDL-C<4.9 mmol/L （或）3.1 mmol/L≤TC<7.2 mmol/L且年龄≥40岁

不符合者，评估10年ASCVD发病风险

危险因素个数*		血清胆固醇水平分层/（mmol/L）		
		3.1≤TC<4.1（或）1.8≤LDL-C<2.6	4.1≤TC<5.2（或）2.6≤LDL-C<3.4	5.2≤TC<7.2（或）3.4≤LDL-C<4.9
无高血压	0~1个	低危（<5%）	低危（<5%）	低危（<5%）
	2个	低危（<5%）	低危（<5%）	中危（5%~9%）
	3个	低危（<5%）	中危（5%~9%）	中危（5%~9%）
有高血压	0个	低危（<5%）	低危（<5%）	低危（<5%）
	1个	低危（<5%）	中危（5%~9%）	中危（5%~9%）
	2个	中危（5%~9%）	高危（≥10%）	高危（≥10%）
	3个	高危（≥10%）	高危（≥10%）	高危（≥10%）

ASCVD 10年发病危险为中危且年龄小于55岁者，评估余生危险

具有以下任意2项及以上危险因素者，定义为高危：
（1）收缩压≥160 mmHg或舒张压≥100 mmHg
（2）BMI≥28 kg/m²
（3）非-HDL-C≥5.2 mmol/L（200 mg/dL）
（4）吸烟
（5）HDL-C<1.0 mmol/L（40 mg/dL）

图 17 -1　血脂风险评估流程

[* 包括吸烟、低 HDL-C 及年龄（男≥45 岁，女≥55 岁）]

二、疾病风险评估

疾病风险评估（disease specific health assessment）主要是针对特定慢性非传染性疾病的发病风险进行评估或预测。一般而言，可将疾病风险评估方法分为两大类：一是直接利用流行病学研究成果，主要是利用大型的基于社区的前瞻性队列研究成果，建模方法主要是 logistic 回归和生存分析法（如 Cox 回归模型和寿命表分析法）等；二是对既往大量散在的慢性病危险因素流行病学研究结果所进行的合成，统计方法包括 meta-analysis 和 synthesis analysis 等（详见本章第三节）。

三、生活质量评估

生活质量（quality of life，QOL）又被称为生存质量或生命质量。较普遍适用的定义是：以社会经济、文化背景和价值取向为基础，人们对自己的身体状态、心理功能、社会能力及个人整体情形的一种感觉体验。生活质量是一个内涵丰富的概念，它包括个人的生理健康、心理素质、自立能力、社会关系、个人信念等，指的是人们对自己生活状况的感受和理解。而且由于人们的文化和价值观念、生活目标、价值期望、行为准则及社会观念不同，对它的理解也有所不同。当这一术语被引入医学及健康研究领域时，又称为健康相关生活质量，主要是指与个体健康相关的生理、心理、社会功能 3 个方面的状态，即健康质量。因此，健康相关生命质量是指在病伤、医疗干预、老化和社会环境改变的影响下个人的健康状态，以及与其经济、文化背景和价值取向相联系的主观满意度。与存活和其他类型的临床结果一样，患者的生活质量也是他们所接受的医疗保健服务有效性的一个重要指标。

生命质量评估的基本内容通常包括躯体健康、心理健康、社会功能、疾病状况和对健康的总体感受。评估工具多采用各种量表进行测量，包括：①一般性生命质量调查问卷，是一种通用的生命质量调查表，可用于不同类型、不同严重程度的疾患的治疗，与疾病的特异程度无关。常见的有：SF-12、SF-36、EuroQol、Nottingham Health Profile（NHP）、Rosser Index、Sickness Impact Profile（SIP）。②临床生命质量测定方法，如 RKI（Rosser Kind Index）、QWB（Quality of Well-being Scale）、15-D、EQ5-D（Euro Qol）。③特殊病种生命质量调查表，如帕金森病生命质量调查表（PDQ-39）、慢性心力衰竭（CHF）调查表、严重心力衰竭生命质量调查表（QLQ-SHF）、糖尿病患者生命质量特异性量表、肝痛患者生存质量测定量表（QOL-LC）等（详见第六章）。

四、行为生活方式评估

行为生活方式是人们长期受一定文化、民族、经济、社会、风俗、规范特别是家庭影响而形成一系列生活习惯和生活制度。它在社会发展中形成并随之不断改变。良好的行为生活方式包括平衡膳食，适当的体力活动和锻炼，积极的休息和睡眠，控制体重，戒烟限酒，心理平衡等，是维护和促进健康的重要条件。不良的行为生活方式包括吸烟、酗酒、药物滥用、缺乏锻炼、不良饮食习惯和赌博等，是高血压、冠心病、脑卒中、癌症、糖尿病等许多疾病的危险因素。20 世纪 90 年代初，世界卫生组织的研究报告指出，在各种影响健康的因素中，生物性因素占 15%，社会性因素占 10%，环境性因素占 7%，医疗服务占 8%，而人的行为生活方式要占到 60%。1992 年，世界卫生组织发布的《维多利亚宣言》提出了人类健康的四大基石：合理膳食、适当运动、戒烟限酒和心理平衡。旨在通过营养干预、运动干预、心理干预和其他生活方式的干预，形成对个人行为和生活方式"全方位、全周期"的健康管理，创造整体健康观理论指导下的健康生活方式。

生活方式/行为评估（life style/behavioral health assessment），即行为生活方式评估是对个体或群体当前的行为生活方式进行评估，目的是帮助人们识别不健康的行为方式，并有针对性地提出改进措施，它不预测未来，其内容主要包括体力活动、膳食、精神压力及心理健康等方面（详见第九章）。

第三节　常用疾病风险评估模型

目前，健康风险评估已逐步扩展到以疾病为基础的危险性评价。疾病风险评估（disease specific health assessment）就是指对特定疾病患病风险的评估。主要有以下 4 个步骤：第一，选择要预测的疾病（病种）；第二，不断发现并确定与该疾病发生有关的危险因素；第三，应用适当的预测方法建立疾病风险预测模型；第四，验证评估模型的正确性和准确性。本节主要介绍几种常见的疾病风险评估模型。

一、哈佛癌症风险指数

（一）概述

哈佛癌症风险指数（Havard Cancer Risk Index）是一种风险评估工具，是由哈佛癌症风险工作小组提出的，基于生活方式及常规体检资料的癌症风险评估模型。主要用于预测 40 岁及以上的个体癌症发病的相对风险，适用于约占 80% 的主要类型的癌症（不包括非黑色素瘤皮肤癌）。工具的开发是基于美国男性和妇女流行病学监测与最终结果计划（包括男性 10 种癌症，女性 13 种癌症）。风险评估工具的开发详细信息可参阅 http：//www. hsph. harvard. edu/cancer/publications/pdfs/article. pdf。工作小组由流行病学家、临床肿瘤学家和其他在哈佛大学工作的具有定量专业知识的工作人员组成。小组根据与相关癌症有关的环境、饮食及每种癌症的其他生活方式因素的相对危险度制定评估模型，主要用于北美和欧洲人群。

（二）模型构建

1. 资料来源

资料来自于 2 个队列，女性队列为 1984—1994 年 71 774 名 40~70 岁女性的资料，男性队列为 1986—1996 年 38 954 名 40~70 岁男性的资料。这些人群在进入队列前均未发病。疾病相关的因素包括红肉的摄入、蔬菜、饮酒情况、维生素、体力活动、体重指数、口服避孕药、绝经激素的服用、家族史、阿司匹林、结肠癌筛检等。

2. 风险评估模型

其风险评估模型如下：

$$RR = \frac{RR_{L1} \times RR_{L2} \times \cdots \times RR_{Ln}}{[(P_1 \times RR_{C1}) + (1 - P_1) \times 1.0] \times [P_2 \times RR_{C2} + (1 - P_2) \times 1.0] \times \cdots \times [(P_n \times RR_{Cn}) + (1 - P_n) \times 1.0]}。$$

其中，RR 为被预测个体患某病与其同性别年龄组一般人群比较的相对风险；RR_{Ln} 指个体中存在的危险因素的相对危险度；P_n 为其同性别年龄组人群中暴露于某一危险因素者的比例；RR_{Cn} 为基于共识的相对风险，由专家小组对某一危险因素（包括不同分层）的相对危险度达成共识的赋值。

例如，一个 45 岁不吸烟的男性糖尿病患者，他的危险因素情况如表 17 - 3 所示，根据公式可计算出，其患胰腺的风险是 45 岁一般男性的 1.77 倍。

表 17 -3　输入肿瘤个体相对风险的风险指数计算值*
——一个胰腺癌例子（45 岁不吸烟的男性糖尿病患者，每天蔬菜消耗少于 3 份）

危险因素	特定个体的相对危险 RR_1	基于共识的相对危险 RR_C	相同特征的一般人群的患病率 (P_n) /%
糖尿病	2.0	2.0	5.8
吸烟（14 ~ 25 支/天）	1.0	1.3	12.5
吸烟（≥26 支/天）	1.0	2.5	10.3
≥3 份蔬菜/天	1.0	0.6	27.0

注：$RR = 1.77$（高于胰腺癌的平均风险）；*相对于一般人群中普通的 45 岁男性而言。

3. 模型评估

为了评估癌症预测风险指数的拟合度，先将风险分为极显著低于一般人群（极低）、显著低于一般人群（很低）、低于一般人群（较低）、相当于一般人群（一般）、高于一般人群（较高）、显著高于一般人群（很高）、极显著高于一般人群（极高）7 个等级，如表 17 -4 所示。

表 17 -4　被测个体与同性别同年龄组一般人群比较的相对风险

≤0.2	极显著低于一般人群
0.2 ~ 0.5（不含下限，下同）	显著低于一般人群
0.5 ~ 0.9	低于一般人群
0.9 ~ 1.1	相当于一般人群
1.1 ~ 2.1	高于一般人群
2.1 ~ 5.1	显著高于一般人群
>5.1	极显著高于一般人群

并利用间接标化方法计算相应的标化 95% 可信区间，公式为：

$$95\% \, CI = O/E \pm 1.96 \sqrt{(O/E^2)} \, 。$$

其中，O 为 10 年随访期内观察到的各年龄段实际病例数之和（$O = \sum a_i$）；E 为期望病例数（$E = \sum N_i \times l_i$，N_i 是相对风险类别中个体在每个年龄层中观察到的人年数，而 l_i 是该队列人群中观察到的 10 岁特定年龄的发病率）。

国外学者采用前瞻性队列研究对哈佛癌症指数进行了验证，结果表明哈佛癌症指数对女性的卵巢癌和结肠癌及男性的胰腺癌均有较高的辨别能力。

（三）模型应用步骤

1. 通过查阅文献确立所评估癌症的主要危险因素及相对危险度

选取资料时，尽可能选用基于评估地区人群、大样本的重大项目研究。如评估地区资料缺失或不充分，则由专家小组成员参考其他地区相关研究资料，讨论决定。

2. 预测个体发病的相对危险度

根据上述公式计算出个体患病的相对风险。用个体患病的相对风险与其同性别同年龄组一般人群比较，根据哈佛癌症风险指数工作小组制定的从极显著低于一般人群到极显著高于一般人群 7 个等级标准（表 17 -4），确定个体的危险等级。

3. 计算个体患病的绝对风险

相对风险乘以同性别同年龄组一般人群某病的发病率,即可算出个体患病的绝对风险值。

(四) 应用实例

国内学者依据近 20 年来我国肺癌流行病学资料,运用哈佛癌症风险指数建立了肺癌发病风险评估方法,具体步骤如下。

1. 资料获取

通过文献检索方法,查找近 20 年来国内外主要学术期刊上发表的中国人群肺癌相关流行病学的研究资料。同时参考政府机构或学术团体、专题研究小组发表的专题报告。

2. 建立模型

分别计算个体中存在的危险因素的相对危险度 RR_i,根据资料确定不同性别、不同年龄组人群暴露于某一危险因素者的比例(P 值);成立专家小组确定某一危险因素(包括不同分层)的相对危险度达成共识的赋值 RR_c(表 17 −5)。根据哈佛癌症风险指数工作小组提出的计算公式建立评估模型。

表 17 −5 肺癌危险因素及其相对危险度

危险因素	相对危险度
吸烟	
被动吸烟(不吸烟女性)	1.3
已戒烟	2.0[a]
吸烟指数 <100	1.8
吸烟指数 100 ~ 199	2.6
吸烟指数 200 ~ 299	4.2
吸烟指数 200 ~ 399	5.8
吸烟指数 ≥400	8.0
吸烟斗或旱烟	4.6
职业接触史	
无职业接触史	1.0
石棉	9.0
硅粉尘	2.6
煤烟或焦油	2.2
空气污染(大城市生活)	1.3
肺癌家族史	1.6
既往病史	
肺结核史	2.6
慢性支气管炎史	2.4
肺炎病史	2.0
蔬菜水果摄入 <400 g/d	1.4

[a] 若戒烟年数 ≥10,则相对危险度为 1。

3. 评估应用

例如，一名男性，46 岁，每天吸卷烟 16 支，吸烟 20 年，无职业性粉尘接触史，生活在北京。无肺癌家族史，无慢性肺病及肺炎史，每日蔬菜水果摄入超过 400 g。根据人群暴露率 P 和专家共识 RR_c（表 17-6）分别计算该男性每个危险因素的相对风险 RR_i。

表 17-6　举例男性输入计算公式的相应值

危险因素	RR_1	RR_c	相对危险因素人群暴露率（P）/%
吸烟			
已戒烟	1.0	2.0	0.014
吸烟指数 <100	1.0	1.8	0.07
吸烟指数 100~199	1.0	2.6	0.11
吸烟指数 200~299	1.0	4.2	0.14
吸烟指数 200~399	5.8	5.8	0.16
吸烟指数 ≥400	1.0	8	0.12
吸烟斗或旱烟	1.0	4.6	0.05
职业接触史			
石棉	1.0	9.0	0.00
硅粉尘	1.0	2.6	0.02
煤烟或焦油	1.0	2.2	0.01
空气污染（大城市生活）	1.3	1.3	0.14
肺癌家族史	1.0	1.6	0.12
既往病史			
肺结核史	1.0	2.6	0.04
慢性支气管炎史	1.0	2.4	0.04
肺炎病史	1.0	2.0	0.06
蔬菜水果摄入 <400 g/d	1.0	1.4	0.56

$RR = (5.8 \times 1.3)/[(2.0 \times 0.014) + (1 - 0.014)] \times [(1.8 \times 0.07) + (1 - 0.07)] \times [(2.6 \times 0.11) + (1 - 0.11)] \times [(4.2 \times 0.14) + (1 - 0.14)] \times [(5.8 \times 0.16) + (1 - 0.16)] \times [(8.0 \times 0.12) + (1 - 0.12)] \times [(4.6 \times 0.05) + (1 - 0.05)] \times [(9.0 \times 0.006) + (1 - 0.006)] \times [(2.6 \times 0.024) + (1 - 0.024)] \times [(2.2 \times 0.01) + (1 - 0.01)] \times [(1.3 \times 0.14) + (1 - 0.014)] \times [(1.6 \times 0.12) + (1 - 0.12)] \times [(2.6 \times 0.04) + (1 - 0.04)] \times [(2.0 \times 0.06) + (1 - 0.06)] \times [(1.4 \times 0.56) + (1 - 0.56)] = 0.64$。

表示该男性肺癌发病风险为其同性别同年龄组一般人群的 0.64 倍，按照哈佛癌症风险指数工作小组制定的标准，该男性肺癌发病风险低于一般人群。我国男性该年龄组一般人群肺癌发病率为 32/10 万，其今后 5 年肺癌发病的绝对危险为：5 × 0.64 × 32/10 万 = 102.4/10 万。但应考虑肺癌发病风险随年龄增加而增加，评估应该用年龄段的增长率校正。该年龄段每年肺癌发病率增加 10%，因此，该男性 5 年肺癌发病的绝对风险为：102.4/10 万 ×（1 + 10%）⁵ = 0.165%。其中吸烟是可改变的危险因素。若该男性戒烟，则其肺癌的相对风险可降到一般人群的 0.22（0.64 × 2.0/5.8 = 0.22）倍，今后 5 年内肺癌发病风险可降为 0.035%。

二、Framinghan 风险分数

（一）概述

Framingham 心脏研究和其他流行病学队列研究改变了 20 世纪后半部分对疾病的关注点，即从治疗已经存在的心血管疾病到预防处于疾病危险的状态。该策略的关键因素是识别那些最有可能发生心血管事件的人群，并进行靶向干预。1948 年，Framinghan 心脏病研究（FHS）开始立项。1961 年，Dawber 和 Kannel 在《内科学年鉴》上发表一篇文章，提出冠心病危险因素的概念，为临床危险评分奠定了基础，开启预测个体未来冠心病事件风险研究的先河。1967 年，Kannel 等首次在研究中创立了针对冠心病的多变量风险函数，提出 7 个危险因素的多变量 logistic 模型：年龄、总胆固醇、体重、异常心电图、血红蛋白、吸烟量及收缩压。在这一模型中，得分位于十位数顶端的男性冠心病发病率是位于十位数底端的 30 倍，而得分位于十位数顶端的女性冠心病发病率是位于十位数底端的 70 倍。随着 FHS 数据不断积累，个体危险因素也发生变化。FHS 研究人员发现，糖尿病使冠心病死亡风险升高 3 倍，高 LDL-C 和低 HDL-C 也是较强危险因素，因而对模型进行了完善与调整。1976 年，Kannel 等首次报道了风险工具，以及普遍的心血管终点，包括冠心病、卒中、跛行和心衰。内科医生据此可以直接计算个人预计心血管事件风险。

1998 年，Wilson 等报道针对冠心病的 Framingham 风险分数（Framingham Risk Score）。该函数成为美国国家胆固醇教育项目成人治疗方案计算风险的基础。与之前发表的函数相比，该模型使用危险分层代替连续变量，更有利于医生进行危险评估。该模型采用的 10 年风险评估为将来患冠心病的低、中、高危人群进行分类提供了方便的方法。

（二）模型构建

1. 资料来源

数据来自于参加 Framinghan 心脏病研究的人群，包括 2489 名男性和 2856 名女性，年龄 30 ~ 74 岁。进入研究队列时均未发生冠心病，并检测或调查了每个个体的一般情况（年龄、性别、身高、体重等），血压情况，血糖、血脂等生化检测等体检数据。

2. 构建模型方法

采用线性回归模型、logistic 回归模型和 Cox 回归模型（也叫 Cox 比例风险模型）分析每个因素与疾病的相对风险及因素间的交互作用效应。得到各危险因素不同等级的偏回归系数，并以此构建线性方程，并结合生存分析用以估计个体发生冠心病的 10 年风险（表 17 - 7），方程如下。

表 17 - 7　用 TC 分类预测 CHD 的 β 回归系数

变量	男性	女性
年龄/年	0.04826	0.33766
年龄^2/年		- 0.00268
TC/（mg/dL）		
< 160	- 0.65945	- 0.26138
160 ~ 199	参考	参考
200 ~ 239	0.17692	0.20771
240 ~ 279	0.50539	0.24385
≥280	0.65713	0.53513

变量	男性	女性
HDL-C/（mg/dL）		
<35	0.49744	0.84312
35～44	0.24310	0.37796
45～49	参考	0.19785
50～59	－0.05107	参考
≥60	－0.48660	－0.42951
血压		
最佳	－0.00226	－0.53363
正常	参考	参考
正常高值	0.28320	－0.06773
Ⅰ期高血压	0.52168	0.26288
Ⅱ～Ⅲ期高血压	0.61859	0.46573
糖尿病	0.42839	0.59626
吸烟	0.52337	0.29246
10 年基线生存函数，$S(t)$	0.90015	0.96246

（1）方程 1：L_Chol$_{男性}$ = 0.04826 × 年龄 － 0.65945（如果胆固醇 <160）+ 0.0（如果胆固醇为 160～199）+ 0.17692（如果胆固醇为 200～239）+ 0.50539（如果胆固醇为 240～279）+ 0.65713（如果胆固醇 ≥280）+ 0.49744（如果 HDL－C <35）+ 0.24310（如果 HDL－C 为 35～44）+ 0.0（如果 HDL－C 为 45～49）－ 0.05107（如果 HDL－C 为 50～59）－ 0.48660（如果 HDL－C ≥60）－ 0.00226（如果血压最佳）+ 0.0（如果血压正常）+ 0.28320（如果血压正常高值）+ 0.52168（如果为 1 级高血压）+ 0.61859（如果为 2 级高血压）+ 0.42839（如果为现患糖尿病）+ 0.0（如果未患糖尿病）+ 0.52337（如果吸烟）+ 0.0（如果不吸烟）。

根据方程 1 可计算男性 Chol 的平均数 G_Chol$_{男性}$。

G_Chol$_{男性}$ = 0.04826 × 48.5926 － 0.65945 × 0.07433 + 0.17692 × 0.38851 + 0.50539 × 0.16673 + 0.65713 × 0.05826 + 0.49744 × 0.19285 + 0.24310 × 0.35476 － 0.05107 × 0.19646 － 0.48660 × 0.10727 － 0.00226 × 0.20048 + 0.28320 × 0.20048 + 0.52168 × 0.22820 + 0.61859 × 0.13057 + 0.42839 × 0.05223 + 0.52337 × 0.40458 = 3.0975（式中分类变量数据为构成比例）。同理，可分别计算 G_Chol$_{女性}$ = 9.92545，G-LDL$_{男性}$ = 3.00069，G-LDL$_{女性}$ = 9.914136。

根据方程 1 计算得到的 L 值和 G 值，利用方程 2 计算 A 值。

（2）方程 2：$A = L - G$。

根据方程 2 计算的 A 值，利用方程 3 计算 B 值。

（3）方程 3：$B = e^A$。

根据方程 3 计算的 B 值，利用方程 4 计算生存概率 P 值。

（4）方程 4：$P = 1 - [s(t)]^B$。

由此，最后可计算出男性 $s(t)_{Chol}$ 的 10 年风险为 0.90015，女性为 0.96246（表 17-7）。

例如，一个 55 岁男性，胆固醇（Chol）为 250 mg/dL，HDL－C = 39 mg/dL，BP = 146/88 mmHg（为 1 类高血压），无糖尿病，吸烟。由此可计算：

方程 1：$L = 55 × 0.04826 + 0.50539 + 0.24310 + 0.52168 + 0.52337 = 4.4478$；

$G_{Chol} = 3.0975$。

方程 2：$A = 4.4478 - 3.0975 = 1.3503$。

方程 3：$B = e^A = e^{1.3503} = 3.85874$。

方程 4：$P = 1 - 0.900015^{3.85874} = 1 - 0.66637 = 0.3336$。

因此，此个体 10 年发生冠心病的风险是 33.36%。

3. 制作评估工具

（1）男性冠心病风险分数表：图 17 - 2 为用 TC 或 LDL-C 分类的冠心病风险，使用的指标分别为 TC（或 LDL-C）、HDL-C、血压、糖尿病及吸烟。基于 Framinghan 心脏病研究中 30 ~ 74 岁人群的资料，评估个体 10 年 CHD 的发病风险。评估步骤如下（以男性为例）。

第 1 步：查看年龄分数

年龄		
岁	低密度脂蛋白	胆固醇
30 ~ 34	−1	［−1］
35 ~ 39	0	［0］
40 ~ 44	1	［1］
45 ~ 49	2	［2］
50 ~ 54	3	［3］
55 ~ 59	4	［4］
60 ~ 64	5	［5］
65 ~ 69	6	［6］
70 ~ 74	7	［7］

第 2 步：查看 LDL-C 或胆固醇分数

LDL-C		
（mg/dL）	（mmol/L）	LDL Pts
<100	<2.59	−3
100 ~ 129	2.60 ~ 3.36	0
130 ~ 159	3.37 ~ 4.14	0
160 ~ 190	4.15 ~ 4.92	1
≥190	≥4.92	2

胆固醇		
（mg/dL）	（mmol/L）	胆固醇 Pts
<160	<4.14	［−3］
161 ~ 199	4.15 ~ 5.17	［0］
200 ~ 239	5.18 ~ 6.21	［1］
240 ~ 279	6.22 ~ 7.24	［2］
≥280	≥7.25	［3］

第 3 步：查看 HDL-C 分数

HDL-C			
（mg/dL）	（mmol/L）	LDL Pts	Chol Pts
<35	<0.9	2	[2]
35 ~ 44	0.91 ~ 1.16	1	[1]
45 ~ 49	1.17 ~ 1.29	0	[0]
50 ~ 59	1.30 ~ 1.55	0	[0]
≥60	≥1.56	－1	[－2]

第 4 步：查看血压分数

血压					
收缩压/mmHg	舒张压/mmHg				
	<80	80 ~ 84	85 ~ 89	90 ~ 99	≥100
<120	0 [0] Pts				
120 ~ 129		0 [0] Pts			
130 ~ 139			1 [1] Pts		
140 ~ 159				2 [2] Pts	
≥160					3 [3] Pts

注：当收缩压和舒张压提供不同的估计分数时，取最高的数值。

第 5 步：查看糖尿病分数

糖尿病		
	LDLPts	Chol Pts
No	0	[0]
Yes	2	[2]

第 6 步：查看吸烟分数

吸烟		
	LDLPts	Chol Pts
No	0	[0]
Yes	2	[2]

第 7 步：计算总分　合计 1 ~ 6 步

	分数
年龄（age）	
LDL-C 或胆固醇	
HDL-C	
血压	
糖尿病	
吸烟	
合计	

第8步：查看 CHD 风险

CHD 风险			
LDL 总分数	CHD 10 年风险	胆固醇总分数	CHD 10 年风险
< -3	1%		
-2	2%		
-1	2%	[< -1]	[2%]
0	3%	[0]	[3%]
1	4%	[1]	[3%]
2	4%	[2]	[4%]
3	6%	[3]	[5%]
4	7%	[4]	[7%]
5	9%	[5]	[8%]
6	11%	[6]	[10%]
7	14%	[7]	[13%]
8	18%	[8]	[16%]
9	22%	[9]	[20%]
10	27%	[10]	[25%]
11	33%	[11]	[31%]
12	40%	[12]	[37%]
13	47%	[13]	[45%]
≥14	≥56%	[≥14]	[≥53%]

第9步：与同类人群进行比较

比较风险			
年龄/岁	平均 10 年 CHD 风险	平均 10 年严重* CHD 风险	低** 10 年 CHD 风险
30 ~ 34	3%	1%	2%
35 ~ 39	5%	4%	3%
40 ~ 44	7%	4%	4%
45 ~ 49	11%	8%	4%
50 ~ 54	14%	10%	6%
55 ~ 59	16%	13%	7%
60 ~ 64	21%	20%	9%
65 ~ 69	25%	22%	11%
70 ~ 74	30%	25%	14%

很低； 低； 中等； 高； 很高

图 17 -2 男性 CHD 风险评估步骤

[*严重 CHD 事件（hard CHD）排除心绞痛；**低风险是通过相同年龄、适宜血压、LDL 100 ~ 129 mg/dL，或胆固醇 160 ~ 199 mg/dL，男性 HDL-C 45 mg/dL，或女性 HDL-C 55 mg/dL，无吸烟，无糖尿病者计算而得]

（2）女性 CHD 风险评估步骤参见附图 17 -1。

（三）模型应用

Framingham 心血管疾病危险预测模型是 Framingham 心脏研究建立的冠心病风险预测模型，该模型被用于预测不同危险水平的个体在一定时间内（如 10 年）发生冠心病危险的概率。西方国家多以 Framingham 心脏研究建立的风险评估模型为基础，制定适合本国的综合危险评估指南。由于 Framingham 心脏研究的对象是美国白人，有研究显示其预测结果并不适用于所有人群（不同地区或不同民族的人群）。因此许多国家也利用自己的研究队列建立了适宜本民族人群特点的预测模型。

三、中国心血管疾病评估模型

（一）概述

自 20 世纪 80 年代以来，心血管病危险因素在我国各地区呈现明显增长势态，且随着高危人群的增加，21 世纪心血管病对我国人民健康的威胁将进一步加大。因此，国家成立"十五"攻关"冠心病、脑卒中综合危险度评估及干预方案研究"课题组（简称"课题组"）。课题组考虑到我国是冠心病相对低发、脑卒中相对高发的国家，如果采用冠心病发病危险来衡量个体或群体的心血管病综合危险，显然会很大程度上低估其危险，而不足以引起人们应有的重视。并且发现冠心病和缺血性脑卒中二者的主要危险因素种类基本相同，各危险因素对发病的贡献大小顺序也相同，为了更恰当反映我国人群存在的心血管病危险，该研究依据中美心肺血管疾病流行病学合作研究队列随访资料，将冠心病事件和缺血性脑卒中事件合并后的联合终点称为缺血性心血管病事件（如某一个体兼患冠心病和缺血性脑卒中事件，则仅记为 1 例缺血性心血管事件）。并结合临床情况和我国人群危险因素的分布特征，建立简易危险度预测模型，并据此制定适合我国人群的心血管病综合危险度简易评估工具。

（二）模型构建

1. 资料来源

资料来源于中美心肺血管疾病流行病学合作研究队列的随访人群。该队列为北京首都钢铁公司工人、北京石景山区农民、广州造船厂工人和广州番禺县农民 4 个人群，年龄 35～59 岁，共 11 000 多人，于 1983—1984 年秋季对上述 4 个人群同时进行基线调查，内容包括：个人一般情况、疾病史、家族史、心血管疾病主要危险因素的调查，血脂检测。后随访至 1987—1988 年对该人群进行了第一次复查，截至 2000 年平均随访 15.1 年，随访的主要终点是冠心病和脑卒中发病、死亡事件及全死因死亡。随访结束共发生心血管病 474 人，冠心病事件 105 人、脑卒中事件 382 人（其中缺血性脑卒中 266 人）。

2. 模型构建

预测模型采用了 Cox 比例风险模型。在模型中将冠心病事件和缺血性脑卒中事件合并后的联合终点称为缺血性心血重管病（ischemic cardiovascular disease，ICVD）事件，由于性别间发病率差异较大，所有预测模型的拟合均分性别进行。模型中用于预测 ICVD 的主要危险因素为：年龄、收缩压、体重指数、血清总固胆醇、是否患有糖尿病和是否吸烟。

在最优模型的基础上，将各连续变量危险因素按以下规定转化为分组变量，然后拟合出简易预测模型。再根据简易预测模型各项自变量的回归系数，确定各危险因素不同水平时的评分赋值。各危险因素的分层原则如下。

（1）年龄：每 5 岁一个年龄组。

（2）血压：按照收缩压水平分为 <120 mmHg、<130 mmHg、<140 mmHg、<160 mmHg、<180 mmHg 和≥180 mmHg，共 6 组。

（3）TC：适宜水平为 3.64~5.2 mmol/L，分为3层：<3.64 mmol/L，<5.2 mmol/L，≥5.2 mmol/L。

（4）BMI：正常（<24 kg/m²）、超重（<28 kg/m²）和肥胖（≥28 kg/m²）。

（5）糖尿病：以空腹血糖≥7.0 mmol/L 为糖尿病。

（6）吸烟：定义为每天吸至少1支且持续1年以上。

模型中 ICVD 的发病率采用人年率算法，多因素 Cox 比例风险模型进行最优模型拟合，并计算回归系数（β）、相对危险度（RR）及其95%可信区间。采用 ROC 曲线及曲线下面积评估模型的判别能力。

3. 建立简易评分法，开发评分工具

根据简易预测模型中各危险因素处于不同水平时所有对象的回归系数（表17-8），制定一套不同危险因素水平给予不同危险分值的评分系统（图17-3和图17-4），且所有危险因素评分之和对应于 ICVD 的10年发病绝对危险。

表17-8 缺血性心血管病发病多因素 Cox 回归各主要危险因素的回归系数（β）和相对危险（RR）

观察项目	男			女		
	β	RR	95% CI	β	RR	95% CI
年龄/岁	0.0659	1.07[‡]	1.04~1.10	0.0850	1.09[‡]	1.05~1.13
SBP/mmHg						
<120	-0.5410	0.58[*]	0.36~0.92	-0.8274	0.44[†]	0.23~0.82
120~129		1.00			1.00	
130~139	0.3992	1.49	0.93~2.40	0.2301	1.26	0.68~2.32
140~159	0.8007	2.23[‡]	1.42~3.49	0.8075	2.24[†]	1.30~3.88
160~179	1.6975	5.46[‡]	3.41~8.75	1.3797	3.97[‡]	2.26~7.00
≥180	2.5144	12.36[‡]	7.29~20.95	1.8634	6.451[‡]	3.46~12.01
BMI/（kg/m²）						
<24		1.00			1.00	
<28	0.2469	1.28	0.94~1.74	0.7169	2.05[‡]	1.35~3.08
≥28	0.3974	1.49	0.99~2.24	0.6031	1.83[*]	1.15~2.91
TC/（mmol/L）						
<3.64		1.00			1.00	
<5.20	-0.0099	0.90	0.58~1.68	-0.0859	0.92	0.44~1.94
≥5.20	0.3003	1.35	0.78~2.33	0.2682	1.31	0.62~2.74
吸烟（是/否）	0.714	2.04[‡]	1.43~2.92	0.4634	1.59[*]	1.10~2.30
糖尿病（是/否）	0.0469	1.05	0.57~1.94	0.9642	2.62[‡]	1.58~4.35
10年时基础生存函数，S_0(10)	0.9835			0.9948		
15年时基础生存函数，S_0(15)	0.9721			0.9875		

注：[*] $P<0.05$，[†] $P<0.01$，[‡] $P<0.001$。

数据来源：国家"十五"攻关"冠心病、脑卒中综合危险度评估及干预方案的研究"课题组. 国人缺血性心血管病发病危险的评估方法及简易评估工具的开发研究 [J]. 中华心血管病杂志，2003，31（12）：893-901.

第一步：评分

年龄/岁	得分
35~39	0
40~44	1
45~49	2
50~54	3
55~59	4

收缩压/mmHg	得分
<120	-2
120~130	0
130~140	1
140~160	2
160~180	5
≥180	8

体重指数/(kg/m²)	得分
<24	0
24~28	1
≥28	2

总胆固醇/(mmol/L)	得分
<5.2	0
≥5.2	1

吸烟	得分
否	0
是	2

糖尿病	得分
否	0
是	1

第二步：求和

危险因素	得分
年龄	_____
收缩压	_____
体重指数	_____
总胆固醇	_____
吸烟	_____
糖尿病	_____
总计	_____

10年ICVD绝对危险参考标准

年龄	平均危险	最低危险
35~39	1.0	0.3
40~44	1.4	0.4
45~49	1.9	0.5
50~54	2.6	0.7
55~59	3.6	1.0

第三步：绝对危险

总分	10年ICVD危险/%
≤-1	0.3
0	0.5
1	0.6
2	0.8
3	1.1
4	1.5
5	2.1
6	2.9
7	3.9
8	5.4
9	7.3
10	9.7
11	12.8
12	16.8
13	21.7
14	27.7
15	35.3
16	44.3
≥17	≥52.6

图 17-3　缺血性心血管病（ICVD）10 年发病危险度评估（男）

第一步：评分

年龄/岁	得分
35~39	0
40~44	1
45~49	2
50~54	3
55~59	4

收缩压/mmHg	得分
<120	-2
120~130	0
130~140	1
140~160	2
160~180	3
≥180	4

体重指数/(kg/m²)	得分
<24	0
24~28	1
≥28	2

总胆固醇/(mmol/L)	得分
<5.2	0
≥5.2	1

吸烟	得分
否	0
是	1

糖尿病	得分
否	0
是	1

第二步：求和

危险因素	得分
年龄	_____
收缩压	_____
体重指数	_____
总胆固醇	_____
吸烟	_____
糖尿病	_____
总计	_____

10年ICVD绝对危险参考标准

年龄/岁	平均危险	最低危险
35~39	0.3	0.1
40~44	0.4	0.1
45~49	0.6	0.2
50~54	0.9	0.3
55~59	1.4	0.5

第三步：绝对危险

总分	10年ICVD危险/%
-2	0.1
-1	0.2
0	0.2
1	0.3
2	0.5
3	0.8
4	1.2
5	1.8
6	2.8
7	4.4
8	6.8
9	10.3
10	15.6
11	23
12	32.7
≥13	≥43.1

图 17-4　缺血性心血管病（ICVD）10 年发病危险度评估（女）

评价实例：一个年龄 50 岁的男性，血压 150/90 mmHg，BMI 为 25 kg/m²，血清胆固醇为 5.46 mmol/L，吸烟，无糖尿病。

评估步骤如下：

（1）年龄 50 岁 =3 分，SBP 150 mmHg =2 分，BMI 25 kg/m² =1 分，TC 5.46 mmol/L =1 分，吸烟 =2 分，无糖尿病 =0 分。

（2）根据评分表可得总分为 3 +2 +1 +1 +2 +0 =9 分。

（3）查表得 9 分对应的 10 年发生 ICVD 的绝对危险为 7.3%。

4. 简易工具的开发

为了更加方便使用，课题组在上述基础上开发完成了 ICVD 事件（包括急性心肌梗死、缺血性心脏骤停、其他冠心病死亡和缺血性脑卒中，不包括心绞痛和一过性脑缺血）10 年发病危险评估图（参见附图 17-2 和附图 17-3）。其使用方法更加简单，只要在图上找到患者各种危险因素水平所对应的位置，根据该位置表示的颜色即可判定患者 10 年内发生 ICVD 的绝对危险在哪个等级。

比如上述子指标相同的个体，如果年龄为 60 岁，则总得分为 10 分，绝对危险为 9.7%；如果年龄为 65 岁，则总得分为 11 分，绝对危险为 12.8%。

危险评估图是按评估危险因素的不同分类定义危险水平，在方格图中用不同的颜色表示不同危险水平等级的更便于临床应用的一种简易评估工具。根据缺血性心血管病事件 10 年发病危险预测模型，按性别、有无糖尿病、是否吸烟、年龄、总胆固醇和收缩压等危险因素的不同分类定义危险水平，在方格图中用不同的颜色表示不同的风险水平等级绘制了缺血性心血管病事件 10 年发病危险评估图。评估结果分为 5 个等级，即 <5% 极低危险度、5%~10% 低度危险、10%~20% 中度危险、20%~40% 高度危险、≥40% 很高度危险。

（三）模型评估

为了判断预测模型区分个体将来是否发生心血管病事件的能力，课题组对校正后的最优模型和简易模型进行了受试者操作特征曲线（receiver operating characteristic curve，ROC）分析，并计算了 ROC 曲线下的面积（AUC）。结果显示，男性最优模型的 AUC 为 0.799，女性最优模型的 AUC 为 0.844；男性简易模型的 AUC 为 0.796，女性简易模型的 AUC 为 0.845。

（四）模型应用注意事项

（1）该危险评估表仅适用于尚未发生心血管病者。若已经患有心血管病，则再次发生心血管病事件的概率会比模型预测的发病危险大大增加。

（2）由于本研究的终点事件中未包括心绞痛发病一类事件，所得出的 ICVD 事件绝对危险比实际危险要低。临床应用时对此应有所考虑。据 Framinghan 资料估计，在 40 岁以上人群中包括和不包括心绞痛的冠心病事件绝对危险平均相差 3%~5%，年龄越大差别越大。

（3）本研究人群入组时年龄范围为 35~59 岁，所得出的预测模型和评估方法应用于此范围之外的其他年龄人群时结果仅供参考。

（4）预测模型和评估方法对于那些各种危险因素都是轻中度升高的人最为适合，对于那些人群中并不多见的、多种危险因素都处于很高水平的人会有较大误差。

（5）该预测模型和评估方法仅评估 10 年内发病危险。对年轻人来说，很多情况下低危是由于年轻所导致的，并不意味着终生低危。这时参考平均危险和最低危险计算相对危险，对于决定是否予以必要的干预更为恰当。

四、卒中风险计算器

（一）概述

卒中风险计算器（stroke riskometer）由新西兰奥克兰理工大学（AUT）的学者于 2014 年提出，可利用手机软件进行操作，用于预测 20 岁以上人群的 5 年及 10 年卒中发生风险，同时兼有卒中教育功能。该模型的预测因子包括年龄、性别、收缩压、降压治疗、糖尿病、心血管病史、吸烟史、心房纤颤、左室肥大、卒中或心脏病家族史、饮酒史、压力、低体力活动、腰臀比、非白人、饮食、认知障碍或痴呆、记忆力下降、脑外伤史、体重指数、腰围等。该模型验证人群包含9501名社区健康人群（来自新西兰、俄罗斯、荷兰三国），累积随访80 308人年，共有752例卒中事件发生，结果显示卒中风险计算器能较好预测未来5年卒中发病风险（*AUC*：男性0.740；女性0.715）。目前基于智能手机APP的针对该评估工具的验证正在全球范围内进行。

（二）模型构建

1. 资料来源

资料来自于新西兰奥克兰市社区（2011—2012年的研究）、荷兰鹿特丹（1990年起）和俄罗斯莫斯科（1992年起）的队列研究人群。研究人群年龄39~66岁，随访4~12年，卒中的诊断统一参照世界卫生组织推荐的标准。基线信息收集与变量定义如表17-9所示。

表17-9　脑卒中风险计算器变量

变量	定义
年龄*	以年计算
性别*	男性或女性
收缩压*	以mmHg计算
高血压治疗*	使用任何降血压药，No = 0，Yes = 1
糖尿病*	No = 0，Yes = 1
CVD风险	CVD史（心脏病发作，或外周动脉病）No = 0，Yes = 1
吸烟*	从不，以前吸，现在吸
心房颤动*	No = 0，Yes = 1
心电图检查左室肥大*	No = 0，Yes = 1
脑卒中或心脏病家族史*	No = 0，Yes = 1
酒精消耗	每天大于2个标准量（drinks）
压力	明显的压力，或焦虑，抑郁
低体力活动	每周少于2.5 h
腰臀比（WHR）	男性WHR > 0.96则加0.2，且在这个界值上每增加0.01加0.1女性WHR > 0.8则加0.2，且在这个界值上每增加0.01加0.1
非高加索族	高加索人 = 0，非高加索人 = 1
有认知问题或痴呆	Yes = 1，No = 0
记忆力减退	无认知问题但记忆较差 Yes = 1，No = 0
先前创伤性脑损伤（TBI）	先前有创伤性脑损伤 Yes = 1，No = 0
BMI	如果WHR不可用，BMI在以下基础上每增加1个单位加0.1（中国人BMI = 24 kg/m^2，南亚人BMI = 23 kg/m^2，其他国家人BMI = 25 kg/m^2）
腰围	如果WHR和BMI均不可用，则女性腰围在103 cm或男性在89 cm基础上每增加1 cm加1.02

*构成Framinghan卒中风险分数（FSRS）算法，且男女的回归系数不同；粗体显示的变量为在stroke riskometer中新增加。

2. 模型构成方法

算法参考Framinghan stroke risk score（FSRS）预测分数的算法，主要为Cox比例风险模型。

$$h(t,X) = h_0(t)\exp(\beta_1 X_1 + \beta_2 X_2 + \cdots + \beta_m X_m)。$$

其中，$\beta_1, \beta_2, \cdots, \beta_m$ 为自变量的偏回归系数；$h_0(t)$ 是当 X 变量为 0 时，$h(t,X)$ 的基准危险率。

$$p = 1 - S_0(t)^{\exp(f[x,M])}。$$

其中，$f(x,M) = \beta_1(x_1 - M_1) + \cdots + \beta_p(x_p - M_p)$，$\beta_1$ 至 β_p 为各危险因素不同分层的偏回归系数，$x_1, \cdots, x_p$ 为每个人各危险因素的水平，$M_1, \cdots, M_P$ 为本人群各危险因素的水平。$S_0(t)$ 为在 t 时间（如 10 年）的平均生存函数，即危险因素平均水平时的生存函数。

每个变量的 β 回归系数来自当前文献并经小组专家讨论确定，以下变量及其分数被加入 FSRS 风险分数：非高加索人（0.2），不良饮食习惯（如每天消耗不到 6 份蔬菜和水果，0.2），高饮酒（高于 2 及以上标准酒精消耗，0.1），低体力活动（每周少于 2.5 h，0.1），卒中或心脏病家族史（0.05），先前卒中或 TIA 发作（估计 5 年风险为 10；10 年风险为 15），任何认知问题（1.8），无其他认知方面的记忆问题（1.4），先前外伤性脑损伤（1.2），腰臀比在男性 0.96 或女性 0.80 的基础上每增加 0.01 单位时在 0.2 的基础上加 0.1（如果缺少腰臀比，则用 BMI）。每个危险因素的回归系数在加入算法时没有考虑因素间的交互作用，但采用保守的 β 估计来减少高估风险的机会。

3. 算法验证

采用多种流行病学研究对比单一研究方式，分别采用 FSRS 和 Qstroke 风险分数方程对本算法的预测结果进行验证，验证数据使用俄罗斯和鹿特丹队列的 5 年和 10 年风险估计，ROC 曲线面积及其 95% 可信区间和决定系数等作为评价指标，结果显示具有良好的一致性。

（三）模型开发应用

课题组在开发的 Stroke Riskometer 应用程序的基础上，提出一种新的"卒中/心血管疾病综合风险预防"方法，可作为当前采用的卒中/心血管疾病绝对风险预防方法的补充。而且这种方法能与传统方法基于人群的方法一样有效，对个人更具吸引力。因为它可以识别和参与所有卒中和心血管疾病风险增加（甚至略有增加）的个体的预防。这种方法的关键新颖之处是双重的。首先，它利用了影响深远的现代移动技术，使个人能够计算出未来 5~10 年内的卒中绝对危险度，并将其与没有危险因素的相同年龄和性别的危险度进行比较。其次，它采用自我管理策略，使相关人员参与卒中/心血管疾病的预防，这是针对该人员的个人风险状况而量身定制的。据此，课题组开发了免费的 APP，可以在手机或平板上免费应用（图 17 - 5）。

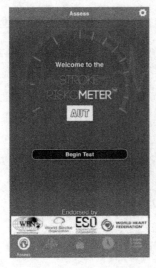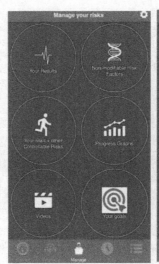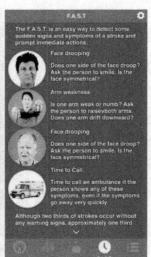

图 17 - 5　Stroke Riskometer 手机应用界面

五、汇成队列方程

（一）概述

美国心脏病学会（ACC）和美国心脏协会（AHA）工作组根据《2013 年 ACC/AHA 心血管风险评估指南》，发展一种新的方程用于评估个体动脉粥样硬化性心脏病（atherosclerotic cardiovascular disease，ASCVD）的 10 年发病风险。最初用于预测风险的数据来自于美国多个大型的以人群为基础的队列研究，目的是估计非致命性心肌缺血（MI）、冠心病（CHD）死亡及致命性或非致命性脑卒中的 10 年风险。方程经过多方验证，已被 ACC/AHA 的多个组织推荐为心血管疾病的风险评估与预防用药指导工具，并且制作成为方便应用的汇成队列方程（Pooled Cohort Equations）在线计算器或手机软件（http://my. americanheart. org/evriskcalculator）供广大用户使用。

（二）模型构建过程

1. 资料来源

汇成队列方程的建模数据来源于美国心肺和血液研究所的多项大型队列研究（ARIC 研究、CARDI-A 研究、Framingham 心脏研究等）。包括 30 239 名 45 岁以上的成人，观察时间从 2003 年 1 月开始到 2007 年 10 月结束，所有进入队列的人群均未发生相关疾病，如心脏病、卒中、心衰、心房颤动等。基线收集的信息主要有年龄、种族、性别、吸烟状态、疾病史、高血压及糖尿病治疗情况，检测的指标有血压、血脂、血糖及心电图等。随访主要是通过电话，每 6 个月随访一次，内容包括卒中和心血管事件发生情况。

2. 模型生成

汇成队列方程以 Framingham 心脏研究的 10 年心脏病风险方程和 Framingham 10 年心血管事件风险预测方程为基础发展生成。方程按不同性别和种族分别建立风险预测模型。

$$Predicted\ ASCVD\ risk = 1 - S_0(t)^{e^{(Individual\ score - Means\ core)}}$$ 。

个体分数（individual score）为评估个体危险因素的回归系数与每个危险因素值的自然对数乘积和 [sum of ln(coefficient × value)]，平均分数为同性别同种族人群的相应的每个危险因素的回归系数与其值的自然对数乘积和 [sum of ln(mean coefficient × mean value)]；t 为预测风险年数，如 10 年；$S_0(t)$ 为 t 年的生存概率。评估基本步骤如下。

（1）根据循证证据求出不同性别和种族人群各危险因素的回归系数（β_i），如表 17 - 10 所示。

表 17 - 10　不同人群各危险因素的回归系数

危险因素	白人女性	白人男性	黑人女性	黑人男性
ln（年龄）/岁	- 29.799	12.344	17.144	2.469
ln（年龄²）	4.884	NA	NA	NA
ln（TC）/（mg/dL）	13.540	11.853	0.940	0.302
ln（年龄）×ln（TC）	- 3.114	- 2.664	NA	NA
ln（HDL - C）/（mg/dL）	- 13.578	- 7.990	- 18.920	- 0.307
ln（年龄）×ln（HDL - C）	3.149	1.769	4.475	NA
ln（SBP）（治疗，mmHg）	2.019	1.797	29.291	1.916
ln（年龄）×ln（SBP）（治疗）	NA	NA	- 6.432	NA

危险因素	白人女性	白人男性	黑人女性	黑人男性
ln（SBP）（未治疗，mmHg）	1.957	1.764	27.820	1.809
ln（年龄）×ln（SBP）（未治疗）	NA	NA	-6.087	NA
当前吸烟（1 = Yes，0 = No）	7.574	7.837	0.691	0.549
ln（年龄）×当前吸烟	-1.665	-1.795	NA	NA
糖尿病（1 = Yes，0 = No）	0.661	0.658	0.874	0.645

（2）计算同性别同种族人群各危险因素平均值与其回归系数的乘积和 $[\,\mathrm{sum}(\beta_{iMean} \times X_{iMean})\,]$，如表 17-11 所示。

表 17-11　不同性别人群各危险因素平均值与其回归系数的乘积

	白人女性	白人男性	黑人女性	黑人男性
均值（回归系数×值）	-29.18	61.68	86.61	19.54
基线生存概率（10 年）	0.9665	0.9144	0.9533	0.8954

（3）根据个体的危险因素情况，以及对应的同性别同种族的各危险因素的回归系数计算个体各危险因素平均值与其回归系数的乘积和 $[\,\mathrm{sum}(\beta_i \times X_i)\,]$，如表 17-12 所示。

表 17-12　个体危险因素平均值与其回归系数的乘积和

个体分数
未服用抗高血压药物的参与者

黑人女性	= 17.114×ln（年龄）+0.94×ln（TC）-18.92×ln（HDL-C）+4.475×ln（年龄）×ln（HDL-C）+27.82×ln（SBP）-6.087×ln（年龄）×ln（SBP）（+0.691 如果当前吸烟）（+0.874 如果糖尿病）
白人女性	= -29.799×ln（年龄）+4.884×ln（年龄）²+13.54×ln（TC）-3.114×ln（年龄）×ln（TC）-13.578×ln（HDL-C）+3.149×ln（年龄）×ln（HDL-C）+1.957×ln（SBP）[+7.574-1.665×ln（年龄）如果当前吸烟]（+0.661 如果糖尿病）
黑人男性	= 2.469×ln（年龄）+0.302×ln（TC）-0.307×ln（HDL-C）+1.809×ln（SBP）（+0.549 如果当前吸烟）（+0.645 如果糖尿病）
白人男性	= 12.344×ln（年龄）+11.853×ln（TC）-2.664×ln（年龄）×ln（TC）-7.99×ln（HDL-C）+1.769×ln（年龄）×ln（HDL-C）+1.764×ln（SBP）[+7.837-1.795×ln（年龄）如果当前吸烟]（+0.658 如果糖尿病）

服用抗高血压药物的参与者

黑人女性	= 17.114×ln（年龄）+0.94×ln（TC）-18.92×ln（HDL-C）+4.475×ln（年龄）×ln（HDL-C）+29.291×ln（SBP）-6.432×ln（年龄）×ln（SBP）（+0.691 如果当前吸烟）（+0.874 如果糖尿病）
白人女性	= -29.799×ln（年龄）+4.884×ln（年龄）²+13.54×ln（TC）-3.114×ln（年龄）×ln（TC）-13.578×ln（HDL-C）+3.149×ln（年龄）×ln（HDL-C）+2.019×ln（SBP）[+7.574-1.665×ln（年龄）如果当前吸烟]（+0.661 如果糖尿病）
黑人男性	= 2.469×ln（年龄）+0.302×ln（TC）-0.307×ln（HDL-C）+1.916×ln（SBP）（+0.549 如果当前吸烟）（+0.645 如果糖尿病）
白人男性	= 12.344×ln（年龄）+11.853×ln（TC）-2.664×ln（年龄）×ln（TC）-7.99×ln（HDL-C）+1.769×ln（年龄）×ln（HDL-C）+1.797×ln（SBP）[+7.837-1.795×ln（年龄）如果当前吸烟]（+0.658 如果糖尿病）

（4）代入方程计算个体 ASCVD 的风险

例如，一个 55 岁男性，TC 213 mg/dL，HDL – C 50 mg/dL，未处理收缩压 120 mmHg，不吸烟，无糖尿病。试估计其 10 年 ASCVD 风险（表 17 – 13）。

表 17 – 13　一个个体计算的例子

	白人			黑人		
	回归系数	个体值	回归系数 × 个体值	回归系数	个体值	回归系数 × 个体值
ln（年龄）/岁	12. 344	4. 01	49. 47	2. 469	4. 01	9. 89
ln（总固胆醇）/（mg/dL）	11. 853	5. 36	63. 55	0. 302	5. 36	1. 62
ln（年龄）×ln（总胆固醇）	– 2. 664	21. 48	– 57. 24	N/A	N/A	N/A
ln （HDL-C）	– 7. 99	3. 91	– 31. 26	– 0. 307	3. 91	– 1. 2
ln（年龄）×ln（HDL-C）	1. 769	15. 68	27. 73	N/A	N/A	N/A
ln（SBP_处理）/mmHg	1. 797	—	—	1. 916	—	—
ln（SBP_未处理）/mmHg	1. 764	4. 79	8. 45	1. 809	4. 79	8. 66
当前吸烟（1 = 是，0 = 否）	7. 837	0	0	0. 549	0	0
ln（年龄）×当前吸烟	– 1. 795	0	0	N/A	N/A	N/A
糖尿病（1 = 是，0 = 否）	0. 658	0	0	0. 645	0	0
个体汇总			60. 69			18. 97

如果男性为白人，则 10 年风险为：

$$P = 1 - 0.9144^{e^{(60.69 - 61.18)}} = 5.4\%$$。

（三）开发与应用

开发小组利用模型算法开发了方便实用的简单应用工具，可以在网页、Excel 表中或手机 APP 上操作。

1. Excel 表的应用

包括一个个体值的输入表（表 17 – 14）和 2 个结果输入表或图（表 17 – 15 和图 17 – 6）。

表 17 – 14　个体值的输入表

危险因素（risk factor）	单位	值	可输入值的范围	适宜值
性别（sex）	M = 男性；F = 女性		M 或 F	
年龄（age）	年		20 ~ 79	
种族（race）	AA = 黑人；WH = 白人或其他		AA 或 WH	
总胆固醇（total cholesterol）	mg/dL		130 ~ 320	170
HDL-C（HDL-cholesterol）	mg/dL		20 ~ 100	50
SBP（systolic blood pressure）	mmHg		90 ~ 200	110
高血压治疗（treanment for high blood pressure）	Y = 是；N = 否		Y 或 N	N
糖尿病（diabetes）	Y = 是；N = 否		Y 或 N	N
吸烟（smoker）	Y = 是；N = 否		Y 或 N	N

结果生成表和图：在将个体的性别、年龄、种族信息及总胆固醇、HDL – C、SBP 的值，以及是否高血压治疗、糖尿病和吸烟情况后，Excel 会在表 17 – 15 中自动生成个体的 10 年和终生 ASVCD 风险，以及在适宜值（理想值）下的 10 年和终生 ASVCD 风险。同时 Excel 也给出相应的风险图。

表 17 – 15　结果输出窗口

您的 10 年 ASCVD 风险［Your 10-Year ASCVD Risk（%）］	
您的年龄及适宜的风险因素水平（见表 17 – 14 E 列的适宜值）时的 10 年 ASCVD 风险［10-Year ASCVD Risk（%）for Someone Your Age with Optimal Risk Factor Levels（shown above in column E）］	
您的终生 ASCVD 风险［Your Lifetime ASCVD RISK（%）］	
50 岁个体及适宜的风险因素水平（见表 17 – 14 E 列的值）时的终生 ASCVD 风险［Lifetime ASCVD Risk（%）for Someone at Age 50 with Optimal Risk Factor Levels（shown above in column E）］	

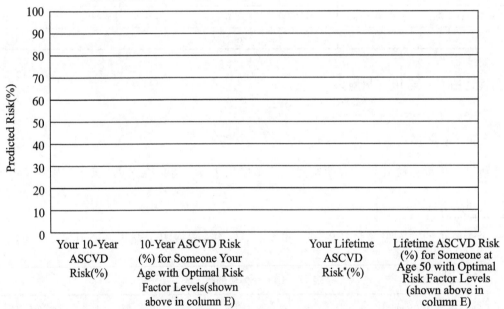

图 17 – 6　10 年和终生 ASCVD 风险结果输出图

如将上例数据输入工具（表 17 – 16），结果如表 17 – 17 和图 17 – 7 所示。

表 17 – 16　在输入个体值列输入值

Risk Factor	Units	Value	Acceptable range of values
Sex	M（for males）or F（for females）	M	M or F
Age	years	55	20 ~ 79

续表

Risk Factor	Units	Value	Acceptable range of values
Race	AA（for African Americans）or WH（for whites or others）	WH	AA or WH
Total Cholesterol	mg/dL	213	130 ~ 320
HDL-Cholesterol	mg/dL	50	20 ~ 100
Systolic Blood Pressure	mmHg	120	90 ~ 200
Treatment for High Blood Pressure	Y（for yes）or N（for no）	N	Y or N
Diabetes	Y（for yes）or N（for no）	N	Y or N
Smoker	Y（for yes）or N（for no）	N	Y or N

表 17 - 17　生成结果表

Your 10-Year ASCVD Risk（%）	5. 6
10-Year ASCVD Risk（%）for Someone Your Age with Optimal Risk Factor Levels（shown above in column E）	3. 6
Your Lifetime ASCVD Risk* （%）	46. 0
Lifetime ASCVD Risk（%）for Someone at Age 50 with Optimal Risk Factor Levels（shown above in column E）	5. 0

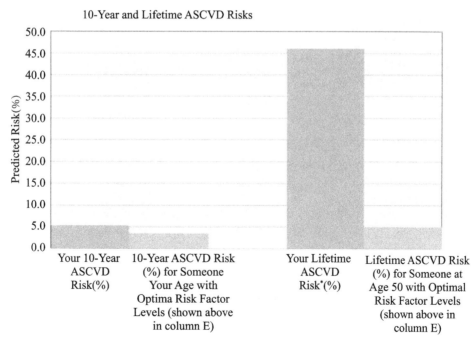

图 17 -7　生成结果图

2. 应用网页

网址为：https：//professional. heart. org/professional/GuidelinesStatements/PreventionGuidelines/UCM _ 457698_ASCVD-Risk-Calculator. jsp。网站界面如图 17 -8 所示。

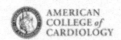

图 17 -8　网站界面

3. 手机 APP（ASCVD Suite）

APP 界面如图 17 -9 所示。

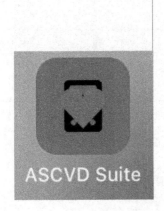
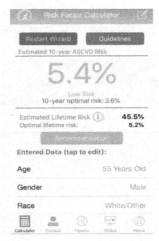
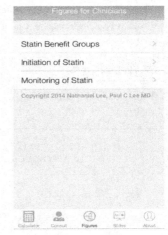

图 17 -9　APP 界面

模型包括性别、年龄、种族、总胆固醇、高密度脂蛋白、收缩压、是否接受抗高血压治疗、糖尿病、吸烟等项目。结果显示该模型能较好预测未来 10 年 ASCVD 的发生风险（AUC：男性 0.713，女性 0.818）。《2014 年 AHA/ASA 卒中一级预防指南》建议使用汇成队列方程计算未来 10 年 ASCVD 发生风险，对风险超过 10% 的高危人群建议使用阿司匹林预防卒中的发生。《2014 年 ACC/AHA 成人降胆固醇治疗指南》推荐可使用该工具评估未来 10 年 ASCVD 发生风险，用于指导他汀治疗的启动时机及治疗强度，如对不伴临床 ASCVD 及糖尿病，且低密度脂蛋白胆固醇（LDL – C）在 70 ~ 189 mg/dL 的 40 ~ 75 岁个体，当其 10 年 ASCVD 风险≥7.5% 时可考虑启动中高强度他汀治疗，而对年龄 40 ~ 75 岁不伴临床 ASCVD 且 LDL-C 在 70 ~ 189 mg/dL 的糖尿病患者，当其 10 年 ASCVD 风险≥7.5% 时应启动高强度他汀治疗，否则，应启动中等强度他汀治疗。汇成队列方程自发表至今也存在一定争议，部分外部人群验证显示该风险评估模型可能会高估 ASCVD 风险。

六、Rothman-Keller 模型

Rothman-Keller 模型是由 Rothman 和 Keller 等学者在 1972 年针对慢性病发病风险评估提出的评估模

型。Rothman 和 Keller 根据慢性病的发生受多种危险因素影响的特点，在模型中引入危险分数的概念。该模型根据各因素的相对危险度和暴露率计算基准发病比例，以危险得分的方式评估个体发病风险，近年来在预测个体多因素疾病风险中得到广泛应用。

（一）模型构建

相对危险度（*RR*）作为队列研究中的主要指标，其意义是暴露组的发病率和非暴露组的发病率之比，用来说明前者是后者的多少倍，表示暴露和疾病的关联强度。比值比（*OR*）是病例组的暴露比值与对照组的暴露比值之比，*OR* 的意义与 *RR* 基本相同，即暴露者发生某种疾病的危险性是非暴露者的多少倍。通常在病例对照研究中不能直接得到相对危险度，只能得到比值比，用 *OR* 值来估计相对危险度。一般情况下，对于发病率低于 5% 的疾病可直接用 *OR* 值代替 *RR* 值。如疾病发病率高于 5%，在用 *OR* 代替 *RR* 的过程中会发生偏差，需要对 *OR* 进行校正。公式为：

$$RR = \frac{OR}{([1 - P_0] + [P_0 \times OR])}。$$

相对危险度 *RR*（或 *OR*）一般可通过文献或研究获得，对于回归方程，也可通过下列方法转换而来。$\beta = \ln OR$（β 为偏回归系数）。

发病率可通过下面的公式计算：

$$P = \frac{1}{1 + \exp[-(\beta_0 + \beta_1 X_1 + \beta_2 X_2 + \cdots + \beta_m X_m)]} = \frac{1}{1 + \exp[-(\beta_0 + \sum \ln OR_i X_j)]}。$$

式中 β_0 为常数项，常数项的意义为在不存在任何危险因素的情况下，某病发生的概率，是一种理想状态。一般可将发病率最低的地区的 *P* 值作为 P_0，并据此计算 β_0。通过查阅已发表的文献，可得出发生率最低地区的某病发生率。

模型参数的计算方法如下。

（1）基准发病比例 *P*。

$$\rho = \frac{1}{RR_1 \times P_1 + \cdots + RR_n \times P_n} = \frac{1}{\sum_{i=1}^{n} RR_i \times P_i} = 1 - PAR\%。$$

其中，P_i 为暴露某一水平危险因素的个体占全人群的比例，RR_i 为暴露某一水平危险因素的相对危险度，*PAR%* 为人群归因危险度百分比。当疾病的发病率较低（<5%）时，可以用比值比 *OR* 值直接估算 *RR* 值。

（2）危险分数。危险分数 = 基准发病比例 × 相对危险度。

（3）组合危险分数。组合分数为危险分数 >1 的各项分别减去 1 的差作为相加项，危险分数 ≤1 的各项危险因素作为相乘项，将相加项和相乘项的结果相加，得到组合危险分数。组合危险分数反映了个体相对于一般人群的某病发生的相对风险。

$$组合危险分数 P_z = (P_1 - 1) + (P_2 - 1) + \cdots + (P_n - 1) + Q_1 \times Q_2 \times \cdots \times Q_m。$$

其中，P_z 为组合危险分数，P_i 为大于等于 1 的各项危险分数，Q_i 为小于 1 的各项危险分数。

（4）绝对发病风险（或发病危险）。

绝对发病风险 = 个体相对风险（组合危险分数）× 一般人群发病率。

发病危险 = 人群总发病率 × 组合危险分数。

（二）评估步骤

Rothman 和 Keller 于 1972 年提出的危险分数法为常用模型，是基于危险因素的疾病发病风险的计算方法，其计算步骤如下。

（1）选择危险因素，计算基准发病比例。

（2）确定组合危险分数。

（3）获得人群基准发病风险的数据。

（4）统筹考虑年龄特异性的影响。

（5）计算在一定时期内个体的绝对发病危险。

（三）实例分析

通过 Meta 分析的方法获得高血压患者并发脑卒中的危险因素及相应的合并风险值，构建 Rothman-Keller 模型的危险评分表，再通过二项分布函数方法生成一组随机数据集，确定风险评估等级划分界值，并采用实际数据验证。建立高血压患者并发脑卒中的风险评估模型（参见《中国高血压患者并发脑卒中风险的 Rothman-Keller 模型研究》）。

1. 资料来源

全面检索 PubMed、Embase、CBM、CNKI 和 VIP 数据库，纳入国内外发表的关于高血压患者脑卒中发病风险的观察性研究，提取脑卒中类型，各种危险因素和调整因素与并发脑卒中关联的 OR/RR 及 95% CI。

2. 构建 Rothman-Keller 模型

（1）计算基准发病比例。根据 Meta 分析得到的 OR 或 RR 值，计算基准发病率。

（2）计算危险分数。

（3）计算组合危险分数。

各参数计算结果如表 17 – 18 所示。

表 17 – 18 高血压人群并发脑卒中预测模型的参数

影响因素	暴露率 P_i	RR_i	基准发病比例 ρ	危险分数 S	影响因素	暴露率 P_i	RR_i	基准发病比例 ρ	危险分数 S
SBP/mmHg					空腹血糖受损/糖尿病				
<180	0.960	1	0.998	0.998	否	0.818	1	0.854	0.854
≥180	0.040	1.06	0.998	1.057	是	0.182	1.94	0.854	1.657
DBP/mmHg					脑卒中家族史				
<110	0.950	1	0.999	0.999	否	0.881	1	0.899	0.899
≥110	0.050	1.02	0.999	1.019	是	0.119	1.94	0.899	1.744
HDL-c/（mmol/L）					颈动脉斑块				
<1.04	0.186	1	1.255	1.255	阴性	0.415	1	0.378	0.378
≥1.04	0.814	0.75	1.255	0.942	阳性	0.585	3.81	0.378	1.441
LDL-c/（mmol/L）					是否规律服药				
<4.14	0.784	1	0.870	0.870	规律	0.804	1	0.836	0.836
≥4.14	0.216	1.69	0.870	1.471	不规律	0.196	2	0.836	1.672
Hcy/（μmol/L）					体育锻炼				
<15	0.686	1	0.608	0.608	否	0.682	1	1.226	1.226
≥15	0.314	3.05	0.608	1.856	是	0.318	0.42	1.226	0.515
高尿酸血症					吸烟				
否	0.836	1	0.568	0.568	否	0.731	1	0.821	0.821
是	0.164	5.63	0.568	3.196	是	0.269	1.81	0.821	1.486

（4）确定风险评估等级划分界值。根据 12 个危险因素的两项分布函数，确定低危、中危及高危的界值，共生成 10 000 例高血压患者 12 个危险因素分布情况。将随机生成的 10 000 例数据，代入模型，分别计算相应的发病风险；并将发病风险从小到大进行排序，最后以序号（ID）为横坐标，发病风险为纵坐标绘制 10 000 个样本点的联合分布图（图 17－10）。

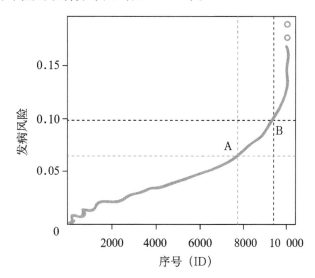

图 17－10　高血压患者并发脑卒中风险的 Rothman-Keller 模型风险等级划分界值

（5）计算个体高血压患者患脑卒中风险。

3. 个体发病风险评估

（1）收集高血压患者个体的相关数据。收集的资料包括年龄、性别、收缩压、舒张压、高密度脂蛋白胆固醇、低密度脂蛋白胆固醇、同型半胱氨酸、高尿酸血症、空腹血糖受损/糖尿病、脑卒中家族史、颈动脉斑块、是否规律服药、体育锻炼和吸烟等因素。

（2）计算组合危险分数。假设有 1 例 50 岁高血压患者 A，吸烟，不进行体育锻炼，不规律服用高血压药物，体检发现 HDL－c ≥ 1.04 mmol/L，DBP < 110 mmHg，SBP ≥ 180 mmHg，LDL－c ≥ 4.14 mmol/L，Hcy ≥ 15 μmol/L，尿酸水平正常，颈动脉斑块阳性，患糖尿病，无脑卒中家族史。查找表 17－18，以上影响因素的危险分数分别是 1.486、1.226、1.672、0.942、0.999、1.057、1.471、1.856、0.568、1.441、1.657、0.899。

因此，患者 A 的组合危险分数 =（1.486 － 1）+（1.226 － 1）+（1.672 － 1）+（1.057 － 1）+（1.471 － 1）+（1.856 － 1）+（1.441 － 1）+（1.657 － 1）+ 0.942 × 0.999 × 0.568 × 0.899 = 4.3465。

（3）计算个体高血压患者患脑卒中风险。我国高血压人群脑卒中的平均发病率约为 2.57%。因此，患者 A 并发脑卒中的风险 = 2.57% × 4.3465 = 0.1117。

以上疾病风险评估模型大多数为国外研究人员制作，在模型的应用时应注意模型在不同人群中的适用性，由于中国人群在种族、生活习惯、居住环境等方面与国外人群存在固有的差别，影响疾病发生的因素自然不尽相同，因此对国外经典的模型不能直接引入，应根据我国的实际情况加以研究利用。

第四节　健康风险评估的目的

健康风险评估是在通过合理有效的手段收集个人和人群详细健康相关资料的基础上，利用各种评估工具对健康相关信息进行整理、分析，最终形成对当前健康状态、健康发展趋势及未来可能出现的结果等多方面的判断。应用恰当的评估模型或工具进行评估，获得的准确结果有利于制订合理的健康干预计划，达到健康促进的目的。

一、健康风险评估应用于个人健康指导的目的

1. 帮助个体综合认识健康危险因素

健康危险因素（环境因素、生物遗传因素、行为生活方式因素、卫生服务因素）在个体身上的发生和表现是多元化的并存且相互影响，可以出现病症也可以不表现病症。健康风险评估通过收集个人危险因素信息评估个体的健康状况及未来患病危险性，有利于帮助个体综合、正确地认识自身健康危险因素及其危害。

2. 鼓励和帮助人们修正不健康的行为

健康风险评估通过个性化、量化的评估结果，帮助个人认识自身的健康危险因素及其危害与发展趋势，指出个人应该努力改善的方向，并制定针对性强的干预方案，帮助人们有的放矢地修正不健康的行为，促使人们自愿地改变不良的健康行为，消除或减轻影响健康的危险因素，预防疾病，促进健康，提高生活质量。

3. 制定个体化健康干预措施

通过健康风险评估，可以明确个人或群体的主要健康问题及其健康危险因素，并确定危险因素的属性是行为因素还是非行为因素，是可改变的因素还是不可改变的因素（不可改变的因素如年龄、性别、疾病家族史和遗传特征），进而通过制定个体化、针对性地干预方案，提高个体或人群的健康水平。

4. 评价干预措施的有效性

健康干预是健康管理过程中以多种形式帮助个体采取行动、纠正不良生活方式和习惯、控制健康危险因素的手段。健康管理是一个长期的、连续不断的、周而复始的过程，即在健康干预措施实施一定时间后，需要评价效果、调整计划和干预措施。健康风险评估可通过自身的信息系统，收集、追踪和比较重点评价指标的变化，可对健康干预措施的有效性实施评价和修正。

二、健康风险评估应用于群体管理的目的

对群体进行健康管理时，为的是健康管理更有效，针对性更强，通常要筛选高危人群，进行人群分层管理，以监测疾病进程，降低医疗费用。健康风险评估是筛选高危人群，进行风险分层的最佳方法。可按健康危险因素的多少、疾病发病风险的高低等进行健康风险高低分层（如高血压患者心血管危险分层管理等），也可根据卫生服务的利用水平、设定的阈值或标准等进行医疗花费高低分层。通过对不同风险的人群采取不同等级的干预手段，可达到健康的最大效果和自愿的最大利用。如对经常利用卫生服务的人群进行疾病管理，对偶尔利用的人群进行需求管理，对很少利用的人群进行生活方式管理等。

三、健康风险评估应用于健康保险的目的

健康风险评估应用于健康保险时，目的在于进行核保及服务管理。通过健康风险评估进行健康保险费率的计算，制定合理化的保险费用，量化回报效果等。

（郑国华，钱芝网）

参考文献

[1] COLDITZ G A. Harvard report on cancer prevention volume 4：Harvard Cancer Risk Index ［C］//Risk Index Working

Group, Harvard Center for Cancer Prevention. Cancer Causes Control, 2000, 11（6）: 477-488.

［2］ FEIGIN V L. A new paradigm for primary prevention strategy in people with elevated risk of stroke［J］. Int J Stroke, 2014, 9（5）: 624-626.

［3］ KIM D J. Validation of the Harvard Cancer Risk Index: a prediction tool for individual cancer risk［J］. J Clin Epidemiol, 2004, 57（4）: 332-340.

［4］ MUNTNER P. Validation of the atherosclerotic cardiovascular disease Pooled Cohort risk equations［J］. JAMA, 2014, 311（14）: 1406-1415.

［5］ PARMAR P, KRISHNAMURTHI R, IKRAM M A, et al. The Stroke Riskometer（TM）App: validation of a data collection tool and stroke risk predictor［J］. Int J Stroke, 2015, 10（2）: 231-244.

［6］ ROTHMAN K, KELLER A. The effect of joint exposure to alcohol and tobacco on risk of cancer of the mouth and pharynx［J］. J Chronic Dis, 1972, 25（12）: 711-716.

［7］ WILSON P W. Prediction of coronary heart disease using risk factor categories［J］. Circulation, 1998, 97（18）: 1837-1847.

［8］ 郭清. 健康管理学［M］. 北京: 人民卫生出版社, 2015.

［9］ 国家"十五"攻关"冠心病、脑卒中综合危险度评估及干预方案的研究"课题组. 国人缺血性心血管病发病危险的评估方法及简易评估工具的开发研究［J］. 中华心血管病杂志, 2013, 31（12）: 893-901.

［10］ 黄艳红, 周亮, 陈虹汝, 等. 中国高血压患者并发脑卒中风险的 Rothman-Keller 模型研究［J］. 第三军医大学学报, 2017, 39（20）: 2042-2050.

［11］ 王陇德. 健康管理师: 国家职业资格（三级）［M］. 2版. 北京: 人民卫生出版社, 2019.

［12］ 王培玉. 健康管理学［M］. 北京: 北京大学医学出版社, 2012.

［13］ 严慈庆, 艾鼎敦. 美国健康风险评估的发展与应用［J］. 中华健康管理学杂志, 2009, 3（4）: 238-241.

［14］ 中国成人血脂异常防治指南修订联合委员会. 中国成人血脂异常防治指南: 2016 年修订版［J］. 中华健康管理学杂志, 2017, 11（1）: 7-27.

第十八章
老年人常见健康风险评估

随着年龄增加，人的身体和心理状态会发生变化，年龄增加可使躯体功能减退，甚至失去一定的生产生活能力。一般而言，进入老年的人生理上会表现出新陈代谢放缓、抵抗力下降、生理功能下降等特征，老年人的体力、精力比中青年要差，并随着年龄的增长，心、脑、肾等各个脏器生理功能减退，代谢功能紊乱，免疫功能低下，使得认知功能障碍、跌倒、骨质疏松症等退行性病变的健康风险逐渐增加，容易引发不良事件。因此，开展老年人群常见健康问题的风险评估有利于早期发现，早期防护，预防不良事件的发生发展，减少并发症，降低致残率。

第一节 老年人衰弱风险评估

一、概述

1. 衰弱的定义

衰弱（frailty）是一种重要的老年综合征，是一组由机体退行性改变和多种慢性疾病引起的机体易损性增加的综合征。其核心是老年人生理储备减少或多系统异常，外界较小的刺激即可引起负性临床事件的发生。也是老年人生理储备下降导致机体易损性增加、抗应激能力减退的非特异性状态。2001 年，美国约翰斯·霍普金斯大学医学院的 Fried 教授等提出，衰弱是一种临床综合征，其特征是生理储备功能减弱、多系统功能失调，使机体对应激和保持内环境稳定的能力下降，对应激事件的易感性增加。2004 年，美国老年学学会定义衰弱是老年人因生理储备下降而出现抗应激能力减退的非特异性状态，涉及多系统的生理学变化，包括神经肌肉系统、代谢及免疫系统改变，这种状态增加了死亡、失能及跌倒等负性事件的风险。2005 年，加拿大学者 Rockwood 认为，衰弱是一种因健康缺陷不断累积而导致的危险状态。老年人衰弱综合征表现为多个生理系统的储备功能下降，外界较小的刺激即可引起负性临床事件（包括跌倒、感染、谵妄、失能或死亡等）的发生。衰弱、失能和多病共存关系密切、相互影响并伴有一定的重叠，衰弱和多病共存可预测失能，失能可作为衰弱和多病共存的危险因素，多病共存又可促使衰弱和失能进展。虽然衰弱的病因未明，但及时发现老年人的衰弱状态，尽早干预，可以减少跌倒、失能、入院等风险，提高老年人的生活质量，减少老年人对长期照护的需求及控制医疗费用增加。

2. 流行现状

衰弱是老年人失能的前兆，是介于生活自理与死亡前的中间阶段。与无衰弱的老年人比较，衰弱老年人平均死亡风险增加 15% ~50%。若能采取相应的措施来预防衰弱，可以延缓 3% ~5% 老年人死亡的发生。医疗机构中老年人衰弱患病率高于社区老年人。2013 年的一篇系统评价纳入了 24 项研究，结果显示，依据不同的诊断标准，社区 65 岁以上老年人衰弱的患病率为 4.0% ~59.1%。衰弱的患病率随年龄增长而增加，且女性高于男性。据国外研究报道，65 岁以上老年人衰弱的患病率为 7.0%，80 岁以上老年人衰弱的患病率为 15.0% ~ 50.0%。一篇系统回顾纳入了 2000 年以后的 264 项原始研究，发现老年女性衰弱的患病率比男性高 2.1% ~ 16.3%。但由于各研究中衰弱的评估工具及种族、地区等差异，老年人衰弱问题的流行病学分布存在差异。一项收集了 21 项社区横断面研究的系统综述显示衰弱的患病率在 4.0% ~ 59.1%，加权平均患病率为 9.9%。国内研究则显示 0.9% ~ 34.1% 的老年人存在不同程度的衰弱。衰弱在不同种族之间存在差异，研究显示衰弱在南欧、西班牙和非洲裔美国人人群中患病率较高。

3. 衰弱的分级

按照不同诊断标准衰弱可分为不同等级，根据 Fried 衰弱表型的定义将老年人分为健康期、衰弱前期（存在 1 ~ 2 条）和衰弱期（满足 3 条或以上）。而以此为基础发展而来的临床衰弱量表也是较为准确、可靠且敏感的指标，此量表按照功能状况分为 9 级，可评估老年人的衰弱情况，且易于临床应用。

4. 不良影响

衰弱的不良影响主要表现为：①增加死亡风险：衰弱严重程度的增加是老年人病死率增加的危险因素。一项针对荷兰衰弱老年人的大样本研究发现，与非衰弱老年人相比，在调整了年龄、性别和共病的影响后，衰弱老年人 3 年内死亡危险显著增加（HR：3.4，95% CI：1.9 ~ 6.4）。另一项收集了 54 项研究的系统综述显示，衰弱使得老年人术后病死率增加了 1.1 ~ 11.7 倍。也有研究显示，衰弱是独立于年龄之外的心脏择期手术后短中期（30 日、1 年）病死率的预测因子，且衰弱得分越高，1 年以上的病死率越高。②影响功能状况和生活质量：衰弱严重影响老年人的功能和生命质量，对健康预期寿命构成重大威胁。衰弱对功能状况的影响主要包括跌倒，以及以日常生活活动能力（ADL）和工具性日常生活活动能力（IADL）为指标的失能状况。有研究对 55 岁以上人群的随访结果表明，衰弱老年人生活质量差，发生跌倒的危险高，且衰弱与 ADL（$OR = 7.66$）、IADL（$OR = 8.42$）功能受损密切相关。

二、衰弱的危险因素

衰弱常为多种慢性疾病、某次急性事件或严重疾病的后果。目前尚未发现最佳的生物学标记物能识别衰弱。遗传因素、年龄增长、经济条件差、教育程度低、不良的生活方式、老年综合征（跌倒、疼痛、营养不良、肌少症、多病共存、活动能力下降、多重用药、睡眠障碍、焦虑和抑郁）、未婚及独居等均是衰弱的危险因素，可促进衰弱发展。

1. 遗传因素

基因多态性可能影响衰弱的临床表型。研究显示非洲裔美国人衰弱比例是其他美国人的 4 倍；墨西哥裔美国人衰弱患病率比美国白人高 4.3%。另外，载脂蛋白 E（ApoE）基因、胰岛素受体样基因-2（DAF-2）、胰岛素受体样基因-16（DAF-16）、C 反应蛋白编码区（CRP1846G > A）、肌肉细胞线粒体 DNA（mt204C）、白细胞介素（IL）-6、维生素 B_{12} 基因及血管紧张素转换酶（ACE）基因多态性等均可能与衰弱相关。

2. 人口学特征和生活方式

社会人口学特征是衰弱的重要影响因素。研究显示，性别、年龄、种族、受教育程度、经济水平、生活方式等是造成衰弱的危险因素。健康相关行为、社会经济学状态和生活方式与衰弱相关。职业、社会地位及婚姻状况均可影响衰弱发生，未婚和独居者衰弱发生率增加。女性、健康自评差、受教育少和经济状况较差的人群中，衰弱患病率较高。

3. 年龄增长

年轻者较易恢复至相对健康状态，这种能力随年龄增长而降低。流行病学调查结果显示，衰弱平均患病率随年龄增长而递增。

4. 躯体疾病

躯体疾病是衰弱的重要危险因素之一。慢性疾病和某些亚临床问题与衰弱的患病率及发病率呈显著相关性。心脑血管疾病（冠心病、卒中）、其他血管疾病、髋部骨折、慢性阻塞性肺病、糖尿病、关节炎、恶性肿瘤、肾功能衰竭、人类免疫缺陷病毒（HIV）感染及手术均可促进衰弱发生。

5. 营养不良和营养素摄入不足

营养不良是衰弱发生、发展的重要生物学机制。老年人 25-羟维生素 D < 50 nmol/L 可增加衰弱的发生率。日常能量摄入不足、营养评分较低和摄入营养素缺乏的老年人，衰弱发生率也增加。

6. 精神心理因素

老年人的精神心理状态与衰弱密切相关，焦虑、抑郁可增加衰弱的发生。社交孤独和孤独感都增加了衰弱的风险。社交孤独、感到寂寞、缺乏活力都能增加衰弱的风险和社会失能的进展。

7. 药物

在老年人群中，多重用药普遍存在，可增加老年人衰弱的发生。某些特定药物（如抗胆碱能药物、抗精神病药物）已被证实与衰弱及衰弱相关因素有关。不恰当的药物也可引起衰弱。例如，在老年人中过度使用质子泵抑制剂可能引起维生素 B_{12} 缺乏、减少钙吸收，而增加骨折和死亡风险，并且和病死率增高有一定相关性。

三、衰弱发病机制

衰弱的发病机制与病理生理尚未完全明确，多数人认为衰弱是由慢性炎症和（或）激素通过对肌肉骨骼系统、内分泌系统、心血管及血液系统等的直接和间接影响所导致，是一个由生理型向临床表型转变的连续过程。系统调节及功能失调是衰弱发生的重要途径，即个体在遗传特质和外在环境因素的共同影响下，老年人生理储备下降，造成机体各系统平衡紊乱，加之营养不良、体力活动减少，最终导致衰弱。现有的发病学说主要有以下几种。

1. 生理储备降低

衰老可以是单一器官系统功能下降，也可以是多器官系统整合功能明显下降，如果降至正常生理功能的30%，则称为衰弱。

2. 多个生理系统失调

衰老、疾病使多个生理系统失调，炎症因子如白细胞介素 – 6（IL – 6）、C 反应蛋白（CRP）、凝血因子Ⅷ（Ⅷ：C），激素如生长激素（GH）、胰岛素样生长因子 1（IGF-1）、脱氢表雄酮（DHEA），以及神经、营养等参与骨骼肌调节，这些因子分泌异常可导致肌少症，而肌少症是衰弱的关键特征，可进一步促成衰弱。衰弱的发生发展中，骨骼肌、激素、免疫、炎症等起关键作用，自主神经、中枢神经系统也发挥一定作用。

3. 缺陷累积学说

衰弱是由于健康不利因素（如疾病、病残、失能）累积超过了维护健康的有利因素，机体储备功能明显降低导致的综合反应。

4. 病理生理变化

有学者认为活动缺少、营养不良是衰弱发生发展中的两个关键因素，两个因素长期相互作用，引起老年人病理生理变化而出现衰弱。

5. 衰弱是一个由生理型向临床表型转变的连续过程

生理型即潜在生理变化，包括线粒体变化（氧自由基增加、DNA 损伤、电子传递链障碍、线粒体调节障碍）和自身稳态功能下降（如分子自身稳态系统变化、产能下降、耗氧减少、基因表达变化、自身稳态交流系统变化、交感神经活动、骨骼肌、内分泌、胰岛素抵抗、炎症、免疫、贫血等）。生理型逐步进展，最终可转变为临床表型，包括易损性增加（如疲劳、步速慢、握力差、体重下降、低体能）和临床事件（跌倒、失能、急性病、住院、医源性死亡）。

四、衰弱主要表现

Fried 等提出衰弱的 5 项主要特征：疲劳、步速慢、无力、不明原因的体重下降及低体能消耗。其中，疲劳感是失能和死亡强有力的独立预测因子；步速慢是反映预后不良的最佳预测指标，步速每提高 0.1 m/s，衰弱的风险下降，死亡率降低；无力是疲劳、失能、患病率和死亡率的有力预测因子，握力差的老年人发生衰弱的风险比握力正常的老年人高 6 倍；不明原因的体重下降是指 1 年内体重下降 > 5%；低体能则意味着体力活动少。衰弱是缓慢、逐渐发展的，其早期表现为疲劳和步速慢，一旦发生就意味着有更多的相关表现。

一般情况下，衰弱可有以下一种或几种表现。

1. 非特异性表现

疲劳、无法解释的体重下降和反复感染。

2. 跌倒

平衡功能及步态受损是衰弱的主要特征，也是跌倒的重要危险因素。衰弱状态下，即使轻微疾病也会导致肢体平衡功能受损，不足以维持步态完整性而跌倒。

3. 谵妄

衰弱老年人多伴有脑功能下降，应激时可导致脑功能障碍加剧而出现谵妄。

4. 波动性失能

患者可出现功能状态变化较大，常表现为功能独立和需要人照顾交替出现。

五、衰弱风险评估方法

衰弱指的是个体由于受外界刺激的影响易于发生不良健康结局的一种临床状态，随着年龄的增加，人体生理系统逐渐出现功能下降，在衰弱人群中这种下降更为明显，衰弱在老年医学研究中逐渐受到关注，其与功能下降是老年学中重要的组成部分，在老年人中有着较高的发病率。因此，及早对老年人进行衰弱筛查很重要，近几年的研究证实衰弱在老年人不良结局的预测中具有较高的价值，《老年患者衰弱评估与干预中国专家共识》推荐应对所有 70 岁及以上人群或最近 1 年内，非刻意节食情况下出现体重下降（≥5%）的人群进行衰弱的筛查和评估。

衰弱的筛查和评估工具较多，两者常有混用，但筛查工具和评估工具的要求不同，筛查工具要求简洁且敏感性较高，筛查阳性后临床人员可以处理衰弱或者将患者推荐给老年科医生；而评估的工具则要求较高的准确度，并具有实用性，有合理生物学理论支持，能够准确识别衰弱状态，准确预测老年人对治疗的反应和临床负性事件的发生。目前已经存在的衰弱评估工具包括：Fried 衰弱综合征标准，Rockwood 衰弱指数，国际老年营养和保健学会提出的 FRAIL 量表，骨质疏松性骨折研究中提出的 SOF 指数，日本学者提出的 Kihon 检查列表（Kihon Checklist，KCL），临床衰弱量表，Groningen 衰弱指示工具，Edmonton 衰弱量表、Tilburg 衰弱评估量表、共享型衰弱筛查工具及多维预后评价工具等[①]。这些工具均为外国学者提出并在外国老年人群中应用，但目前尚无针对中国老年人衰弱的评估和筛查方法。

1. Fried 衰弱综合征标准

由 Fried 等在美国心血管健康研究（CHS）中对 5317 例 65 岁以上的老年人进行随访，提出"衰弱

---

① 这些工具名均来自相关文献，有的工具名因译者的翻译不同存在细微差别。

循环"模型。该模型认为衰弱是独立于疾病、年龄等因素的多个生理系统损伤的累积，而非某个特定系统，是多系统累积性功能下降而导致存在的身体表型症状（图18-1）。

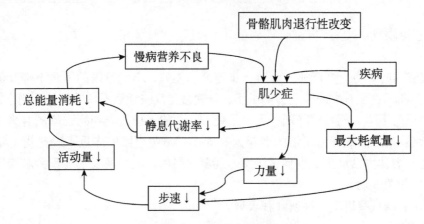

图18-1 Fried衰弱循环模型

基于此理论模型开发的评估工具（参见附录18-1）。Fried等认为，衰弱是较易受应激影响的一种临床状态，它提出了衰弱循环的假设，在回顾美国心血管健康研究数据的基础上，以客观的体适能测试指标为衡量标准，提出了衰弱表型定义，也称Fried衰弱表型，需满足以下5条中3条或以上：①不明原因体重下降；②疲劳；③握力下降；④行走速度下降；⑤躯体活动降低（体力活动下降）。具有1条或2条的状态为衰弱前期（pre-frail），而无以上5条人群为无衰弱的健壮老年人。

（1）体重减轻：1年内体重下降≥5%（没有节食、锻炼或外科手术干预）为阳性。

（2）自我感觉疲劳：上一周内多数时间（≥3天）感到做每件事情都很费力为阳性；是残障和死亡率强有力的独立预测因子。

（3）握力下降：发生衰弱的风险是正常握力老年人的6倍。

（4）步速减慢：提示老年人临床预后差。

（5）低体能：表现为以活动量减少，每周体力活动男性＜383 kcal/（kg·h）；女性＜270 kcal/（kg·h）。

Fried衰弱评估把衰弱作为临床事件的前驱状态，可独立预测3年内跌倒、行走能力下降、日常生活能力受损情况、住院率及死亡。但该研究排除了帕金森病、卒中史、认知功能异常及抑郁症患者，且在临床使用时部分变量不易测量，也未包含其他重要系统功能障碍的变量，但本评估方法目前应用最多，适用于医院和养老机构，在临床研究中也常应用。

2. Rockwood衰弱指数

衰弱指数（frailty index，FI）是Rookwood等通过对加拿大健康和老龄化研究的数据分析，基于累积健康缺陷理论发展而来的。该理论认为通过一系列临床症状、体征、实验室检查、功能状态等敏感但非特异指标的累积程度可识别老年人的衰弱程度，且累积的健康缺陷越多，衰弱越严重。该理论把衰弱归为一种反映多系统生理变化导致患病风险增加的非特异性健康状态，有些衰弱老年人的生理变化虽没有达到疾病状态且没有危及生命，但往往会有多个非特异的健康问题，可能存在身体多系统其他功能的慢性损伤。该指数就是基于此累积健康缺陷理论发展而形成的衰弱评估工具，通过计算累积缺陷的条目数与总数比例来评估衰弱，即个体不健康（缺陷）指标占所有测量指标的比例，也称缺陷累积的评估方法。其选取的变量包括症状、体征、功能状态和实验室检查等躯体、功能、心理及社会等多维健康变量。但FI代表的是整个个体老化过程中的一般属性而不是某一特定功能缺陷，因此在选取变量时遵守的原则为：后天获得，与年龄相关，具有生物学合理性，给健康带来不良后果，不会过早饱和。目前变量的数量无统一标准，实际应用中，通常为30~70个。如老年人综合评估（CGA）包含约60项潜在的健康缺陷，在此情况下，无任何健康缺陷老年人的衰弱指数评分为 0/60＝0。同理，假设患者有 24 项健康缺陷，其衰弱指数评分则为 24/60＝0.4。通常认为，$FI \geqslant 0.25$ 提示该老年人衰弱；$FI < 0.12$ 为无衰弱；FI：$0.12 \sim 0.25$ 为衰弱前期。FI 把个体健康缺陷的累计数量作为重点，将多种复杂健康信息整合成单一指标，能很好评估老年人衰弱程度，预测临床预后，在临床研究、社区应用较为广泛，但评估项目多，需要专业人员进行评估。

3. Tilburg 衰弱评估量表

Tilburg 衰弱评估量表（Tilburg frailty indicator，TFI）是由 Gobbens 等在 2010 年基于表型定义提出的，并在身体功能的基础上加入了心理和社会标准，该量表为自测量表，包括生理、心理和社会 3 个维度共 15 个条目，其中躯体衰弱 8 个维度包括身体健康、自然的体重下降、行走困难、平衡、视力问题、听力问题、握力、疲劳感；心理衰弱 4 个维度包括记忆力、抑郁、焦虑、应对能力；社会衰弱 3 个维度包括独居、社会关系、社会支持。量表条目采取了二分类计分法，计分范围为 0 ~ 15 分，5 分及以上为衰弱，分数越高衰弱程度越重，内部一致性系数为 0.75，评分者间信度为 0.79，kappa＝0.79，对生活质量、自主性和依赖护理都有明显的预测能力。

4. FRAIL 量表

该量表是 2008 年由国际营养和老化学会（IANA）老年咨询小组推出的一种识别临床衰弱的新方法，是一种基于生物学、累积因子和功能的综合模型的简明衰弱筛查工具，由 Fried 衰弱表型量表简化而来，改为全部由老年人自陈条目，包括疲劳、阻力、步行、疾病和体重减轻 5 项（参见附表 18－1）：①疲劳感；②阻力感：上一层楼梯即感困难；③自由活动下降：不能行走 1 个街区；④多种疾病共存：≥5 个；⑤体重减轻：1 年内体重下降 >5.0%。判断衰弱的方法与 Fried 标准相同，符合条目描述计 1 分，总分越高衰弱程度越大，0 分为非衰弱，1 ~ 2 分为衰弱前期，3 ~ 5 分为衰弱。这种评估方法较为简易，可能更适合进行快速评估。目前已被应用于世界范围内不同的人群包括澳大利亚、墨西哥、美国、韩国及中国香港的社区老年人、中国西南地区 2 型糖尿病患者等，具有较好的信效度和预测效度。研究显示衰弱量表与经典衰弱表型量表和衰弱指数量表相比具有相似的预测准确性，已经被国际营养和老化学会推荐作为衰弱筛查工具在临床实践中使用。近期我国学者将衰弱量表在 1235 名社区老年人中进行跨文化适应与验证，研究结果表明中文版衰弱量表显示了较好的诊断准确率（曲线下面积 AUC＝0.91），但由于文化差异的影响该研究把截断值由 2 调整到 1，因为此时有更高的灵敏度（86.96%）和特异度（85.64%），以期减少漏诊率和尽早识别衰弱老年人。

5. 共享型衰弱筛查工具

欧洲 SHARE-FI 是欧洲老年健康老化退休组织（SHARE）基于一项年龄在 50 岁及以上的欧洲 12 个国家 31 000 名社区老年人的大型前瞻性队列研究，经数据算法，设计出的适合筛查社区老年人衰弱状况的网络版工具，也是第一个可在计算机上使用的衰弱筛查工具。该工具以 Fried 经典工具为标准，以衰弱循环模型为理论基础，采用主观自评报告与测量肌力指标相结合的综合型衰弱筛查工作，该工具有 5 个条目（参见附表 18－2）：乏力、食欲减退、虚弱、行走困难、体力活动少。衰弱评判准则和性别相适应，条目信息输入 SHARE-FI 中即可获得衰弱分数和衰弱等级（非衰弱、衰弱前期、衰弱）。SHARE-FI 条目简单，为网页版形式，输入答案即可获得衰弱分数与等级，简单省时，方便卫生保健人员使用，可作为社区老年人进行衰弱筛查与风险评估的工具。

该工具与 Fried 衰弱表型量表在识别衰弱和预测死亡风险结局上有同等效力；并且充分考虑男女因性别及体重指数差异导致的肌肉力量基数的不同，根据大规模人口学研究数据经算法处理后，得到性别间的不同权重系数，使测量结果更具科学性和准确性。随后该团队又开发了一项 SHARE-FI 75＋工具，适合 75 岁及以上的社区老年人使用，ShARE-FI 75＋把需要用握力计测量的肌力测定改为步速观察，有助于后期电话随访筛查衰弱，在老年人衰弱趋势的观察和健康管理方面有很大潜力。

6. Edmonton 衰弱量表

该量表由 Edmonton Alberta 大学心脏病学家 Michelle M. Graham 和同事共同创立完成。Edmonton 衰弱量表（Edmonton frail scale，EFS）是以衰弱动态模型为支撑的老年衰弱评估量表，不需要特殊设备，并且任何经过训练的人都可以进行评估，是一种简单有效的测评工具。EFS 包括 2 项由老年人执行的任务（参见附表 18 - 3）：①用于评估运动功能的起立时试验；②用于评估认知能力的画钟试验。该量表也设计了多项其他问卷调查条目，以评估老年人的认知、一般健康状况、功能独立性、社会支持、药物使用、营养、情绪、自制力和功能性能 9 个领域共 11 个条目。其中认知能力、一般健康状况、功能独立性、社会支持和功能计分范围为 0 ~ 2 分，其他条目计分范围为 0 ~ 1 分，Edmonton 衰弱量表总计得分范围为 0（无衰弱）~ 17（极衰弱），达到 8 分及以上则被认为达到衰弱状态。

Edmonton 衰弱量表应用较广泛，澳大利亚、英国、巴西等多个国家研究者通过横向或纵向研究对其信效度进行检测，结果都显示 Edmonton 衰弱量表有很好的结构效度、信度和可接受的内在一致性。因此可作为实用性强并对临床有指导意义的一种老年衰弱评估工具。

7. 临床衰弱量表

临床衰弱量表（clinical frailty scale，CFS）是在加拿大健康与衰老研究课题中设计，多用于住院老年人衰弱状况评估的一种量表。临床衰弱量表有 4 个维度（参见附表 18 - 4）：移动能力、精力、体力活动和功能。其内容不仅包括叙述语，还结合了图标、图形。衰弱程度分为 7 个等级：非常健康、健康、维持健康、脆弱易损伤、轻度衰弱、中度衰弱、严重衰弱。有研究基于临床制定了衰弱量表的修订版（CFS-09），在原版的基础上增加了两条，即 8 级（非常严重的衰弱）：生活完全不能自理，接近生命终点，已不能从任何疾病中恢复；9 级（终末期）：接近生命终点，生存期 <6 个月的垂危患者，除此之外无明显衰弱迹象。临床医生根据量表定义的衰弱变量及老年人其他伴随疾病和相关特征来对老年衰弱程度做出临床判断。由于每个衰弱等级的描述较简短，灵活性强，不同的医生可能有不同的侧重点，从而得出不同的结果。与其他衰弱评估工具相比，临床衰弱量表简单有效，在评估患有急症的老年患者衰弱程度上优于其他评估工具。另外，它还是一个综合性的评估工具，临床医生借助它可以对实际发病的衰弱老年人所表现出的症状特征进行全面整体的评估，有利于及早识别和干预衰弱。

综上所述，衰弱是人体内多个系统生理功能和储备的进行性下降，不仅可使老年人面对应激时的脆性增加、发生失能、功能下降、住院和死亡的风险增加，还可导致老年人对长期照护的需求和医疗费用增加。如能早期识别衰弱并给予相应的处理，可减少失能，降低照护机构的入住率、长期照护的需求和医疗/社会的花费，衰弱前期可被逆转至健康状态，一些衰弱状态也可被逆转至衰弱前期。

第二节　认知障碍风险评估

随着年龄增长，大脑功能呈下降趋势。认知老化包括成功老龄、常态老龄、轻度认知功能损伤、老年期痴呆 4 个阶段。成功老龄是指认知功能及心理状态正常，且与年龄增长相关的功能状况无变化或变化甚微的老年人群；常态老龄介于成功老龄与轻度认知功能损伤之间；轻度认知功能损伤是指发生躯体功能及认知功能改变，这种改变与年龄增长有关，但没有达到病理及残疾水平；痴呆则是由器质性疾病引起的一组严重认知功能损伤或缺陷的临床综合征。认知功能障碍已成为影响中老年健康和生活质量的重要病症，认知功能障碍的表现不仅包括记忆障碍、失语、失认、失用及视空间障碍等，还可伴随焦虑、抑郁、激越、冲动等情感行为障碍，这些情感和行为障碍同样也是患者致残的原因，给社会和家庭带来沉重的负担。

一、概述

认知是指人在对客观事物的认识过程中对感觉输入信息的获取、编码、操作、提取和使用的过程，是输入和输出之间发生的内部心理过程，这一过程包括知觉、注意、记忆、思维和语言等。认知的加工过程通过脑这一特殊物质实现。

1. 认知老化的概念

认知老化是指脑老化引起的认知衰退，是指与年龄相关的认知能力的轻微损伤改变。认知老化是限制老年人工作活动能力和降低其生活独立性的重要原因，同时也是导致老年痴呆症（阿尔茨海默病）的重要原因。现代观点认为，认知活动是复杂的、多维的，在认知能力发展变化中交叠着各种不同的过程，认知老化至少有部分可通过某些干预方法加以补偿。在认知老化的进程中，感知觉加工速度逐渐减慢，记忆能力下降，执行功能也开始衰退。一般认为，晶体智力（指对从社会文化中习得的解决问题的方法进行应用的能力，如词汇、知识经验等）在成年后仍会随年龄增长，直到 70 岁以后才出现显著的减退；而流体智力（一种以生理为基础的认知能力，如记忆、注意、推理能力等）则在成年早期达到高峰后即开始缓慢地下降，进入老年阶段后衰退进程加快。总体而言，它表现为认知速度的减慢，工作记忆下降，抑制无关刺激影响的能力减弱及现场依赖性增强。

2. 认知老化的生理机制

（1）神经生物学机制：在认知老化的进程中，大脑的结构和功能均会发生不同程度的变化，老化随着大脑体积下降，可能与某些认知领域功能下降密切相关。老化对脑白质完整性亦造成影响，尤其前额叶脑白质表现最为敏感，脑白质完整性下降可导致失连接状态，表现为执行功能和信息加工速度等认知领域的功能下降。脑白质完整性对于保持与信息处理速度、执行功能、记忆相关脑区的网络联系具有重要意义。弥散张量成像技术研究发现，随着年龄的增长，大脑白质完整性下降，进而影响信息处理速度及执行功能。而由于脑白质老化导致的失连接状态，可表现为情景记忆能力、执行能力、信息处理速度等多项认知功能下降。

然而，在老化过程中，虽然大脑的结构和功能逐渐减退，但大脑会适应这种减退所带来的认知能力下降，即大脑具有可塑性，它可以通过募集其他脑区来代偿这种丧失所引起的认知障碍，并且这种可塑性可改变认知老化的过程。

（2）分子生物学机制：研究表明细胞色素 C 氧化酶 5A 抗体（COX5A）与钠离子通道（SCN2B）的表达在脑老化引发的认知功能减退中扮演着重要角色。脑源性神经营养因子主要在中枢神经系统内表达，其中海马和皮质的含量最高，是一种具有神经营养作用的蛋白质。研究表明，脑源性神经营养因子对海马 N-甲基-D-天门冬氨酸受体的功能具有上调作用，从而改善因海马 N-甲基-D-天门冬氨酸受体功能低下所引起的老年痴呆及老年性记忆功能减退，ApoE-ε4 等位基因损伤大脑网络中的关键脑区，进而影响携带者的认知功能。

（3）心理机制：大量研究发现在人的一生中，以某个年龄点为界，认知能力的发展类似一条抛物线，这种现象难以用单一的神经生物学机制或分子生物学机制来解释。因此 Sahhouse 在 1985 年提出加工速度理论，认为加工速度减慢是认知能力衰退的主要原因，它以加工速度作为年龄与认知能力之间的中介因子来解释认知老化现象。这里的速度主要指感觉速度和中枢加工速度。老年人的感觉功能退化特点十分明显，但运动速度减慢是最容易观察到的现象。与其同时产生的还有对感知觉变迟钝和对刺激的反应变慢等。对于这种变慢的解释主要认为它与外周机制有很大关系。但是研究者发现，相对外周功能老化，中枢加工的老化要起到更主要的作用。中枢加工老化的速度要远远大于外周功能的老化。较快的加工速度能保证所有的认知操作都及时、有效地完成；而较慢的加工速度则不能。这是由于加工速度较慢时，前期的认知操作就占用了大量的时间，而使后期的认知操作受到时间的限制，难以按时或有效地完成。如果复杂认知任务的实现是基于简单认知操作结果的，那么较慢的加工速度会导致相等时间内得到的简单操作结果较少，从而延缓复杂认知任务的完成时间，或者降低复杂认知任务完成的质量。这一理论的主要观点是成人的认知操作速度随年龄增长而减慢，是认知功能发生老化的主要原因。

3. 认知功能与认知功能障碍

认知是人类心理活动的一种，是指个体认识和理解事物的心理过程。包括从简单的对自己与环境的确定、感知、注意到复杂的学习和记忆、思维和语言等。认知功能由多个认知域组成，包括记忆、计算、时空间定向、结构能力、执行能力、语言理解和表达及应用等方面。一般情况下，可以通过问询了解个体以上各方面的情况，有时还需要通过对其照料者的问讯，补充和核实有关情况，以及通过各种神经心理学检查量化地评估个体的总体认知功能和特异的认知域状况，发现某些日常生活中难以觉察的认知功能损伤。

认知功能障碍泛指各种原因导致的各种程度的认知功能损伤（cognitive impairments），从轻度认知功能损伤到痴呆。认知功能障碍又称为认知功能衰退、认知功能缺损或认知残疾。

（1）轻度认知功能损伤（mild cognitive impairment，MCI）：指有记忆障碍和（或）轻度的其他认知功能障碍，但个体的社会职业或日常生活功能未受影响，亦不能由已知的医学或神经精神疾病解释，是一种介于正常老化与轻度痴呆之间的临界状态。MCI 也可有语言、注意和视空间能力损伤等，MCI 可分为遗忘型（aMCI）和非遗忘型（non-aMCI）两型：前者为单纯记忆损伤和记忆伴其他认知功能损伤两种，主要指 AD 的前期；而后者包括单个非记忆域损伤和多个非记忆域损伤，属广义的 MCI，涵盖多种认知损伤，可能是多种痴呆的前期表现。MCI 也可按病因分为变性性（原发性）、血管性等。确定 MCI 最重要的临床意义在于早期发现和早期干预，以便延迟或阻止痴呆的发生、发展。

（2）痴呆：指器质性疾病引起的一组严重认知功能缺陷或衰退的临床综合征，如进行性思维、记忆、行为和人格障碍等，可伴随精神和运动功能症状，损伤达到影响职业、社会功能或日常生活能力的程度。

痴呆有多种分型标准。最常见的为病因分型，可分为变性性（原发性）痴呆（AD）、血管性痴呆（VaD）、炎症性痴呆、感染性痴呆、肿瘤及其他原因引起的痴呆。其中 AD、VaD 和混合性痴呆是临床最常见、发病率最高的痴呆类型。

二、危险因素

1. 人口学特征

（1）年龄：随着年龄的增长，老年人的脑组织开始萎缩，生理功能也自然地减退，认知功能逐渐下降。国内外的许多研究证明了年龄增长是影响老年人认知功能的重要因素。国内外的研究结果一致表明，老年人的认知功能随着年龄的增长而下降，具有线性相关关系。有研究者对 1435 例 75～95 岁的非痴呆受试者进行基线调查，发现随着年龄的增高，轻度认知功能损伤（MCI）的患病率也增高，75～79 岁组 MCI 的患病率为 13.8%，80～84 岁组为 14.2%，85 岁以上组则高达 20.0%。

（2）性别：老年女性绝经后雌激素水平下降，相对老年男性情绪波动大，更易怒、易焦虑、易抑郁等，导致认知功能比男性低，同时与女性相对受教育程度低、参加社会活动机会少有关。有学者对北京城乡 ≥55 岁的居民进行的简易智能状态检查结果及对陕西农村 488 例老年人进行的认知功能调查分析均发现，男性 MMSE 总分显著高于女性。但也有研究证实老年人群认知功能障碍没有性别差异，多与研究调查地区的文化背景、生活环境、受教育方式不一致有关。

（3）职业：前期从事的职业对认知功能产生一定影响。虽然在文献中没有关于老年人认知功能影响因素具体职业分布的研究，但总体上从事或既往从事脑力劳动者的认知功能高于体力劳动者。

（4）受教育程度：国内外研究针对文化程度或受教育年限对认知功能的影响达成共识，文化程度越高或受教育时间越长的老年人认知功能得分越高。有学者的研究表明，影响 MMSE 得分分布状态的因素中，以受教育程度最大，年龄次之。因此，文化程度是影响老年人认知功能的主要因素。可能的原因是文化程度高的老年人会经常学习和记忆，保持头脑灵活性，同时文化程度高的老年人参加社会活动的机会也相对多一些，对保持认知功能有重要作用。

2. 生物学因素

（1）遗传因素：目前已经证实老年人群中 ApoE 基因多态性、神经损伤诱导蛋白（NINJ2）基因等与认知功能轻度障碍存在相关性，其他可能与认知功能有关的基因还在进一步研究中。

（2）微量元素：目前研究趋向一致的观点认为锌和钙是认知功能的保护因素。铜对认知功能有其双重作用，一方面能有效地抑制 β - 淀粉蛋白样肽（Aβ）的聚积，保护认知功能；另一方面可加速神经细胞的脂质过氧化，引发氧化神经毒性，损害认知功能；血清铁过多或过少，认知功能都会下降；铝对认知功能有一定的负面作用，因为铝进入神经细胞内后，改变了细胞的骨架，造成蛋白质的生化代谢紊乱；镉可增加 β 淀粉样蛋白（Aβ）的沉积，促进微管相关蛋白（tau）磷酸化聚集，与钙、锌相互作用干扰代谢，诱导自由基（ROS）的形成，最终影响老年人的认知功能。

（3）听力缺损：听力是老年人信息采集的主要来源之一，听力缺损不可避免地影响认知功能，而且听力缺损引起的认知功能下降无法逆转。

（4）体重指数：有研究者调查发现老年人体重指数与认知功能有统计学关联，体重指数高于正常值的人群认知功能得分低，但是否与高血脂、高血压、高血糖等因素有交互作用而间接影响认知功能还有待于进一步研究。

3. 生活行为方式

（1）合理营养：营养缺乏是导致认知功能下降的危险因素。有研究发现，维生素 E 的摄入可以降低老年人认知功能的减退，但 β - 胡萝卜素及维生素 C 却无此作用。补充维生素 B 可以改善认知功能减退者的语言功能。合理营养摄入有助于提高老年人认知功能，平衡膳食结构可预防老年人认知功能的下降，其中膳食中奶制品、动物蛋白类、瓜果蔬菜类的食物比例较为重要。

（2）适宜运动：加强体育锻炼可保护认知功能是目前国内外公认的结论。适宜的运动有助于大脑皮层神经活动和各中枢之间协调性得到改善，反应潜伏期缩短。同时，运动能降低大脑皮质脂褐色素沉淀，延缓衰老过程，最终达到保护老年人认知功能的作用。目前研究认为闲暇活动丰富、经常锻炼、积极的心态、良好的生活方式是高龄老年人认知健全的有利因素，长期的规律性运动强度与认知功能呈正相关。

（3）吸烟：有动物实验研究发现烟雾中的主要成分尼古丁可通过尼古丁受体介导途径改善认知能力，属于保护因素。国外也有研究认为吸烟对认知功能障碍和老年性痴呆的发生有保护作用。国内有研究者在对北京老年人吸烟情况调查后也发现从不吸烟者中有 14.6% 存在认知功能障碍，而吸烟者中仅有 8.4% 存在认知功能障碍，不吸烟者出现认知功能障碍的相对危险性是吸烟者的 2 倍。有人认为，吸烟对认知功能的保护作用可能与烟碱有关。烟碱可增加 N - 胆碱能神经元的功能，可能促进记忆获得。临床研究也发现烟碱能减少 AD 患者在认知测验中的侵入错误，改善患者的注意力和信息处理障碍。但烟雾中的其他有害成分是否会损伤老年人的认知功能还不清楚。有研究发现烟中含有大量的一氧化碳，吸入人体后其立即与血中的血红蛋白结合，使血红蛋白失去载氧能力；且经常吸烟者可发生慢性缺氧，由于人的大脑对氧气需要量大，对缺氧十分敏感，故长期受此影响会使记忆力减退、思维迟钝。也有研究发现，吸烟是老年人认知功能障碍的危险因素，且吸烟时间越长，风险越大，戒烟后受损的认知功能可逆性提高。

（4）饮酒：多数研究认可慢性酒精中毒可导致 AD，每天饮酒对认知功能影响最大。慢性酒精中毒者存在记忆功能障碍，包括言语和非言语记忆，其机制尚不清楚，可能与乙酰胆碱减少有关。但也有研究发现适量饮酒能防止认知功能的下降，如 Meyer 等研究发现适量饮酒（乙醇 60 g/d）可降低认知功能的减退。

（5）睡眠：有研究认为白天过度睡眠可能是引起认知功能下降的重要因素，可能与存在其他疾病如精神或器质性疾病有关。例如，阻塞性睡眠呼吸暂停综合征可引起白天睡眠，睡眠时缺氧引起呼吸暂停从而导致认知缺陷。

4. 社会心理因素

（1）抑郁症：老年抑郁症发生期存在广泛认知功能受损情况，特别是生活负性事件引起的认知功能下降更为显著，而且认知功能下降后并非完全可逆，抑郁症状缓解后只能部分恢复。但是抑郁症是认知功能受损的危险因素还是前驱症状，目前还没有一个统一的共识。

（2）独居：独居的老年人由于孤独、空虚、缺乏交流对象等原因，认知功能下降，研究发现已婚和与子女共同生活的老年人群认知功能高于其他类别的人群。一项对陕西农村 488 例老年人的调查发现，分居、离婚、丧偶等对老年人的认知功能下降有促进作用，提示老年人情感不足可以加速衰老。

（3）社会活动：如广场舞练习、群体性益智活动可刺激大脑细胞，加强突触功能，促进神经再生，缓解大脑萎缩，延缓记忆力减退，最终提高老年人的认知功能。

5. 其他基础疾病

（1）2 型糖尿病：有研究表明 2 型糖尿病对老年人群记忆力造成显著影响，存在注意力不集中、思维不灵活、分类概括能力降低等认知能力下降的现象。直接原因可能是糖尿病引起额叶、颞叶等局部脑血流灌注减低、脑萎缩、脑白质脱髓鞘，使相应脑组织功能受到抑制。

（2）脑卒中：脑梗死和脑出血患者对认知功能各方面都有影响，特别是病变发生于额叶、基底节及颞叶时影响更为突出，这些认知功能下降属于不可逆，受损的脑功能康复后认知功能会继续下降，其原因目前尚不清楚。

（3）功能性便秘：有研究发现功能性便秘老年患者容易出现认知功能变化，可能原因为该类患者动脉硬化程度重，多种有毒物质吸收增加。同时有些生理活性物质，如 P 物质和血管活性肠肽，均参与大脑认知功能和胃肠调节功能，当这些生理活性物质缺乏时，功能性便秘和认知功能下降同时出现。

（4）原发性高血压：随着血压的升高或高血压患病时间的逐渐延长，认知功能逐渐下降，血压持续升高，中小动脉血管痉挛，在脑血管病变的基础上可发生大脑皮质弥漫性萎缩、沟回间隙增宽、脑室体积扩大、神经元数目减少等一系列病变改变。有调查研究证实，老年人群中高血压组的轻度认知功能障碍高于正常组，且随着原发性高血压的分级升高，认知功能得分下降，认知功能障碍发病率升高。

6. 药物

有研究显示药物对老年人认知功能的影响比对年轻人大，过量地应用药物会损害认知功能，而不同的药物对老年人认知功能的影响也不相同。例如，钙通道阻滞剂是一大类提高认知功能的药物，其中尼莫地平是代表性药物，可以用于改善认知功能。而有文献报道应用非甾体类消炎药 NSAID 会可逆地引起老年人认知功能损伤，所有抗癫药物都对认知功能有潜在不利作用。

老年人的认知功能障碍是多因素共同作用的结果，而且这些因素之间还存一些交互作用，构成一个庞大的体系。

三、常见认知功能障碍

1. 记忆障碍

（1）基本概念：记忆是指获得的信息或经验在脑内储存和提取的神经过程，是有意义地追忆经历。记忆包含 3 个基本过程：①识记：是感知外界事物或接受外界信息的阶段，也就是通过各种感觉系统向脑内输入信号的阶段，是接收信息的过程。②巩固：是所接收的信息在脑内编码、储存和保持的阶段。③提取：是将储存于脑内的信息再现于意识中的过程。提取有再现和再认两种回忆方式。记忆随年龄增长会有所减退；当各种原因的损伤累及记忆相关的神经结构（如脑外伤、脑卒中）或神经递质（如老年性痴呆）时可以出现永久性的记忆障碍。

（2）主要表现：不同种类的记忆损伤表现各异。记忆功能低于正常时仅表现为记忆减退，患者在识记、巩固、再现和再认方面功能全面减退，对日期、年代、专有名词、术语等的回忆发生困难。记忆减退是痴呆患者早期出现的特征性表现，也见于正常老年人。进行性的记忆损伤也是血管性痴呆的主要特征，先有近期记忆受损，随之远期记忆也受损。遗忘为记住新知识即近事的缺陷。错构是对过去实际经历过的事情，在其发生的时间、地点、情节上，有回忆的错误。往往将日常生活经历中的远事近移，并坚信是事实。虚构也是一种记忆错误。患者以从未发生的经历回答提问，回答不仅不真实且奇特、古怪，或者以既往的经历回答当前的提问。

2. 注意障碍

（1）概念：注意（attention）是心理活动指向一个符合当前活动需要的特定刺激，同时忽略或抑制无关刺激的能力。注意是记忆的基础，也是一切意识活动的基础。

（2）主要表现：可表现为各个维度上的差异和异常。例如，对于刺激的反应能力和兴奋性下降，表现为注意迟钝、缓慢；注意范围显著缩小，主动注意减弱。在进行持续和重复性的活动时缺乏持久性，注意力涣散，随境转移，易受干扰，不能抑制不合时宜的反应。不能完成阅读书报、听课任务；不能有目的地注意符合当前需要的特定刺激及剔除无关刺激，容易受自身或外部环境因素的影响而使注意力不能集中，如不能在较嘈杂的环境中与他人进行谈话，丧失了从复杂或嘈杂背景环境中选择一定刺激的控制能力。当注意的转移出现困难时，不能根据需要及时地从当前的注意对象中脱离并及时转向新的对象，因而不能跟踪事件发展。

3. 计算障碍

（1）概念：计算功能是一种非常复杂的认知过程，需要语言、视知觉、空间、记忆、注意和执行功能等认知成分的参与。脑部病变导致数字加工与计算任务的能力丧失被称为获得性计算障碍（acquired dyscalculia）。失算症常见于痴呆和脑部局限性病变（脑卒中、脑外伤等）。它可以表现为对书面数字的理解丧失（对数字的失读），空间障碍导致笔算时不能正确地排列数字，不能提取或使用算术事实和对算术概念的原发性丧失等。

（2）主要表现：常与语言受损相关。额叶损伤时，表现为计划安排计算过程的顺序错误、理解和解决数学应用题能力受损等。前额叶损伤时可以在下列计算任务中表现出严重的困难：心算、连续的运算（特别是逆向的运算，如100连续减7）和解决多步骤数学问题。右半球脑损伤可出现空间型失算，常伴有单侧空间忽略、空间失读失写、结构障碍和其他空间障碍。

4. 思维障碍

（1）概念：思维属于高级的认知活动，是大脑对事物进行分析、综合、比较、分类、抽象和概括的过程。分析就是将事物的整体分解为个别的部分或特征；综合是把事物的多个部分或特征组合成为整体；比较是通过对比，确定不同事物或特征的异同；抽象是从事物许多特征中找出共同的本质特征；而概括则是根据事物共同的本质特征去认识同一类的所有事物。通过思维，人们就可以对事物进行理解和认识。虽然思维活动到处可见，但更多、更主要的思维现象是与问题情境相联系的。因此，问题解决可视为一种最重要的思维活动，思维活动是一个解决问题的过程，而解决问题是思维活动的一个最普遍、最主要的表现形式，也是思维活动的主要目的。

（2）主要表现：抽象、概括能力下降，如对于谚语的解释常常表现出简单重复谚语的意思，不能总结出其深层含义。思维片面，不能够举一反三。解决问题的能力下降或受到损害将影响日常生活的各个方面。例如，去朋友家串门需要乘车，却搞不清楚该乘哪路公共汽车；不明白该怎样安排一顿饭；在一定的社会环境或处境中不知该如何做或做出不恰当的反应；不能计划、组织和实施复杂的作业或工作。

5. 执行功能障碍

（1）概念：执行功能（executive function）是一种复杂的、更高级的认知功能，指人独立完成有目的、自我控制的行为所必需的一组技能，包括计划、判断、决策、不适当反应（行为）的抑制、启动与控制有目的的行为、反应转移、动作行为的序列分析、问题解决等心智操作。

（2）主要表现：执行功能障碍者一般不能做出计划，不能进行创新性的工作，不能根据规则进行自我调整，不能对多件事进行统筹安排。检查时，不能按照要求完成一个较复杂的任务。包括启动障碍：不能在需要时开始动作，表现为行为被动、丧失主动性或主观努力，表情淡漠对周围事物漠不关心并毫无兴趣，反应迟钝；不恰当反应失抑制：患者不能花费一定时间利用现有信息做出恰当反应，常表现为过度反应和冲动；思维或行为转换困难：障碍者由于反应抑制和反应转移或变换障碍而不能根据刺激变化而改换应答，表现出持续状态，即在进行功能性活动时不断地重复同一种运动或动作，如洗脸时反复洗一个部位；思维具体：障碍者对于事物的观察仅停留在表面的认识，缺乏深入的洞察力，表现为缺乏计划能力、缺乏远见、行为不能与目标一致等；使用和形成抽象概念的能力受到损害，不能够根据抽象思维解决问题，只能在熟悉的环境中活动。

四、认知功能评估表

（一）简易认知筛查量表

1. 简明精神状态量表

简明精神状态量表（MMSE）一直是国内外最普及、最常用的老年痴呆筛查量表，它包括时间与地点定向、语言（复述、命名、理解指令）、心算、即刻与短时听觉词语记忆、结构模仿等项目（参见附表 5 - 4），满分 30 分，费时 5~10 min，重测信度 0.80~0.99，评测者之间信度 0.95~1.00，痴呆诊断的敏感性大多在 80%~90%，特异性大多在 70%~80%。

MMSE 作为 AD 认知筛查工具，因其敏感性强、易操作、耗时少，在社区大样本调查及临床医生对可疑病例做初步检查时得到广泛应用，但其缺点亦不容忽视：①项目内容容易受到受试者受教育程度影响，对文化程度较高的老年人有可能出现假阴性，即忽视了轻度认知损伤（如 Strain 报道，MMSE 识别轻度认知障碍的敏感性仅为 0.52），而对低教育及操方言者有可能出现假阳性；②注意（心算）、记忆、结构模仿等项目得分并不足以反映相应的认知领域表现，不能有效地绘制个体认知轮廓图；③强调语言功能，非言语项目偏少，对右半球功能失调和额叶功能障碍不够敏感；④记忆检查缺乏再认项目，命名项目过于简单；⑤没有时间限制；⑥对皮质性功能紊乱比对皮质下功能紊乱更敏感；⑦不能用于痴呆的鉴别诊断，作为认知功能减退的随访工具亦不够敏感。

中文版 MMSE 依据不同受教育程度做出的划界分：文盲组 17 分、小学组 20 分、中学或以上组 24 分，低于划界分为认知功能受损。5 年随访表明，正常衰老 MMSE 减少约 0.25 分/年，病理衰老约 4 分/年。

2. 蒙特利尔认知评估量表

蒙特利尔认知评估量表（MoCA）是一种对 MCI 进行快速筛查的评定工具。由纳斯尔丁（Nasreddine）等根据临床经验及简易精神状态量表（MMSE）的认知项目设置和评分标准制定，于 2004 年 11 月确定最终版本。该量表现已有英语、法语、西班牙语等 16 种语言版本，我国也已发布了中文版 MoCA。MoCA 评定了许多不同的认知领域，包括注意与集中、执行功能、记忆、语言、视结构技能、抽象思维、计算和定向力等（参见附表 5 - 5）。测查的基本原则是在安静的环境下，以受试者没有抑制性心理，意识清楚为最基本前提。完成 MoCA 大约需要 10 min。本量表总分 30 分，英文原版的测试结果显示正常值为 ≥26 分。MoCA 作为一种初级筛查工具，其检查涉及的认知功能项目较多，有研究已表明，其用于筛查 MCI 的灵敏度远远胜过 MMSE。MoCA 的主要优势还体现在它的项目容易理解上，评定员经过短期培训即可掌握评定标准，可操作性强，也易于被受试者接受，而且测试快捷，用时较短。

3. 长谷川痴呆量表

长谷川痴呆量表（HDS）由 Hasegawa 于 1974 年编制，1991 年修订。时间和地点定向、命名、心算、即刻和短时听觉词语记忆与 MMSE 相似，无复述、理解指令、结构模仿 3 项，有倒背数字、类聚流畅性、实物回忆 3 项，满分 30 分。在类聚流畅性测验（在规定时间内就某一类别列举尽可能多的例子），AD 患者从语义类别中列举例子比从词形、语音类别中列举例子更困难。由于汉语的音、形、义分离，同音字较多，方言繁杂，文盲和受教育程度低的老年人较难完成听觉词语记忆，HDS 修订版采用视觉实物记忆更易为国内受试者接受、更少受教育程度影响，缺点是不能做记忆策略和机制分析。另外，MMSE 的上述缺点 HDS 也同样存在。

4. 画钟测验

可分 2 种，一种是要求受试者在空白的纸上画一幅几点几分的钟，反映执行功能；另一种是要求受试者模仿已画好的钟，反映结构能力；总分 16 分。

（二）综合的认知筛查量表

此类量表的题量较大，分析指标除了总分，还有 5～16 项代表不同认知领域的因子分，其优点是可以绘制个体认知剖面图，不仅用于识别轻微神经心理损伤，较细致地评估认知损伤的严重度，而且对区分认知损伤的不同病因也有一定的甄别作用，为诊断和治疗提供更多的指导。一般需要经过严谨训练的神经心理学专家对结果进行解释，缺点是根据不同教育程度和社会文化背景的常模不易获得。

1. Mattis 痴呆评定量表

Mattis 痴呆评定量表（DRS）包括 5 个因子。①注意：数字顺背与倒背、完成两个连续指令；②启动与保持：命名超市品种、重复一系列音节的韵律、完成两手交替运动；③概念形成：项目设计与 Wechsler 成人智力量表的相似性分测验同理；④结构：模仿平行线、四边形内的菱形；⑤记忆：5 个单词组成句子的延迟回忆、图案回忆等。总分 144 分，耗时 30～45 min。是较早对额叶和额叶 - 皮质下功能失调敏感的评定工具，有常模资料。

2. Alzheimer 病评估量表

Alzheimer 病评估量表（ADAS）包括认知行为测验（ADAS-cog）和非认知行为测验。认知行为测验包括定向、语言（口语理解和表达、对测验指导语的回忆、自发言语中的找词困难、指令理解、命名 12 个真实物品与 5 个手指）、结构（模仿圆、2 个交错的四边形、菱形、立方体）、观念的运用、阅读 10 个形象性词语后即刻回忆 3 次的平均数与 12 个形象性词语的再认，共 11 题，费时 15～20 min，满分 70 分。对 AD 组，评测者之间信度为 0.99，间隔 1 个月再测相关性为 0.92，正常老年人组则分别为 0.92 与 0.65。AD 患者组在 ADAS-cog 的每一个项目均显著差于正常匹配组的表现。未经治疗的中度 AD 患者每年 ADAS-cog 总分下降 7～10 分。通常将改善 4 分作为临床上抗痴呆药物显效的判断标准。ADAS-cog 对极轻度和极重度的患者不够敏感。

3. 神经行为认知状态检查

神经行为认知状态检查（NCSE）包括定向、注意（重复数字）、语言（理解并执行简单和复杂的指令、背诵句子、看图命名）、结构（Koh 积木测验）、记忆（4 个单词）、计算、相似性（对抽象问题的理解）、判断力（日常生活行为的合理推断）等 8 个因子。费时 15～30 min。Osmon 于 1992 年在脑卒中患者中应用 NCSE，发现语言分在左半球病灶者损伤更严重，结构分在右半球病灶者损伤更严重。根据其总分和因子分剖面图未能有效区分 AD 与血管性痴呆（VD）。

4. 高敏感认知筛查量表

高敏感认知筛查量表（HSCS）包含 5 个因子。①记忆：长句记忆、词语联系学习、长句延迟记忆、词语延迟记忆；②语言：复述、命名、阅读、书写、流畅性；③视觉空间能力：采用 Bender-Gestalt 测验、Woodcock-Johnson 心理教育量表；④注意力：交替加法、听数扣桌；⑤自我调控能力：相反反应、句子结构。费时约 20 min，评测者之间信度为 0.98，再测相关性为 0.72~0.98，能正确区分 93% 神经精神疾病患者的正常和异常认知功能。

5. 认知能力筛查量表

美国加利福尼亚大学李眉教授于 1987 年将 MMSE 增加题数和项目修订为 3MS。认知能力筛查量表（CASI）根据 3MS 的试用效果编制，包括定向、注意、心算、远时记忆、新近记忆、结构模仿、语言（命名、理解、书写）、类聚流畅性、概念判断等 9 个因子，共 30 题，费时 15~20 min，间隔 1 个月重测信度为 0.92。CASI 总分 30 分，得分可换算为 MMSE、HDS-R 的分数，有汉语、英语、日语、西班牙语等不同语言版本，可用于不同文化背景的比较，已在美国、日本和我国香港、台湾、上海等地得到应用。作者将时间定向、类聚流畅性、即刻与短时听觉词语记忆组成 CASI 简式，其敏感性和特异性甚至高于 MMSE 和 HDS。

6. 跨文化认知检查法

跨文化认知检查法（CCCE）包括注意（数字广度）、视觉空间（结构模仿）、语言（复述、命名、理解指令、流畅性）、词语记忆（单词学习和回忆及言语回忆）、视觉记忆（结构回忆）、近时记忆（定向）、抽象思维及精神运动速度等 8 个因子。费时约 20 min，其总分与 HDS 的相关性为 0.82。通过严重度匹配（MMSE 总分与 CCCE 总分无显著差别）的 AD 与帕金森病所致痴呆患者的 CCCE 因子分比较，发现前者精神运动速度减慢程度显著轻于后者，而定向、词语记忆、抽象推理等因子显著重于后者。

7. 快速认知筛查测验

快速认知筛查测验（QCST）包括定向、注意、词语即刻记忆、词汇、命名、相似性、类比、心算、笔算、词语延迟回忆、新知识记忆、视觉注意、结构、物品识别、几何图案、知觉合成、视觉延迟记忆等 17 个因子。共 78 题，费时 15~30 min。前 11 项因子分为语言分，与 WAIS-R 的语言分显著相关（$r=0.81$）；后 6 项因子分为非语言分，与 WAIS 的操作分显著相关（$r=0.74$）。

（三）应用时的注意事项

（1）上述量表对于确定痴呆的病因即鉴别诊断方面作用有限。

（2）从 55 岁或 60 岁开始纵向随访认知功能十分重要，尤其是教育程度比较高的老年人。

（3）认知评定只能作为 AD 诊断的辅助工具，临床诊断必须结合日常活动能力量表、非认知行为问卷、总体严重度量表、照料者负担量表及脑影像学、电生理学、生化学检查结果，最后确诊依赖于随访和病理检查。

（4）躯体状况不佳、情绪障碍、意识不清、受试者不配合等都可以影响认知检查结果。

五、痴呆风险评估模型

2006 年 Kivipelto 等在开展心血管危险因素与老年痴呆症因果关系研究时，根据心血管危险因素与痴呆发病紧密相关的研究结果建立了老年痴呆症风险评估模型（CAIDE）。该研究通过收集 1972—1998 年 1409 名 39~64 岁芬兰人其中 20 年的基本资料与疾病资料，采用 logistic 回归分析，筛选危险因素（年龄、教育、性别、收缩压、体重指数、总胆固醇、体育活动）并提取危险因素回归系数（β 系数），将最小 β 系数赋值 1，其他 β 系数按相同比例赋值，得到共计 15 分的危险分数表。同时可根据个体得分进行未来 20 年内老年痴呆症发病风险评估：①0~5 分，发病风险 1%；②6~7 分，发病风险 1.9%；③8~9 分，发病风险 4.2%；④10~11 分，发病风险 7.4%；⑤10~15 分，发病风险 16.4%。之后模型在样本人群中通过受试者工作特征曲线（receiver operating characteristic，ROC）进行了预测效能验证，经验证曲线下面积（*AUC*）为 0.77，预测性较好。

第三节 老年人跌倒风险评估

一、概述

1. 概念

跌倒是指突发的、不自主的、非故意的体位改变，而倒在地上或更低的平面上。但是医学专业和非专业人员对跌倒的认知并不总是一致，尤其是在没有发生损伤时。为了使临床和研究工作标准化，欧洲跌倒预防网络（ProFANE）工作组将跌倒定义为"导致个体跌倒在地面或地板或地势较低处的意外事件"。1987 年，老年人跌倒预防国际工作组定义跌倒：是指"非故意地倒在地面或较低平面，而不是由于受到持续的猛烈打击、意识丧失、中风引起的突然瘫痪，或癫痫发作"，与前述的定义相似。此后，国际虚弱和损伤干预技术协作研究（FICSIT）也做出了相似定义。大部分关于跌倒的研究要求跌倒是意外的，而且并非由外部事件如车祸导致的。一般而言，晕厥或心脏病发作导致的跌倒也被排除在流行病学研究之外。因而，目前较为公认的定义为：跌倒是指不受支配或非故意地倒在地面或其他较低的平面上导致的意外事件，排除由偏瘫或癫痫突然发作、猛烈的撞击、意识丧失等原因引起的情况。老年人跌倒的发生并不是一种意外，而是存在潜在的危险因素，跌倒标志着衰老进程的开始，是老年人群面临的日益严重的公共卫生问题。

按照国际疾病分类（ICD-10）对跌倒的分类，跌倒包括以下两类：①从一个平面至另一个平面的跌落；②同一平面的跌倒。跌倒是我国伤害死亡的第 4 位原因；而在 65 岁以上的老年人中则为首位，每年发生跌倒者占 1/3；在 80 岁以上老年人中则高达 80%。老年人跌倒死亡率随年龄的增加急剧上升。跌倒除了导致老年人死亡外，还导致大量残疾，并且影响老年人的身心健康。如跌倒后的恐惧心理可以降低老年人的活动能力，使其活动范围受限，生活质量下降。

2. 老年人跌倒流行状况

老年人跌倒发生率高、后果严重，跌倒是老年人伤残和死亡的重要原因之一。美国疾病控制和预防中心 2006 年公布的数据显示：美国每年有 30% 的 65 岁以上老年人出现跌倒。随着美国老龄化的发展，直接死于跌倒的人数从 2003 年的 13 700 人上升到 2006 年的 15 802 人。此外，报道还显示：在过去的 3 个月中，580 万 65 岁以上老年人有过不止一次的跌倒经历。一年中，180 万 65 岁以上老年人因跌倒导致活动受限或医院就诊。2006 年全国疾病监测系统死因监测数据显示：我国 65 岁以上老年人跌倒死亡率男性为 49.56/10 万，女性为 52.80/10 万。

老年人跌倒造成沉重的疾病负担。仅 2002 年，美国老年人因跌倒致死 12 800 人，每年因跌倒造成的医疗总费用超过 200 亿美元，估计 2020 年因跌倒造成的医疗总费用将超过 320 亿美元；在澳大利亚，2001 年，用于老年人跌倒的医疗支出达到 0.86 亿澳元，估计 2021 年将达到 1.81 亿澳元。我国已进入老龄化社会，65 岁及以上老年人已达 1.5 亿人。按 30% 的发生率估算每年将有 4000 多万老年人至少发生 1 次跌倒。严重威胁着老年人的身心健康、日常活动及独立生活能力，也增加了家庭和社会的负担。

在全球社区老年人中，30% 的 65 岁以上老年人每年至少发生一次跌倒，85 岁以上老年人跌倒的概率更是高达 50%。有研究显示，医院及疗养机构中居住的老年人发生跌倒的概率分别为 26% 和 43%。相关系统综述表明，在我国每年跌倒发生率为 14.7% ~ 34%，60% ~ 75% 会因跌倒导致不同程度的损伤。在老年人群中，65 岁以上的老年人发生跌倒的概率高、后果严重，除可能造成残疾外，更甚者可导致死亡。据统计，全球因跌倒而住院治疗的患者每年多达 80 多万人，平均费用超过 3 万美元，并且年龄与平均费用的增加成正比。这些不断增长的数字不但给老年人自身生活造成很大影响，而且为家庭及社会带来沉重负担，是我国老年人健康管理方面不可忽视的问题。

二、跌倒危险因素

老年人跌倒既有内在的危险因素，也有外在的危险因素，老年人跌倒是多因素交互作用的结果。内在危险因素包括个体的特征如年龄、身体功能、慢性疾病和步态失调。外在环境因素指房屋内部和周围的跌倒风险，如鞋子不合脚、地板太滑或地毯松动、有绊倒物、无楼梯栏杆或扶手、家具不稳和照明条件差等。

（一）内在危险因素

1. 年龄

随着年龄的增长，生理性和病理性的变化随之出现，跌倒的发生概率及跌倒出现严重损伤的概率也增加。正常的衰老可导致多个生理系统的功能下降，包括骨骼肌、心血管、视觉、前庭和本体感觉、协调、姿势反应和认知功能（特别是双重任务和执行功能），所有这些因素均与跌倒风险的增加相关。2009 年，美国 CDC 报告美国 85 岁及以上老年人的跌倒损伤发生率是 65 ~ 74 岁老年人的近 4 倍。有研究者对 4000 多名老年人进行了 2 年一次的访视，观察其功能状态的下降情况，发现年龄相关的功能减退与跌倒的风险呈强相关。

2. 步态和平衡功能

步态的稳定性下降和平衡功能受损是引发老年人跌倒的主要原因，多篇综述一致认为步态和平衡障碍是跌倒的最强危险因素。步态的步高、步长、连续性、直线性、平稳性等特征与老年人跌倒危险性之间存在密切相关性。老年人的步态模式倾向于更僵硬，协调性更差，姿态控制也更差。躯体定向反射、肌肉强度和张力、步伐大小和高度均随着衰老而下降，从而导致其避免意外绊倒或滑倒的能力受损。老年人为弥补其活动能力的下降，可能会采取更加谨慎地缓慢蹒跚行走，造成步幅变短、行走不连续、脚不能抬到一个合适的高度，引发跌倒的危险性增加。另外，老年人中枢控制能力下降，对比感觉降低，躯干摇摆较大，反应能力下降、反应时间延长，平衡能力、协同运动能力下降，从而导致跌倒危险性增加。随着年龄增加，站立期在前后轴上（髋关节外展和内收）髋关节产生的大腿旋转机械功消耗（mechanical work expenditure，MWE）较低，膝关节吸收的小腿旋转 MWE 也较低，而站立后期在中侧轴上（髋关节屈伸）MWE 较高。这些年龄相关的步态模式反映了一种用于维持平衡的代偿机制，也说明老年人的运动受限，从而增加了跌倒风险。

3. 感觉系统

感觉系统包括视觉、听觉、触觉、前庭及本体感觉，通过影响传入中枢神经系统的信息，影响机体的平衡功能。随着年龄增长，老年人前庭功能下降，导致姿态与步态障碍，常表现为姿态不稳和步基较宽的蹒跚步态模式，伴转身不稳，使得老年人跌倒的风险增加。外周前庭系统受损也可导致视力下降，而妨碍平衡和姿态控制，从而增加跌倒风险。老年人常表现为视力、视觉分辨率、视觉的空间/深度感及视敏度下降，这些下降可使老年人对距离产生误判和对空间信息的误解，使得平衡控制和障碍躲避能力受损，从而增加跌倒的危险性；老年性传导性听力损失、老年性耳聋甚至耳垢堆积也会影响听力，有听力问题的老年人很难听到有关跌倒危险的警告声音，且听到声音后的反应时间延长，也增加了跌倒的危险性；另外，老年人触觉下降，前庭功能和本体感觉退行性减退，也可导致老年人平衡能力降低，以上各类情况均增加跌倒的危险性。

4. 中枢神经系统

中枢神经系统的退变往往影响智力、肌力、肌张力、感觉、反应能力、反应时间、平衡能力、步态及协同运动能力，使跌倒的危险性增加。如随年龄增加，踝关节的躯体振动感和踝反射随拇指的位置感觉一起降低而导致平衡能力下降。

5. 认知功能

认知功能下降在跌倒的发生中起着重要作用。认知功能下降多发生于老年人，主要表现为记忆、注意力、学习新事物、处理问题的能力下降，或在日常生活中做决定时出现困难。老年人群认知功能下降不仅会增加老年人患痴呆的风险，而且还会引起移动能力下降和跌倒的发生风险增加。研究认为，认知衰退会导致各种症状，包括处理速度、注意力、记忆力、执行功能、反应时等特定认知领域障碍，并进一步引起平衡功能下降、步行节律紊乱、步速变慢、步态变异性增强。如记忆功能受损可能会影响一个人行走的有效性和安全性，进而增加跌倒的风险。有研究指出，有记忆障碍的老年人在单任务和双任务完成能力中表现出步速减慢，步态节律紊乱；此外，记忆力功能下降可能会导致老年人因无法有效回忆起如何使用辅助器具及当初的安全行走方式而跌倒。老年人注意力下降也与跌倒的发生有关，研究指出老年人注意力受到损伤后，大脑对信息有效地获取及整合就会出现问题，会进一步引起执行能力的下降，最终影响平衡功能和步态，从而增加行走时老年人跌倒的风险。因此，作为步态调整的潜在调控因素，执行功能降低会使步行过程中姿势评估能力下降，从而增加与障碍物相撞的机会。

6. 骨骼肌肉系统

老年人骨骼、关节、韧带及肌肉的结构、功能损伤和退化是引发跌倒的常见原因。骨骼肌肉系统功能退化会影响老年人的活动能力、步态的敏捷性、力量和耐受性，使老年人举步时抬脚不高、行走缓慢、不稳，导致跌倒危险性增加。研究证实，老年人股四头肌力量的减弱与跌倒之间的关联具有显著性。老年人骨质疏松会使与跌倒相关的骨折危险性增加，尤其是跌倒导致髋部骨折的危险性增加。

（二）疾病因素

1. 神经系统及退行性疾病

包括痴呆、卒中、帕金森病、脊椎病、小脑疾病、前庭疾病、外周神经系统病变等。无论是社区还是养老机构中的老年人的研究均显示，痴呆与跌倒或再次跌倒的相关性较高。研究证实，阿尔茨海默病（AD）患者跌倒的发生率显著高于年龄匹配的健康老年人。AD患者会改变其步态模式，导致行走时的步态不稳定性增加。

2. 心血管疾病

常见有体位性低血压、高血压、脑梗死、小血管缺血性病变等。体位性低血压是一种常见病，在65岁以上人群中的发生率达30%。有研究显示，相比于无体位性低血压，有体位性低血压的老年人发生跌倒的风险增加2.5倍（95% CI：1.3 ~ 5.0）。高血压也是影响跌倒的重要因素，有研究发现血压正常的受试者步态更稳定（摆动期步伐之间的变异性减小），计时起立 - 步行测试的表现更好，步态分形量表指数更高（随机性较小），姿态控制更好。而高血压患者的表现则更差。

3. 其他病理因素

昏厥、眩晕、惊厥、偏瘫、足部疾病及足或脚趾的畸形等都会影响机体的平衡功能、稳定性、协调性，导致神经反射时间延长和步态紊乱。感染、肺炎及其他呼吸道疾病、血氧不足、贫血、脱水、电解质平衡紊乱均会导致机体的代偿能力不足，常使机体的稳定能力暂时受损。老年人泌尿系统疾病或其他因伴随尿频、尿急、尿失禁等症状而匆忙去洗手间、排尿性晕厥等也会增加跌倒的危险性。

（三）药物因素

研究发现，是否服药、药物的剂量及复方药都可能引起跌倒。很多药物可以影响人的神智、精神、视觉、步态、平衡等方面而引起跌倒。可能引起跌倒的药物如下。

（1）精神类药物：抗抑郁药、抗焦虑药、催眠药、抗惊厥药、安定药。

（2）心血管药物：抗高血压药、利尿剂、血管扩张药。

（3）其他：降糖药、非甾体类抗炎药、镇痛剂、多巴胺类药物、抗帕金森病药。

有研究显示，服用精神类药物可使社区老年人的跌倒风险增加47%，服用2种或以上精神药物的老年人发生跌倒的风险进一步增加。与非糖尿病对照者相比，胰岛素治疗患者跌倒风险显著增加（$RR = 2.76$；95% CI：$1.52 \sim 5.01$），而未使用胰岛素治疗的糖尿病患者与非糖尿病对照者相比，跌倒风险无显著增加（$RR = 1.18$；95% CI：$0.87 \sim 1.60$）。多篇系统综述研究显示，与跌倒风险相关的心血管药物包括地高辛（$OR = 1.22$；95% CI：$1.05 \sim 1.42$）、1类抗心律失常药（$OR = 1.59$；95% CI：$1.02 \sim 2.48$）和利尿剂（$OR = 1.08$；95% CI：$1.02 \sim 1.16$）。

（四）心理因素

沮丧、抑郁、焦虑、情绪不佳等心理与情感障碍均会增加跌倒的危险。这些疾病可限制活动度，破坏平衡，从而使老年人易于跌倒。如沮丧可能会削弱老年人的注意力，潜在的心理状态混乱也和沮丧相关，都会导致老年人对环境危险因素的感知和反应能力下降。另外，害怕跌倒也使行为能力降低，行动受到限制，从而影响步态和平衡能力而增加跌倒的危险。一项在养老院中开展的研究显示，在使用多种药物的抑郁老年人中，抑郁可使跌倒风险增加5倍；在使用辅助装置的抑郁老年人中，跌倒风险增加6倍；在有神经系统疾病的抑郁老年人中，跌倒风险增加11倍。

（五）环境与社会因素

1. 环境因素

室内环境因素对跌倒的影响也很重要，如室内灯光昏暗，湿滑、不平坦的路面，在步行途中的障碍物，不合适的家具高度和摆放位置，楼梯台阶，卫生间没有扶栏、把手等都可能增加跌倒的危险，不合适的鞋子和行走辅助工具也与跌倒有关。有系统综述报道，穿拖鞋的老年人与光脚或穿包裹性的鞋子行走的老年人相比有更高跌倒风险，光脚或穿袜子行走相较于穿运动或帆布鞋行走者跌倒风险增高可达11倍。室外的危险因素包括台阶和人行道缺乏修缮，雨雪天气、拥挤等都可能引起老年人跌倒。

2. 社会因素

老年人的教育和收入水平、卫生保健水平、享受社会服务和卫生服务的途径、室外环境的安全设计，以及老年人是否独居、与社会的交往和联系程度都会影响其跌倒的发生率。

综上所述，跌倒不是由于某个单一系统的异常所致，而是多个系统病变相互作用的结果。就某个特定的单一因素而言，其并不能直接导致跌倒的发生，但几种或多种因素异常，即使是轻度异常，其共同作用则可使跌倒风险大大增加。危险因素越多，其功能障碍程度越重，发生跌倒的可能性越大。所以目前普遍认为，只有全面认识跌倒的危险因素，才可能更有效地预防跌倒的发生。

三、跌倒风险评估方法

1. Tinetti 平衡与步态评估量表

Tinetti 平衡与步态评估量表（POMA）是以表现为导向的活动度评估量表，由 Tinetti 于 1986 年首先报道，是最早开发的专门用来评估跌倒风险的测试之一。该量表摒弃以往传统的以疾病为导向的移动性评估，强调以动作执行作为导向，该测试是跌倒风险的很好指标，已经在临床或社区广泛应用，可作为评估老年人步态和平衡能力的常用工具（参见附表 18-5）。量表包括平衡评估（POMA-B）和步态评估（POMA-G）两个部分，每个条目采取 0~2 分计分法，POMA-B 及 POMA-G 的最高分分别为 16 分和 12 分，总分为两分量表得分相加之和，分数越高，代表移动及平衡能力越好。总分 >24 分提示无跌倒风险，19~24 分提示有跌倒的风险，<19 分提示有跌倒高风险。POMA 的测试值和重复测试值的差异在

0.72 和 0.86 之间。评分者间可信度范围为 0.80～0.93。

POMA 评估方法：POMA 评估时仅需一把无扶手的椅子。评估平衡功能时要求评估对象坐在没有扶手的椅子上，评估人员按照量表内容逐项进行评估及测试。评估步态功能时，要求评估对象往返行走大约 3 m 的距离，出发时以一般的步速向前行走，返回时以快速但安全的步速行走。必要时允许评估对象使用辅助支持设备如拐杖、步行器等，通过对评估对象躯体活动的观察及测试进行评分。

特点：POMA 评估简单易行，所需时间短，实用性高，在不同人群中应用均具有较高的信度，但主要应用于患者平衡和移动能力的评估，而且相比其他评估工具，POMA 由于评估项目比较简单，各条目评分为 0～2 分计分法，在功能状况良好的人群（如正常健康的老年人群）中使用评分很容易达到最高值，难以检测出一段时间内细微的变化，且由于评估项目单一，对跌倒的预测效度较低。

2. 简易体能状况量表

简易体能状况量表（short physical performance battery，SPPB）包括 3 种身体动作测试。

（1）平衡测试：分为双脚合并站立、双脚半前后站立和双脚前后站立 3 项测试，其中双脚合并站立和半前后站立坚持 10 s 得 1 分，坚持不到 10 s 或未尝试记 0 分，0 分者终止平衡测试；双脚前后站立坚持 10 s 得 2 分，坚持 3～9.99 s 得 1 分，坚持 <3 s 或未尝试得 0 分，总分为各项得分之和，共 0～4 分，分数越高，说明平衡能力越好。

（2）步态速度测试：测量评估对象步行 2.44 m 所用的时间，共测试两次，以最短时间为此次测试时间，≤3.1 s 得 4 分，3.2～4.0 s 得 3 分，4.1～5.6 s 得 2 分，≥5.7 s 得 1 分，无法完成得 0 分，得分越高，说明行走能力越好。

（3）椅子坐立测试：先单次椅子坐立，观察被评估者是否能在不需要借助双臂下完成坐立动作，并记录完成 5 次坐立所需的时间，≤11.19 s 得 4 分，11.20～13.69 s 得 3 分，13.70～16.69 s 得 2 分，≥16.70 s 得 1 分，不能完成 5 次坐立或完成时间 >60 s 得 0 分，分数越高，说明上身协调和稳定性越好，若需借助双臂才能完成坐立动作则不参与测试。SPPB 总分 = 平衡测试评分 + 步态速度测试评分 + 椅子坐立测试评分，满分为 12 分，0～6 分表示躯体能力差，7～9 分表示躯体能力中等，10～12 分表示躯体能力好。

SPPB 在老年人中的可信度高（$ICC=0.83～0.89$），并且与健康状况指标和许多结果指标呈现一致的强相关，甚至在校正社会经济和文化差异后亦如此。但研究显示干预后 SPPB 评分变化 ≥1 分才有意义，改变 <0.5 分则意义不大。

3. 简易平衡评估系统测试

简易平衡评估系统测试（mini-balance evaluation systems test，mini-BEST）也是一种基于表现的检测方法，由 Franchignoni 等于 2010 年开发。mini-BEST 包括四大模块：前反馈姿势调整（从坐到站立、踮脚尖、单脚站立）；反应性姿势控制（向前迈步反应、向后迈步反应、侧方迈步反应）；感觉统合（睁眼双足站立、闭眼海绵垫站立、闭眼倾斜站立）；动态步行（改变步速、行走时转头、行走时直角转身、跨越障碍、计时双任务起立步行）。整个量表含 14 个项目，每个项目满分为 2 分，总分 28 分，将平衡问题分成 6 个可能受损的系统：生物力学、稳定极限、姿态反应、预先的姿态调整、感知方向、步行中的动态平衡和认知作用。

测量过程中需准备 60 cm×60 cm×10 cm 的记忆海绵垫，10° 的斜面，无扶手的标准座椅，23 cm 高的箱子，秒表及标记地面的胶带。mini-BEST 在国外应用相当广泛，近年来已有大量研究证明其在测量帕金森病及脑卒中患者平衡功能的过程中信度、效度俱佳。mini-BEST 是老年人平衡力的一种可靠（$ICC=0.91$）而有效的检测方法。

4. 动态步态指数

动态步态指数（dynamic gait index，DGI）是一种为评估步态、平衡和跌倒风险而开发的临床工具。它不仅可以评估常规稳定状态的行走，还可以评估在执行更复杂任务期间的行走。受试者需完成 8 个功能性行走测试，包括以不同速度行走、步行中转头、跨越及绕行障碍物、上下台阶、快速转身等，每个项目分为0~3级共4个等级，按0~3分进行评分。最高评分为24分。分数越高表示平衡及步行能力越好，评分≤19分与跌倒风险增加相关。DGI具有较高的重复测试可信度，并且与其他平衡和活动度量表具有同时效度。它是一种评估有前庭功能障碍和慢性卒中的非卧床人群动态平衡的临床工具。尽管DGI易于产生天花板效应，但可以作为评估健康老年人跌倒风险的一种工具。

5. 计时起立-步行测试

计时起立-步行测试（timed up and go test，TUG）是一种快速定量评定功能性步行能力的方法，由Podisadle和Richardson在Mathias等人"起立-行走"测试的基础上改进而来。可用来评估老年人个体活动度，需要静态和动态平衡。TUG在老年人中普遍使用，因其易于实施，并且大多数老年人能完成。

评定方法：所需材料与工具为一张有扶手的椅子和一个秒表。评定对象着平常穿的鞋，坐在有扶手的靠背椅上（椅子座高约45 cm，扶手高约20 cm），身体靠在椅背上，双手放在扶手上。在离座椅3 m远的地面上贴一条彩条或画一条可见的粗线或放一个明显的标记物。当测试者发出"开始"的指令后，受试者从靠背椅上站起。站稳后，按平时走路的步态，向前走3 m，过粗线或标记物处后转身，然后回到椅子前，再转身坐下，靠到椅背上。测试过程中不能有任何躯体的帮助。记录受试者背部离开椅背到再次坐下（靠到椅背）所用的时间（s）及完成测试过程中出现可能摔倒的危险性。注意：在正式测试前，允许练习1~2次，以确保受试者理解整个测试过程。评分为13.5 s（有人提出14 s）表明受试者易于跌倒。TUG具有良好的评估者间相关性和较高的评估者内可信度。一篇对11项使用TUG文献的系统综述显示，区分无跌倒者和跌倒者的时间界值波动于10 s和32.6 s之间。所有的回顾性研究显示，完成TUG的时间与跌倒史之间呈显著正相关，OR值达到最高为42.3（5.1~346.9）。TUG相对简单且实施的时间较短，指南建议临床上可采用TUG评估跌倒风险。

6. 双重任务

双重任务是指两个测试任务同时进行，以观察它们对受试者步态和跌倒风险的影响。研究者在比较临床TUG步行测试与自然环境下步行速度时，发现自然环境下速度慢于步行测试，认为TUG测试不能完全代表老年人的整体运动功能。针对此不足，有研究者提出在进行TUG测试时，增加认知任务或体力任务，即双重任务下的TUG测试。多项研究也显示跌倒风险与认知功能也相关，尤其是执行功能及行走时执行其他任务（双重任务）的能力。每天的行走是在一个复杂的环境中，需要规划、察看、执行多项任务和跨越障碍，是一种多任务的执行过程。基于此种观点，在测试行走的同时让受试者执行另一项任务是合理的，更能评估自然环境下老年人跌倒的风险。

评估方法：通常是附加一项操作任务或认知任务的TUG测试。如附加操作任务的TUG测试（TUG-manual）：受试者在完成TUG测试的同时，用右手手持1个玻璃杯（高度10 cm，杯口直径7.5 cm），玻璃杯内注入约6 cm深的水（重量约120 g）。要求受试者抓稳玻璃杯，杯中的水不能洒到杯外。如果水洒出，则重复测试。附加认知任务的TUG测试（TUG-cognitive）：受试者在完成TUG测试的同时，由另外一名测试者随机从50~99中选取1个数字，受试者连续做减3的减法运算，并口头报出正确答案。如测试者报67，则受试者需正确说出64，61，58，若回答错误则重新测试。

以上测试均记录从开始到臀部再次接触椅面的时间，单位s，取2次测试的平均值为测试结果。Lundin-Olsson等观察到行走时无法继续交谈可以预测养老院老年人的跌倒风险。但目前尚无判断界值，有研究发现无跌倒风险健康老年人可以10 s内完成整个测试，有跌倒风险者要超过此值。

观察人们行走时执行另一项需要注意力的任务，即双重任务模式，已被用来评估认知、步态和跌倒风险之间的相关性。在双重任务测试期间，受试者需要在行走的同时执行一项有注意力要求的任务，由此评估认知任务或行走任务中与参照组（单任务模式）相比的任何改变。

7. 老年人跌倒风险评估量表

老年人跌倒风险评估量表（fall risk assessment scale for the elderly，FRASE）由我国原卫生部老年人

跌倒干预技术指南小组制定，该量表包括 8 个维度，35 个子条目，涉及多项跌倒风险因素，包括运动（步态异常或假肢、行走需要辅助设施、行走需要旁人帮助）、跌倒史（有跌倒史、因跌倒住院）、精神不稳定状态（谵妄、痴呆、兴奋或行为异常、意识恍惚）、自控能力（大便或小便失禁、频率增加、保留导尿）、感觉障碍（视觉受损、听觉受损、感觉性失语、其他情况）、睡眠状况（多醒、失眠、夜游症）、用药史（新药、心血管药、降压药、镇静或催眠药、戒断治疗、糖尿病用药、抗癫痫药、麻醉药、其他）、相关病史（神经科疾病、骨质疏松症、骨折史、低血压、药物或乙醇戒断、缺氧症、年龄 80 岁及以上）等（参见附表 18 - 6）。每个子条目得分权重分别设定 1 ~ 3 分，总分 53 分；跌倒风险程度判定原则：低危为 1 ~ 2 分；中危为 3 ~ 9 分；高危为 10 分及以上。

第四节　骨质疏松症风险评估

一、概述

1. 概念

骨质疏松症（OP）是以骨量减少和骨组织微结构异常为特征，导致骨骼脆性增加和易发生骨折的一种全身性代谢性骨病。骨质疏松症及其引起的骨折，尤其是髋部骨折，是老年人致残、病死的主要原因之一。随着老龄化社会的到来，骨质疏松症已成为影响中老年人健康和家庭负担的一种重要疾病。2013 年国际骨质疏松症基金会（International Osteoporosis Foundation，IOF）报告，全球约每 3 s 就有 1 例骨质疏松性骨折发生，约 50% 的女性和 20% 的男性在 50 岁以后会遭遇骨质疏松性骨折，50% 首次骨质疏松性骨折患者可能再次发生；女性骨质疏松椎体骨折再骨折发生危害是未发生椎体骨折的 4 倍。对女性而言，这类危害比乳腺癌、卵巢癌和子宫癌等的风险之和还要高；而男性骨折风险比前列腺癌风险更高。

2. 主要表现

（1）疼痛：腰背部或周身疼痛，负荷增加时疼痛加重或活动受限。

（2）脊柱变形：身高缩短，驼背，畸形，伸展受限，胸椎压缩性骨折导致胸廓畸形，影响心肺功能，腰椎改变腹部解剖结构导致腹痛、腹胀、食欲减低、过早饱腹感。

（3）脆性骨折：由低能量、非暴力导致。

3. 诊断标准

世界卫生组织推荐的骨质疏松症诊断标准，是采用 DXA 测量骨密度，将测量结果与同性别、同种族峰值骨量进行比较，绝经后女性及 50 岁以上的男性 T 值 ≤ -2.5 SD 可诊断为骨质疏松症。由于人种差异，国内学者也建议将 T 值 ≤ -2.0 SD 或全身骨量降低 25% 作为诊断骨质疏松症的标准。

骨质疏松症因其"悄无声息"的发展特点，早期常不能引起人们的注意和重视，就诊时常病情严重甚至已发生骨折。早期筛查高危人群和预防骨质疏松症的发生发展可使骨质疏松症防治工作重心下移和关口前移，是骨质疏松症防治工作的重点。

二、分类

从病因学上，骨质疏松症可为原发性和继发性两大类。

1. 原发性骨质疏松症

是以骨量减少、骨组织显微结构退化（松质骨小梁变细、断裂、数量减少，皮质骨多孔、变薄）为特征，以致骨的脆性增高及骨折危险性增加的一种全身骨病。在所有年龄、所有性别均可发生，但是经常发生于绝经期妇女和老年男性。原发性骨质疏松症又分为如下几种。

（1）Ⅰ型绝经后骨质疏松症：绝经后骨质疏松症一般发生在妇女绝经后 5～10 年由于性激素生理性的显著减少所引起。

（2）Ⅱ型老年性骨质疏松症：老年骨质疏松症一般指老年人 70 岁后因年龄增长引起的生理性退变所致的骨质疏松。

（3）特发性骨质疏松症（包括青少年）：特发性骨质疏松症主要发生在青少年或成人，病因尚不明，多半有遗传家族史，女性多于男性。妇女妊娠及哺乳期所发生的骨质疏松也列入特发性骨质疏松症。

2. 继发性骨质疏松症

指由任何影响骨代谢的疾病和（或）药物导致的骨质疏松。

三、流行病学

据美国的一项调查研究显示，50 岁以上的人群中，13%～18% 存在骨质疏松症，37%～50% 存在骨量减少。2006 年我国一项调查估算，50 岁以上人群中约有 6944 万人患有骨质疏松症，约 2.1 亿人骨量减少。有学者在我国部分地区调查结果显示，女性任何部位检出骨质疏松症的患病率：50～59 岁为 15.5%，60～69 岁为 42.2%，70～79 岁为 58.9%，80～89 岁为 80.8%。据我国最新的骨质疏松症流行病学结果显示，我国 40～49 岁人群患病率为 3.2%，其中男性 2.2%，女性 4.3%；50 岁以上人群的骨质疏松症患病率为 19.2%，其中男性 6.0%，女性 32.1%；而 65 岁以上人群骨质疏松症的患病率为 32.0%，其中男性 10.7%，女性为 51.6%。社会人口的老龄化将导致骨质疏松症及骨质疏松性骨折的发病人数进一步上升，预计至 2050 年，全世界 65 岁以上的老年人将增加到 15.55 亿，届时骨质疏松性骨折的发生人数将增加到 626 万人，其中亚洲、拉丁美洲、中东和非洲等发展中国家的患者将占 70%。骨质疏松症相关的致残患者较其他慢性病患者住院时间长，因此骨质疏松症相关的医疗费用正以惊人的速度递增。流行病学资料显示，2010 年，我国骨质疏松性骨折患者达 233 万例次，其中髋部骨折 36 万例次，椎体骨折 111 万例次，其他骨质疏松性骨折 86 万例次，为此医疗支出 94.5 亿美元。据预测，至 2050 年，我国骨质疏松性骨折将达 599 万例次，相应的医疗支出将达 254 亿美元。另外，骨质疏松性骨折再发风险高，发生一次椎体骨折后再发椎体骨折的风险将增加 5 倍，发生一次髋部骨折后再发髋部骨折的风险将增加 2.5 倍，其他部位骨折概率增加 2～3 倍。女性骨折率高于男性；年龄大人群发生骨折率高于年龄小人群；低钙饮食导致骨折比一般饮食高 19%；骨密度值低发生骨折率高于平常的 6%。女性骨架及骨质量原本就比男性小，再加上雌激素对女性的影响，以及受孕期、哺乳期需耗损大量钙质，致使女性更容易患骨质疏松症，尤其是围绝经期妇女。

四、危险因素

1. 年龄和性别

流行病学研究表明，随着年龄的增长，发生骨质疏松症的危险性增高。一项研究结果表明，50 岁以上男、女骨密度均随年龄增长显著下降，50 岁以上相同年龄段骨密度男性均显著高于女性，50 岁以上骨质疏松症患病率女性显著高于男性。国内外调查显示，女性 OP 患病率高于男性，成年女性是 OP 的主要高发人群，特别是绝经后的女性，由于体内雌激素代谢的影响，更易发生 OP。雌激素可通过调节某些细胞因子而抑制破骨细胞生成从而保护骨细胞，抑制 OP 发生，因此女性的初潮时间、绝经年龄都会对 OP 的发生产生影响，初潮时间越早，绝经年龄越大，越不容易导致 OP 的发生。深圳市居民调查结果显示，股骨近端骨峰值出现在 20～29 岁，在 30～39 岁组男女两性的骨密度均呈明显下降趋势，

50～59 岁组，女性骨密度下降速度最快，男性骨密度无明显快速下降年龄段。

2. 体重与体重指数

低体重和低体脂数是绝经后发生骨质疏松症的两个独立危险因素。有研究显示绝经后妇女的骨密度与体重和体重指数呈显著性正相关，体重越大，体重指数越高，全身的骨密度相对越高。重力对骨产生的负荷是影响骨代谢的重要因素，较高的负荷有利于刺激骨的形成，从而提高骨密度。因此体重大的个体骨组织所承受的机械负荷相应增高，减少了骨吸收并刺激骨形成，有利于提高骨强度，延缓了骨质疏松症的发生并降低了骨质疏松症的程度。体重大或体重指数高对骨密度的保护作用可能还与脂肪组织能衍生雌激素、使性激素结合球蛋白降低从而提高游离性激素水平有关。

3. 运动

运动在骨代谢中起重要作用，能够改善和维持骨结构，促进骨骼生长，能推迟骨骼老化，减缓骨质疏松症的发生和发展。适度的运动可以明显增加人体的骨密度，调节人体的骨代谢，使骨质总量适度增加。运动也能提高女性雌激素的分泌，提高骨钙含量。有研究显示已有 4 年太极拳练习史的妇女与其年龄、性别匹配的对照组相比较，前者腰椎及胫骨远端骨密度（BMD）显著高于对照组。另有研究也显示，以体力劳动为职业的人群患骨质疏松症的概率明显低于以脑力劳动为职业的人。

4. 营养状况

钙、维生素 D 及蛋白质的摄入量会对骨健康产生重要影响。研究显示血液微量元素磷、镁与骨密度有关。例如，钙是人体含量最高的无机元素，足量的钙摄入有助于获得理想的骨峰值；而维生素 D 可以通过影响血钙吸收调节体内钙磷代谢，因而保证足量的钙和维生素 D 的摄入有助于减少骨质疏松症的发生。2004 年欧洲联合管理委员会认为维生素 D 缺乏是髋部骨折的预报因子，补充钙剂和维生素 D 是骨质疏松症预防策略中的基本措施。另有研究发现，每天额外补充维生素 D 能有效减少低钙摄入者的髋关节骨量丢失。蛋白质对骨健康的维持也有着重要的作用。一项队列研究结果显示，膳食中蛋白质摄入越少，股骨和椎骨的骨量丢失速率越快。

5. 吸烟和饮酒

香烟中的尼古丁、焦油等有害物质可以通过影响血钙代谢、体内激素水平及对成骨细胞的毒性作用等途径对骨代谢产生影响，从而提高 OP 发生的风险。有研究报道吸烟者患髋骨骨折的危险性是非吸烟者的两倍，而且大部分这种增高的危险性随着戒烟而消失。有研究发现适量的饮酒可能对中老年人骨密度的提高有好处，但长期过量饮酒却是骨质疏松症和骨折的重要危险因素。

6. 家族史

遗传因素对骨质疏松症的发生有作用，是 BMD 的主要影响因素，在预测骨折危险性中也有意义。

7. 糖皮质激素

机体内过多的糖皮质激素是引起骨质疏松症的继发因素。糖皮质激素能够减低骨矿物质密度，还可通过使骨代谢率增长而降低骨质量，并能明显抑制松质骨的骨构成。

五、高危人群的识别

骨质疏松症高危人群主要包括：①65 岁以上女性或 70 岁以上男性；②65 岁及以下女性或 70 岁及以下男性者存在一个或多个骨质疏松症高危因素，包括母系家族史、体重过轻或严重肥胖、性腺功能低下、不良生活方式（嗜烟、酗酒、咖啡因摄入过多、长期营养不良或钙摄入不足、蛋白质摄入过多或不足、高盐饮食、活动少和日照少等）；③曾有脆性骨折史或父母有骨折史；④存在影响骨代谢疾病或使用影响骨代谢药物史，如长期服用糖皮质激素或其他免疫抑制剂，乳腺癌术后服用内分泌药物，其他疾病（甲状旁腺功能亢进、甲状腺功能亢进、肾衰竭、糖尿病、器官移植、肿瘤、多发性骨髓瘤等血液疾病、克罗恩病等消化道疾病）。

六、风险评估

1. 骨质疏松症自我测评工具

骨质疏松症自我测评工具（OST）是由 Koh 等在亚洲更年期后妇女及欧美白人人群中应用发展而来，主要基于年龄与体重两个危险因素，其危险分数计算方法是：$0.2 \times$（体重－年龄）。这种危险分数计算法简单实用，便于个人自我评价。有研究者将此工具应用于比利时 4035 名白人绝经后妇女中，在 T 值≤－2.5，OST 分值≤2 分时，建议做 BMD 测定，测定部位为腰椎和髋骨，灵敏度分别为 85% 和 97%；特异度分别为 34% 和 37%，其中 11%～12% 的妇女被认为是骨质疏松症的高危人群，结果在 BMD 检查中有 85% 的人患有低骨量或骨质疏松症。

2. 骨质疏松症亚洲人群自我测评工具

骨质疏松症亚洲人群自我测评工具（OSTA）是由 Koh 等基于亚洲 8 个国家 860 例绝经后妇女的研究，收集多项骨质疏松症危险因素并进行骨密度测定最终形成的，工具中只包括年龄和体重两个因素（参见附录 18-2）。$OSTA$ 指数 =（体重－年龄）$\times 0.2$，$OSTA$ 指数 >－1 为低风险，$OSTA$ 指数在 －4 ～ －1 为中风险，$OSTA$ 指数 <－4 为高风险。并在 1123 名日本更年期后妇女人群中验证了其有效性。后有许多研究者分别在我国及世界其他国家不同人群中验证其有效性。国内学者等对中国 513 名妇女（包括 271 名绝经后妇女）进行研究，当 $OSTA$ 值≤－1 时，灵敏性为 75%，特异度为 48%，接受者操作特征曲线下面积为 0.64。另有研究报道，OSTA 筛查女性骨质疏松症的灵敏度和特异度分别为 73.1% 和 69.8%，OSTA 筛查 50～64 岁女性骨质疏松症比 FRAX 更敏感。有学者收集了 420 名中国男性的问卷调查，当股骨颈 BMD 的 T 值≤2.5，$OSTA$ 值≤－1 时，灵敏度为 81%，特异度为 66%，接受者操作特征曲线下面积为 0.83。但 OSTA 纳入参数简单（仅年龄和体重），未将绝经史、糖皮质激素使用史和脆性骨折史等其他骨质疏松性骨折风险因素考虑其中，所以临床应用仍存在局限性。

3. 骨质疏松症危险简易评价工具

骨质疏松症危险简易评价工具（SCORE）是最早研究用于预测低骨密度的工具之一，该评价工具包括 6 个危险因素，用于绝经期后妇女筛检的简单计算。其方法是以研究对象的年龄、绝经年数、体重指数、腰臀比、更年期指数、微量元素钙、磷、镁、膳食因素、体力劳动、是否摄入奶制品等 11 种因素与骨密度进行多元逐步回归分析，经统计软件处理，筛选出微量元素钙、磷、镁、更年期指数、体力劳动与骨密度有相关性。截断值取 6，T 值≤－2，BMD 测量部位为股骨颈，其敏感度为 89%，特异度 50%。

4. 骨折风险因子工具

骨折风险因子工具（FRAX）是 WHO 于 2008 年提出的一种评估个体发生骨质疏松性骨折绝对风险的软件（参见附录 18-3），主要适用于没有发生过骨折但有低骨量的人群（$-2.5 < T$ 值≤－1.0）。该工具将临床危险因素和股骨颈骨密度相关风险因素相结合进行评估，相关的主要危险因素包括患者当时年龄、性别、既往骨折史、股骨颈或全髋 BMD、低体重指数、口服糖皮质激素治疗、继发性骨质疏松症、父母骨折史、正在吸烟及过量饮酒等，可计算出 10 年中髋部骨折和其他骨质疏松性骨折的危险性。在没有骨密度测定条件时，FRAX 也提供了仅用体重指数（BMI）和临床危险因素进行评估的计算方法，但 IOF 和国际临床骨密度学会（ISCD）认为，结合骨密度的骨折风险预测优于单独临床危险因素预测，结合骨密度可增加其灵敏度（缺乏骨密度的 FRAX 在 50～64 岁女性中灵敏度仅为 25.8%），保持其特异度。该工具的不足之处在于一些重要的临床危险因素如跌倒、糖尿病等未被纳入，不包含腰椎骨密度，且只是采用部分国家和地区的流行病学数据。

5. 骨质疏松症危险评价工具

骨质疏松症危险评价工具（ORAI）由加拿大 Cadarette 等首先提出并验证了其效果，工具包括年龄、体重、雌激素使用情况 3 个危险因素。在以 926 名妇女组成发展队列建立多元回归模型，BMD 测定股骨颈和腰椎，当 T 值 $\leqslant -2$ 时，灵敏度为 93.3%，特异度为 46.4%。

6. 定量超声

定量超声（QUS）可用于评估骨质疏松性骨折风险。QUS 运用软组织、骨组织、骨髓组织结构对声波反射和吸收造成超声信号的衰减结果，通常测量根骨。主要通过波宽衰减（BUA）、声波速度（SOS）和硬度反映骨结构与骨矿含量，也能评估骨的质量与结构。常参照骨密度评分（T-score，T 值）判断骨密度是否正常，例如，使用 QUS 测定桡骨远端骨密度，T 值 > -1.0 为骨密度正常，T 值 $\leqslant -1.0$ 为 OP 高危。优点是价廉，体积小易于携带，操作方便，无辐射可用于孕妇。缺点为仅可测量皮质骨，不能测量骨松质，且精确性、真实性和可重复性较差；目前正常人群的数据库有限，且无统一的诊断标准；临床不同研究采用的 QUS 临界值也不一致，所以只适合用于大规模人群的筛查。

7. 国际骨质疏松症基金会骨质疏松症风险一分钟测试

该测试题由 10 题组成，有任意 1 题答案是"是"，为 OP 高危，"是"越多 OP 风险越大，因简单快速易操作，可以作为欧美人群 OP 风险的初步筛查方法（参见附录 18-4）。IOF 一分钟骨质疏松症风险测试具有方便、快捷、可操作性强等优点，但目前国内外关于其应用于骨质疏松症筛查的研究报道较少。

第五节　运动风险评估

社会人口的老龄化凸显了老龄健康问题，随着科学技术的进步和社会的文明进程，人们健康意识不断增强，越来越多的中老年人把体育运动作为强身健体、促进健康的主要手段。参加规律的运动或体力活动可以获得很多生理、心理及代谢上的健康益处，但是运动仍然存在很多已经证实的风险，如运动器官劳损、诱发心血管事件甚至猝死。虽然健康个体进行中等强度体力活动引起心脏骤停或心肌梗死等心血管事件的风险低，然而，对于具有已诊断的或隐性心血管疾病的个体，尤其是老年人群，在较大强度体力活动或运动时发生心脏骤停或心肌梗死等不良事件的风险明显上升。因此，必须认识老年人群在运动过程中增加的与运动相关的不良事件的风险，而在运动前进行健康筛查和风险评估，对于需要参加运动，且希望通过运动来获得最大健康收益的老年人群来说是一种安全保障，可使不良事件的风险最小化。

一、老年人群运动风险的来源

1. 不科学运动要素风险

运动要素是指运动的次数、时间、强度和运动方式，由于这些运动要素选择不科学造成的身体损伤的可能性。老年人每周在运动次数、运动时间和运动强度上过量，容易造成机体疲劳，引发各种损伤；老年人选择不适合自身的运动项目，也会造成运动损伤。多数学者认为运动风险发生的概率大小与运动形式、运动内容、运动方法、运动者的水平及身体健康和运动者运动知识掌握的程度有关。

超运动量是指老年人的健身运动量超负荷，适量的健身运动会增强体质，但超负荷运动量则会伤害自身，从而导致运动损伤。运动超负荷轻则影响身体技能健康发展，重则会危害生命，如运动性休克或者猝死等。运动前热身不充分的风险是指运动前没有做好充分的热身，没有唤醒身体肌肉的活性，就直接开始运动而产生的各种风险。热身不充分容易导致肌肉痉挛、肌肉拉伤，以及不同程度的关节与韧带伤害。运动后缺乏放松运动风险是指在健身运动完毕后没有及时对身心进行放松，从而对身体造成伤害的风险。身心放松是指身体肌肉与机体心理的放松，若健身运动后没有做放松运动，容易造成肌肉内代谢产物积累，从而引起运动性疲劳，若长期如此可导致肌肉活性降低。

2. 带病运动风险

带病运动风险是指在伤病未愈时参与运动造成身体危险和损伤的可能性。如老年人感冒未愈就去运动，膝盖有伤还坚持运动等，这种带病运动的行为会加重病情或造成二次受伤。

3. 运动饮食风险

运动饮食风险是指在健身运动中由于空腹或饮食不当造成危险和损伤的可能性。如老年人空腹运动可能造成低血糖、低血压，在运动中容易发生摔倒；刚吃完饭运动则容易引发胃部不适。

4. 运动动作风险

运动动作风险是指老年人逞强做一些有危险的动作，而带来的危险和损伤的可能性。

5. 自然环境风险

自然环境风险是指老年人在健身运动中由自然环境造成危险、伤害和损失的可能性。如高温寒冷风险指在热环境、冷环境中运动所造成危险和损伤的可能性；雾霾扬尘风险指在雾霾和扬尘天气中运动所带来的危险和损伤的可能；雨雪天风险指在下雨或下雪的天气中运动造成危险和损伤的可能性。天气闷热风险是指健身者在过于闷热（燥热）的环境中进行健身从而对身体造成伤害的风险。

二、运动前健康评估

健康评估指对所收集到的个体、群体健康或疾病相关信息进行系统、综合、连续的科学分析与评价的过程，其目的是为诊治疾病，维护、促进和改善健康，管理和控制健康风险提供科学依据。由于运动的益处和风险并存，为了使运动对健康的收益最大化，运动风险最小化，在参与运动之前，应进行健康评估。主要包括表现、体征、症状和多种心血管、肺部疾病的危险因素及代谢性疾病和其他状态（如妊娠、运动系统损伤）。以增强运动安全性，制定安全有效的运动方案。

1. 运动前健康评估的目的

（1）有医学禁忌证者在其症状减弱或得到控制前应鉴别和排除。

（2）鉴别有一种或多种临床疾病或状况者，嘱其参加有医疗监护的运动计划。

（3）探查由于年龄、症状等危险因素增加疾病风险的原因，并让此类人群在开始运动前或在增加运动的频率、强度、持续时间前进行医学评估和运动测试。

（4）对可能影响运动方案的其他特殊需要进行鉴别。

2. 运动前健康评估的作用

（1）帮助个体筛查出由于运动可能使某疾病发生的危险性增加的特质。

（2）显示个体存在健康问题。

（3）发现增进或损害健康的生活方式或行为习惯。

（4）评价个体的体适能。

三、运动前健康评估的过程

运动前健康评估是为了确定个体的医学禁忌证，排除有禁忌证人群，在这些情况减少或得到控制后开始运动计划。

1. 评估原则

（1）不强调必须将医学评价（如体格检查和运动测试）作为健康无症状个体运动前健康评估过程的一部分。

（2）根据有无心血管疾病（CVD）危险因素、症状和体征，以及确诊的心血管、肺部、肾脏或代谢性疾病分为低危、中危和高危人群。

（3）重点筛查出那些确诊疾病的人，因为他们发生运动相关心血管事件的风险最高。

（4）对确诊 CVD 的个体使用美国心血管和肺脏康复协会（AACVPR）的危险分层方案进行分层。

（5）支持公共健康倡议，即所有个体都应该坚持活跃的生活方式。

2. 健康评估内容

主要包括以下几个方面（表 18 - 1）。

表 18 - 1　健康评估的内容和目的

	内容	目的
问卷／评估模式	PAR-Q	确定健身者初始的运动强度
	疾病症状和体征筛查	确定个体是否需要医疗救治及作为运动试验或运动参与的依据
	冠心病危险分析	确定健身者是否存在 CHD 某种风险因素
	疾病风险分层	把健身者分成低、中、高 3 层风险
	医疗史	了解健身者过去、现在和家庭健康史：主要集中在医疗介绍和确诊的疾病
	生活方式评估	获取健身者的生活习惯
	告知同意测试	解释体适能测试的目的、风险和益处，同时获得健身者对运动各项体适能测试的同意
临床测试	体格检查	检查某些疾病体征和症状
	全血检查	确定血液各项指标是否正常，另外将血液胆固醇作为冠心病风险评估
	血压测试	诊断健身者是否为高血压患者，同时也可用于冠心病风险因素评估
	12-ECG	评估心脏功能和排除因心肌异常的运动禁忌
	逐级递增负荷试验（GXT）	评估有氧运动能力和监测由于运动是否会诱发心肌异常
	其他实验室补充监测	进一步评估健身者的健康状况，特别是那些具有已知某些疾病的患者

3. 健康评估过程

（1）解释健康评估和生活方式评估的目的。

（2）获得受试者的知情同意后对健康进行筛查。

（3）问卷筛查：进行体力活动准备问卷（PAR-Q），或 AHA/ACSM 健康/体适能机构的运动前筛查问卷，以及其他健康问卷调查，并进行评价。

（4）评价病史，重点在有体征、症状和疾病的患者。

（5）评价受试者的生活方式。

（6）对受试者进行血液生化指标的测试，并对结果进行评估。

（7）进行 CVD 危险因素评价和分级。

（8）进行医学评价，包括体格检查和运动负荷测试。

四、运动前健康评估方法

1. 体力活动准备问卷（PAR-Q）

参见附录 18 - 5。

2. AHA/ACSM 健康/体适能机构的运动前筛查问卷

参见附表 18 - 7。

3. 动脉粥样硬化性心血管疾病危险因素及判断标准

动脉粥样硬化性心血管疾病（CVD）危险因素及判断标准如表 18-2 所示。

表 18-2　动脉粥样硬化性心血管疾病危险因素及判断标准

因素		判断标准
危险因素	年龄	男性≥45 岁，女性≥55 岁
	家族史	心肌梗死、冠状血管重建、父亲或其他男性近亲 55 岁前猝死；母亲或其他女性近亲 65 岁前猝死
	吸烟	吸烟或戒烟不足 6 个月或吸二手烟
	静坐少动的生活方式	至少 3 个月没有参加每周至少 3 天，每天不少于 30 min 的中等强度体力活动
	肥胖	体重指数≥30 kg/m² 或男性腰围 >102 cm，女性腰围 >88 cm
	高血压	收缩压≥140 mmHg 和（或）舒张压≥90 mmHg，至少需要两次测量确定，或正在服用降压药
	血脂异常	低密度脂蛋白（LDL）胆固醇≥130 mg/dL（3.37 mmol/L），高密度脂蛋白（HDL）<40 mg/dL（1.04 mmol/L）胆固醇，或正在服用降脂药。血清总胆固醇≥200 mg/dL（5.18 mmol/L）
	糖尿病前期	空腹血糖受损（IFG），即空腹血糖≥100 mg/dL（5.5 mmol/L）并且≤125 mg/dL（6.94 mmol/L）；或葡萄糖耐量受损（IGT），即口服葡萄糖耐量试验（OGTT）2 h 血糖≥140 mg/dL（7.77 mmol/L）并且≤199 mg/dL（11.04 mmol/L），至少需要两次测量确定
负性危险因素	高密度脂蛋白（HDL）胆固醇	≥60 mg/dL（1.55 mmol/L）

注：1. 对于不能明确或不易获得的 CVD 危险因素，应将其计为危险因素（糖尿病前期除外），如果将糖尿病前期记为危险因素，（1）年龄≥45 岁，BMI≥25 kg/m²；（2）年龄 <45 岁，BMI≥25 kg/m²，并有其他糖尿病前期人群 CVD 危险因素。然后计算正性危险因素的数量。2. 高 HDL 是有利因素。如果 HDL≥60 mg/dL（1.55 mmol/L），可以从正性危险因素总数中减去 1。

在计算 CVD 危险因素时将风险因素直接加减，是在临床判断时常见的做法。若高密度脂蛋白胆固醇水平较高，则可抵消一个高风险因素，因为较高的高密度脂蛋白胆固醇水平，能降低冠状动脉硬化性心脏病的风险。

CVD 危险因素评估可以为健康/体适能、运动医学和健康管理专业人士提供重要信息，更好地制定运动方案。在决定体检健康水平、是否需要进行运动测试，以及运动测试和参加运动项目时的监督水平时，结合各种心血管、肺部、肾脏疾病和代谢性疾病进行 CVD 危险因素评估是很重要的。

4. 评估心血管、肺部或代谢性疾病的疑似临床病症

（1）疼痛：由局部缺血引起的胸部、颈部、臂部或其他部位的疼痛、不舒服。

（2）休息或轻微用力时气短。

（3）头晕眼花或晕厥。

（4）端坐或夜间阵发性呼吸困难。

（5）脚踝水肿。

（6）心悸或心动过速。

（7）间歇性跛行。

（8）明确的心脏杂音。

（9）日常活动时异常或呼吸困难。

5. 代谢性疾病症状

代谢性疾病综合征描述心血管疾病的危险因子有：高血压、血脂异常、胰岛素抵抗、腹部肥胖等。根据临床标准采用《美国国家胆固醇教育计划》（2001年），有3个或更多心血管风险因素，可认为有代谢性疾病综合征。

五、危险分层

1. 危险因素的确定

近年来，对于运动前健康评估的方向发生一些变化，其中对健康无症状个体的医学检查已经不再作为健康评估过程的必要部分，而是根据已确诊的疾病、症状、体征及心血管疾病（CVD）危险因素将个体分为高、中、低3个等级，从而判定各人群是否需要进行运动前相应的医学检查、运动测试及是否需要在运动测试时对其进行医务监督。

对于不能明确或不易获得的CVD危险因素，应将其记为危险因素（糖尿病前期除外），关于CVD的危险因素和判断标准如表18-2所示。

CVD危险因素评估可以为健康/体适能、运动医学和健康管理专业人士提供重要信息，进而为患者和顾客制定合理的运动处方。根据得出的CVD危险因素数量，可进一步对个体进行低危、中危、高危等危险分层，然后根据危险分层提出不同等级运动时，运动前的医学检查、运动测试和医务监督是否必要。

2. 危险分层

基于医学检查、体力活动/运动、运动测试和内科医生所提供的适当建议，将运动者分为3个危险类别：低危、中危、高危（表18-3）。将个体划分为这些危险类别的过程称为危险分层，危险分层的依据是：①是否存在已知的心血管、肺脏和代谢性疾病；②是否存在心血管、肺脏和代谢性疾病的症状或体征；③是否存在心血管疾病的危险因素。

表18-3 ACSM关于动脉粥样硬化性心血管疾病危险分层的类别

危险类别	依据
低危	没有症状，仅有<2个表18-2列出的CVD危险因素的男性和女性
中危	没有症状，有≥2个表18-2列出的CVD危险因素的男性和女性
高危	已知患有心血管[a]、肺脏[b]或代谢性疾病者[c]，或者有一个或多个体征或者症状[d]

注：ACSM：美国运动医学会；CVD：心血管疾病。

[a]心脏的、外周血管的或脑血管的疾病；[b]慢性阻塞性肺病、哮喘、间质性肺病或肺囊性纤维化；[c]糖尿病（1型或2型）、甲状腺功能失调、肾或肝脏疾病；[d]可能由局部缺血引起的胸部、颈部、臂部或其他部位的疼痛、不舒服（或其他的类似于心绞痛的感觉）、休息或轻微用力时气短、头晕眼花或晕厥、端坐呼吸或夜间阵发性呼吸困难、踝部水肿、心悸或心动过速、间歇性跛行、已知的心脏杂音、平常活动时异常疲劳或气短。

（1）低危：低危个体是指没有心血管、肺脏或代谢疾病的症状/体征或已经诊断的疾病，以及少于2个心血管疾病的危险因素。急性心血管事件在此类人群中的危险性很低，体力活动/运动项目可在没有必要的医学检查和许可的情况下安全地进行。

（2）中危：中危个体是指没有心血管、肺脏或代谢疾病的症状/体征或已经诊断的疾病，但具有

2 个或以上心血管疾病的危险因素。急性心血管事件在此人群中的危险性是增加的，尽管如此，多数中危人群仍可在没有必要医学检查和许可的情况下安全地参加低至中等强度的体力活动，但在参加较大强度运动之前（如 >60% VO_2R），有必要进行医学检查和运动测试。

（3）高危：高危个体是指有 1 个或多个心血管、肺脏或代谢疾病的症状/体征或已经诊断的疾病。急性心血管事件在此人群中的危险性已增加到较高程度，在参加任何强度的体力活动或运动前均应进行全面的医学检查并且获得许可。健身教练、健康管理师或体适能专业人员通过合理地分析医疗或健康史信息，按照危险分层的过程将该运动者合理地分配到适当的危险类别中。因此，健康管理师或体适能专业人员应该具有全面的专业知识，包括：①心血管、肺脏和代谢性疾病的诊断标准；②能够描述上述疾病的症状和体征；③确定特异性心血管疾病危险因素的诊断标准；④每个危险类别的分类标准。

危险分层的流程如图 18 - 2 所示。

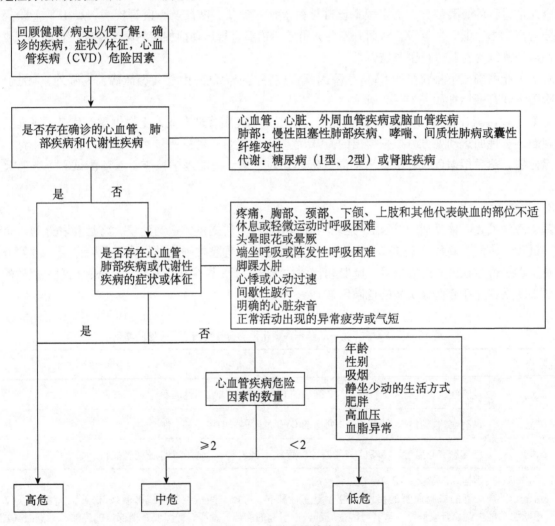

图 18 - 2　危险分层的流程

没有参加运动或体力活动的所有个体都应该通过自述病史或健康风险评估问卷如 PAR-Q、AHA/ACSM 健康/体适能机构的运动前筛查问卷来筛选。在执行运动方案时，需特别注意评估各种心血管、肺部、肾脏疾病和代谢性疾病等危险因素，或其他状况如怀孕、外伤等。通过运动前健康自我筛查方法的答案决定在开始运动计划前，是否需要及在多大程度上需要有资质的健康/体适能、临床运动专业人士或健康管理人士的管理和监督。

3. 危险分层注意问题

（1）未明确或不易获得的心血管疾病危险因素信息。进行危险分层时，尤其是当危险因素的信息缺失或诊断某一特异危险因素是否存在的标准未明确或不易获得时，应鼓励健康体适能和运动专业人士采用谨慎的诊断心血管病危险因素的方法。若不能明确或不易获得特殊危险因素是否存在，应将其计为危险因素，糖尿病前期除外（见糖尿病前期的诊断标准），如果糖尿病前期的诊断标准缺失或者不知道，那么对于满足以下条件的人应将糖尿病前期计为危险因素：①年龄≥45 岁，体重指数（BMI）≥25 kg/m^{2}的个体；②年龄 <45 岁，体重指数（BMI）≥25 kg/m^2，并伴有其他糖尿病前期人群 CVD 危险因素（如糖尿病家族史），虽未诊断为糖尿病前期也应计为危险因素。

因为高密度脂蛋白（HDL）胆固醇有保护心脏的作用，因此认为 HDL 是 CVD 的负性危险因素。所以，当 HDL≥60 mg/dL（1.55 mmo/L），可以从危险因素总数中减去 1。

（2）已知的心血管、肺脏和代谢病。内科医师诊断的心血管、肺脏和代谢疾病包括以下几种情况。①心血管疾病（CVD）：心脏、外周动脉或脑血管疾病；②肺脏疾病：慢性阻塞性肺病（COPD）、哮喘、间质性肺病或囊性纤维化；③代谢性疾病：糖尿病（1 型或 2 型）、甲状腺异常和肾脏或肝脏疾病。

4. 心血管、肺脏和代谢疾病可能出现的主要症状/体征

对于心血管、肺脏和代谢疾病可能出现的主要症状/体征需要关注。这些症状/体征绝大部分是通过 AHA/ACSM 问卷调查确定的，某些症状/体征（如端坐呼吸、踝部水肿和心脏杂音）需要更全面的医疗史和（或）检查。这些症状/体征必须在其可能出现的相应临床背景下阐述，因为它们并非心血管、肺脏和代谢疾病必须具备的特异性表现。

5. 动脉粥样硬化性心血管疾病的危险因素

表18-2 列举了动脉粥样硬化性心血管疾病的危险因素及其诊断标准，但并不包含所有增加心血管疾病危险的因素。更确切地说，表 18-2 包含了临床相关的能够增加心血管疾病危险因素的标准，在制定以下决策时应全面考虑：①医疗许可的等级；②参与运动前需要运动测试；③对参与运动测试和运动项目人群的监督水平。

应用表 18-2 列出的心血管疾病危险因素是为了协助对潜在的冠状动脉疾病的鉴别。此表的范围和每个危险因素的界限与其他健康机构通过长期随访制定的用于预测冠状动脉事件的其他危险的列表是一致的。

此外，其他危险因素，如炎性标志物 C 反应蛋白和纤维蛋白原，也被认为是阳性的和显性的心血管疾病危险因素，但此表未包括在内。

六、基于危险分层的医学检查、运动测试和医务监督建议

1. 基于危险分层的运动测试和医务监督建议

按照危险分层方法，一旦将个体分为低危、中危或高危类别后，应考虑以下相关建议。

（1）在参与运动或完全改变现有运动的 FITT（运动频率、强度、持续时间、类型）前，有必要进行医学检查。

（2）在参加运动或完全改变现有运动的 FITT 模式前，有必要进行运动测试。

（3）有必要在参与极量或次极量运动测试时进行医务监督。

但没有一套运动测试和运动指导方针能够涵盖所有状况，为了给参与中到较高强度运动项目前的医学检查和运动测试提供指导，ACSM 提出了用以评价医学检查和诊断性运动测试是否适当，以及何时需要进行医务监督的建议，如图 18-3 所示。

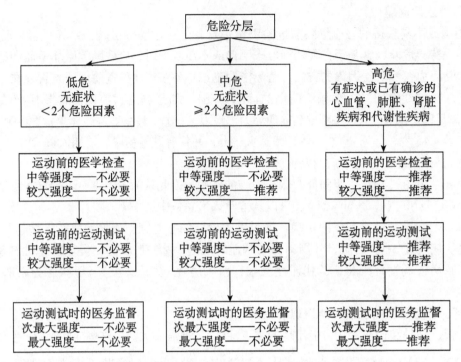

图 18－3　基于危险分层的医学检查、运动测试和医务监督建议

在决定健康水平、是否需要进行运动测试，以及运动测试和参加运动项目监督水平时，要结合各种心血管、肺部、肾脏疾病和代谢性疾病进行 CVD 危险因素综合评估。从图 18－3 来看，尽管低危人群不必要进行运动测试，但是从测试中收集到的信息有利于为低危人群制定安全、有效的运动方案。因此，如果测试是为了制定一个科学有效的运动方案时，则推荐中低危人群也进行运动测试。

另外，从图 18－2 可以看出，心血管事件的危险性受运动强度的大小（较大强度＞中等强度＞低强度）和 CVD 危险因素的直接影响。尽管图 18－2 对中等和较大运动强度的标准进行了界定，但是在开始一个运动计划之前健康/体适能和临床运动专业人士在决定运动前的健康水平和运动测试期间的医务监督级别时，也应根据人群及其具体情况选择最适宜的绝对和相对强度范围。还应注意的是，针对中危人群的医学检查和运动测试的建议也可适用于大强度运动。

2. 开始运动前的医学检查推荐

有些人在参加不习惯的特别是较大强度的运动时，运动相关事件（如猝死）的风险会增大。但是，低到中等强度运动或体力活动的 CVD 风险与安静时差不多。因此，在身体还没有适应时，应该先进行低强度到中等强度的运动，逐渐改善体适能。ACSM 对开始运动/体力活动前的医学检查推荐如下。

（1）推荐有两个或多 CVD 危险因素的中危人群进行较大强度运动前咨询内科医生，后逐渐增加运动强度。虽然他们在进行较大强度运动时需要医学评估，但是不用咨询内科医生也能进行低强度到中等强度的运动，如步行等。

（2）有症状或诊断为某些疾病的高危人群，应在运动前咨询内科医生。

ACSM 的以上推荐是基于研究观察到的现象确定的，即一些人参加低到中等强度运动，并逐渐增加运动强度时，运动相关 CVD 事件的绝对风险很低。但对于那些有确诊的疾病、症状不稳定或有极高可能性患有隐匿性疾病的个体则相反。

3. 开始运动前的运动测试推荐

ACSM 对开始运动或体力活动前的运动测试推荐如表 18－4 所示。

表18－4　ACSM 在运动诊断心血管疾病前进行运动测试的最新推荐

不稳定、新出现或可能出现心血管疾病症状的情况

糖尿病或下面各项中至少一项：
年龄 >35 岁
或 2 型糖尿病超过 10 年
或 1 型糖尿病超过 15 年
或高胆固醇血症（总胆固醇≥240 mg/L，6.62 mmol/L）
或高血压（收缩压≥140 mmHg，舒张压≥90 mmHg）
或吸烟
或 <60 岁的近亲属中有 CAD（冠状动脉疾病）家族史
或微血管疾病或外周动脉疾病
或自主神经疾病，或肾脏疾病晚期
有症状的或已经诊断的肺部疾病，包括慢性阻塞性肺部疾病（COPD）、哮喘、间质性肺疾病或囊性纤维化

　　鉴于现实情况的复杂性和多样性，没有哪种运动或体力活动前的运动测试指南适用于所有情况。应根据当地的环境和政策不同，调整测试方案。

　　由于低到中等强度体力活动中 CVD 风险与安静时差不多，为了参加中等到较大强度运动前的人进行医学检查和运动测试提供指导，ACSM 针对何时进行适当的医学检查和运动测试，以及在运动测试时何时需要医务监督给出了推荐（图 18－3）。由图 18－3 可见，仅推荐高危人群在中等以上强度的运动或体力活动前进行常规运动测试。高危人群包括确诊 CVD 的患者、有症状提示发生 CVD 或 CVD 病情变化、糖尿病、其他 CVD 危险因素、晚期肾脏疾病和特定肺部疾病的患者。

　　除高危人群外，对于中低危人群一般不推荐参加运动前的运动测试，然而对于中低危人群来说，运动测试的信息有利于制定安全有效的运动处方，因此，如果运动测试的目的是制定有效的运动处方，则推荐中低危人群参加体力活动前的运动测试。

（郑国华，钱芝网）

参考文献

[1] 李扶刚，张智海，刘忠厚. 应用 WHO 骨折风险因子评估工具（FRAX）诊断骨质疏松症的进展 [J]. 中国骨质疏松杂志，2009，15（4）：247-249.
[2] 李志武，黄悦勤，柳玉芝. 老年人认知功能下降的影响因素 [J]. 中国全科医学，2008，11（2）：174-177.
[3] 廖春霞，马红梅，张倩，等. 老年衰弱评估量表的研究现状 [J]. 中华现代护理杂志，2016，22（16）：2348-2351.
[4] 刘岁丰，塞在金. 衰弱：一种重要的老年综合征 [J]. 中华老年医学杂志，2015，34（12）：1286-1288.
[5] 刘勇，何华英. 中老年人原发性骨质疏松危险因素研究进展 [J]. 全科护理，2010，8（21）：1951-1954.
[6] 潘沙沙，孙静. 老年痴呆症风险评估模型研究进展 [J]. 中国公共卫生，2019，35（6）：776-779.
[7] 王燕秋. 衰弱评估方法的研究进展 [J]. 护士进修杂志，2019，34（22）：2054-2057.
[8] 杨琛，王秀华，刘莉. Tinetti 平衡与步态量表在移动及平衡能力评估中的应用进展 [J]. 中国康复医学杂志，2019，34（5）：601-606.
[9] 中国老年保健医学研究会老龄健康服务与标准化分会，《中国老年保健医学》杂志编辑委员会. 中国老年人跌倒风险评估专家共识（草案）[J]. 中国老年保健医学，2019，17（4）：47-49.
[10] 中华医学会老年学分会. 老年患者衰弱评估与干预中国专家共识 [J]. 中华老年医学杂志，2017，36（3）：251-256.

附　录

附表 2-1　男生体重发育等级划分标准

单位：千克

年龄	-2 SD	-1 SD	中位数	+1 SD	+2 SD
7 岁	18.2	20.83	24.06	28.05	33.08
8 岁	18.2	20.83	27.33	32.57	39.41
9 岁	19.97	23.23	30.46	36.92	45.52
10 岁	23.4	27.93	35.58	41.31	51.38
11 岁	25.64	30.95	37.69	46.33	57.58
12 岁	28.41	34.67	42.49	52.31	64.68
13 岁	32.04	39.22	48.08	59.04	72.6
14 岁	36.54	44.08	53.37	64.84	79.07
15 岁	40.63	48	57.08	68.35	82.45
16 岁	43.51	50.62	59.35	70.2	83.85
17 岁	45.28	52.2	60.68	71.2	84.45
18 岁	46.27	53.08	61.4	71.73	84.72

附表 2-2　女生体重发育等级划分标准

单位：千克

年龄	-2 SD	-1 SD	中位数	+1 SD	+2 SD
7 岁	17.31	19.74	22.64	26.16	30.45
8 岁	18.88	21.75	25.25	29.56	34.94
9 岁	20.56	23.96	28.19	33.51	40.32
10 岁	22.54	26.6	31.76	38.41	47.15
11 岁	25.23	29.99	36.1	44.09	54.78
12 岁	28.77	34.04	40.77	49.54	61.22
13 岁	32.50	37.94	44.79	53.55	64.99
14 岁	35.80	41.18	47.83	56.16	66.77
15 岁	38.16	43.42	49.82	57.72	67.61
16 岁	39.39	44.56	50.81	58.45	67.93
17 岁	39.88	45.01	51.2	58.73	68.04
18 岁	40.15	45.26	51.41	58.88	68.1

附表 2-3　男生身高发育等级划分标准

单位：厘米

年龄	-2 SD	-1 SD	中位数	+1 SD	+2 SD
7 岁	113.51	119.49	125.48	131.47	137.46
8 岁	118.35	124.53	130.72	136.9	143.08
9 岁	122.74	129.27	135.81	142.35	148.88
10 岁	126.79	133.77	140.76	147.75	154.74
11 岁	130.39	138.2	146.01	153.82	161.64
12 岁	134.48	143.33	152.18	161.03	169.89
13 岁	143.01	151.6	160.19	168.78	177.38
14 岁	150.22	157.93	165.63	173.34	181.05
15 岁	155.25	162.14	169.02	175.91	182.79
16 岁	157.72	164.15	170.58	177.01	183.44
17 岁	158.76	165.07	171.39	177.7	184.01
18 岁	158.81	165.12	171.42	177.73	184.03

附表 2-4　女生身高发育等级划分标准

单位：厘米

年龄	-2 SD	-1 SD	中位数	+1 SD	+2 SD
7 岁	112.29	118.21	124.13	130.05	135.97
8 岁	116.83	123.09	129.34	135.59	141.84
9 岁	121.31	128.11	134.91	141.71	148.51
10 岁	126.38	133.78	141.18	148.57	155.97
11 岁	132.09	139.72	147.36	154.99	162.63
12 岁	138.11	145.26	152.41	159.56	166.71
13 岁	143.75	149.91	156.07	162.23	168.39
14 岁	146.18	151.98	157.78	163.58	169.38
15 岁	147.02	152.74	158.47	164.19	169.91
16 岁	147.59	153.26	158.93	164.6	170.27
17 岁	147.82	153.5	159.18	164.86	170.54
18 岁	148.54	154.28	160.01	165.74	171.48

附表 2-5　18~55 岁常见形态学指标的百分位数

测量项目	男性（18~60 岁）百分位数							女性（18~55 岁）百分位数						
	1	5	10	50	90	95	99	1	5	10	50	90	95	99
身高/cm	154.3	158.3	160.4	167.8	175.4	177.6	181.4	144.9	148.4	150.3	157.0	164.0	165.9	167.9
体重/kg	44	48	50	59	71	75	83	39	42	44	52	63	66	74
上臂长/mm	279	289	294	313	333	338	349	252	262	267	284	303	308	319
前臂长/mm	206	216	220	237	253	258	268	185	193	198	213	229	234	242
大腿长/mm	413	428	436	465	496	505	523	387	402	410	438	467	476	494
小腿长/mm	324	338	344	369	396	403	419	300	313	319	344	370	376	390

附表2-6 用百分位数划分5个等级的方法

评价等级	标 准	占比/%
上等	90 百分位数以上	10
中上等	75~90*百分位数	15
中等	25~75*百分位数	50
中下等	10~25*百分位数	15
下等	10*百分位数以下	10

*表示包括该值。

附表2-7 我国成年人（18~60岁）体重、身高、胸围数据

项目		东北、华北区		西北区		东南区		华中区		华南区		西南区	
		均值	标准差	均值	标准差	均值	标准差	均值	标准差	均值	标准差	均值	标准差
男性	体重/kg	64	8.2	60	7.6	59	7.7	57	6.9	56	6.9	55	6.8
	身高/mm	1693	56.6	1684	53.7	1686	55.2	1669	56.3	1650	57.1	1647	56.7
	胸围/mm	888	55.5	880	51.5	865	52	853	49.2	851	48.9	855	48.3
女性	体重/kg	55	7.7	52	7.1	51	7.2	50	6.8	49	6.5	50	6.9
	身高/mm	1586	51.8	1575	51.9	1575	50.8	1560	50.7	1549	49.7	1546	53.9
	胸围/mm	848	66.4	837	55.9	831	59.8	820	55.8	819	57.6	809	58.8

附表2-8 成年人（20~59岁）形态测量相关标准

性别	年龄组	身高/cm	体重/kg	胸围/cm	腰围/cm	臀围/cm	皮褶厚度/mm		
							上臂部	肩胛部	腹部
男性	20~24 岁	171.9	67.2	88.4	79.5	93.0	13.1	15.8	20.5
	25~29 岁	171.6	70.4	90.8	83.2	94.9	14.2	18.4	24.0
	30~34 岁	170.8	71.4	92.0	85.3	95.1	14.0	19.2	25.1
	35~39 岁	169.9	71.5	92.8	86.3	95.2	13.8	19.4	25.7
	40~44 岁	169.0	71.2	93.1	87.3	95.3	13.6	19.6	25.9
	45~49 岁	168.7	71.2	93.4	88.0	95.3	13.4	19.7	26.0
	50~54 岁	168.3	70.6	93.6	88.2	95.3	13.0	19.5	25.8
	55~59 岁	167.5	69.1	93.1	87.2	94.6	12.8	18.7	24.3
女性	20~24 岁	159.9	53.8	83.3	71.8	90.3	17.1	16.3	21.3
	20~29 岁	159.6	55.3	84.7	73.8	91.2	18.0	17.7	22.2
	30~34 岁	159.1	56.8	86.0	75.8	92.2	18.7	18.9	22.7
	35~39 岁	158.5	57.8	87.1	77.2	92.9	19.3	20.0	24.0
	40~44 岁	157.8	59.0	88.3	79.1	93.8	20.3	21.2	25.7
	45~49 岁	157.7	59.7	89.3	80.6	94.2	20.4	21.9	26.7
	50~54 岁	157.7	60.4	90.1	82.2	94.5	20.4	22.0	27.6
	55~59 岁	156.8	59.6	89.8	82.7	93.9	19.9	21.2	27.4

数据来源：《2014 年国民体质监测报告》。

附表2-9　成年人围度测量相关标准

围度	颈围/cm	胸围/cm	腰围/cm	臀围/cm
女性（标准值）	31~37	83~91	57~62	88~96
男性（标准值）	38~44	101~110	69~76	106~115

附表2-10　身高肩宽指数和身高骨盆宽指数分型

指数	型别	指数	
		男性	女性
身高肩宽指数	窄肩型	$X<22.0$	$X<21.5$
	中肩型	$22.0{\leqslant}X{\leqslant}23.0$	$21.5{\leqslant}X{\leqslant}22.5$
	宽肩型	$X>23.0$	$X>22.5$
身高骨盆宽指数	窄骨盆型	$X<16.5$	$X<17.5$
	中骨盆型	$16.5{\leqslant}X{\leqslant}17.5$	$17.5{\leqslant}X{\leqslant}18.5$
	宽骨盆型	$X>17.5$	$X>18.5$

附表2-11　威尔维克指数儿童评价标准

年龄	身高/cm		体重/kg		胸围/cm		维尔维克指数	
	男性	女性	男性	女性	男性	女性	男性	女性
7 岁	125.6	124.4	25.7	24.0	60.3	57.6	67.9	65.3
8 岁	130.8	130.2	28.3	16.8	62.5	59.9	68.8	66.1
9 岁	136.0	135.6	31.7	30.0	65.3	62.5	70.1	67.7
10 岁	141.3	141.6	35.7	33.7	68.2	65.4	72.5	69.7
11 岁	146.3	147.8	39.1	37.9	70.5	68.5	74.0	72.1
12 岁	153.2	152.8	44.1	42.6	73.5	72.2	75.4	74.6
13 岁	160.9	157.1	49.9	46.0	77.2	75.0	77.5	77.0
14 岁	166.1	159.1	55.2	49.7	80.5	77.5	79.6	79.1
15 岁	170.1	160.0	58.6	51.4	82.6	78.8	82.0	80.9
16 岁	172.0	160.4	60.9	52.0	84.3	79.3	83.6	81.9
17 岁	172.8	160.6	62.6	51.9	85.8	79.4	85.1	82.2
18 岁	172.7	160.3	63.6	52.7	86.1	80.3	86.0	82.9

附表3-1　各年龄组项目权重系数

项目		年龄							
		7~9 岁	10~11 岁	12~13 岁	14~15 岁	16~17 岁	18岁及以上	均值	占比/%
男生	体重/身高×1000	0.437	0.377	0.425	0.407	0.446	0.487	0.417	21
	肺活量/体重	0.406	0.377	0.413	0.442	0.453	0.367	0.400	20
	50 m 跑	0.282	0.367	0.234	0.277	0.312	0.237	0.298	15
	引体向上	0.323	0.262	0.366	0.276	0.227	0.392	0.306	15
	立定跳远	0.303	0.342	0.277	0.278	0.326	0.236	0.308	15
	耐力跑（1000 m）	0.248	0.275	0.285	0.257	0.236	0.282	0.272	14

续表

项目		年龄						均值	占比/%
		7~9 岁	10~11 岁	12~13 岁	14~15 岁	16~17 岁	18 岁及以上		
女生	体重/身高×1000	0.435	0.428	0.495	0.348	0.428	0.445	0.435	22
	肺活量/体重	0.435	0.396	0.482	0.382	0.418	0.459	0.426	21
	50 m 跑	0.302	0.325	0.269	0.342	0.363	0.335	0.315	16
	引体向上	0.324	0.363	0.236	0.327	0.281	0.305	0.306	15
	立定跳远	0.252	0.228	0.254	0.284	0.151	0.160	0.228	11
	耐力跑（1000 m）	0.251	0.259	0.262	0.272	0.358	0.295	0.289	15

附表 3-2　各类指标均值（男生）

项目		年龄						
		7~8 岁	9~10 岁	11~12 岁	13~14 岁	15~16 岁	17~18 岁	19 岁及以上
体重/身高×1000/（kg/cm）	$\bar{x}$	182.97	204.61	230.02	277.61	315.53	333.10	338.18
	s	17.18	21.71	27.90	34.64	30.63	28.80	27.80
肺活量/体重/（mL/kg）	$\bar{x}$	65.96	67.56	66.99	67.55	70.62	72.17	73.65
	s	10.74	10.12	9.46	8.64	8.64	8.64	8.38
50 m 跑/s	$\bar{x}$	10.58	9.73	9.20	8.48	7.90	7.63	7.51
	s	0.90	0.75	0.70	0.67	0.58	0.52	0.47
立定跳远/cm	$\bar{x}$	132.20	150.30	165.00	189.60	211.00	220.70	224.70
	s	16.21	16.61	18.29	21.74	20.29	19.52	18.20
引体向上/（次/分钟）	$\bar{x}$	—	—	—	3.20	6.20	7.90	7.90
	s	—	—	—	3.10	3.88	4.05	3.86
耐力跑（1000 m）/s	$\bar{x}$	—	—	—	255.34	239.25	234.30	233.90
	s	—	—	—	24.34	21.93	23.09	24.54

注：$\bar{x}$ 为全国同类别、同年龄组、同指标的均值；s 为全国同类别、同年龄组、同指标的标准差。

附表 3-3　各类指标均值（女生）

项目		年龄						
		7~8 岁	9~10 岁	11~12 岁	13~14 岁	15~16 岁	17~18 岁	19 岁及以上
体重/身高×1000/（kg/cm）	$\bar{x}$	178.33	201.95	237.14	183.61	308.45	318.51	317.77
	s	17.37	22.93	31.73	32.61	30.99	30.97	30.57
肺活量/体重/（mL/kg）	$\bar{x}$	61.70	62.47	60.57	58.14	56.95	56.84	58.68
	s	10.77	10.14	9.58	8.63	8.18	8.13	7.96
50 m 跑/s	$\bar{x}$	11.09	10.20	9.68	9.47	9.42	9.38	9.30
	s	1.00	0.84	0.80	0.78	0.81	0.82	0.71

项目		年龄						
		7～8 岁	9～10 岁	11～12 岁	13～14 岁	15～16 岁	17～18 岁	19 岁及以上
立定跳远/cm	$\bar{x}$	124.90	141.10	153.40	159.70	161.40	163.20	165.30
	s	15.64	16.38	17.62	18.17	18.17	18.80	17.27
仰卧起坐/（次/分钟）	$\bar{x}$	16.60	21.90	23.90	23.00	22.50	22.50	24.90
	s	10.73	11.06	10.82	10.04	10.16	10.20	9.59
耐力跑（1000 m）/s	$\bar{x}$	—	—	—	234.94	235.29	236.65	235.84
	s	—	—	—	24.78	24.40	26.07	25.16

注：$\bar{x}$ 为全国同类别、同年龄组、同指标的均值；s 为全国同类别、同年龄组、同指标的标准差。

附表 3-4　20～59 岁成年人肺活量评价标准

单位：mL

年龄	性别	1 分	2 分	3 分	4 分	5 分
20～24 岁	男性	2369～2847	2848～3464	3465～3984	3985～4634	>4634
	女性	1423～1873	1874～2354	2355～2779	2780～3259	>3259
25～29 岁	男性	2326～2849	2850～3459	3460～3969	3970～4624	>4624
	女性	1396～1834	1835～2364	2365～2769	2770～3244	>3244
30～34 岁	男性	2240～2749	2750～3344	3345～3874	3875～4544	>4544
	女性	1320～1781	1782～2339	2340～2759	2760～3242	>3242
35～39 岁	男性	2135～2619	2620～3209	3210～3739	3740～4349	>4349
	女性	1295～1734	1735～2249	2250～2674	2675～3159	>3159
40～44 岁	男性	2007～2449	2450～3084	3085～3599	3600～4223	>4223
	女性	1228～1629	1630～2149	2150～2573	2574～3074	>3074
45～49 岁	男性	1900～2307	2308～2964	2965～3464	3465～4099	>4099
	女性	1160～1519	1520～2049	2050～2459	2465～2979	>2979
50～54 岁	男性	1770～2164	2165～2779	2780～3254	3255～3914	>3914
	女性	1115～1469	1470～1977	1978～2374	2375～2899	>2899
55～59 岁	男性	1669～2059	2060～2644	2645～3124	3125～3769	>3769
	女性	1095～1374	1375～1854	1855～2249	2250～2769	>2769

附表 3-5　20～59 岁成年人台阶试验评价标准

年龄	性别	1 分	2 分	3 分	4 分	5 分
20～24 岁	男性	42.1～46.1	46.2～52.0	52.1～58.0	58.1～67.6	>67.6
	女性	40.9～46.1	46.2～52.2	52.3～58.0	58.1～67.1	>67.1
25～29 岁	男性	42.1～46.1	46.2～51.9	52.0～58.3	58.4～68.1	>68.1
	女性	40.7～46.8	46.9～53.2	53.3～59.1	59.2～68.6	>68.6

续表

年龄	性别	1分	2分	3分	4分	5分
30 ~ 34 岁	男性	41.4 ~ 46.1	46.2 ~ 52.2	52.3 ~ 58.3	58.4 ~ 68.1	>68.1
	女性	39.5 ~ 47.0	47.1 ~ 53.7	53.8 ~ 59.9	60.0 ~ 69.1	>69.1
35 ~ 39 岁	男性	41.3 ~ 46.1	46.2 ~ 52.2	52.3 ~ 58.7	58.8 ~ 68.1	>68.1
	女性	37.0 ~ 46.8	46.9 ~ 53.8	53.9 ~ 60.3	60.4 ~ 69.7	>69.7
40 ~ 44 岁	男性	37.8 ~ 46.5	46.6 ~ 53.5	53.6 ~ 59.9	60.0 ~ 70.2	>70.2
	女性	31.5 ~ 46.8	46.9 ~ 54.8	54.9 ~ 61.5	61.6 ~ 71.3	>71.3
45 ~ 49 岁	男性	35.5 ~ 46.3	46.4 ~ 53.5	53.6 ~ 60.3	60.4 ~ 70.2	>70.2
	女性	30.0 ~ 45.6	45.7 ~ 54.4	54.5 ~ 61.5	61.6 ~ 71.3	>71.3
50 ~ 54 岁	男性	31.5 ~ 45.8	45.9 ~ 53.5	53.6 ~ 59.9	60.0 ~ 69.7	>69.7
	女性	27.9 ~ 43.8	43.9 ~ 54.1	54.2 ~ 61.5	61.6 ~ 71.3	>71.3
55 ~ 59 岁	男性	29.9 ~ 44.7	44.8 ~ 53.2	53.3 ~ 59.9	60.0 ~ 69.7	>69.7
	女性	27.3 ~ 39.8	39.9 ~ 52.8	52.9 ~ 60.3	60.4 ~ 70.2	>70.2

附表3-6 体质监测的身体素质指标

检测指标	幼儿组 3~6岁	学生组 7~19岁	成年甲组 20~39岁	成年乙组 40~59岁	老年组 60~69岁
坐位体前屈	●	●（全体学生）	●	●	●
10 m 折返跑	●				
网球掷远	●				
走平衡木	●				
双脚连续跳	●				
立定跳远	●	●（中学生和大学生）			
50 m 跑		●（全体学生）			
1分钟跳绳		●（小学生）			
50 m×8 往返跑		●（小学五至六年级学生）			
1000 m(男生)/800 m(女生)跑		●（中学生和大学生）			
1分钟仰卧起坐		●（小学三至六年级学生；中学女生和大学女生）	●（女性）		
引体向上		●（中学男生和大学男生）			
斜身引体		●（小学生）			
握力			●	●	●
背力			●		
纵跳			●		
俯卧撑			●（男性）		
闭眼单脚站立			●	●	●
选择反应时			●	●	●

附表 3 - 7　20 ~ 59 岁成年人选择反应时评价标准

单位：s

年龄	性别	1 分	2 分	3 分	4 分	5 分
20 ~ 24 岁	男性	0.69 ~ 0.61	0.60 ~ 0.50	0.49 ~ 0.44	0.43 ~ 0.39	< 0.39
	女性	0.79 ~ 0.66	0.65 ~ 0.53	0.52 ~ 0.46	0.45 ~ 0.40	< 0.40
25 ~ 29 岁	男性	0.73 ~ 0.63	0.62 ~ 0.52	0.51 ~ 0.45	0.44 ~ 0.39	< 0.39
	女性	0.82 ~ 0.69	0.69 ~ 0.56	0.55 ~ 0.48	0.47 ~ 0.42	< 0.42
30 ~ 34 岁	男性	0.76 ~ 0.66	0.65 ~ 0.53	0.52 ~ 0.47	0.46 ~ 0.41	< 0.41
	女性	0.86 ~ 0.71	0.70 ~ 0.58	0.57 ~ 0.50	0.49 ~ 0.43	< 0.43
35 ~ 39 岁	男性	0.78 ~ 0.67	0.66 ~ 0.55	0.54 ~ 0.48	0.47 ~ 0.41	< 0.41
	女性	0.86 ~ 0.74	0.73 ~ 0.59	0.58 ~ 0.51	0.50 ~ 0.44	< 0.44
40 ~ 44 岁	男性	0.81 ~ 0.71	0.70 ~ 0.60	0.59 ~ 0.49	0.48 ~ 0.43	< 0.43
	女性	0.90 ~ 0.76	0.75 ~ 0.62	0.61 ~ 0.52	0.51 ~ 0.44	< 0.44
45 ~ 49 岁	男性	0.86 ~ 0.73	0.72 ~ 0.61	0.60 ~ 0.51	0.50 ~ 0.43	< 0.43
	女性	0.94 ~ 0.81	0.80 ~ 0.65	0.64 ~ 0.54	0.53 ~ 0.45	< 0.45
50 ~ 54 岁	男性	0.90 ~ 0.77	0.76 ~ 0.62	0.61 ~ 0.53	0.52 ~ 0.44	< 0.44
	女性	0.96 ~ 0.85	0.84 ~ 0.67	0.66 ~ 0.56	0.55 ~ 0.46	< 0.46
55 ~ 59 岁	男性	0.93 ~ 0.80	0.79 ~ 0.65	0.64 ~ 0.55	0.54 ~ 0.45	< 0.45
	女性	0.97 ~ 0.88	0.87 ~ 0.69	0.68 ~ 0.58	0.57 ~ 0.48	< 0.48

附表 3 - 8　成人握力评价标准

单位：kg

年龄	性别	1 分	2 分	3 分	4 分	5 分
20 ~ 24 岁	男性	29.6 ~ 36.9	37.0 ~ 43.5	43.6 ~ 49.2	49.3 ~ 56.3	> 56.3
	女性	18.6 ~ 21.1	21.2 ~ 25.7	25.8 ~ 29.8	29.9 ~ 35.0	> 35.0
25 ~ 29 岁	男性	32.6 ~ 38.3	38.4 ~ 44.8	44.9 ~ 50.4	50.5 ~ 57.6	> 57.6
	女性	19.2 ~ 21.7	21.8 ~ 26.1	26.2 ~ 30.1	30.2 ~ 35.3	> 35.3
30 ~ 34 岁	男性	32.2 ~ 38.0	38.1 ~ 44.9	45.0 ~ 50.6	50.7 ~ 57.6	> 57.6
	女性	19.8 ~ 22.3	22.4 ~ 26.9	27.0 ~ 30.9	31.0 ~ 36.1	> 36.1
35 ~ 39 岁	男性	31.3 ~ 37.2	37.3 ~ 44.4	44.5 ~ 50.2	50.3 ~ 57.7	> 57.7
	女性	19.6 ~ 22.3	22.4 ~ 27.0	27.1 ~ 31.2	31.3 ~ 36.4	> 36.4
40 ~ 44 岁	男性	30.0 ~ 36.4	36.5 ~ 43.4	43.5 ~ 49.5	49.6 ~ 56.7	> 56.7
	女性	19.1 ~ 22.0	22.1 ~ 26.9	27.0 ~ 31.0	31.1 ~ 36.5	> 36.5
45 ~ 49 岁	男性	29.2 ~ 35.4	35.5 ~ 42.4	42.5 ~ 48.5	48.6 ~ 55.4	> 55.4
	女性	18.1 ~ 21.2	21.3 ~ 26.0	26.1 ~ 30.3	30.4 ~ 35.7	> 35.7
50 ~ 54 岁	男性	27.2 ~ 32.7	32.8 ~ 40.3	40.4 ~ 46.3	46.4 ~ 53.2	> 53.2
	女性	17.1 ~ 20.1	20.2 ~ 24.8	24.9 ~ 28.9	29.0 ~ 34.2	> 34.2
55 ~ 59 岁	男性	25.9 ~ 31.4	31.5 ~ 38.5	38.6 ~ 43.9	44.0 ~ 50.7	> 50.7
	女性	16.3 ~ 19.2	19.3 ~ 23.5	23.6 ~ 27.6	27.7 ~ 32.7	> 32.7

附表3-9　20～39岁成年人仰卧起坐评价标准

单位：次

年龄	性别	1分	2分	3分	4分	5分
20～24岁	女性	1～5	6～15	16～25	26～36	>36
25～29岁	女性	1～3	4～11	12～20	21～30	>30
30～34岁	女性	1～3	4～10	11～19	20～28	>28
35～39岁	女性	1～2	3～6	7～14	15～23	>23

附表3-10　20～39岁成年人纵跳评价标准

单位：cm

年龄	性别	1分	2分	3分	4分	5分
20～24岁	男性	19.9～24.8	24.9～32.3	32.4～38.4	38.5～45.8	>45.8
	女性	12.7～15.8	15.9～20.5	20.6～24.7	24.8～30.0	>30.3
25～29岁	男性	19.6～23.9	24.0～31.3	31.4～36.8	36.9～43.6	>43.6
	女性	12.4～15.0	15.1～19.7	19.8～23.4	23.5～28.5	>28.5
30～34岁	男性	18.4～22.3	22.4～29.3	29.4～34.7	34.8～41.1	>41.1
	女性	12.0～14.5	14.6～18.7	18.8～22.6	22.7～27.7	>27.7
35～39岁	男性	17.8～21.4	21.5～27.9	28.0～33.0	33.1～39.5	>39.5
	女性	11.5～13.7	13.8～17.8	17.9～21.3	21.4～26.1	>26.1

附表3-11　20～39岁成年人俯卧撑评价标准

单位：次

年龄	性别	1分	2分	3分	4分	5分
20～24岁	男性	7～12	13～19	20～27	28～40	>40
25～29岁	男性	5～10	11～17	18～24	25～35	>35
30～34岁	男性	4～10	11～15	16～22	23～30	>30
35～39岁	男性	3～6	7～11	12～19	20～27	>27

附表3-12　成年人坐位体前屈评价标准

单位：cm

年龄	性别	1分	2分	3分	4分	5分
20～24岁	男性	-3.5～1.7	1.8～8.9	9.0～14.1	14.2～20.1	>20.1
	女性	-2.1～2.8	2.9～9.4	9.5～14.3	14.4～20.2	>20.2
25～29岁	男性	-5.5～0.9	1.0～7.8	7.9～13.4	13.5～19.7	>19.7
	女性	-3.5～1.9	2.0～8.2	8.3～13.9	14.0～19.7	>19.7
30～34岁	男性	-7.0～0.1	0.0～6.4	6.5～11.9	12.0～18.3	>18.3
	女性	-4.0～1.6	1.7～7.9	8.0～13.3	13.4～19.2	>19.2

年龄	性别	1分	2分	3分	4分	5分
35~39岁	男性	-8.7~-2.4	-2.3~4.9	5.0~10.7	10.8~17.1	>17.1
	女性	-8.7~-2.4	-2.3~4.9	5.0~10.7	10.8~17.1	>17.1
40~44岁	男性	-9.4~-3.8	-3.7~3.9	4.0~9.9	10.0~16.2	>16.2
	女性	-5.9~0.1	0.2~6.5	6.6~11.9	12.0~17.9	>17.9
45~49岁	男性	-10.0~-4.4	-4.3~3.2	3.3~9.1	9.2~15.9	>15.9
	女性	-6.3~0.1	0.0~6.1	6.2~11.8	11.9~15.9	>17.9
50~54岁	男性	-10.7~-5.6	-5.5~2.1	2.2~7.9	8.0~14.8	>14.8
	女性	-6.5~0.6	0.5~5.9	6.0~11.4	11.5~17.9	>17.9
55~59岁	男性	-11.2~-6.3	-6.2~1.7	1.8~7.2	7.3~13.8	>13.8
	女性	-6.6~0.8	0.7~5.7	5.8~11.1	11.2~17.7	>17.7

附表3-13　成年人闭眼单脚站立评价标准

单位：s

年龄	性别	1分	2分	3分	4分	5分
20~24岁	男性	3~5	6~17	14~18	42~98	>98
	女性	3~5	6~15	16~36	34~90	>90
25~29岁	男性	3~5	5~14	15~35	36~85	>85
	女性	3~5	6~14	15~32	33~84	>84
30~34岁	男性	3~4	5~12	13~29	30~74	>74
	女性	3~4	5~12	13~28	29~72	>72
35~39岁	男性	3	4~11	12~17	28~69	>69
	女性	3	4~9	10~23	24~62	>62
40~44岁	男性	3	4~9	10~21	22~54	>54
	女性	3	4~7	8~18	19~45	>45
45~49岁	男性	3	4~8	9~19	20~48	>48
	女性	2	3~6	7~15	16~39	>39
50~54岁	男性	3~4	5~7	8~16	17~39	>39
	女性	2	3~5	6~13	14~33	>33
55~59岁	男性	2	3~6	7~13	14~33	>33
	女性	2	3~5	6~10	11~26	>26

附表 4 – 1　简化 McGill 疼痛问卷

I　疼痛分级指数的评定（PRI）

疼痛性质		疼痛程度			
		无	轻	中	重
A 感觉项	跳痛	0	1	2	3
	刺痛	0	1	2	3
	刀割痛	0	1	2	3
	锐痛	0	1	2	3
	痉挛牵扯痛	0	1	2	3
	绞痛	0	1	2	3
	热灼痛	0	1	2	3
	持续性固定痛	0	1	2	3
	胀痛	0	1	2	3
	触痛	0	1	2	3
	撕裂痛	0	1	2	3
B 情感项	软弱无力	0	1	2	3
	厌烦	0	1	2	3
	害怕	0	1	2	3
	受罪、惩罚感	0	1	2	3
感觉项总分		情感项总分			

II　视觉疼痛评分（VAS）

无痛　0　1　2　3　4　5　6　7　8　9　10　可能想象的最痛

III　现在疼痛状况（PPI）

0　无痛（no pain）____

1　轻痛（mild）____

2　难受（discomforting）____

3　痛苦烦燥（distressing）____

4　可怕（horrible）____

5　极度疼痛（excruciating）____

说明：

评第 I 项时，向患者逐项提问，根据患者回答的疼痛程度在相应级别做记号。

评第 II 项时，需采用 VAS 尺，该尺为长 10 cm 的游动尺规，一面标有 10 个刻度，两端分别为"0"和"10"，"0"表示无痛，"10"代表患者这一生中难以忍受的最剧烈的疼痛，临床使用时将有刻度的一面背向患者，让患者在直尺上标出能代表自己目前疼痛程度的相应位置，评价者根据患者标出的位置为其评出分数（如 5.4 cm 即 5.4 分）。

评第 III 项时根据患者主观感受在相应分值上做记号。

最后对 PRI、VAS、PPI 进行总评。

附表 4 - 2　基础心率均值评价

心率	周一	周二	周三	周四	周五	周六	周日	均值评价
95								
94								
93								
92								基础心率太快，心脏功能差，建议到医院做进一步检查。
91								
90								
89								评价等级：差
88								
87								
86								
85								
84								
83								基础功能很快，心脏功能较差，平时太缺乏锻炼。
82								
81								评价等级：下
80								
79								
78								
77								
76								
75								基础功能较快，心脏功能一般，可以承受一定强度的负荷锻炼。
74								
73								
72								评价等级：中
71								
70								
69								
68								
67								基础心率正常，心脏功能较好，保持锻炼。
66								
65								评价等级：良
64								
63								

心率	周一	周二	周三	周四	周五	周六	周日	均值评价
62								
61								
60								
59								基础心率较慢，心脏功能好，保持锻炼。
58								评价等级：优
57								
56								
55								

附表 4-3　成年人（≥18 周岁）血压分级标准

类别	收缩压		舒张压	
	kPa	mmHg	kPa	mmHg
理想血压	13.3 ~ 16	100 ~ 120	8 ~ 10.6	60 ~ 80
正常血压	<17.3	<130	<11.3	<85
正常偏高血压	17.3 ~ 18.5	130 ~ 139	11.3 ~ 11.8	85 ~ 89
一级高血压（轻度）	18.6 ~ 21.2	140 ~ 159	12 ~ 13.2	90 ~ 99
二级高血压（中度）	21.3 ~ 23.8	160 ~ 179	13.3 ~ 14.5	100 ~ 109
三级高血压（重度）	>23.9	>180	>14.6	>110
低血压	<12	<90	<8	<60

注：1 kPa = 7.52 mmHg，1 mmHg = 0.133 kPa。

附表 4-4　不同年龄、性别的心血管适能评价标准

性别	等级	年龄					
		13 ~ 19 岁	20 ~ 29 岁	30 ~ 39 岁	40 ~ 49 岁	50 ~ 59 岁	60 岁及以上
男性	1. 很低	<35.0	<33.0	<31.5	<30.2	<26.1	<20.5
	2. 低	35.0 ~ 38.3	33.0 ~ 36.4	31.5 ~ 35.4	30.2 ~ 33.5	26.1 ~ 30.9	20.5 ~ 26.0
	3. 一般	38.4 ~ 45.1	36.5 ~ 42.4	35.5 ~ 40.9	33.6 ~ 38.9	31.0 ~ 35.7	26.1 ~ 32.2
	4. 高	45.2 ~ 50.9	42.5 ~ 46.4	41.0 ~ 44.9	39.0 ~ 43.7	35.8 ~ 40.9	32.3 ~ 36.4
	5. 很高	51.0 ~ 55.9	46.5 ~ 52.4	45.0 ~ 49.4	43.8 ~ 48.0	41.0 ~ 45.3	36.5 ~ 44.2
	6. 超优秀	>56.0	>52.5	>49.5	>48.1	>45.4	>44.3
女性	1. 很低	<25.0	<23.6	<22.8	<21.0	<20.2	<17.5
	2. 低	25.0 ~ 30.9	23.6 ~ 28.9	22.8 ~ 26.9	21.0 ~ 24.4	20.2 ~ 22.7	17.5 ~ 20.1
	3. 一般	31.0 ~ 34.9	29.0 ~ 32.9	27.0 ~ 31.4	24.5 ~ 28.9	22.8 ~ 26.9	20.2 ~ 24.4
	4. 高	35.0 ~ 38.9	33.0 ~ 36.9	31.5 ~ 35.6	29.0 ~ 32.8	27.0 ~ 31.4	24.5 ~ 30.2
	5. 很高	39.0 ~ 41.9	37.0 ~ 40.9	35.7 ~ 40.0	32.9 ~ 36.9	31.5 ~ 35.7	30.3 ~ 31.4
	6. 超优秀	>42.0	>41.0	>40.1	>37.0	>35.8	>31.5

附表 4 –5　正常关节活动度标准

关节		活动度	关节		活动度
颈椎	屈曲	0°～45°	腕	掌屈	0°～80°
	伸展	0°～45°		背伸	0°～70°
	侧屈	0°～45°		尺偏	0°～30°
	旋转	0°～60°		旋转	0°～45°
胸腰椎	屈曲	0°～80°	髋	屈曲	0°～120°
	伸展	0°～30°		伸展	0°～30°
	侧屈	0°～40°		外展	0°～40°
	旋转	0°～45°		内收	0°～35°
肩	屈曲	0°～170°		内旋	0°～45°
	后伸	0°～60°		外旋	0°～45°
	外展	0°～170°	膝	屈曲	0°～135°
	水平外展	0°～40°	踝	背屈	0°～15°
	水平内收	0°～130°		跖屈	0°～50°
	内旋	0°～70°		内翻	0°～35°
	外旋	0°～90°		外翻	0°～20°
肘和前臂	屈曲	0°～135°/150°			
	旋后	0°～80°/90°			
	旋前	0°～80°/90°			

附表 4 –6　关节活动度功能评估记录表

姓名			年龄		性别		住院号	
记录时间			AROM/PROM			检查者		
诊断								
功能障碍表现								

左						右		
3	2	1		关节		1	2	3
			颈椎	屈曲	0°～45°			
				伸展	0°～45°			
				侧屈	0°～45°			
				旋转	0°～60°			
			胸腰椎	屈曲	0°～80°			
				伸展	0°～30°			
				侧屈	0°～40°			
				旋转	0°～45°			

左			关节			右		
3	2	1				1	2	3
			肩	屈曲	0°~170°			
				后伸	0°~60°			
				外展	0°~170°			
				水平外展	0°~40°			
				水平内收	0°~130°			
				内旋	0°~70°			
				外旋	0°~90°			
			肘和前臂	屈曲	0°~135°/150°			
				旋后	0°~80°/90°			
				旋前	0°~80°/90°			
			腕	掌屈	0°~80°			
				背伸	0°~70°			
				尺偏	0°~30°			
				桡偏	0°~20°			
			手指	掌指关节（MP）屈曲	0°~90°			
				掌指关节过伸	0°~15°/45°			
				近端指间关节屈曲	0°~110°			
				远端指间关节屈曲	0°~80°			
				外展	0°~25°			
			拇指	掌指关节屈曲	0°~50°			
				指间关节屈曲	0°~80°/90°			
				外展	0°~50°			
			髋	屈曲	0°~120°			
				伸展	0°~30°			
				外展	0°~40°			
				内收	0°~35°			
				内旋	0°~45°			
				外旋	0°~45°			
			膝	屈曲	0°~135°			
			踝	背屈	0°~15°			
				跖屈	0°~50°			
				内翻	0°~35°			
				外翻	0°~20°			

附录 4 - 1　胃肠道症状分级评分量表（中文版）

1. 腹痛

是身体不适，疼痛的主观感觉。疼痛的类型可以根据患者的描述和疼痛的性质来划分，比如上腹痛，胃酸相关的症状，可在进食和服用抗酸药物后缓解；疝气痛则通常程度较剧烈，位于下腹部；持续性钝痛，通常为数小时，疼痛程度适中。根据程度、频率、持续时间、缓解因素和社会活动影响进行分级。

0　无疼痛或一过性疼痛

1　偶然疼痛，疼痛影响部分社会活动

2　疼痛时间延长，需要治疗，并且影响很多社会活动

3　严重疼痛，影响所有社会活动

2. 烧心

表现为胸骨后不适或烧灼感。根据程度、频率、持续时间、缓解因素和社会活动影响进行分级。

0　无或一过性烧心

1　偶发的短暂烧心

2　频发的长时间的不适，需要治疗缓解

3　持续的不适，只能通过抗酸药物获得短暂缓解

3. 酸反流

表现为忽然发生的胃酸反流。根据程度、频率、持续时间、缓解因素和社会活动影响进行分级。

0　无或短暂反流

1　偶发的令人反感的反流

2　天天反流 1 ~ 2 次，需要治疗缓解

3　天天反流数次，抗酸治疗只能获得短暂或不明显的缓解

4. 上腹部紧抽感

表现为可以经进食或抗酸药物缓解的上腹部抽吸感。假如不能进食或服药，抽吸感进展为疼痛。根据程度、频率、持续时间、缓解因素和社会活动影响进行分级。

0　无或一过性的抽吸感

1　偶发的短暂不适，两餐之间无须食物或抗酸药物

2　时间延长、频率增加的不适感，两餐之间需要食物或抗酸药物缓解

3　持续的不适，频繁需要食物或抗酸药物

5. 恶心和呕吐

表现为恶心和由恶心加重到的呕吐。根据程度、频率、持续时间、缓解因素和社会活动影响进行分级。

0　无恶心

1　偶发的短暂不适

2　频发的长时间的恶心，无呕吐

3　持续的恶心，频繁的呕吐

6. 腹鸣

表现为腹部的隆隆声。根据程度、频率、持续时间、缓解因素和社会活动影响进行分级。

0　无或一过性的腹鸣

1　短暂偶发的腹鸣不适

2　频发的长时间的腹鸣，可以通过活动控制，不影响社会活动

3　持续的腹鸣，严重影响社会活动

7. 腹胀

表现为腹部气体膨胀。根据程度、频率、持续时间、缓解因素和社会活动影响进行分级。

0　无或一过性腹胀

1　短暂偶发的腹胀

2　频发的较长时间的腹胀，可以通过调整着装控制

3　持续腹胀，严重影响社会活动

8. 嗳气

根据程度、频率、持续时间、缓解因素和社会活动影响进行分级。

0　无或一过性的嗳气

1 偶然发生的令人反感的嗳气

2 频发的嗳气，影响部分社会活动

3 频发的嗳气，严重影响社会活动

9. 排气增多

根据程度、频率、持续时间、缓解因素和社会活动影响进行分级。

0 排气没有增加

1 短暂偶发的不适

2 频发的时间延长引起的不适，影响部分社会活动

3 发作次数增加，严重影响社会活动

10. 排便减少

根据程度、频率、持续时间、缓解因素和社会活动影响进行分级。

0 每天1次

1 每3天1次

2 每5天1次

3 每7天1次或更少

11. 排便增多

根据程度、频率、持续时间、缓解因素和社会活动影响进行分级。

0 每天1次

1 每天3次

2 每天5次

3 每天7次或更多

12. 稀便

根据程度、频率、持续时间、缓解因素和社会活动影响进行分级。

0 标准稠度

1 略稀

2 糊状的

3 水样的

13. 硬粪

根据程度、频率、持续时间、缓解因素和社会活动影响进行分级。

0 标准稠度

1 略硬

2 硬粪

3 硬粪且分节，偶尔和腹泻相混

14. 排便紧迫感

表现为排便紧迫感，不能控制排便的感觉。根据程度、频率、持续时间、缓解因素和社会活动影响进行分级。

0 正常控制

1 偶有排便紧迫感

2 频繁的排便紧迫感，忽然需要如厕的感觉，影响社会活动

3 便失禁

15. 排便不尽感

表现为排便用力和排便不尽感。根据程度、频率、持续时间、缓解因素和社会活动影响进行分级。

0 无排便不尽感和费力感

1 偶有排便困难，偶有排便不尽感

2 明确的排便困难，通常伴有排便不尽感

3 排便极度困难，经常的感觉排便不尽

附表 5 – 1　中国修订的韦氏成人智力量表（WAIS-RC）

	测试名称和内容	所测能力	测试评分
言语测验	知识：29 个题目，包括历史、地理、天文等	知识、兴趣范围及长时记忆等能力	答对 1 题得 1 分，最高分 29 分
	领悟：14 个题目，涉及社会风俗、价值观、成语等	对社会的适应程度，尤其是对伦理道德的判断能力	根据回答的概括水平和质量，每题记 0~2 分，最高分 28 分
	算术：14 个心算题目，要计时	对数的概念和操作（加减乘除）能力，注意力及解决问题的能力	时限内答对 1 题计 1 分，后面 4 题提前完成且正确，另加分，最高分 18 分
	相似性：念 13 对词给受试者听，要求说出每对词的相似性	抽象和概括能力	根据回答的概括水平，每题记 0~2 分，最高分 26 分
	数字广度：念一组数字给受试者听，要求顺背 3~12 位数，倒背 2~10 位数	瞬时记忆和注意力	以背出的最高位数为计分数，最高顺背 12 分，倒背 10 分
	词汇：念 40 个词汇给受试者听，要求在词汇表上指出并说明其含义	词语理解和表达词义的能力	根据在时限内回答的质量，每词计 0~2 分，最高分 80 分
操作测验	数字符号：阿拉伯数字 1~9 各配 1 符号，要求受试者给测验表上 90 个无顺序的数字配上相应的符号，限时 92 s	手眼协调能力，注意集中能力和操作速度	每一个正确符号计 1 分，倒转计 0.5 分，最高分 90 分
	图画填充：21 个图画，都缺失一个重要部分，要求说出缺失什么并指出缺失部分	视觉辨认能力，对组成物件要素的认识能力及扫视后迅速抓住缺点的能力	限时，正确回答 1 题计 1 分，最高分 21 分
	木块图案：要求受试者用 9 块红白两色的立方木块，按照木块测验图卡组成图案，共 7 个	辨认空间关系的能力，视觉分析综合能力	限时内完成 1 个计 4 分，提前完成另加分，最高分 48 分
操作测试	图片排列：把说明一个故事的一组图片打乱顺序后给受试者，要求摆成应有的顺序，共 8 组	逻辑联想，部分与整体的关系，思维灵活性	限时内完成 1 组计 2 分，后面 3 组提前完成另加分，最高分 38 分
	图形拼凑：把人体、图像等图形的碎片给受试者，要求拼成完整的图形，共 4 个	想象力，抓住事物线索的能力，手眼协调能力	限时内完成，按各图形标准计分，提前完成另加分，最高分 44 分

附表5-2 艾森克人格问卷（成人）

请回答下列问题。回答"是"时，就在"是"上打"√"；回答"否"时就在"否"上打"√"。每个答案无所谓正确与错误。这里没有对您不利的题目。请尽快回答，不要在每道题目上有太多思索。回答时不要考虑应该怎样，只回答您平时是怎样的。每题都要回答。

序号	问题	回答
1	您是否有许多不同的业余爱好？	□是　□否
2	您是否在做任何事情以前都要停下来仔细思考？	□是　□否
3	您的心境是否常有起伏？	□是　□否
4	您曾有过明知是别人的功劳而您去接受奖励的事吗？	□是　□否
5	您是否健谈？	□是　□否
6	欠债会使您不安吗？	□是　□否
7	您曾无缘无故觉得"真是难受"吗？	□是　□否
8	您曾贪图过分外之物吗？	□是　□否
9	您是否在晚上小心翼翼地关好门窗？	□是　□否
10	您是否比较活跃？	□是　□否
11	您在见到一小孩或一动物受折磨时是否会感到非常难过？	□是　□否
12	您是否常常为自己不该做而做了的事，不该说而说了的话而紧张？	□是　□否
13	您喜欢跳降落伞吗？	□是　□否
14	通常您能在热闹的联欢会中尽情地玩吗？	□是　□否
15	您容易激动吗？	□是　□否
16	您曾经将自己的过错推给别人吗？	□是　□否
17	您喜欢会见陌生人吗？	□是　□否
18	您是否相信保险制度是一种好办法？	□是　□否
19	您是一个容易伤感情的人吗？	□是　□否
20	您所有的习惯都是好的吗？	□是　□否
21	在社交场合您是否总不愿露头角？	□是　□否
22	您会服用奇异或有危险作用的药物吗？	□是　□否
23	您常有"厌倦"之感吗？	□是　□否
24	您曾拿过别人的东西吗（哪怕一针一线）？	□是　□否
25	您是否常爱外出？	□是　□否
26	您是否从伤害您所宠爱的人中而感到乐趣？	□是　□否
27	您常为有罪恶之感所苦恼吗？	□是　□否
28	您在谈论中是否有时不懂装懂？	□是　□否
29	您是否宁愿去看书而不愿去多见人？	□是　□否
30	您有要伤害您的仇人吗？	□是　□否
31	您觉得自己是一个神经过敏的人吗？	□是　□否
32	对人有所失礼时您是否经常要表示歉意？	□是　□否
33	您有许多朋友吗？	□是　□否

序号	问题	回答
34	您是否喜爱讲些有时确能伤害人的笑话？	□是　□否
35	您是一个多忧多虑的人吗？	□是　□否
36	您在童年是否按照吩咐要做什么便做什么，毫无怨言？	□是　□否
37	您认为您是一个乐天派吗？	□是　□否
38	您很讲究礼貌和整洁吗？	□是　□否
39	您是否总在担心会发生可怕的事情？	□是　□否
40	您曾损坏或遗失过别人的东西吗？	□是　□否
41	交新朋友时一般是您采取主动吗？	□是　□否
42	当别人向您诉苦时，您是否容易理解他们的苦衷？	□是　□否
43	您认为自己很紧张，如同"拉紧的弦"一样吗？	□是　□否
44	在没有废纸篓时，您是否将废纸扔在地板上？	□是　□否
45	当您与别人在一起时，您是否言语很少？	□是　□否
46	您是否认为结婚制度是过时了，应该废止？	□是　□否
47	您是否有时感到自己可怜？	□是　□否
48	您是否有时有点自夸？	□是　□否
49	您是否很容易将一个沉寂的集会搞得活跃起来？	□是　□否
50	您是否讨厌那种小心翼翼开车的人？	□是　□否
51	您为您的健康担忧吗？	□是　□否
52	您曾讲过什么人的坏话吗？	□是　□否
53	您是否喜欢对朋友讲笑话和有趣的故事？	□是　□否
54	您小时候曾对父母粗暴无礼吗？	□是　□否
55	您是否喜欢与人混在一起？	□是　□否
56	您若知道自己工作有错误，这会使您感到难过吗？	□是　□否
57	您患失眠吗？	□是　□否
58	您吃饭前必定洗手吗？	□是　□否
59	您常无缘无故感到无精打采和倦怠吗？	□是　□否
60	和别人玩游戏时，您有过欺骗行为吗？	□是　□否
61	您是否喜欢从事一些动作迅速的工作？	□是　□否
62	您的母亲是一位善良的妇人吗？	□是　□否
63	您是否常常觉得人生非常无味？	□是　□否
64	您曾利用过某人为自己取得好处吗？	□是　□否
65	您是否常常参加许多活动，超过您的时间所允许？	□是　□否
66	是否有几个人总在躲避您？	□是　□否
67	您是否为您的容貌而非常烦恼？	□是　□否
68	您是否觉得人们为了未来有保障而办理储蓄和保险所花的时间太多？	□是　□否

续表

序号	问题	回答
69	您曾有过不如死了为好的愿望吗？	□是　□否
70	如果有把握永远不会被别人发现，您会逃税吗？	□是　□否
71	您能使一个集会顺利进行吗？	□是　□否
72	您能克制自己不对人无礼吗？	□是　□否
73	遇到一次难堪的经历后，您是否在一段很长的时间内还感到难受？	□是　□否
74	您患有"神经过敏"吗？	□是　□否
75	您曾经故意说些什么来伤害别人的感情吗？	□是　□否
76	您与别人的友谊是否容易破裂，虽然不是您的过错？	□是　□否
77	您常感到孤单吗？	□是　□否
78	当人家寻您的差错、找您工作中的缺点时，您是否容易在精神上受挫伤？	□是　□否
79	您赴约会或上班曾迟到过吗？	□是　□否
80	您喜欢忙忙碌碌地过日子吗？	□是　□否
81	您愿意别人怕您吗？	□是　□否
82	您是否觉得有时浑身是劲，而有时又是懒洋洋的？	□是　□否
83	您有时把今天应做的事拖到明天去做吗？	□是　□否
84	别人认为您是生气勃勃的吗？	□是　□否
85	别人是否对您说了许多谎话？	□是　□否
86	您是否对某些事物容易冒火？	□是　□否
87	当您犯了错误时，您是否常常愿意承认它？	□是　□否
88	您会为一动物落入圈套被捉拿而感到很难过吗？	□是　□否

附表 5-3　MMPI 的基本量表

量表		略语	测量内容
临床量表	1. 疑病	Hs	疑病倾向及对身体健康的不正常关心
	2. 抑郁	D	情绪低落、焦虑等问题
	3. 癔症	Hy	对心身症状的关注和敏感、自我中心等特点
	4. 精神病态性偏倚	Pd	社会行为偏离特点
	5. 男子气或女子气	Mr	男子女性化、女子男性化特点
	6. 妄想	Pa	是否有病理性思维
	7. 精神衰弱	Pt	精神衰弱、强迫、恐怖或焦虑等神经症特点
	8. 精神分裂症	Sc	思维异常和古怪行为等特点
	9. 轻躁狂	Ma	受试者感情发生的速度、强度和稳定性
	10. 社会内向	Si	内向、外向性格
效度量表	1. 问题	Q	对于"是""否"回答不做或全做的题目数。如超过 30 个，测验结果不可靠
	2. 掩饰	L	测量受试者对该调查的态度，高于 10 分结果不可靠
	3. 效度	F	测量任意回答倾向，高分表示错误理解、任意作答、诈病或确系偏执
	4. 校正分	K	测量过分防御或不现实倾向，高分表示有隐瞒，持防卫态度

附表 5 − 4　简明精神状态量表（MMSE）

项目			记录	评分	
I 定向力 （10 分）		星期几		0	1
		几号		0	1
		几月		0	1
		什么季节		0	1
		哪一年		0	1
		省市		0	1
		区县		0	1
		街道或乡		0	1
		什么地方		0	1
		第几层楼		0	1
II 记忆力 （3 分）		皮球		0	1
		国旗		0	1
		树木		0	1
III 注意力和计算力 （5 分）		100 − 7		0	1
		− 7		0	1
		− 7		0	1
		− 7		0	1
		− 7		0	1
IV 回忆能力 （3 分）		皮球		0	1
		国旗		0	1
		树木		0	1
V 语言能力 （9 分）	命名能力			0	1
				0	1
	复述能力			0	1
	三步命令			0	1
				0	1
				0	1
	阅读能力			0	1
	书写能力			0	1
	结构能力		⬡	0	1
总分					

注：最高得分为 30 分，27 ~ 30 分为正常，< 27 分为认知功能障碍。痴呆严重程度分级方法：轻度，MMSE ≥ 21 分；中度，MMSE：10 ~ 20 分；重度，MMSE ≤ 9 分。

附表 5–5 蒙特利尔认知量表（MoCA）

视空间与执行功能		得分

画钟表（11 点过 10 分）（3 分）

轮廓 [ ] 指针 [ ] 数字 [ ]   __ /5

[ ]   [ ]

命名

[ ]   [ ]   [ ]   __ /3

记忆	读出下列词语，然后由患者重复上述过程 2 次，5 min 后回忆		面孔	天鹅绒	教堂	菊花	红色	不计分
		第一次						
		第二次						

注意	读出下列数字，请患者重复（每秒 1 个）	顺背 [ ] 21854	__ /2
		倒背 [ ] 742	

读出下列数字，每当数字出现 1 时，患者敲一下桌面，错误数大于或等于 2 不给分
[ ] 52139411806215194511141905112   __ /1

100 连续减 7   [ ] 93   [ ] 86   [ ] 79   [ ] 72   [ ] 65   __ /3
4 ~ 5 个正确得 3 分，2 ~ 3 个正确得 2 分，1 个正确得 1 分，0 个正确得 0 分

语言	重复：	"我只知道今天张亮是帮过忙的人" [ ] "当狗在房间里的时候，猫总是藏在沙发下" [ ]	__ /2
	流畅性：	在 1 min 内尽可能多地说出动物的名字 [ ] _____（N≥11 名称）	__ /1

抽象	词语相似性：香蕉 – 橘子 = 水果 [ ] 火车 – 自行车 [ ] 手表 – 尺子	__ /2

延迟回忆	没有提示	面孔 [ ]	天鹅绒 [ ]	教堂 [ ]	菊花 [ ]	红色 [ ]	只在没有提示的情况下给分	__ /5
选项	类别提示							
	多选提示							

定向	[ ] 星期 [ ] 月 [ ] 年 [ ] 日 [ ] 地点 [ ] 城市	__ /6

正常 ≥ 26/30   总分   __ /30
教育年限 ≤ 12 年加 1 分

注：把右侧栏目中各项得分相加即总分，满分 30 分。量表设计者的英文原版应用结果表明，如果受教育年限 ≤ 12 年则加 1 分，最高分为 30 分。≥ 26 分属于正常。

附录 6 - 1 医疗结局研究简表（MOS SF-36）

指导语：这项调查询问您对健康状况的评估，您所提供的信息有助于了解您的自我感觉和从事日常生活的能力。感谢您回答这份问卷！

1. 总体来讲，您的健康状况是：

①非常好　②很好　③好　④一般　⑤差

2. 跟 1 年以前比您觉得自己的健康状况是：

①比 1 年前好多了　②比 1 年前好一些　③跟 1 年前差不多　④比 1 年前差一些　⑤比 1 年前差多了（权重或得分依次为 1、2、3、4、5）

健康和日常活动

3. 以下这些问题都和日常活动有关。请您想一想，您的健康状况是否限制了这些活动？如果有限制，程度如何？

（1）重体力活动，如跑步举重、参加剧烈运动等：

①限制很大　②有些限制　③毫无限制

（2）适度的活动，如移动一张桌子、扫地、打太极拳、做简单体操等：

①限制很大　②有些限制　③毫无限制

（3）手提日用品，如买菜、购物等：

①限制很大　②有些限制　③毫无限制

（4）上几层楼梯：

①限制很大　②有些限制　③毫无限制

（5）上一层楼梯：

①限制很大　②有些限制　③毫无限制

（6）弯腰、屈膝、下蹲：

①限制很大　②有些限制　③毫无限制

（7）步行 1500 m 以上的路程：

①限制很大　②有些限制　③毫无限制

（8）步行 1000 m 的路程：

①限制很大　②有些限制　③毫无限制

（9）步行 100 m 的路程：

①限制很大　②有些限制　③毫无限制

（10）自己洗澡、穿衣：

①限制很大　②有些限制　③毫无限制

4. 在过去 4 个星期里，您的工作和日常活动有无因为身体健康的原因而出现以下这些问题？

（1）减少了工作或其他活动时间：

①是　②不是

（2）本来想要做的事情只能完成一部分：

①是　②不是

（3）想要干的工作或活动种类受到限制：

①是　②不是

（4）完成工作或其他活动困难增多（如需要额外的努力）：

①是　②不是

5. 在过去 4 个星期里，您的工作和日常活动有无因为情绪的原因（如压抑或忧虑）而出现以下这些问题？

（1）减少了工作或活动时间：

①是　②不是

（2）本来想要做的事情只能完成一部分：

①是　②不是

（3）干事情不如平时仔细：

①是　②不是

6. 在过去 4 个星期里，您的健康或情绪不好在多大程度上影响了您与家人、朋友、邻居或集体的正常社会交往？

①完全没有影响　②有一点影响　③中等影响　④影响很大　⑤影响非常大

7. 在过去 4 个星期里，您有身体疼痛吗？

①完全没有疼痛　②有一点疼痛　③中等疼痛　④严重疼痛　⑤很严重疼痛

8. 在过去 4 个星期里，您的身体疼痛影响了您的工作和家务吗？
①完全没有影响　②有一点影响　③中等影响　④影响很大　⑤影响非常大

您的感觉

9. 以下这些问题是关于在过去 1 个月里您自己的感觉，对每一条问题所说的事情，您的情况是什么样的？
（1）您觉得生活充实：
①所有的时间　②大部分时间　③比较多的时间　④一部分时间　⑤小部分时间　⑥没有这种感觉
（2）您是一个敏感的人：
①所有的时间　②大部分时间　③比较多的时间　④一部分时间　⑤小部分时间　⑥没有这种感觉
（3）您的情绪非常不好，什么事都不能使您高兴起来：
①所有的时间　②大部分时间　③比较多的时间　④一部分时间　⑤小部分时间　⑥没有这种感觉
（4）您的心里很平静：
①所有的时间　②大部分时间　③比较多的时间　④一部分时间　⑤小部分时间　⑥没有这种感觉
（5）您做事精力充沛：
①所有的时间　②大部分时间　③比较多的时间　④一部分时间　⑤小部分时间　⑥没有这种感觉
（6）您的情绪低落：
①所有的时间　②大部分时间　③比较多的时间　④一部分时间　⑤小部分时间　⑥没有这种感觉
（7）您觉得筋疲力尽：
①所有的时间　②大部分时间　③比较多的时间　④一部分时间　⑤小部分时间　⑥没有这种感觉
（8）您是个快乐的人：
①所有的时间　②大部分时间　③比较多的时间　④一部分时间　⑤小部分时间　⑥没有这种感觉
（9）您感觉厌烦：
①所有的时间　②大部分时间　③比较多的时间　④一部分时间　⑤小部分时间　⑥没有这种感觉

10. 不健康影响了您的社会活动（如走亲访友）：
①所有的时间　②大部分时间　③比较多的时间　④一部分时间　⑤小部分时间　⑥没有这种感觉

总体健康情况

11. 请看下列每一条问题，哪一种答案最符合您的情况？
（1）我好像比别人容易生病：
①绝对正确　②大部分正确　③不能肯定　④大部分错误　⑤绝对错误
（2）我跟周围人一样健康：
①绝对正确　②大部分正确　③不能肯定　④大部分错误　⑤绝对错误
（3）我认为我的健康状况在变坏：
①绝对正确　②大部分正确　③不能肯定　④大部分错误　⑤绝对错误
（4）我的健康状况非常好：
①绝对正确　②大部分正确　③不能肯定　④大部分错误　⑤绝对错误

附录 6 -2　世界卫生组织生活质量-100 量表（WHOQOL-100）

指导语：这份问卷是要了解您对自己的生活质量、健康状况及日常活动的感觉如何，请您一定回答所有问题。如果某个问题您不能肯定如何回答，就选择最接近您自己真实感觉的那个答案。所有问题都请您按照自己的标准或者自己的感觉来回答。注意所有问题都只是您最近两星期内的情况。

下列问题是问前两星期中的某些事情，诸如快乐或满足之类积极的感受。问题均涉及前两个星期。

1. 您对自己的疼痛或不舒服担心吗？
①根本不担心　②很少担心　③担心（一般）　④比较担心　⑤极担心
2. 您在对付疼痛或不舒服时有困难吗？
①根本没困难　②很少有困难　③有困难（一般）　④比较困难　⑤极困难
3. 您觉得疼痛妨碍您去做自己需要做的事情吗？
①根本不妨碍　②很少妨碍　③有妨碍（一般）　④比较妨碍　⑤极妨碍
4. 您容易累吗？
①根本不容易累　②很少容易累　③容易累（一般）　④比较容易累　⑤极容易累
5. 疲乏使您烦恼吗？
①根本不烦恼　②很少烦恼　③烦恼（一般）　④比较烦恼　⑤极烦恼

6. 您睡眠有困难吗?

①根本没困难　②很少有困难　③有困难（一般）　④比较困难　⑤极困难

7. 睡眠问题使您担心吗?

①根本不但心　②很少担心　③担心（一般）　④比较担心　⑤极担心

8. 您觉得生活有乐趣吗?

①根本没乐趣　②很少有乐趣　③有乐趣（一般）　④比较有乐趣　⑤极有乐趣

9. 您觉得未来会好吗?

①根本不会好　②很少会好　③会好（一般）　④会比较好　⑤会极好

10. 在您生活中有好的体验吗?

①根本没有　②很少有　③有（一般）　④比较多　⑤极多

11. 您能集中注意力吗?

①根本不能　②很少能　③能（一般）　④比较能　⑤极能

12. 您怎样评价自己?

①根本没价值　②很少有价值　③有价值（一般）　④比较有价值　⑤极有价值

13. 您对自己有信心吗?

①根本没信心　②很少有信心　③有信心（一般）　④比较有信心　⑤极有信心

14. 您的外貌使您感到压抑吗?

①根本没压抑　②很少有压抑　③有压抑（一般）　④比较压抑　⑤极压抑

15. 您外貌上有无使您感到不自在的部分?

①根本没有　②很少有　③有（一般）　④比较多　⑤极多

16. 您感到忧虑吗?

①根本没忧虑　②很少有忧虑　③有忧虑（一般）　④比较忧虑　⑤极忧虑

17. 悲伤或忧郁等感觉对您每天的活动有妨碍吗?

①根本没妨碍　②很少有妨碍　③有妨碍（一般）　④比较妨碍　⑤极妨碍

18. 忧郁的感觉使您烦恼吗?

①根本不烦恼　②很少烦恼　③烦恼（一般）　④比较烦恼　⑤极烦恼

19. 您从事日常活动时有困难吗?

①根本没困难　②很少有困难　③有困难（一般）　④比较困难　⑤极困难

20. 日常活动受限制使您烦恼吗?

①根本不烦恼　②很少烦恼　③烦恼（一般）　④比较烦恼　⑤极烦恼

21. 您需要依靠药物的帮助进行日常生活吗?

①根本不需要　②很少需要　③需要（一般）　④比较需要　⑤极需要

22. 您需要依靠医疗的帮助进行日常生活吗?

①根本不需要　②很少需要　③需要（一般）　④比较需要　⑤极需要

23. 您的生存质量依赖于药物或医疗辅助吗?

①根本不依赖　②很少依赖　③依赖（一般）　④比较依赖　⑤极依赖

24. 生活中，您觉得孤单吗?

①根本不孤单　②很少孤单　③孤单（一般）　④比较孤单　⑤极孤单

25. 您在性方面的需求得到满足吗?

①根本不满足　②很少满足　③满足（一般）　④多数满足　⑤完全满足

26. 您有性生活困难的烦恼吗?

①根本没烦恼　②很少有烦恼　③有烦恼（一般）　④比较烦恼　⑤极烦恼

27. 日常生活中您感觉安全吗?

①根本不安全　②很少安全　③安全（一般）　④比较安全　⑤极安全

28. 您觉得自己居住在一个安全和有保障的环境里吗?

①根本没安全保障　②很少有安全保障　③有安全保障（一般）　④比较有安全保障　⑤总有安全保障

29. 您担心自己的安全和保障吗?

①根本不担心　②很少担心　③担心（一般）　④比较担心　⑤极担心

30. 您住的地方舒适吗?

①根本不舒适　②很少舒适　③舒适（一般）　④比较舒适　⑤极舒适

31. 您喜欢自己住的地方吗？
①根本不喜欢 ②很少喜欢 ③喜欢（一般） ④比较喜欢 ⑤极喜欢

32. 您有经济困难吗？
①根本不困难 ②很少有困难 ③有困难（一般） ④比较困难 ⑤极困难

33. 您为钱财担心吗？
①根本不担心 ②很少担心 ③担心（一般） ④比较担心 ⑤极担心

34. 您容易得到好的医疗服务吗？
①根本不容易得到 ②很少容易得到 ③容易得到（一般） ④比较容易得到 ⑤极容易得到

35. 您空闲时间享受到乐趣吗？
①根本没乐趣 ②很少有乐趣 ③有乐趣（一般） ④比较有乐趣 ⑤极有乐趣

36. 您的生活环境对健康好吗？
①根本不好 ②很少好 ③好（一般） ④比较好 ⑤极好

37. 居住地的噪声问题使您担心吗？
①根本不担心 ②很少担心 ③担心（一般） ④比较担心 ⑤极担心

38. 您有交通上的困难吗？
①根本没困难 ②很少有困难 ③有困难（一般） ④比较困难 ⑤极困难

39. 交通上的困难限制您的生活吗？
①根本没限制 ②很少有限制 ③有限制（一般） ④比较限制 ⑤极限制

下列问题是问过去两个星期内您做某些日常事情的能力是否足够"完全、十足"。问题均涉及前两个星期。

40. 您有充沛的精力去应付日常生活吗？
①根本没精力 ②很少有精力 ③有精力（一般） ④多数有精力 ⑤完全有精力

41. 您觉得自己的外形过得去吗？
①根本过不去 ②很少过得去 ③过得去（一般） ④多数过得去 ⑤完全过得去

42. 您能做自己日常生活的事情吗？
①根本不能 ②很少能 ③能（一般） ④多数能 ⑤完全能

43. 您依赖药物吗？
①根本不依赖 ②很少依赖 ③依赖（一般） ④多数依赖 ⑤完全依赖

44. 您能从他人那里得到您所需要的支持吗？
①根本不能 ②很少能 ③能（一般） ④多数能 ⑤完全能

45. 当需要时您的朋友能依靠吗？
①根本不能依靠 ②很少能依靠 ③能依靠（一般） ④多数能依靠 ⑤完全能依靠

46. 您住所的质量符合您的需要吗？
①根本不符合 ②很少符合 ③符合（一般） ④多数符合 ⑤完全符合

47. 您的钱够用吗？
①根本不够用 ②很少够用 ③够用（一般） ④多数够用 ⑤完全够用

48. 在日常生活中您需要的信息都齐备吗？
①根本不齐备 ②很少齐备 ③齐备（一般） ④多数齐备 ⑤完全齐备

49. 您有机会得到自己所需要的信息吗？
①根本没机会 ②很少有机会 ③有机会（一般） ④多数有机会 ⑤完全有机会

50. 您有机会进行休闲活动吗？
①根本没机会 ②很少有机会 ③有机会（一般） ④多数有机会 ⑤完全有机会

51. 您能自我放松和自找乐趣吗？
①根本不能 ②很少能 ③能（一般） ④多数能 ⑤完全能

52. 您有充分的交通工具吗？
①根本没有 ②很少有 ③有（一般） ④多数有 ⑤完全有

下面的问题要求您对前两个星期生活的各个方面说说感觉是如何的"满意、高兴或好"。问题均涉及前两个星期。

53. 您对自己的生存质量满意吗？
①很不满意 ②不满意 ③既非满意也非不满意 ④满意 ⑤很满意

54. 总体来讲，您对自己的生活满意吗？
①很不满意　②不满意　③既非满意也非不满意　④满意　⑤很满意
55. 您对自己的健康状况满意吗？
①很不满意　②不满意　③既非满意也非不满意　④满意　⑤很满意
56. 您对自己的精力满意吗？
①很不满意　②不满意　③既非满意也非不满意　④满意　⑤很满意
57. 您对自己的睡眠情况满意吗？
①很不满意　②不满意　③既非满意也非不满意　④满意　⑤很满意
58. 您对自己学习新事物的能力满意吗？
①很不满意　②不满意　③既非满意也非不满意　④满意　⑤很满意
59. 您对自己做决定的能力满意吗？
①很不满意　②不满意　③既非满意也非不满意　④满意　⑤很满意
60. 您对自己满意吗？
①很不满意　②不满意　③既非满意也非不满意　④满意　⑤很满意
61. 您对自己的能力满意吗？
①很不满意　②不满意　③既非满意也非不满意　④满意　⑤很满意
62. 您对自己的外形满意吗？
①很不满意　②不满意　③既非满意也非不满意　④满意　⑤很满意
63. 您对自己做日常生活事情的能力满意吗？
①很不满意　②不满意　③既非满意也非不满意　④满意　⑤很满意
64. 您对自己的人际关系满意吗？
①很不满意　②不满意　③既非满意也非不满意　④满意　⑤很满意
65. 您对自己的性生活满意吗？
①很不满意　②不满意　③既非满意也非不满意　④满意　⑤很满意
66. 您对自己从家庭得到的支持满意吗？
①很不满意　②不满意　③既非满意也非不满意　④满意　⑤很满意
67. 您对自己从朋友那里得到的支持满意吗？
①很不满意　②不满意　③既非满意也非不满意　④满意　⑤很满意
68. 您对自己供养或支持他人的能力满意吗？
①很不满意　②不满意　③既非满意也非不满意　④满意　⑤很满意
69. 您对自己的人身安全和保障满意吗？
①很不满意　②不满意　③既非满意也非不满意　④满意　⑤很满意
70. 您对自己居住地的条件满意吗？
①很不满意　②不满意　③既非满意也非不满意　④满意　⑤很满意
71. 您对自己的经济状况满意吗？
①很不满意　②不满意　③既非满意也非不满意　④满意　⑤很满意
72. 您对得到卫生保健服务的方便程度满意吗？
①很不满意　②不满意　③既非满意也非不满意　④满意　⑤很满意
73. 您对社会福利服务满意吗？
①很不满意　②不满意　③既非满意也非不满意　④满意　⑤很满意
74. 您对自己学习新技能的机会满意吗？
①很不满意　②不满意　③既非满意也非不满意　④满意　⑤很满意
75. 您对自己获得新信息的机会满意吗？
①很不满意　②不满意　③既非满意也非不满意　④满意　⑤很满意
76. 您对自己使用空闲时间的方式满意吗？
①很不满意　②不满意　③既非满意也非不满意　④满意　⑤很满意
77. 您对周围的自然环境（如污染、气候、噪声、景色）满意吗？
①很不满意　②不满意　③既非满意也非不满意　④满意　⑤很满意
78. 您对自己居住地的气候满意吗？
①很不满意　②不满意　③既非满意也非不满意　④满意　⑤很满意

79. 您对自己的交通情况满意吗?
①很不满意　②不满意　③既非满意也非不满意　④满意　⑤很满意

80. 您与家人的关系愉快吗?
①很不愉快　②不愉快　③既非愉快也非不愉快　④愉快　⑤很愉快

81. 您怎样评价您的生活质量?
①很差　②差　③不好也不差　④好　⑤很好

82. 您怎样评价您的性生活?
①很差　②差　③不好也不差　④好　⑤很好

83. 您睡眠好吗?
①很差　②差　③不好也不差　④好　⑤很好

84. 您怎样评价自己的记忆力?
①很差　②差　③不好也不差　④好　⑤很好

85. 您怎样评价自己可以得到的社会服务的质量?
①很差　②差　③不好也不差　④好　⑤很好

下列问题有关您感觉或经历某些事情的"频繁程度"。问题均涉及前两个星期。

86. 您有疼痛吗?
①没有疼痛　②偶尔有疼痛　③时有时无　④经常有疼痛　⑤总是有疼痛

87. 您通常有满足感吗?
①没有满足感　②偶尔有满足感　③时有时无　④经常有满足感　⑤总是有满足感

88. 您有消极感受(如情绪低落、绝望、焦虑、忧郁)吗?
①没有消极感受　②偶尔有消极感受　③时有时无　④经常有消极感受　⑤总是有消极感受

以下问题有关您的工作,这里工作是指您所进行的主要活动。问题均涉及前两个星期。

89. 您能工作吗?
①根本不能　②很少能　③能(一般)　④多数能　⑤完全能

90. 您觉得您能完成自己的职责吗?
①根本不能　②很少能　③能(一般)　④多数能　⑤完全能

91. 您对自己的工作能力满意吗?
①很不满意　②不满意　③既非满意也非不满意　④满意　⑤很满意

92. 您怎样评价自己的工作能力?
①很差　②差　③不好也不差　④好　⑤很好

以下问题问的是您在前两个星期中"行动的能力"如何,这里指当您想做事情或需要做事情的时候移动身体的能力。问题均涉及前两个星期。

93. 您行动的能力如何?
①很差　②差　③不好也不差　④好　⑤很好

94. 行动困难使您烦恼吗?
①根本不烦恼　②很少烦恼　③烦恼(一般)　④比较烦恼　⑤极烦恼

95. 行动困难影响您的生活方式吗?
①根本不影响　②很少影响　③影响(一般)　④比较影响　⑤极影响

96. 您对自己的行动能力满意吗?
①很不满意　②不满意　③既非满意也非不满意　④满意　⑤很满意

以下问题有关您的个人信仰,以及这些如何影响您的生活质量,这些问题有关宗教、神灵和其他信仰。问题均涉及前两个星期。

97. 您的个人信仰增添您生活的意义吗?
①根本没增添　②很少有增添　③有增添(一般)　④有比较大增添　⑤有极大增添

98. 您觉得自己的生活有意义吗?
①根本没意义　②很少有意义　③有意义(一般)　④比较有意义　⑤极有意义

99. 您的个人信仰给您力量去对待困难吗?
①根本没力量　②很少有力量　③有力量（一般）　④有比较大力量　⑤有极大力量
100. 您的个人信仰帮助您理解生活中的困难吗?
①根本没帮助　②很少有帮助　③有帮助（一般）　④有比较大帮助　⑤有极大帮助

附加问题:
101. 家庭摩擦影响您的生活吗?
①根本不影响　②很少影响　③影响（一般）　④有比较大影响　⑤有极大影响
102. 您的食欲怎么样?
①很差　②差　③不好也不差　④好　⑤很好

附录6-3　欧洲生命质量量表（EuroQoL）

通过在以下各组的方框中打钩，请指出最能描述您目前身体状况的语句。

活动能力
走路没问题　□
走路有些问题　□
卧床不起　□

自理能力
可以完全自理　□
洗澡或穿衣服有些问题　□
无法自己洗澡或穿衣服　□

日常活动（如工作、学习、家务、家庭或闲暇活动）
进行日常活动没有问题　□
进行日常活动有些问题　□
无法进行日常活动　□

疼痛/不舒适
没有疼痛/不舒适　□
有中度疼痛/不舒适　□
极度疼痛/不舒适　□

焦虑/抑郁
不焦虑/抑郁　□
轻度焦虑/抑郁　□
中度焦虑/抑郁　□

最佳健康状态
100
90
80
70
60
50
40
30
20
10
0
最坏健康状态

为帮助患者描述其健康状态的好坏，我们绘制了一个比例尺（很像温度计），在这上面您可以看到最佳健康状态标记为100及最坏健康状态标记为0。

我们希望您按照您的观点在这个比例尺上标出您目前健康状况的好坏。请从比例尺上任一点开始画线，来表明您目前健康状况的好坏。

附表 7-1　社会功能缺陷筛选量表

说明：该量表主要用于评估社区精神患者的社会功能缺陷程度，是进行精神医学调查中较为常用的评估工具。但该量表不适合于住院期间的评估或住院时间少于 2 周的患者。适用年龄在 15~59 岁。评估时由经过训练的评定员，重点通过对知情人的询问，参照每个项目的具体评分标准对患者做三级评估，评估范围为最近一个月的行为表现。

项目	内容	1	2
职业和工作	指工作和职业活动的能力、质量和效率，遵守劳动纪律和规章制度，完成生产任务，在工作中与他人合作等	水平明显下降，出现问题，或需减轻工作	无法工作，或工作中发生严重问题，可能或已经被处分
婚姻职能	仅评定已婚者，指夫妻间相互交流，共同处理家务，对对方负责，相互间的爱、支持和鼓励	有争吵，不交流，不支持，逃避责任	经常争吵，完全不理对方或夫妻关系濒于破裂
父母职能	仅评定有子女者，指对子女的生活照顾、情感交流、共同活动，以及关心子女的健康和成长	对子女不关心或缺乏兴趣	根本不负责任，或不得不由别人替其照顾孩子
社会性退缩	指主动回避和他人交往	确有回避他人的情况，经说服仍可克服	严重退缩，说服无效
家庭外的社会活动	指和其他家庭及社会的接触和活动，以及参加集体活动的情况	不参加某些应该且可能参加的社会活动	不参加任何社会活动
家庭内活动过少	指在家庭中不干事也不与人说话的情况	多数日子至少每天 2 小时什么都不干	几乎整天什么都不干
家庭职能	指日常家庭活动中应起的作用，如分担家务、参加家庭娱乐、讨论家务事等	不履行家庭义务，较少参加家庭活动	几乎不参加家庭活动，不理家人
个人生活自理	指保持个人身体、衣饰、住处的整洁，大小便习惯，进食等	生活自理差	生活不能自理，影响自己和他人
对外界的兴趣和关心	了解和关心单位、周围、当地和全国的重要消息和新闻	不太关心	完全不闻不问
责任心和计划性	关心本人及家庭成员的进步，努力完成任务，发展新的兴趣或计划	对进步和未来不关心	完全不关心进步和未来，没有主动性，对未来不考虑

注：1. 项目和评估标准。SDSS 共包括 10 个项目。每项的评分为 0~2 分。其中 0 分为无异常或仅有不引起抱怨或问题的极轻微缺陷，1 分为有功能缺陷，2 分为有严重功能缺陷。

2. 评估注意事项。SDSS 主要用在社区中生活的精神患者，特别适合慢性患者，评估的重点基于对知情人的询问。评估员以受过训练的专业人员担任。一次询问平均需 5~8 分钟。有些受试者若干项目可能不适用，如未婚者的第 2 和第 3 项评定，可记 9 分，不计入总分，原规定评估时间范围为最近一个月。

附录 7-1　社会生活能力概况评估问卷

1. 上学或上班情况

与伤病前大致相同　是：20 分　　　否：0 分

2. 参加社交活动（访亲探友等）

从不参加：0 分　　极少参加：5 分　　正常参加：10 分

3. 参加社团活动（工会、联谊会、学会等）

从不参加：0 分　　极少参加：5 分　　正常参加：10 分

4. 与别人进行打扑克、下象棋、参观旅行、打球、看球赛等文体活动

从不参加：0 分　　极少参加：5 分　　正常参加：10 分

5. 与别人一道看电视、谈话、听音乐、上公园、散步、购物等业余消遣活动

从不参加：0 分　　极少参加：5 分　　正常参加：10 分

说明：该问卷评定的最高得分为 60 分，最低得分为 0 分。

分级判断标准为：0 分，社会生活能力重度障碍；≤20 分，社会生活能力中度障碍；20~40 分，社会生活能力轻度障碍；60 分，社会生活能力正常。

附表 8-1　亚健康评定量表（SHMS V1.0）

亚健康是一种处于健康与疾病之间的状态，即个体在明确诊断未患有生理、心理等方面疾病的情况下，在生理、心理及社会适应等方面出现的一种健康低质量状态及体验，这种状态在生理上主要表现为身体症状、器官功能、身体运动功能、精力等方面的不适；心理上表现为认知、情绪、心理症状等方面的低质状态；社会功能上表现为社会交往、社会支持等方面的减少或下降。本量表由 39 个问题组成，包括躯体、心理和社会健康 3 个方面，较为全面地反映出您的健康状况。请根据您最近 4 周的健康状况，在最接近自己真实感受的答案前打"√"。

条目	评分
1. 您的食欲怎么样？	□非常差　　□比较差　　□一般　　□比较好 □非常好
2. 您的睡眠怎么样？	□非常差　　□比较差　　□一般 □比较好　　□非常好
3. 您对自己的头发生长情况（如头发早白、枯黄或脱发等情况）满意吗？	□很不满意　　□较不满意　　□一般 □比较满意　　□非常满意
4. 您感到口苦或口干吗？	□从不　　□很少　　□有时　　□经常　　□总是
5. 您有胃肠不适（如反酸、嗳气、恶心、腹痛、腹胀、腹泻、便秘等）吗？	□根本没有　　□很少有　　□有时有 □经常有　　□一直有
6. 您的小便有异常（如尿黄、尿痛、尿少、尿频、夜尿多等）吗？	□根本没有　　□很少有　　□有时有　　□经常有 □一直有
7. 您有头部不适（如头晕、头痛、头重、头胀、头麻等）吗？	□根本没有　　□很少有　　□有时有　　□经常有 □一直有
8. 您有眼睛不适（如酸胀、干涩、多泪、模糊、易疲劳、多血有丝等）吗？	□根本没有　　□很少有　　□有时有　　□经常有 □一直有
9. 您的听觉系统有异常（如耳鸣、听力下降、耳痛等）吗？	□根本没有　　□很少有　　□有时有　　□经常有 □一直有
10. 您弯腰、屈膝有困难吗？	□没有困难　　□比较轻松　　□有点困难 □比较困难　　□非常困难

条目	评分
11. 正常爬 3~5 层楼，您有困难吗？	□没有困难　　□比较轻松　　□有点困难 □比较困难　　□非常困难
12. 您步行 1500 m 路有困难吗？	□没有困难　　□比较轻松　　□有点困难　　□比较困难 □非常困难
13. 正常休息后您的疲劳能得到缓解吗？	□根本不能　　□很少可以　　□有时可以　　□多数可以 □完全可以
14. 您有充沛精力应付日常生活、工作和学习吗？	□根本没有　　□很少有　　□有时有 □多数有　　　□完全有
15. 认为自己的生理躯体健康处于什么状态？	□健康　□轻度亚健康　　□中度亚健康　　□重度亚健康 □不健康（疾病）
16. 您对自己有信心吗？	□根本没有　　□信心较小　□有点信心　　□信心较大 □很有信心
17. 您对目前的生活状况满意吗？	□很不满意　　□较不满意　　□一般 □比较满意　　□非常满意
18. 您对未来乐观吗？	□非常悲观　　□比较悲观　　□一般 □比较乐观　　□非常乐观
19. 您有幸福的感觉吗？	□根本没有　　□很少有　　□有时有 □经常有　　　□一直有
20. 您感到精神紧张吗？	□从不　　　　□很少　　　□有时 □经常　　　　□总是
21. 您感到心情不好、情绪低落吗？	□根本没有　　□很少有　　□有时有 □经常有　　　□一直有
22. 您感到不安全吗？	□从不　　　　□很少　　　□有时 □经常　　　　□总是
23. 您会毫无理由地感到害怕吗？	□根本不会　　□很少会　　□有时会 □经常会　　　□总是这样
24. 您觉得孤独吗？	□根本不　　　□较不孤独　　□有点孤独 □比较孤独　　□非常孤独
25. 您敏感多疑吗？	□从不　　　　□很少　　　□有时　　□经常　　　□总是
26. 您的记忆力怎么样？	□非常差　　　□比较差　　□一般　　□比较好　　　□非常好
27. 您思考问题或处理问题的能力怎么样？	□非常差　　　□比较差　　□一般　　□比较好　　　□非常好
28. 您认为自己的心理健康（如情绪、认知能力等）处于什么状态？	□健康　□轻度亚健康　　□中度亚健康　　□重度亚健康 □不健康（疾病）
29. 对于在生活、工作和学习中发生在自己身上的不愉快事情，您能妥善地处理好吗？	□根本不能　　□很少可以　　□有时可以　　□多数可以 □完全可以

条目	评分
30. 您对自己在社会中的人际关系满意吗？	□很不满意　　□较不满意　　□一般 □比较满意　　□非常满意
31. 您对自己在生活、工作和学习中的表现满意吗？	□很不满意　　□较不满意　　□一般 □比较满意　　□非常满意
32. 您能够较快地适应新的生活、工作和学习环境吗？	□根本不能　　□很少可以　　□有时可以 □多数可以　　□完全可以
33. 您与亲朋好友经常保持联系（如互相探望、电话问候、通信等）吗？	□从不联系　　□联系较少　　□有时联系　　□联系较多 □一直联系
34. 您有可以与您分享快乐和忧伤的朋友吗？	□根本没有　　□比较少　　□一般 □比较多　　□非常多，5 个以上
35. 与您关系密切的同事、同学、邻居、亲戚或朋友多吗？	□根本没有　□比较少　　□一般 □比较多　　□非常多，5 个以上
36. 需要帮助时，家人、同事或朋友会给予您物质或情感上的支持或帮助吗？	□根本不会　　□很少会　　□有时会 □多数会　　□总是这样
37. 遇到困难时，您会主动寻求他人的支持和帮助吗？	□根本不会　　□很少会　　□有时会 □多数会　　□总是这样
38. 您认为自己的"社会健康"（如人际关系、社会交往等方面）处于什么状态？	□健康　□轻度亚健康　　□中度亚健康　　□重度亚健康 □不健康（疾病）
39. 您认为自己的总体健康（包括躯体、心理、社会健康 3 个方面）处于什么状态？	□健康　　□轻度亚健康　　□中度亚健康　　□重度亚健康 □不健康（疾病）

附录 8-1　康奈尔医学指数

指导语：以下有一些有关您健康的情况描述，请您根据自己的实际情况选择，回答"是"者，记 1 分。回答"否"者，记 0 分。

　　　　　　1 = 是　　　　　　　　　　0 = 否

A.

1. 您读报时需要戴眼镜吗？ （　　）
2. 您看远处时需要戴眼镜吗？ （　　）
3. 您是否经常有一过性的眼前发黑（视力下降或看不见东西）的现象？ （　　）
4. 您是否有频繁的眨眼和流泪？ （　　）
5. 您的眼睛是否经常很疼（或出现看物模糊的现象）？ （　　）
6. 您的眼睛是否经常发红或发炎？ （　　）
7. 您是否耳背（听力差）？ （　　）
8. 您是否有过中耳炎、耳朵流脓？ （　　）
9. 您是否经常耳鸣（耳中自觉有各种声响，以致影响听觉）？ （　　）

B.

10. 您常常不得不为清嗓子而轻咳吗？ （　　）
11. 您经常有嗓子发堵的感觉（感觉喉咙里有东西）吗？ （　　）
12. 您经常连续打喷嚏吗？ （　　）
13. 您是否觉得鼻子老是堵？ （　　）
14. 您经常流鼻涕吗？ （　　）

15. 您是否有时鼻子出血很厉害？ （ ）
16. 您是否经常得重感冒（或嗓子痛、扁桃体肿大）？ （ ）
17. 您是否经常有严重的慢性支气管炎（在感冒时咳嗽，吐痰拖很长时间）？ （ ）
18. 您在得感冒时总是必须要卧床（或经常吐痰）吗？ （ ）
19. 是否经常感冒使您一冬天都很难受？ （ ）
20. 您是否有过敏性哮喘（以某些过敏因素，如花粉等为诱因的哮喘）？ （ ）
21. 您是否有哮喘（反复发作的、暂时性的伴有喘音的呼吸困难）？ （ ）
22. 您是否经常因咳嗽而感到烦恼？ （ ）
23. 您是否有过咯血？ （ ）
24. 您是否有较重的盗汗（睡时出汗、醒时终止）？ （ ）
25. 您除结核外是否患过慢性呼吸道疾病（或有低热 37～38 ℃）？ （ ）
26. 您是否得过结核病？ （ ）
27. 您与得结核病的人在一起住过吗？ （ ）

C.

28. 医生说过您血压很高吗？ （ ）
29. 医生说过您血压很低吗？ （ ）
30. 您有胸部或心区疼痛吗？ （ ）
31. 您是否经常心动过速（心跳过速）吗？ （ ）
32. 您是否经常心悸（平静时有心脏跳动的感觉或感到脉搏有停跳）？ （ ）
33. 您是否经常感到呼吸困难？ （ ）
34. 您是否比别人更容易发生气短（喘不上气）？ （ ）
35. 您即使在坐着的情况下有时也会感到气短吗？ （ ）
36. 您是否经常有严重的下肢浮肿？ （ ）
37. 您即使在热天也因手脚发凉而烦恼吗？ （ ）
38. 您是否经常腿抽筋？ （ ）
39. 医生说过您心脏有毛病吗？ （ ）
40. 您的家属中是否有心脏病患者？ （ ）

D.

41. 您是否已脱落了一半以上的牙齿？ （ ）
42. 您是否因牙龈（牙床）出血而烦恼？ （ ）
43. 您是否有经常的牙痛？ （ ）
44. 是否您的舌苔常常很厚？ （ ）
45. 您是否总是食欲不好（不想吃东西）？ （ ）
46. 您是否经常吃零食？ （ ）
47. 您是否吃东西时总是狼吞虎咽？ （ ）
48. 您是否经常胃部不舒服（或有时恶心呕吐）？ （ ）
49. 您饭后是否经常有胀满（腹部膨胀）的感觉？ （ ）
50. 您饭后是否经常打饱嗝（或烧心吐酸水）？ （ ）
51. 您是否经常犯胃病？ （ ）
52. 您是否有消化不良？ （ ）
53. 是否严重胃痛使您常常不得不弯着身子？ （ ）
54. 您是否感到胃部持续不舒服？ （ ）
55. 您的家属中有患胃病的人吗？ （ ）
56. 医生说过您有胃或十二指肠溃疡病（或饭后、空腹时常感到胃痛）吗？ （ ）
57. 您是否经常腹泻（拉肚子）？ （ ）
58. 您腹泻时是否有严重血便或黏液（粪便发黑、有血液或黏稠物质）？ （ ）
59. 您是否因曾有过肠道寄生虫而感到烦恼？ （ ）
60. 您是否常有严重便秘（大便干燥）？ （ ）
61. 您是否有痔疮（大便时肛门疼痛不适，大便表面带血或便后滴血）？ （ ）
62. 您是否曾患过黄疸（眼、皮肤、尿发黄）？ （ ）

63. 您是否得过严重肝胆疾病？　　　　　　　　　　　　　　　　　　　　（　　）

E.

64. 您是否经常有关节肿痛？　　　　　　　　　　　　　　　　　　　　　（　　）

65. 您的肌肉和关节经常感到发僵或僵硬吗？　　　　　　　　　　　　　　（　　）

66. 您的胳膊或腿是否经常感到严重疼痛？　　　　　　　　　　　　　　　（　　）

67. 严重的风湿病使您丧失活动能力（或有肩、脖子肌肉发紧的现象）吗？　（　　）

68. 您的家属中是否有人患风湿病？　　　　　　　　　　　　　　　　　　（　　）

69. 脚发软、疼痛使您的生活严重不便（或经常感到腿、脚发酸）吗？　　　（　　）

70. 腰背痛是否达到使您不能持续工作的程度？　　　　　　　　　　　　　（　　）

71. 您是否因身体有严重的功能丧失或畸形（形态异常）而感到烦恼？　　　（　　）

F.

72. 您的皮肤对温度、疼痛十分敏感，有压痛（或有皮下小出血点）吗？　　（　　）

73. 您皮肤上的切口通常不易愈合（长好）吗？　　　　　　　　　　　　　（　　）

74. 您是否经常脸很红？　　　　　　　　　　　　　　　　　　　　　　　（　　）

75. 即使在冷天您也大量出汗吗？　　　　　　　　　　　　　　　　　　　（　　）

76. 是否严重的皮肤瘙痒（发痒）使您感到烦恼？　　　　　　　　　　　　（　　）

77. 您是否经常出皮疹（风疙瘩或疹子或有时脸部浮肿）？　　　　　　　　（　　）

78. 您是否经常因生疖肿（肿包）而感到烦恼？　　　　　　　　　　　　　（　　）

G.

79. 您是否经常由于严重头痛而感到十分难受？　　　　　　　　　　　　　（　　）

80. 您是否经常由于头痛、头发沉而感到生活痛苦？　　　　　　　　　　　（　　）

81. 您的家属中头痛常见吗？　　　　　　　　　　　　　　　　　　　　　（　　）

82. 您是否有一阵发热、一阵发冷的现象？　　　　　　　　　　　　　　　（　　）

83. 您经常有一阵阵严重头晕的感觉吗？　　　　　　　　　　　　　　　　（　　）

84. 您是否经常晕倒？　　　　　　　　　　　　　　　　　　　　　　　　（　　）

85. 您是否晕倒过两次以上？　　　　　　　　　　　　　　　　　　　　　（　　）

86. 您身体某部分是否有经常麻木或震颤的感觉？　　　　　　　　　　　　（　　）

87. 您身体某部分曾经瘫痪（感觉和运动能力完全或部分丧失）过吗？　　　（　　）

88. 您是否有被撞击后失去知觉（什么都不知道了）的现象？　　　　　　　（　　）

89. 您头、面、肩部是否有时有抽搐（突然而迅速的肌肉抽动）的感觉？　　（　　）

90. 您是否抽过疯（癫痫发作，也叫抽羊角风)？　　　　　　　　　　　　（　　）

91. 您的家属中有无癫痫患者？　　　　　　　　　　　　　　　　　　　　（　　）

92. 您是否有严重的咬指甲的习惯？　　　　　　　　　　　　　　　　　　（　　）

93. 您是否因说话结巴或口吃而烦恼（或因舌头不灵活而导致说话困难）？　（　　）

94. 您是否有梦游症（睡眠时走来走去，事后不能回忆所做的事情)？　　　（　　）

95. 您是否尿床？　　　　　　　　　　　　　　　　　　　　　　　　　　（　　）

96. 在 8～14 岁（小学和中学）阶段您是否尿床？　　　　　　　　　　　（　　）

H. （男性回答)

97. 您的生殖器是否有过某种严重毛病？　　　　　　　　　　　　　　　　（　　）

98. 您是否经常有生殖器疼痛或触痛（一碰就痛）的现象？　　　　　　　　（　　）

99. 您是否曾接受过生殖器的治疗？　　　　　　　　　　　　　　　　　　（　　）

100. 医生说过您有脱肛（直肠脱出肛门以外）吗？　　　　　　　　　　　（　　）

101. 您是否有过尿血（无痛性的)？　　　　　　　　　　　　　　　　　　（　　）

102. 您是否曾因排尿困难而烦恼？　　　　　　　　　　　　　　　　　　（　　）

（女性回答)

97. 您是否经常痛经（月经期间及前后小肚子疼)？　　　　　　　　　　　（　　）

98. 您是否在月经期经常得病或感到虚弱？　　　　　　　　　　　　　　　（　　）

99. 您是否经常有月经期卧床（或经期外，有阴道流血)？　　　　　　　　（　　）

100. 您是否经常有持续严重的脸部潮红和出汗？　　　　　　　　　　　　（　　）

101. 您在月经期是否经常有焦躁情绪？　　　　　　　　　　　　　　　　（　　）

102. 您是否经常因白带（阴道白色黏液）异常而烦恼？　　　　　　　　　　（　）
（男、女性均答）

103. 您是否每天夜里因小便起床？　　　　　　　　　　　　　　　　　　　（　）

104. 您是否经常白天小便次数频繁？　　　　　　　　　　　　　　　　　　（　）

105. 您是否小便时经常有烧灼感（火烧样的疼痛）？　　　　　　　　　　　（　）

106. 您是否有时有尿失控（不能由意识来控制排尿）？　　　　　　　　　　（　）

107. 是否医生说过您的肾、膀胱有病？　　　　　　　　　　　　　　　　　（　）

I.

108. 您是否经常感到一阵一阵很疲劳？　　　　　　　　　　　　　　　　　（　）

109. 是否工作使您感到精疲力竭？　　　　　　　　　　　　　　　　　　　（　）

110. 您是否经常早晨起床后即感到疲倦和筋疲力尽？　　　　　　　　　　　（　）

111. 您是否稍做一点工作就感到累？　　　　　　　　　　　　　　　　　　（　）

112. 您是否经常因累而吃不下饭？　　　　　　　　　　　　　　　　　　　（　）

113. 您是否有严重的神经衰弱？　　　　　　　　　　　　　　　　　　　　（　）

114. 您的家属中是否有患神经衰弱的人？　　　　　　　　　　　　　　　　（　）

J.

115. 您是否经常患病？　　　　　　　　　　　　　　　　　　　　　　　　（　）

116. 您是否经常由于患病而卧床？　　　　　　　　　　　　　　　　　　　（　）

117. 您是否总是健康不良？　　　　　　　　　　　　　　　　　　　　　　（　）

118. 是否别人认为您体弱多病？　　　　　　　　　　　　　　　　　　　　（　）

119. 您的家属中是否有患病的人？　　　　　　　　　　　　　　　　　　　（　）

120. 您是否曾经因严重的疼痛而不能工作？　　　　　　　　　　　　　　　（　）

121. 您是否总是因为担心自己的健康而受不了？　　　　　　　　　　　　　（　）

122. 您是否总是有病而且不愉快？　　　　　　　　　　　　　　　　　　　（　）

123. 您是否经常由于不够健康而感到不幸？　　　　　　　　　　　　　　　（　）

K.

124. 您得过猩红热吗？　　　　　　　　　　　　　　　　　　　　　　　　（　）

125. 您小时候是否得过风湿热、四肢疼痛？　　　　　　　　　　　　　　　（　）

126. 您曾患过疟疾吗？　　　　　　　　　　　　　　　　　　　　　　　　（　）

127. 您由于严重贫血而接受过治疗吗？　　　　　　　　　　　　　　　　　（　）

128. 您接受过性病治疗吗？　　　　　　　　　　　　　　　　　　　　　　（　）

129. 您是否有糖尿病？　　　　　　　　　　　　　　　　　　　　　　　　（　）

130. 是否医生曾说过您有甲状腺肿（粗脖子病）？　　　　　　　　　　　　（　）

131. 您是否接受过肿瘤或癌的治疗？　　　　　　　　　　　　　　　　　　（　）

132. 您是否有什么慢性病（或曾接受过原子辐射）？　　　　　　　　　　　（　）

133. 您是否过瘦（体重减轻）？　　　　　　　　　　　　　　　　　　　　（　）

134. 您是否过胖（体重增加）？　　　　　　　　　　　　　　　　　　　　（　）

135. 是否有医生说过您有腿部静脉曲张（腿部青筋暴露）？　　　　　　　　（　）

136. 您是否住院做过手术？　　　　　　　　　　　　　　　　　　　　　　（　）

137. 您曾有过严重的外伤吗？　　　　　　　　　　　　　　　　　　　　　（　）

138. 您是否经常发生小的事故或外伤？　　　　　　　　　　　　　　　　　（　）

L.

139. 您是否有入睡很困难或睡眠不深易醒（或经常做梦）的现象？　　　　　（　）

140. 您是否不能做到每天有规律地放松一下（休息）？　　　　　　　　　　（　）

141. 您是否不容易做到每天有规律地锻炼？　　　　　　　　　　　　　　　（　）

142. 您是否每天吸 20 支以上的纸烟？　　　　　　　　　　　　　　　　　（　）

143. 您是否喝茶或喝咖啡比一般的人要多？　　　　　　　　　　　　　　　（　）

144. 您是否每天喝两次以上的白酒？　　　　　　　　　　　　　　　　　　（　）

M.

145. 当您考试或被提问时是否出汗很多或颤抖得很厉害？　　　　　　　　　（　）

146. 接近您的主管上级时是否紧张和发抖？ （　　）

147. 当您的上级看着您工作时，您是否不知所措？ （　　）

148. 当必须快速做事情时，您是否有头脑完全混乱的现象？ （　　）

149. 为了避免出错，您做事必须很慢吗？ （　　）

150. 您经常把指令或意图体会（理解）错吗？ （　　）

151. 是否生疏的人或场所使您感到害怕？ （　　）

152. 身边没有熟人时您是否因孤单而恐慌？ （　　）

153. 您是否总是难以下决心（犹豫不决）？ （　　）

154. 您是否总是希望有人在您身边给您出主意？ （　　）

155. 别人认为您是一个很笨的人吗？ （　　）

156. 除了在您自己家以外，在其他任何地方吃东西都感到烦扰吗？ （　　）

N.

157. 您在聚会中也感到孤独和悲伤吗？ （　　）

158. 您是否经常感到不愉快和情绪抑郁（情绪低落）？ （　　）

159. 您是否经常哭？ （　　）

160. 您是否总是感到凄惨与沮丧（灰心失望）？ （　　）

161. 是否您对生活感到完全绝望？ （　　）

162. 您是否经常想死（一死了事）？ （　　）

O.

163. 您是否经常烦恼（愁眉不展）？ （　　）

164. 您的家属中是否有愁眉不展的人？ （　　）

165. 是否稍遇任何一件小事都使您紧张和疲惫？ （　　）

166. 是否别人认为您是一个神经质（紧张不安，易激动）的人？ （　　）

167. 您的家属中是否有神经质的人？ （　　）

168. 您曾患过精神崩溃吗？ （　　）

169. 您的家属中曾有过精神崩溃的人吗？ （　　）

170. 您在精神病院看过病吗（因为您精神方面的问题）？ （　　）

171. 您的家属中是否有人到精神病院看过病（因为精神方面的问题）？ （　　）

P.

172. 您是否经常害羞和神经过敏？ （　　）

173. 您的家属中是否有害羞和神经过敏的人？ （　　）

174. 是否您的感情容易受到伤害？ （　　）

175. 是否您在受到批评时总是心烦意乱？ （　　）

176. 别人认为您是爱挑剔的人吗？ （　　）

177. 您是否经常被人误解？ （　　）

Q.

178. 您即使对朋友也必须存戒心吗（不放松警惕）？ （　　）

179. 您是否总是凭一时冲动做事情？ （　　）

180. 您是否容易烦恼和激怒？ （　　）

181. 您若不持续克制自己精神就垮了吗？ （　　）

182. 是否一点不快就使您紧张和发脾气？ （　　）

183. 在别人支使您时是否易生气？ （　　）

184. 别人常使您不快和激怒您吗？ （　　）

185. 当您不能马上得到您所需要的东西时就发脾气吗？ （　　）

186. 您是否经常大发脾气？ （　　）

R.

187. 您是否经常发抖和战栗？ （　　）

188. 您是否经常紧张焦急？ （　　）

189. 您是否会被突然的声音吓一大跳（跳起或发抖得厉害）？ （　　）

190. 是否不管何时，当别人大声对您时，您都被吓得发抖和发软？ （　　）

191. 您对夜间突然的动静是否感到恐惧（害怕）？ （　　）
192. 您是否经常因噩梦而惊醒？ （　　）
193. 您是否头脑中经常反复出现某种恐怖（可怕的）想法？ （　　）
194. 您是否常常毫无理由地突然感到畏惧（害怕）？ （　　）
195. 您是否经常有突然出冷汗的情况？ （　　）

康奈尔医学指数条目汇总表

序号	内容	条目数	序号	内容	条目数	序号	内容	条目数
A	眼和耳	9	G	神经系统	18	M	不适应	12
B	呼吸系统	18	H	生殖泌尿系统	11	N	抑郁	6
C	心血管系统	13	I	疲劳感	7	O	焦虑	9
D	消化系统	23	J	既往健康状况	9	P	敏感	6
E	肌肉骨骼系统	8	K	既往病史	15	Q	愤怒	9
F	皮肤	7	L	习惯	6	R	紧张	9

附表 14 - 1　危害因素识别的证据资料类型

资料类型	研究类型	优点	不足
人类资料	流行病学研究	可确定人群健康危害效应的频度和强度 可确定人群危害 观察到的结果结合推断方法以判定因果关联	信息只能在人类暴露后取得 对监测人群健康危害效应发生率的微小变化不敏感 经常会缺少适合研究的量化资料（尤其是暴露资料） 对剂量 - 反应关系的确定只能提供有限的信息 花费大，耗时长
	临床资料	能确定个体健康危害效应（表现阶段）的强度和范围	缺乏普遍性 为管理而确定个性化因素和收集个体化信息时有困难
	生物标志物	能确定个体或人群中的微弱健康效应变化（健康危害早期阶段） 能在细胞和分子水平上检测病理改变	缺乏特异性 缺乏人群的背景信息 方法学还不成熟
动物资料	急性毒性实验	能指示各种属的潜在毒性和急性系统毒性（获得系统水平的机制学信息） 实验研究中可对部分变量进行良好的控制 可重复 花费较少，用时较短	只能为普通人群中发生概率低的事件提供特定的剂量 - 反应关系线索（质反应如死亡） 种属不同，预测人类的反应存在困难 有潜在的混杂因素 有技术要求
	亚急性和亚慢性毒性实验	能提示多种毒性现象（获得整体动物器官和组织水平的机制学信息） 能确定剂量 - 反应关系 实验研究中可对变量进行良好控制 在人群暴露前获得信息 可重复 花费较少，用时较短	种属不同，从动物的高剂量反应外推到人类的低剂量反应存在困难 有潜在的混杂因素 有技术要求 不能包括人类的某些毒性反应（如神经行为模式）

资料类型	研究类型	优点	不足
动物资料	慢性毒性实验（包括特异性研究）	能提示慢性毒性现象包括特异性毒性如神经性毒性、免疫毒性、致癌性、发育和生殖毒性（获得整体动物器官和组织水平的机制学信息） 能确立剂量－反应关系 实验研究中可对变量进行良好控制 在人群暴露前获取信息 致癌性研究： 能提示致癌性（可能获得整体动物器官和组织水平的机制学信息） 发育和生殖研究： 能提示发育和生殖毒性（获得一代到几代的机制学信息）	花费大，耗时长 种属不同，从动物的高剂量反应外推到人类的低剂量反应存在困难 很少能重复 有潜在的混杂因素 有技术要求 不能包括人类的某些毒性反应（如神经行为模式）
	毒代动力学研究	能提示可能的剂量－反应关系（代谢转归和途径）和毒性大小（吸收、分布、排泄） 可重复 花费较少，用时较短	不能直接指示毒性
	体外短期实验	提示遗传毒性（从微生物及动物分离组织和细胞中获得细胞和分子水平的机制学信息） 花费较少，用时较短 可重复 实验系统复杂度较低	缺失整体动物呈现的生物学、生理学和毒动力学参数 数据不能和体内实验比较 因为资料来源于独立细胞的毒性反应，对预测整体动物和人类的反应有困难 更适用于筛选，而不是确定毒性
化学资料	结构－活性关系	能提示生物活性或毒性与化合结构之间的关系（获得分子水平的机制学信息） 为化学物分类提供可靠的数据 花费较少，用时较短	更适用于筛选，而不是确定毒性 特异性较差

第 1 步

年龄		
岁	低密度脂蛋白	胆固醇
30～34	-9	[-9]
35～39	-4	[-4]
40～44	0	[0]
45～49	3	[3]
50～54	6	[6]
55～59	7	[7]
60～64	8	[8]
65～69	8	[8]
70～74	8	[8]

第2步

LDL-C		
（mg/dL）	（mmol/L）	LDL Pts
＜100	＜2.59	−2
100～129	2.60～3.36	0
130～159	3.37～4.14	0
160～190	4.15～4.92	2
≥190	≥4.92	2

胆固醇		
（mg/dL）	（mmol/L）	胆固醇 Pts
＜160	＜4.14	［−2］
161～199	4.15～5.17	［0］
200～239	5.18～6.21	［1］
240～279	6.22～7.24	［1］
≥280	≥7.25	［3］

第3步

HDL-C			
（mg/dL）	（mmol/L）	LDL Pts	Chol Pts
＜35	＜0.9	5	［5］
35～44	0.91～1.16	2	［2］
45～49	1.17～1.29	1	［1］
50～59	1.30～1.55	0	［0］
≥60	≥1.56	−2	［−3］

第4步

血压					
收缩压/mmHg	舒张压/mmHg				
	＜80	80～84	85～89	90～99	≥100
＜120	−3［−3］Pts				
120～129		0［0］Pts			
130～139			0［0］Pts		
140～159				2［2］Pts	
≥160					3［3］Pts

注：当收缩压和舒张压提供不同的估计分数时，取最高的数值。

第 5 步

糖尿病		
	LDLPts	Chol Pts
No	0	[0]
Yes	4	[4]

第 6 步

吸烟		
	LDLPts	Chol Pts
No	0	[0]
Yes	2	[2]

第 7 步　合计 1~6 步

	分数
年龄（age）	————
LDL-C 或胆固醇	————
HDL-C	————
血压	————
糖尿病	————
吸烟	————
合计	————

第 8 步

CHD 风险			
LDL 总分数	CHD 10 年风险	胆固醇总分数	CHD 10 年风险
≤ -2	1%	[≤ -2]	[1%]
-1	2%	[-1]	[2%]
0	2%	[0]	[2%]
1	2%	[1]	[2%]
2	3%	[2]	[3%]
3	3%	[3]	[3%]
4	4%	[4]	[4%]
5	5%	[5]	[4%]
6	6%	[6]	[5%]
7	7%	[7]	[6%]
8	8%	[8]	[7%]
9	9%	[9]	[8%]
10	11%	[10]	[10%]
11	13%	[11]	[11%]
12	15%	[12]	[13%]
13	17%	[13]	[15%]
14	20%	[14]	[18%]
15	24%	[15]	[20%]
16	27%	[16]	[24%]
≥17	≥32%	[≥17]	[≥27%]

第9步

年龄/岁	比较风险		
	平均10年 CHD 风险	平均10年严重*CHD 风险	低**10年 CHD 风险
30~34	<1%	<1%	<1%
35~39	<1%	<1%	1%
40~44	2%	1%	2%
45~49	5%	2%	3%
50~54	8%	3%	5%
55~59	12%	7%	7%
60~64	12%	8%	8%
65~69	13%	8%	8%
70~74	14%	11%	8%

很低；　低；　中等；　高；　很高

附图 17-1　女性 CHD 风险评估步骤

[* 严重 CHD 事件（hard CHD）排除心绞痛；** 低风险是通过相同年龄、适宜血压、LDL 100~129 mg/dL，或胆固醇 160~199 mg/dL，男性 HDL-C 45 mg/dL，或女性 HDL-C 55 mg/dL，无吸烟，无糖尿病者计算而得]

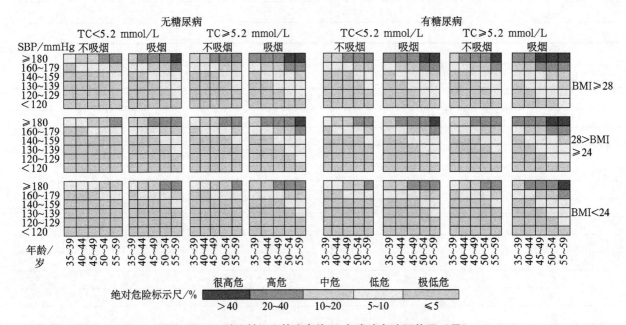

附图 17-2　缺血性心血管病事件 10 年发病危险评估图（男）

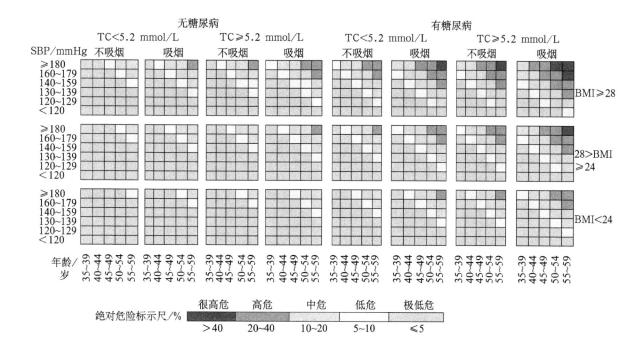

附图 17-3　缺血性心血管病事件 10 年发病危险评估图（女）

附表 18-1　FRAIL 量表

序号	条目	询问方式
1	疲劳	过去 4 周内大部分时间或者所有时间感到疲乏
2	阻力增加/耐力减退	在不用任何辅助工具及不用他人帮助下，中途不休息爬 1 层楼有困难
3	自由活动下降	在不用任何辅助工具及不用他人帮助下，走完 1 个街区（100 m）较困难
4	疾病情况	医生曾经告诉您存在 5 种以上如下疾病：高血压、糖尿病、急性心脏疾病发作、卒中、恶性肿瘤（微小皮肤癌除外）、充血性心力衰竭、哮喘、关节炎、慢性肺病、肾脏疾病、心绞痛等
5	体重下降	1 年或更短时间内出现体重下降≥5%

注：具备以上 5 条中 3 条及以上可判定为衰弱，不足 3 条为衰弱前期，0 条为无衰弱。

附表 18-2　共享型衰弱筛查工具

条目	询问项目	选项
1. 乏力	上个月是否无力完成自己想做的事情	A. 是　　B. 否
2. 胃口差	您的胃口如何	A. 食欲减退/比平时吃得少 B. 食欲无变化/和平时吃一样多 C. 食欲增加/比平时吃得多
3. 虚弱	最大握力（kg）	右手：第一次：_____kg 第二次：_____kg 左手：第一次：_____kg 第二次：_____kg

条目	询问项目	选项
4. 步行困难	因为健康或身体问题，进行以下日常活动是否有困难（持续时间 >3 个月）	1. 步行 100 m　A. 是　B. 否 2. 连续爬一层楼梯中间不停歇 A. 是　　B. 否
5. 体力活动少	您多久进行一次低到中度活动量的活动（如种花、遛狗、做家务、散步、快走、太极拳、搬运低于 20 kg 的重物）	A. 从不　　B. 1~3 次/月 C. 4 次/月　D. >4 次/月

注：共享型衰弱筛查量表是网页版工具，与性别相适应。使用时输入各条目答案即可得出对应的衰弱分数与衰弱等级。第 3 个条目中测量握力需使用标准握力器测量双上肢肌力，每侧分别测 2 次；衰弱等级：1. 非衰弱期；2. 衰弱前期；3. 衰弱期。

附表 18-3　Edmonton 衰弱量表

衰弱方面	项目	0 分	1 分	2 分
认知	请想象给出的圆圈是一个表盘，请补全表盘的数字并画出指针显示"11 点 10 分"	无误	小的间距错误	其他失误
基础健康状况	在过去的一年里，您住过几次院	0	1~2 次	>2 次
	您如何评价您的健康状况	很好	一般	较差
独立性	下列活动中您有多少需要帮助（做饭，购物，乘车，打电话，做家务，洗衣，管理财务，服药）	0~1 项	2~4 项	5~8 项
社会支持	当您需要帮助时，您能随时找到能够提供帮助的人吗	总是	有时	很少
药物使用	您现在长期服用 5 种或以上处方药吗	否	是	
	您经常忘记服用您应当服用的处方药吗	否	是	
营养	您最近有因体重减轻而感到衣物变得宽松了吗	否	是	
情绪	您有感到伤心或是情绪低落吗	否	是	
失禁	您有控制不住大小便的情况吗	否	是	
自报表现	两周内您是否能够独自完成：			
	(1) 重体力劳动如擦窗户、拖地	是	否	
	(2) 步行 2 层楼梯	是	否	
	(3) 步行 1000 m	是	否	

评分：无虚弱：0~5 分；表现脆弱：6~7 分；轻度虚弱：8~9 分；中度虚弱：10~11 分；重度虚弱：12~18 分。

附表 18 -4　临床衰弱评估量表

等级	项目	图示	具体测量
1	非常健康		身体强壮，积极活跃、精力充沛、充满活力，定期进行体育锻炼，处于所在年龄段最健康的状态
2	健康		无明显的疾病症状，但不如等级 1 健康，经常进行体育锻炼，偶尔非常活跃。
3	维持健康		存在可控制的健康缺陷，除常规行走外，无定期的体育锻炼
4	脆弱易损伤		日常生活不需他人帮助，但身体的某些症状会限制日常活动。常见的主诉为白天"行为缓慢"和感觉疲乏
5	轻度衰弱		明显的动作缓慢，工具性日常生活活动需要帮助（如去银行、乘公交车、干重的家务活、用药）。轻度衰弱会进一步削弱患者独自外出购物、行走、备餐及做家务活的能力
6	中度衰弱		所有的室外活动均需帮助，在室内上下楼梯、洗澡需要帮助，可能穿衣服也会需要（一定限度的）辅助
7	严重衰弱		个人生活完全不能自理，但身体状态较稳定，一段时间内（<6 个月）不会有死亡的危险
8	非常严重的衰弱		生活完全不能自理，接近生命终点，已不能从任何疾病中恢复
9	终末期		接近生命终点，生存期<6 个月的垂危患者

附表 18-5 Tinetti 平衡与步态评估量表 (POMA)

Ⅰ 平衡评估表 (POMA-B)

评估内容	分值	评分标准
1. 坐位平衡	0	借助于上肢的帮助, 或不是圆滑的动作
	1	稳定, 安全
2. 站起	0	在没有帮助的情况下, 不能站起来
	1	使用上肢帮助下, 能够站起来
	2	不借助于上肢的帮助, 就能够站起来
3. 试图起身	0	在没有帮助的情况下, 不能站起来
	1	尝试的次数 >1, 可以站起来
	2	尝试 1 次就可以站起来
4. 瞬间的站立平衡 (第一个 5 s)	0	不稳定 (摇晃, 移动了脚、躯干摇摆)
	1	稳定, 但借助于步行器或其他支持
	2	稳定, 不借助于步行器或其他支持
5. 站立平衡	0	不稳定
	1	稳定, 但步距宽, 需借助支撑物
	2	窄步距站立, 无须支持
6. 轻推 (患者双脚尽可能靠拢站立, 用手轻推 3 次)	0	开始跌倒
	1	摇晃、抓
	2	稳定
7. 闭眼站立 (同 6 姿势)	0	不稳定
	1	稳定
8. 转身 360 度	0	脚步不连续
	1	脚步连续
	0	步态不稳定 (抓物、摇晃)
	1	步态稳定
9. 坐下	0	不安全 (距离判断错误, 跌倒到椅子上)
	1	借助上肢的帮助, 或不是圆滑的动作
	2	安全圆滑的动作
平衡测试得分	__/16	

Ⅱ 步态评估表 (POMA-G)

评估内容		分值	评分标准
1. 起步		0	有迟疑, 或需尝试多次方能启动
		1	正常启动
2. 步伐的长度或高度	a. 左脚跨步	0	脚拖地, 或抬高大于 2.5～5 cm
		1	脚完全离地, 但不超过 2.5～5 cm

II 步态评估表（POMA-G）

评估内容		分值	评分标准
2. 步伐的长度或高度	b. 右脚跨步	0	脚拖地，或抬高大于 2.5~5 cm
		1	脚完全离地，但不超过 2.5~5 cm
	c. 左脚跨步	0	跨步的脚未超过站立的对侧脚
		1	有超过站立的对侧脚
	d. 右脚跨步	0	跨步的脚未超过站立的对侧脚
		1	有超过站立的对侧脚
3. 步态对称性		0	两脚步长不等
		1	两脚步长相等
4. 步伐连续性		0	步伐与步伐之间不连续或中断
		1	步伐连续
5. 走路路径（行走大约 3 m）		0	明显偏移到某一边
		1	轻微/中度偏移或使用步行辅具
		2	走直线，且不需辅具
6. 躯干稳定		0	身体有明显摇晃或需使用步行辅具
		1	身体不晃，但需屈膝或有背痛或张开双臂以维持平衡
		2	身体不晃，无屈膝，不需要张开双臂或使用辅具
7. 步宽（脚跟距离）		0	脚跟分开（步宽大）
		1	走路时两脚跟几乎靠在一起
步态测试得分		__/12	

附表 18-6　老年人跌倒风险评估表

评估项目		权重	得分	评估项目		权重	得分
运动	步态异常/假肢	3		感觉障碍	视觉受损	1	
	行走需要辅助设施	3			听觉受损	1	
	行走需要旁人帮助	3			感觉性失语	1	
跌倒史	有跌倒史	2			其他情况	1	
	因跌倒住院	3		睡眠状况	多醒	1	
精神不稳定状态	谵妄	3			失眠	1	
	痴呆	3			夜游症	1	
	兴奋/行为异常	2		用药史	新药	1	
	意识恍惚	3			心血管药	1	
自控能力	大便/小便失禁	1			降压药	1	
	频率增加	1			镇静/催眠药	1	
	保留导尿	1			戒断治疗	1	

续表

评估项目		权重	得分	评估项目		权重	得分
用药史	糖尿病用药	1		相关病史	骨折史	1	
	抗癫痫药	1			低血压	1	
	麻醉药	1			药物/乙醇戒断	1	
	其他	1			缺氧症	1	
相关病史	神经科疾病	1		年龄 80 岁及以上		3	
	骨质疏松症	1					
最终得分							

结果评定：低危：1~2 分；中危：3~9 分；高危：10 分及以上。

附表 18-7 AHA/ACSM 健康/体适能机构的运动前筛查问卷

通过如实陈述下列问题评价您的健康状况

病史 您曾经有过 ——一次心脏病发作 ——心脏手术 ——心脏导管插入术 ——经皮冠状动脉成形术（PTCA） ——起搏器/植入式心脏除颤/复律器 ——心瓣膜疾病 ——心力衰竭 ——心脏移植 ——先天性心脏病	如果您在这部分中有陈述的任何情况，请在运动前咨询内科医生或健康管理人士。您可能需要在某个经过认证的医务人员的监护下进行健身
症状 ——在用力时有过胸部不适 ——有过不明原因的呼吸困难 ——有过头晕眼花、晕倒或眩晕 ——有过脚踝肿胀 ——有过因为快而强的心跳而导致感觉不适 ——正在服用治疗心脏病的药物 **其他健康问题** ——有糖尿病 ——有哮喘或其他肺部疾病 ——短距离行走时，您的小腿有发热或抽筋的感觉 ——有限制体力活动的肌肉、骨骼问题 ——关心过运动的安全性 ——正在服用处方药 ——怀孕了	如果您在这部分有两个或两个以上情况，则需要咨询内科医生或其他健康管理人士，作为医疗管理的一部分，逐步发展您的运动计划。在由资质的专业运动指导员指导下进行健身

心血管危险因素 ——男性≥45 岁 ——女性≥55 岁 ——吸烟，或戒烟不足 6 个月 ——血压≥140/90 mmHg ——不知道自己的血压 ——正在服用降压药 ——血浆胆固醇≥200 mg/dL ——不知道自己的血浆胆固醇水平 ——有一个近亲有心脏病或做过心脏手术 （其中父亲或兄弟≤55 岁，母亲或姐妹≤65 岁） ——很少进行体力活动（如每周运动 <3 天，每天 <30 min） ——体重指数（BMI）≥30 kg/m² ——糖尿病前期 ——不知道是否处于糖尿病前期	
以上内容没有选择任何一项	您可以安全地开始自我指导的运动计划，不用咨询内科医生或其他健康管理人士，也可以在几乎所有能满足您的运动计划需要的场所运动

附录 18 - 1　以 Fried 评分为代表的衰弱表型评估量表

1. 体重下降：您在过去一年内是否非有意识地体重下降 4.5 kg 或下降原来体重的 10%？

2. 疲乏：您在过去一周内以下情况发生几次？下面任一问题≥2 分则为阳性。

A. 我感到做任何事都很费力；B. 我觉得无法继续我的日常工作。标准：0 分 = 没有或几乎没有（<1 日），1 分 = 少有（1 ~ 2 日），2 分 = 常有（3 ~ 4 日），3 分 = 几乎一直有（5 ~ 7 日）。

3. 走路速度减慢：以 4.57 m 行走时间判断。

男性：身高≤173 cm，行走时间≥7 s；身高 >173 cm，行走时间≥6 s。

女性：身高≤159 cm，≥7 s；>159 cm，≥6 s。

4. 握力下降：用握力计测量优势手握力 3 次，取最大握力值。

男性：BMI≤24 kg/m²，握力≤29 kg；BMI 24.1 ~ 26 kg/m²，握力≤30 kg；BMI 26.1 ~ 28 kg/m²，握力≤30 kg；BMI >28 kg/m²，握力≤32 kg。

女性：BMI≤23 kg/m²，握力≤17 kg；BMI 23.1 ~ 26 kg/m²，握力≤17.3 kg；BMI 26.1 ~ 29 kg/m²，握力≤18 kg；BMI > 29 kg/m²，握力≤21 kg。

5. 每周身体活动量下降：以明达休闲时间活动问卷简表测量。

男性：<383 kcal/(kg·h)；女性：<270 kcal/(kg·h)。

附录 18-2 骨质疏松症亚洲人群自我筛查工具（OSTA）

OSTA 指数计算方法是：（体重 – 年龄）×0.2。

结果评定如下：

风险级别	OSTA 指数
低	> -1
中	-4 ~ -1
高	< -4

结果判定，也可以通过下图根据年龄和体重进行快速评估。

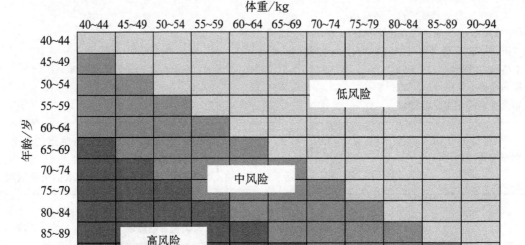

年龄、体重与风险级别

附录 18-3 WHO 骨折风险评估工具（FRAX）

FRAX 是一种利用临床危险因素来评估每位个体发生骨质疏松性骨折绝对风险的软件工具。该软件可以根据股骨颈骨密度（BMD）和骨折危险因子情况，通过一系列大样本循证医学原始数据，预测出某位患者 10 年内发生骨折的可能性，这种骨折部位包括髋部骨折百分率，也能计算出全身主要部位骨折的百分率。该软件可在互联网上直接访问。其中，主要部位骨折定义为脊柱、髋部、前臂及肱骨骨折。

1. 使用方法：在计算机上直接访问 http://www.shef.ac.uk/FRAX 或者中文版：http://www.shef.ac.uk/FRAX/tool.aspx? country=2 也可通过 iPhone 手机 APP STORE 下载 FRAX 应用，录入患者的性别、年龄、身高和体重。WHO 所认可的 7 个骨折危险因素：是否有既往低能量骨折史、是否父母有髋部骨折史、是否目前依然吸烟、是否长期服用糖皮质激素类药物、是否有风湿性关节炎、是否有其他继发性骨质疏松症因素、是否每日饮酒超过 3 个单位。若希望测定骨密度，则需要提供股骨颈骨密度的 *T* 值。

（1）适用人群：无骨折史但伴随低骨量的人群（*T* 值 > -2.5），因临床难以做出治疗决策，使用 FRAX 工具，可以方便快捷地计算出每位个体发生骨折的绝对风险，为制定治疗策略提供依据。适用人群为 40 ~ 90 岁男女，< 40 岁和 > 90 岁的个体可分别按 40 岁或 90 岁计算。

（2）不适用人群：临床上已确诊骨质疏松症，即骨密度（*T* 值）低于 -2.5，或已发生了脆性骨折，本应及时开始抗骨质疏松治疗，不必再用 FRAX 评估。

2. 临床价值：已有文献证实 FRAX 对于患者 10 年内骨折发生概率的预测准确可靠，当骨折风险高于一定阈值时，给予抗骨质疏松干预来降低骨折发生。

3. 使用过程

（1）操作网页

测评工具

请回答下列问题，以便根据BMD计算10年内骨折的概率。

国家/地区: 中国	定名 / 身分證	風險因素

问卷:

1. 年龄（40-90年之间）或出生日期

　年龄:　　　　出生日期:

　　　　　　年:　　　月:　　　日:

2. 性别　　　　　　　　　○男性　○女性

3. 体重 (kg)

4. 身高 (cm)

5. 既往骨折史　　　　　　◉无　○是

6. 父母髋骨骨折　　　　　◉无　○是

7. 目前抽烟行为　　　　　◉无　○是

8. 肾上腺皮质激素服用　　◉无　○是

9. 风湿性关节炎　　　　　◉无　○是

10. 继发性骨质疏松症　　　　　　◉无　○是

11. 每日酒精摄取量达3个单位或以上　◉无　○是

12. 骨密度 (BMD)

选择BMD机型　∨

[清零] [计算]

🖨 打印工具和信息

（2）结果

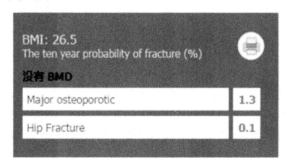

BMI: 26.5
The ten year probability of fracture (%)

没有 BMD

Major osteoporotic	1.3
Hip Fracture	0.1

附录 18 −4　国际骨质疏松症基金会骨质疏松症风险一分钟测试

（1）您是否曾经因为轻微的碰撞或者跌倒就会伤到自己的骨骼？（　）
（2）您的父母有没有过轻微碰撞或跌倒就发生髋部骨折的情况？（　）
（3）您经常连续 3 个月以上服用"可的松、泼尼松"等激素类药品吗？（　）
（4）您身高是否比年轻时降低了（超过 3 cm）？（　）
（5）您经常大量饮酒吗？（　）
（6）您每天吸烟超过 20 支吗？（　）
（7）您经常患腹泻吗？（由于消化道疾病或者肠炎而引起）（　）
（8）女士：您是否在 45 岁之前就绝经了？（　）
（9）女士：您是否曾经有过连续 12 个月以上没有月经（除了怀孕期间）？（　）
（10）男士回答：您是否患有阳痿或者缺乏性欲这些症状？（　）

只要其中有一题回答结果为"是",则为阳性。

测试结果：阳性（　　　　）；阴性（　　　　）

附录18-5　体力活动准备问卷（PAR-Q）（2002版）

（适用于15~69岁）

规律的体力活动可以促进健康并令人愉悦，越来越多的人参与到运动中。对于大多数人来说，运动是安全的。而对某些人来说，在明显增加体力活动前，应先征求医生的意见。如果您计划参加更多的体力活动，请先回答下表中的7个问题。如果您的年龄在15~69岁，PAR-Q会告诉您运动前是否需要咨询医生。如果您超过了69岁，且没有体力活动习惯，那么请咨询医生。

回答问题时最好依据您的一般感觉。请仔细阅读并诚实回答每一个问题：选择是或否。

是	否	
□	□	1. 医生是否曾经告诉过您患有心脏病并且只能参加医生推荐的体力活动？
□	□	2. 当您参加体力活动时，是否感觉胸痛？
□	□	3. 自上个月以来，您是否在没有参加体力活动时发生过胸痛？
□	□	4. 您是否曾因头晕跌倒或失去知觉？
□	□	5. 您是否有因体力活动变化而加重的骨或关节疾病（如腰背部、膝关节或髋部）？
□	□	6. 最近医生是否因为您的血压或心脏问题给您开药（如水剂或片剂）？
□	□	7. 您是否知道一些您不能参加体力活动的其他原因？

对一个或多个问题，如果您回答了"是"

在您进行体适能评价前应咨询医生，告诉医生PAR-Q回答了"是"的问题

只要您遵守循序渐进的原则，就能参加您想参加的体力活动。只是您将体力活动控制在安全的范围内，告诉医生您希望参加的体力活动，听从他/她的建议。参与一个安全而有益的社区运动计划。

如果全部问题回答了"否"

如果全部问题回答"否"

如果您对所有PAR-Q问题回答了"否"，那么，您有理由相信您能：

参加更多的体力活动，但是缓慢开始并循序渐进，这是最安全最容易的方法。

进行体适能评价，这是确定您的基础体适能的良好方法，并使您能够确定实现积极生活方式的最佳途径。强烈推荐您测量血压。如果您的血压高于144/94 mmHg，请在参加更多的体力活动前咨询医生。

下列情况应推迟参加体力活动

下列情况应推迟参加体力活动

如果您由于暂时的疾病，如感冒或发热，感到身体不适，请等到疾病康复后再锻炼。

如果您怀孕了或可能怀孕了，在参加更多的体力活动前，请咨询医生。

请注意：如果您的健康状况改变了，对以上任何一个问题回答了"是"，请告诉体适能或健康专家，询问是否需要调整体力活动计划。